颅底手术争议
Controversies in Skull Base Surgery

主 编 （美）安德鲁·S. 利特尔（Andrew S. Little）

Assistant Professor

Department of Neurosurgery

Barrow Neurological Institute

St. Joseph's Hospital and Medical Center

Phoenix, Arizona, USA

（美）迈克尔·A. 穆尼（Michael A. Mooney）

Resident

Department of Neurosurgery

Barrow Neurological Institute

St. Joseph's Hospital and Medical Center

Phoenix, Arizona, USA

主 审 张洪钿 陈立华

主 译 汪永新 买买提力·艾沙 张庭荣

副主译 姜 磊 周庆九 王增亮

北方联合出版传媒（集团）股份有限公司

辽宁科学技术出版社

·沈 阳·

Copyright © 2019 of the original English language edition by Thieme Medical Publishers, Inc., New York, USA.
Original title:
Controversies in Skull Base Surgery by Andrew S. Little / Michael A. Mooney

©2022 辽宁科学技术出版社。
著作权合同登记号：第 06-2020-118 号。

图书在版编目（CIP）数据

颅底手术争议 /（美）安德鲁·S. 利特尔（Andrew S. Little），（美）迈克尔·A. 穆尼（Michael A. Mooney）主编；汪永新，买买提力·艾沙，张庭荣主译. — 沈阳：辽宁科学技术出版社，2022.6
ISBN 978-7-5591-2216-2

Ⅰ. ①颅… Ⅱ. ①安… ②迈… ③汪… ④买… ⑤张… Ⅲ. ①颅底—外科手术—研究 Ⅳ. ①R651.1

中国版本图书馆CIP数据核字（2021）第172015号

出版发行：辽宁科学技术出版社
　　　　　（地址：沈阳市和平区十一纬路25号　邮编：110003）
印　刷　者：辽宁新华印务有限公司
经　销　者：各地新华书店
幅面尺寸：210mm × 285mm
印　　张：21.25
插　　页：4
字　　数：520千字
出版时间：2022年6月第1版
印刷时间：2022年6月第1次印刷
责任编辑：吴兰兰
封面设计：顾　娜
版式设计：袁　舒
责任校对：栗　勇

书　　号：ISBN 978-7-5591-2216-2
定　　价：248.00元

投稿热线：024-23284363
邮购热线：024-23284502
E-mail:2145249267@qq.com
http://www.lnkj.com.cn

译者名单

主　　审　张洪钿　陈立华

主　　译　汪永新　买买提力·艾沙　张庭荣

副 主 译　姜　磊　周庆九　王增亮

参译人员（按姓氏汉语拼音排序）

常　利　成晓江　范国锋　范雁东　冯兆海　付　强　郭　震　吉文玉

库尔班·买买提艾力　李鹏涛　李绍山　刘　东　马木提江·木尔提扎

麦麦提艾力·努尔东　麦麦提力·米吉提　麦麦提图尔荪·阿不杜拉

米热阿迪力江·阿布力米提　米热扎提·吐尔洪　裴祎楠　秦　虎

图柯拜·吐尔托合提　王西宪　吴　昊　吴金泽　亚尔麦麦提·阿塔吾拉

赵俊红　周　凯　朱国华

主审简介

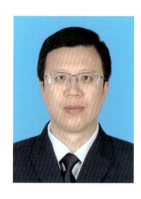

张洪钿，医学博士，主任医师；德国法兰克福大学博士后，德国汉诺威神经科学研究所访问学者；中国人民解放军总医院神经外科学部七中心颅底组组长。北京市科技新星，北京市优秀人才。现任中华医学会神经外科分会青年委员，中国医师协会急诊分会神经急诊专业委员会常委，中国医师协会神经损伤与修复分会青年委员，中国医师协会显微外科医师分会神经外科专业委员会委员，国家自然科学基金委员会评审专家，国内多家杂志和3个SCI杂志编委或审稿人。擅长脑血管病和颅底肿瘤显微镜和内镜下的精准锁孔手术及多学科治疗，此外对人工智能、机器人和移动医疗均有较为深入的研究，以第一作者和通讯作者发表SCI论文50余篇，主编/主译包括《神经外科锁孔手术入路》和《脑桥小脑角手术学》等专著8部，获得国家和省部级基金7项，获北京市科技进步二等奖等多项省部级奖励。

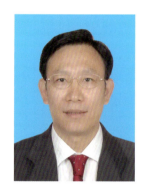

陈立华，二级教授，主任医师，中南大学湘雅医院医学博士，首都医科大学宣武医院博士后，德国汉诺威神经科学研究所访问学者。电子科技大学博士研究生导师，四川省人民医院神经外科副主任。获四川省"千人计划"，四川省学术和技术带头人；中央人民广播电台"京城好医生"，德技双馨"2017人民好医生年度人物"。现任中国医师协会神经外科分会委员，中国神经科学学会神经损伤与修复分会主任委员，中国医师协会显微外科分会常委，中国医师协会周围神经分会常委，中国医师协会显微外科分会显微神经疾病专委会主任委员，中国医药教育协会神经肿瘤分会主任委员，中国医药教育协会神经外科分会副主委，四川省医学会神经外科专委会常委等。中华神经创伤外科电子杂志副主编，中华脑科疾病与康复杂志副主编等。专注于脑肿瘤的微创显微神经外科技术，特别是颅底、脑干、小儿脑肿瘤手术在国内处于先进水平。主编、主审和副主编著作6部，主译著作7部等，参编参译著作12部。先后获得国家博士后基金、北京市卫生人才"十百千"百字人才培养基金、国家自然科学基金、首都医学发展基金重点项目、四川省科技重点课题等项目。先后获国家教育部科技成果二等奖等。2009年获中国神经外科医师协会王忠诚青年医师奖。

主译简介

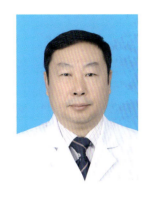

汪永新，主任医师，教授，博士生导师，从事神经外科工作 30 余年，现任新疆医科大学第一附属医院神经外科中心主任。新疆维吾尔自治区重点临床专科学科带头人，新疆医学会神经外科专委会副主任委员，新疆抗癌协会神经肿瘤专委会主任委员，中国医师协会神经外科医师分会委员，中国医药教育协会神经肿瘤分会副主任委员等。主要从事神经肿瘤和小儿神经外科临床和研究工作。曾多次赴法国、美国和加拿大等国高水平医院进修学习，擅长颅底肿瘤的显微及内镜手术，以及各种小儿颅内肿瘤手术治疗，是新疆小儿神经外科创建者。主持国家及省部级项目和研究课题 10 余项，发表高质量科研论文 60 余篇，获得省部级科技成果奖 3 项。

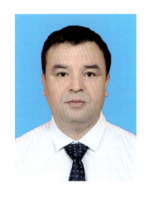

买买提力·艾沙，主任医师，副教授，硕士研究生导师。新疆医科大学第一附属医院神经外科中心二科主任，微创显微外科高级培训中心副主任，中国医师协会神经外科医师分会脑血管病专家委员会委员，中国医师学会神经外科医师分会神经介入专家委员会委员，中国卒中学会脑血管外科分会委员，新疆神经外科质量控制中心主任，新疆医学会神经外科专业委员会脑血管疾病学组组长。擅长颅底外科和脑血管病的显微和介入治疗，尤其是巨大动脉瘤、颈内动脉瘤、多发动脉瘤、椎－基底动脉瘤等复杂难治性动脉瘤的手术和介入栓塞治疗。参与执笔《中国颅内未破裂动脉瘤诊疗指南 2021》《中国颅内破裂动脉瘤诊疗指南 2021》《颅内动脉瘤影像判读专家共识》等多部指南和共识。主编、参编专著 3 部，在国内外核心期刊发表论文共 60 余篇。主持或参与国家或省部级项目 10 多项。

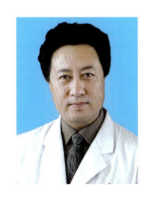

张庭荣，主任医师，副教授，硕士研究生导师。目前担任中国医师协会内镜医师分会神经内镜专委会常委、中国医师协会神经外科分会神经内镜委员会委员、中国医师协会神经修复委员会委员、中国垂体瘤协作组专家委员会委员、新疆医学会神经外科专委会常委、新疆抗癌协会肿瘤专委会名誉主委。目前主要从事颅底肿瘤及神经内镜专业，尤其擅长垂体瘤、颅咽管瘤、鞍结节脑膜瘤等鞍区病变的诊断及内镜手术。参与多项国家自然科学基金项目，获新疆医学科技三等奖，是全国最早引进并使用神经内镜技术的先驱之一，全国颅底肿瘤和垂体疾病及内镜手术的引领者，为中国颅底肿瘤内镜手术事业做出了卓越贡献。参与了中国垂体瘤诊治的多个重要指南及专家共识的制定，发表 SCI 和国家核心期刊论文数十篇，培养硕士研究生数十名。

序言

　　在我从事颅底和血管神经外科手术 40 多年以来，发现大家都面临的一个持续挑战是颅底疾病患者的诊疗规范是在变化着的。以专家意见为主导获取最佳可用证据是有问题的。此外颅底疾病是一种少见疾病，很难制定真正有用的治疗指南。通常治疗手段很多，但很少有证据表明任何一种比其他更好。各学科之间的交叉也影响着颅底疾病患者的治疗，包括经鼻和经颅内镜的出现，最新的血管内手术技术的发展，放射外科的广泛采用，对患者生活质量问题的日益关注以及对颅底肿瘤的分子层面的更好理解。我们早期的颅底手术旨在如何更直接的到达深部的颅底病变，发展出了经岩骨、经面、远外侧和经口入路。成功切除巨大病变，如脑膜瘤，脊索瘤，青少年血管纤维瘤和软骨肉瘤，被认为是治疗的成功。由于这些入路和手术而导致的并发症被认为是难以避免的，因此也是能被接受的。例如经耳蜗入路虽然导致听力丧失，以及面神经功能不全，但当用于夹闭巨大的基底动脉中段动脉瘤时，又被认为这种致残是可接受的。但是随着专业的不断成熟，我们的理念已转为通向病灶的入路应该是微创的，手术的重点是保持和改善患者的生活质量。本书通过大量篇幅详尽地阐述颅底外科手术的现状来反映这种巨变。安德鲁·利特尔（Andrew Little）和迈克尔·穆尼（Michael Mooney）博士专注于记录术后并发症，例如成功鼻内手术后的鼻塞，引流和结痂等，这些主诉经常被忽略或轻视了，但对患者的生活质量却至关重要。只有记录了这些症状后，才能对其进行适当处理。Little 和 Mooney 博士不仅开始面对，并且已经遇到了，颅底外科手术现存的这些挑战，而且还为读者提供了治疗颅底疾病患者的指南。他们聚集了各自领域的专家队伍，专业地刻画了他们所面临的争议。在他们为本书贡献的章节中，这些作者分享了他们的经验，偏差和机构偏好，并以表格形式总结了最佳的可用证据。许多作者还提供了指导性案例，并为以后的研究提供了建议，以帮助澄清这些争议。多年来我为 Mooney 和 Little 博士的临床和学术成就感到自豪。这本书展示了他们不断发展的成就。由于我很荣幸参与了他们的培训，因此我可以亲自证明他们的独到见解，出色的手术技能以及他们对患者和职业的热爱。本书内容丰富，简明而又基于证据，我强烈地推荐给从事颅底疾病治疗的医生们。

Robert F. Spetzler, MD
J.N. Harber Chairman Emeritus of Neurological Surgery
Director Emeritus Barrow Neurological Institute
Phoenix, Arizona, USA

前言

我们很荣幸地推出《颅底手术争议》的首版。颅底外科手术涉及多学科专业，专业横跨神经外科、耳鼻喉科、放射肿瘤科、放射科、整形外科和肿瘤科。这些相关学科的疾病通常不常见、复杂，有时甚至令人敬畏。内窥镜、显微外科、放射外科和药物治疗策略的进步已经改变了现代实践中颅底疾病的治疗方式。本书简明扼要地总结了最佳可用证据，旨在解决治疗一系列颅底疾病所关注的问题。各自亚专业的撰稿人汇编了令人信服的疾病管理方案，并提出了自己的见解和倾向意见。由于所治疗疾病的稀有性导致了明显的知识差距，争议由此而生。我们希望本书能提供对现有文献的平衡阅读。一些作者还对将来的研究提出了一些建议，以便澄清一些重要问题。忙于日常工作的医生可以利用这一简洁而全面的资源来指导治疗，并始终掌握最新最佳的医学证据。本书适用于神经外科、耳鼻喉科、放射肿瘤科和内分泌科的医生，医学生和与颅底外科相关的人员阅读。内容以共同主题为中心按章排列，主题包括听神经瘤、脑膜瘤、垂体腺瘤、颅咽管瘤、Rathke 囊肿和其他鞍区病变、颅神经鞘瘤、脊索瘤和其他颅内肿瘤、鼻窦恶性肿瘤，以及手术方法和技术。下表描述了本书中所引用文献的证据水平，读者可以查阅以了解作者相关观点背后的证据强度，我们希望这有助于读者理解这些观点。

Andrew S. Little, MD

Michael A. Mooney, MD

本书中使用的科学证据水平

水平	治疗研究	疾病结果调查	诊断试验调查
I	1. 随机，对照	1. 前瞻性研究	1. 在一系列连续患者中测试先前制定的诊断标准（使用通用参考金标准）
	2. 对 I 级随机对照试验的系统评价（研究是同质的）	2. 对 I 级研究的系统评价	2. 对 I 级研究的系统评价
II	1. 前瞻性队列研究	1. 回顾性研究	1. 根据连续患者制定诊断标准（采用普遍适用的参考金标准）
	2. 质量较差的随机对照试验（例如，随访率低于80%）	2. 先前随机对照试验中对照组未处理的研究	2. 基于 II 级研究的系统评价
	3. 基于 II 级研究或非同质 I 级研究的系统评价	3. 基于 II 级研究的系统评价	
III	1. 病例对照研究	非连续患者的研究（未始终采用参考金标准）	1. 非连续患者的研究（未始终采用参考金标准）
	2. 回顾性队列研究		2. III 级研究的系统评价
	3. III 级研究的系统评价		
IV	病例报告（历史对照或无对照组）	病例报告	1. 病例对照研究
			2. 参考标准差
V	专家意见	专家意见	专家意见

致谢

我们非常感谢这些拥有丰富专业知识的杰出外科医生和其他学科的医生，他们慷慨地奉献自己的时间并分享他们的知识，才使得本书得以出版。我们也感谢 Barrow 神经病学研究所的神经科学出版部工作人员的帮助，他们在编辑、图形、艺术和视频方面给予了大量帮助。我们特别要感谢医学插图画家 Kristen Larson Keil、Peter M. Lawrence（他还设计了书的封面）和 Mark Schornak，以及医学编辑 Mary Ann Clifft、Paula Higginson、Dawn Mutchler、Joseph Mills 和 Lynda Orescanin，编辑协调员 Rogena Lake，制作编辑员 Cassandra Todd，制作助理 Cindy Giljames 和视频编辑员 Marie Clarkson。我们感谢 Gary Armstrong 进行术中摄影。我们还要感谢 Thieme 医学出版社的工作人员的信仰、勤奋和鼓励，包括 Tim Hiscock，他从一开始就意识到这本书的潜力，以及 Sarah Landis，她监督了本书的制作。最后，也是最重要的一点，我们感谢患者及其家人将生命托付给我们，并给予我们照顾他们的荣幸。

这本书献给我的家人，是他们的爱和支持为我完成这本书铺平了道路，并一直鼓励着我。

Andrew S. Little

感谢我的妻子和孩子，是他们给了我支持。感谢我在巴罗神经学研究所的同事和导师，是他们给了我启迪。

Michael A. Mooney

编者名单

Taylor J. Abel, MD
Assistant Professor of Neurological Surgery
University of Pittsburgh School of Medicine
Surgical Director, Pediatric Epilepsy Surgery Program
Children's Hospital of Pittsburgh
Center for the Neural Basis of Cognition
Pittsburgh, Pennsylvania

Felipe C. Albuquerque, MD
Assistant Director, Endovascular Surgery
Professor of Neurosurgery
Department of Neurosurgery
Barrow Neurological Institute
St. Joseph's Hospital and Medical Center
Phoenix, Arizona

Kaith K. Almefty, MD
Assistant Professor
Department of Neurosurgery
Barrow Neurological Institute
St. Joseph's Hospital and Medical Center
Phoenix, Arizona

Rami O. Almefty, MD
Department of Neurosurgery
Barrow Neurological Institute
St. Joseph's Hospital and Medical Center
Phoenix, Arizona

Vijay K. Anand, MD
Clinical Professor
Department of Otolaryngology and Head & Neck Surgery
Weill Cornell Medical College
New York, New York

Omar Arnaout, MD
Assistant Professor, Harvard School of Medicine
Department of Neurological Surgery
Brigham and Women's Hospital
Boston, Massachusetts

Jacob F. Baranoski, MD
Resident
Department of Neurosurgery
Barrow Neurological Institute
St. Joseph's Hospital and Medical Center
Phoenix, Arizona

Garni Barkhoudarian, MD, FAANS
Associate Professor of Neurosurgery
Pacific Neuroscience Institute
John Wayne Cancer Institute
Santa Monica, California

Arnau Benet, MD
Resident
Department of Neurosurgery
Barrow Neurological Institute
St. Joseph's Hospital and Medical Center
Phoenix, Arizona

Marvin Bergsneider, MD
Professor
Department of Neurosurgery
University of California, Los Angeles
Los Angeles, California

Rachel Blue, MD
Resident
Department of Neurosurgery
University of Pennsylvania
Philadelphia, Pennsylvania

Shuli Brammli-Greenberg, PhD
Head of the Health Systems Management Program (MHA)
School of Public Health
University of Haifa
Haifa, Israel

Scott Brigeman, MD
Resident
Department of Neurosurgery
Barrow Neurological Institute
St. Joseph's Hospital and Medical Center
Phoenix, Arizona

Ruth E. Bristol, MD
Assistant Professor of Pediatric Neurosurgery
Department of Pediatric Neurosurgery
Barrow Neurological Institute at Phoenix
    Children's Hospital
Phoenix Children's Hospital
Phoenix, Arizona

Steven B. Carr, MD
Assistant Professor
Division of Neurosurgery
University of Missouri School of Medicine
Columbia, Missouri

Ricardo L. Carrau, MD
Professor and Lynne Shepard Jones Chair in Head & Neck
Oncology
Department of Otolaryngology-Head & Neck Surgery
Department of Neurological Surgery
Director of the Comprehensive Skull Base Surgery Program
The Ohio State University Wexner Medical Center
Columbus, Ohio

Justin S. Cetas, MD, PhD
Associate Professor
Division of Skull Base and Cerebrovascular, Department of Neurological Surgery
Oregon Health & Science University
Neurosurgeon
Portland Veterans Affairs Medical Center
Portland, Oregon

Ching-Jen Chen, MD
Resident
Department of Neurological Surgery
University of Virginia
Charlottesville, Virginia

Anne E. Cress, PhD
Professor
Department of Cellular and Molecular Medicine
University of Arizona
Tucson, Arizona

Dale Ding, MD
Neurosurgical Fellow
Department of Neurosurgery
Barrow Neurological Institute
St. Joseph's Hospital and Medical Center
Phoenix, Arizona

Daniel A. Donoho, MD
Resident
Department of Neurosurgery
The University of Southern California
Los Angeles, California

Andrew F. Ducruet, MD
Assistant Director, Endovascular Surgery
Department of Neurosurgery
Barrow Neurological Institute
St. Joseph's Hospital and Medical Center
Phoenix, Arizona

Jean Anderson Eloy, MD, FACS, FARS
Professor and Vice Chairman
Department of Otolaryngology - Head and Neck Surgery
Director, Rhinology and Sinus Surgery
Director, Otolaryngology Research
Co-Director, Endoscopic Skull Base Surgery Program
Director, Rhinology, Sinus, and Endoscopic Skull Base Surgery
  Fellowship Program
Professor of Neurological Surgery
Professor of Ophthalmology and Visual Science
Neurological Institute of New Jersey
Rutgers New Jersey Medical School
Newark, New Jersey

James J. Evans, MD
Professor of Neurological Surgery and Otolaryngology
Director, Cranial Base and Pituitary Surgery
Thomas Jefferson University
Philadelphia, Pennsylvania

Andrew M. Faramand, MD, MSc
Research Fellow
Center of Image Guided Neurosurgery
Department of Neurological Surgery
University of Pittsburgh Medical Center
Pittsburgh, Pennsylvania

S. Harrison Farber, MD
Resident
Department of Neurosurgery
Barrow Neurological Institute
St. Joseph's Hospital and Medical Center
Phoenix, Arizona

Juan C. Fernandez-Miranda, MD, FACS
Professor of Neurosurgery, Medicine, and Otolaryngology
Surgical Director of Brain Tumor, Skull Base, and Pituitary
  Centers
Department of Neurosurgery
Stanford University Medical Center
Palo Alto, California

Tracy M. Flanders, MD
Resident
Department of Neurosurgery
University of Pennsylvania
Philadelphia, Pennsylvania

Maria Fleseriu, MD
Professor
Department of Medicine, Division of Endocrinology,
  Diabetes & Clinical Nutrition, and Department of
  Neurological Surgery
Oregon Health & Science University
Portland, Oregon

Jonathan A. Forbes, MD
Assistant Professor
Department of Neurosurgery
University of Cincinnati
Cincinnati, Ohio

Rick A. Friedman, MD, PhD
Professor of Otolaryngology and Neurosurgery
Director of the Acoustic Neuroma Center
UC San Diego Health
La Jolla, California

Yoko Fujita, MD
Postdoctoral Fellow
Ivy Brain Tumor Center
Department of Neurosurgery
Barrow Neurological Institute
Phoenix, Arizona

Sirin Gandhi, MD
Neurosurgical Fellow
Department of Neurosurgery
Barrow Neurological Institute
St. Joseph's Hospital and Medical Center
Phoenix, Arizona

Paul A. Gardner, MD
Associate Professor
Department of Neurological Surgery
University of Pittsburgh
Pittsburgh, Pennsylvania

Steven L. Giannotta, MD
Professor and Chair
Department of Neurological Surgery
Keck/USC School of Medicine
Los Angeles, California

Ziv Gil, MD, PhD
Professor and Chairman
Department of Otolaryngology Head and Neck Surgery,
The Head and Neck Center, Rappaport Institute of Research
Rambam Healthcare Campus, The Technion, Israel Institute
    of Technology
Haifa, Israel

Chad A. Glenn, MD
Assistant Professor
Department of Neurosurgery
University of Oklahoma
Oklahoma City, Oklahoma

Douglas A. Hardesty, MD
Resident
Department of Neurosurgery
Barrow Neurological Institute
St. Joseph's Hospital and Medical Center
Phoenix, Arizona

William L. Harryman, MS
Cancer Biology Specialist
Cancer Biology Research Program
University of Arizona Cancer Center
Tucson, Arizona

Carl B. Heilman, M.D.
Chairman and Professor
Tufts University School of Medicine
Department of Neurosurgery
Tufts Medical Center
Boston, Massachusetts

Robert S. Heller, MD
Resident
Department of Neurosurgery
Tufts Medical Center
Boston, Massachusetts

Ben K. Hendricks, MD
Resident
Department of Neurosurgery
Barrow Neurological Institute
Phoenix, Arizona

Gregory K. Hong, MD, PhD
Assistant Professor
Department of Medicine
University of Virginia
Charlottesville, Virginia

Justin L. Hoskin, MD
Department of Neurology
Barrow Neurological Institute
St. Joseph's Hospital and Medical Center
Phoenix, Arizona

David William Hsu, MD
Associate Physician
Head and Neck Surgery
Kaiser Permanente Riverside
Riverside, California

Jeffrey Janus, MD
Assistant Professor
Department of Otolaryngology
Mayo Clinic
Rochester, Minnesota

Ahmed Jorge, PhD
Medical Student
Department of Neurological Surgery
University of Pittsburgh School of Medicine
Pittsburgh, Pennsylvania

Pamela S. Jones, MD, MS, MPH
Instructor
Department of Neurosurgery
Massachusetts General Hospital
Boston, Massachusetts

Hideyuki Kano, MD, PhD
Research Associate Professor
Department of Neurological Surgery
University of Pittsburgh
Pittsburgh, Pennsylvania

Daniel F. Kelly, MD
Director, Pacific Neuroscience Institute Professor
    of Neurosurgery
John Wayne Cancer Institute
Providence Saint John's Health Center
Santa Monica, California

Kerry L. Knievel, DO
Director In-Patient Services
Department of Neurology
Barrow Neurological Institute
St. Joseph's Hospital and Medical Center
Phoenix, Arizona

Engelbert J. Knosp, MD
Professor and Chairman
Department of Neurosurgery
Medical University Vienna
Vienna, Austria

Edward R. Laws Jr., MD, FACS
Professor of Neurosurgery, Harvard Medical School
Director, Pituitary/Neuroendocrine Center, Brigham &
   Women's Hospital
Boston, Massachusetts

Michael T. Lawton, MD
President and CEO
Barrow Neurological Institute Chair
Department of Neurosurgery
Barrow Neurological Institute
St. Joseph's Hospital and Medical Center
Phoenix, Arizona

Christopher H. Le, MD
Assistant Professor
Department of Otolaryngology
University of Arizona
Tucson, Arizona

Brooke K. Leachman, MD
Resident
Department of Radiation Oncology
Fox Chase Cancer Center
Philadelphia, Pennsylvania

John Y.K. Lee, MD, MSCE
Associate Professor
Department of Neurosurgery, Otolaryngology
University of Pennsylvania
Philadelphia, Pennsylvania

Gregory P. Lekovic MD, PhD
Chief, Division of Neurosurgery
House Clinic
Clinical Professor
UCLA
Los Angeles, California

G. Michael Lemole Jr., MD
Professor & Chief
Division of Neurosurgery
University of Arizona
Tucson, Arizona

Salvatore Lettieri, MD, FACS
Assistant Professor
Mayo Clinic
Associate Professor
Creighton University School of Medicine
Phoenix, Arizona

Michelle Lin, BA
MD Candidate
Department of Neurosurgery
University of Southern California Keck School of Medicine
Los Angeles, California

Andrew S. Little, MD
Assistant Professor
Department of Neurosurgery
Barrow Neurological Institute
St. Joseph's Hospital and Medical Center
Phoenix, Arizona

James K. Liu, MD, FACS, FAANS
Professor of Neurological Surgery
Director, Cerebrovascular/Skull Base & Pituitary Surgery
Departments of Neurological Surgery and Otolaryngology-
   Head & Neck Surgery
Rutgers New Jersey Medical School
Rutgers Neurological Institute of New Jersey
RWJ Barnabas Health
Newark, New Jersey

Winnie Liu, MD
Endocrinology Fellow
Department of Medicine, Division of Endocrinology, Diabetes
   & Clinical Nutrition
Oregon Health & Science University
Portland, Oregon

L. Dade Lunsford, MD, FACS
Lars Leksell Professor of Neurological Surgery
Distinguished Professor of Neurological Surgery
The University of Pittsburgh
Director, Center for Image Guided Neurosurgery
Director, Neurosurgery Residency Program
Chair, Technology and Innovative Practice Committee
UPMC Presbyterian
Pittsburgh, Pennsylvania

Neil Majmundar, MD
Resident
Department of Neurological Surgery
Rutgers New Jersey Medical School
Newark, New Jersey

Justin R. Mascitelli, MD
Fellow
Department of Neurosurgery
Barrow Neurological Institute
St. Joseph's Hospital and Medical Center
Phoenix, Arizona

Shirley McCartney, PhD
Associate Professor
Department of Neurological Surgery
Oregon Health & Science University
Portland, Oregon

Andrew J. Meeusen, MA
Barrow Neurological Institute
Phoenix, Arizona

Alexander S.G. Micko, MD, PhD
Fellow
Department of Neurosurgery
Medical University of Vienna
Vienna, Austria

Zaman Mirzadeh, MD, PhD
Department of Neurosurgery
Barrow Neurological Institute
St. Joseph's Hospital and Medical Center
Phoenix, Arizona

Alaa S. Montaser, MD
Department of Neurosurgery
Wexner Medical Center
The Ohio State University
Columbus, Ohio
Department of Neurosurgery
Ain Shams University
Cairo, Egypt

Michael A. Mooney, MD
Resident
Department of Neurosurgery
Barrow Neurological Institute
St. Joseph's Hospital and Medical Center
Phoenix, Arizona

Anil Nanda, MD, MBA
Professor
Department of Neurological Surgery
University of Pittsburgh
Pittsburgh, Pennsylvania

Farshad Nassiri, MD
Resident
Department of Neurosurgery
University of Toronto
Toronto, Ontario, Canada

Ajay Niranjan, MD, MBA
Center of Image Guided Neurosurgery
University of Pittsburgh Medical Center
Pittsburgh, Pennsylvania

Kathryn Y. Noonan, MD
Clinical Fellow
House Clinic
University of California Los Angeles
Los Angeles, California

Christine Oh, MD, MS
Mayo Clinic
Rochester, Minnesota

Thomas A. Ostergard, MD, MS
Resident
Department of Neurosurgery
University Hospitals Cleveland Medical Center
Case Western Reserve University School of Medicine
Cleveland, Ohio

Bradley A. Otto, MD
Assistant Professor
Department of Otolaryngology-Head and Neck Surgery
The Ohio State University
Columbus, Ohio

Gabriella Paisan, MD
Resident
Neurological Surgery
Barrow Neurological Institute
Phoenix, Arizona

Sheri Palejwala, MD
Assistant Professor
Department of Neurosurgery
Coast Neurosurgical Associates
Long Beach, California

Kevin A. Peng, MD
Surgeon and Researcher
House Clinic and House Ear Institute
Los Angeles, California

David L. Penn, MD, MS
Pituitary/Neuroendoscopy Fellow
Department of Neurosurgery
Brigham and Women's Hospital, Harvard Medical School
Boston, Massachusetts

Randall W. Porter, MD
Director, Interdisciplinary Skull Base Program
Co-Director, CyberKnife Center
Co-Director, Acoustic Neuroma Center
Barrow Neurological Institute
Phoenix, Arizona

Daniel M. Prevedello, MD, FACS
Professor
Department of Neurological Surgery
The Ohio State University
Columbus, Ohio

Colin J. Przybylowski, MD
Resident
Department of Neurosurgery
Barrow Neurological Institute
St. Joseph's Hospital and Medical Center
Phoenix, Arizona

Mindy R. Rabinowitz, MD
Assistant Professor
Department of Otolaryngology and Neurological Surgery
Thomas Jefferson University
Philadelphia, Pennsylvania

Erin K. Reilly, MD
Resident
Department of Otolaryngology - Head and Neck Surgery
Thomas Jefferson University Hospital
Philadelphia, Pennsylvania

Leland Rogers, MD
Professor, Radiation Oncology
Department of Radiation Oncology
Barrow Neurological Institute
St. Joseph's Hospital and Medical Center
Phoenix, Arizona

Marc R. Rosen, MD
Professor of Otolaryngology-Head and Neck Surgery and
    Neurological Surgery
Department of Otolaryngology-Head and Neck Surgery
Thomas Jefferson University
Philadelphia, Pennsylvania

Jonathan J. Russin, MD
Assistant Professor
Department of Neurological Surgery
University of Southern California
Los Angeles, California

James T. Rutka, MD, PhD
RS McLaughlin Professor and Chair
Division of Neurosurgery
Department of Surgery
University of Toronto
Toronto, Ontario, Canada

Nader Sanai, MD
Director, Department of Neurosurgical Oncology
Director, Barrow Brain Tumor Research Center
Department of Neurosurgery
Barrow Neurological Institute
St. Joseph's Hospital and Medical Center
Phoenix, Arizona

Brian H. Song, MD
Rhinology and Skull Base Surgeon
Department of Head and Neck Surgery
Kaiser Permanente Fremont
Fremont, California

Suganth Suppiah, MD
Senior Resident
Department of Neurosurgery
University of Toronto
Toronto, Ontario, Canada

Christina E. Sarris, MD
Resident
Department of Neurosurgery
Barrow Neurological Institute
St. Joseph's Hospital and Medical Center
Phoenix, Arizona

Theodore H. Schwartz, MD, FACS
David and Ursel Barnes Professor of Minimally Invasive
    Neurosurgery
Director, Anterior Skull Base and Pituitary Surgery
Director, Epilepsy Laboratory
Departments of Neurosurgery, Otolaryngology
    and Neuroscience
Weill Cornell Medicine, New York Presbyterian Hospital
New York, New York

Jason Sheehan, MD
Professor
Department of Neurosurgery
University of Virginia
Charlottesville, Virginia

John P. Sheehy, MD
Resident
Department of Neurosurgery
Barrow Neurological Institute
St. Joseph's Hospital and Medical Center
Phoenix, Arizona

Gill E. Sviri, MD, MSc
Clinical Assistant Professor
Rambam (Maimonides) Health Care Campus
The Technion, Israel Institute of Technology
Haifa, Israel

William H. Slattery, MD
House Ear Institute
Los Angeles, California

Carl H. Snyderman, MD, MBA
Professor
Department of Otolaryngology
University of Pittsburgh
Pittsburgh, Pennsylvania

Christopher Storey, MD, PhD
Fellow
Department of Neurosurgery
Thomas Jefferson University Hospital
Philadelphia, Pennsylvania

Ben A. Strickland, MD
Resident
Department of Neurosurgery
University of Southern California
Los Angeles, California

Michael E. Sughrue, MD
Prince of Wales Private Hospital
Randwick, New South Wales, Australia

Hai Sun, MD, PhD, FAANS
Associate Professor
Department of Neurosurgery
Louisiana State University Health Science Center
Shreveport, Louisiana

Brooke Swearingen, MD
Professor
Department of Neurosurgery
Massachusetts General Hospital, Harvard Medical School
Boston, Massachusetts

Charles Teo, AM, MBBS, FRACS
Conjoint Professor
University of New South Wales
Sydney, Australia
Consulting Professor
Department of Neurosurgery
Duke University
Durham, North Carolina
Yeoh Ghim Seng Visiting Professor
Department of Neurosurgery
National University of Singapore
Singapore
Professor Honoris Causa
Department of Neurosurgery
Hanoi Medical University
Hanoi, Vietnam

Jai Deep Thakur, MBBS
Resident
Department of Neurosurgery
Louisiana State University Health Science Center
Shreveport, Louisiana

Alexandre B. Todeschini, MD
Fellow in Skull Base Surgery
Department of Neurosurgery
Wexner Medical Center - The Ohio State University
Columbus, Ohio

Jamie J. Van Gompel, MD, FAANS
Associate Professor in Neurosurgery
  and Otorhinolaryngology
Program Director, Vice Chair of Education, Department of
Neurologic Surgery
Associate Program Director, Neurosurgical Skull
  Base Oncology Fellowship
Program Director, International Neurosurgery Fellowship
Mayo Clinic
Rochester, Minnesota

Kyle VanKoevering, MD
Assistant Professor
Department of Otolaryngology
University of Michigan
Ann Arbor, Michigan

Elena V. Varlamov, MD
Assistant Professor
Department of Medicine, Division of Endocrinology,
  Diabetes & Clinical Nutrition, and Department
  of Neurological Surgery
Oregon Health & Science University
Portland, Oregon

Eric W. Wang, MD
Associate Professor
Department of Otolaryngology
University of Pittsburgh
Pittsburgh, Pennsylvania

Marilene B. Wang, MD
Professor
Department of Head and Neck Surgery
UCLA David Geffen School of Medicine
Los Angeles, California

Stephanie E. Weiss, MD, FASTRO
Associate Professor and Chief Neurologic Oncology
Program Director
Department of Radiation Oncology
Fox Chase Cancer Center
Philadelphia, Pennsylvania

Mark E. Whitaker, MD
AOC Head & Neck Surgeons
Phoenix, Arizona

Eric P. Wilkinson, MD, FACS
Surgeon/Partner, House Ear Clinic
House Ear Institute
Los Angeles, California

David S. Xu, MD
Assistant Professor
Department of Neurosurgery
Baylor College of Medicine
Houston, Texas

Emad Youssef, MD
Department of Neurosurgery
Barrow Neurological Institute
St. Joseph's Hospital and Medical Center
Phoenix, Arizona

Kevin C. J. Yuen, MD, FRCP (UK), FACE
Medical Director, Barrow Pituitary Center and the Barrow
  Neuroendocrinology Clinic
Departments of Neuroendocrinology and Neurosurgery
Barrow Pituitary Center
Barrow Neurological Institute
St. Joseph's Hospital and Medical Center
Phoenix, Arizona

Gabriel Zada, MD, MS
Associate Professor of Neurosurgery, Otolaryngology, and
  Internal Medicine
Department of Neurosurgery
Keck School of Medicine of USC
Los Angeles, California

Gelareh Zadeh, MD, PhD
Associate Professor
Department of Neurosurgery
University of Toronto
Toronto, Ontario, Canada

James J. Zhou, MD
Resident
Department of Neurosurgery
Barrow Neurological Institute
St. Joseph's Hospital and Medical Center
Phoenix, Arizona

Nathan T. Zwagerman
Assistant Professor
Director of Pituitary and Skull Base Surgery
Department of Neurological Surgery
Medical College of Wisconsin
Milwaukee, Wisconsin

目录

第一部分
前庭神经鞘瘤

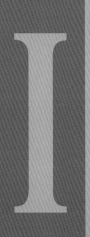

第一章　听神经瘤自然史的争议

Mark E. Whitaker

摘要

听神经瘤在自然病史上争议颇多。在考虑众多治疗方案时，必须了解病变的自然病史，并清楚地将其呈现给患者。应该仔细考虑对良性、生长缓慢的肿瘤进行手术或放射治疗的原因。本章将回顾近年来关于听神经瘤生长模式和生长预测因素的最新研究进展和争议。

关键词：听神经瘤，生长，影像，自然病史，预测因子，转归

1.1 引言

听神经瘤（AN）的最佳治疗是一个备受争议的话题。由于缺乏对这些肿瘤的发病机制和自然病史的基本了解，争议比比皆是。随着分子生物学和影像学技术的进步，我们对 AN 的流行病学、细胞生物学、神经起源和自然病史的一般理解取得了长足的进展。对 AN 自然病史的更多了解提高了我们预测是否需要积极干预的能力。此外，这一更好的理解将有助于指导正在进行的研究，以解决持续存在的争议。

1.2 背景

自 19 世纪末的 Harvey Cushing 时代以来，对 AN 的理解已经取得了许多进展，当时挽救生命是治疗的目标。由于影像技术的进步和健康意识的提高，这些肿瘤在较小的时候被更早地诊断出来，因此保留面神经和听神经功能是目前的主要治疗方案。发现 AN 的起源细胞，即雪旺细胞，可以追溯到 1940 年。然而，直到 1991 年，才在美国国立卫生研究院的一次共识会议上提出了目前最受欢迎的（在细胞学上也是正确的）名称——前庭神经鞘瘤。1975 年，Steward 和他的同事提出 AN 的起源部位是神经胶质 – 雪旺氏鞘连接处，但这一发现在 2003 年受到 Xenellis 等的质疑，他们从病理观察和其他人的报告中注意到，大多数肿瘤起源于该区域的外侧。起源的神经也一直在争论不休。当病理诊断为隐匿性肿瘤时，发现大多数病例累及前庭下神经，然而，症状表现可能偏向于前庭上神经。由于耳鸣和听力下降是最常见的临床症状，因此，隐匿性肿瘤可能来自内听道的上部，从而延缓了听觉症状的出现。长期以来，人们一直认为前庭上神经是最常见的起源神经。Komatsuzaki 和 Tsunoda 在 2001 年驳斥了这一假设，他们的发现在 2008 年得到 Khrais 等的证实。这两个研究小组在经迷路手术时发现 84.8%（228/269）和 91.4%（139/152）的病例起源于前庭下神经。

1.3 发病率

关于 AN 发病率也一直备受争论。1958 年，据临床报告发现的 AN 发病率低至 0.7/10 万。丹麦正在进行的一项流行病学研究发现发病率逐渐上升，丹麦 AN 的临床发病率已从 1976 年的 0.8/10 万上升到 2008 年的 1.9/10 万。AN 的临床发病率与隐匿性发病率存在差异。隐匿性 AN 的发病率，根据颞骨病理检查为（420~816）/10 万，根据磁共振检查为（20~70）/10 万。与临床 AN 相比，隐匿性 AN 的发病率较高，一般认为是生长缓慢的良性肿瘤。由于选择偏差（有耳科症状的患者及时进行组织学检查），与磁共振成像发现的隐匿性发病率相比，隐匿性病理发现的发生率相对较高。

1.4 自然病史

不同年龄的听神经瘤患者，其肿瘤大小、患者症状的类型和严重程度不同。了解这种良性肿瘤的自然病史有助于了解个体病情，对制订治疗方案至关重要。然而，在评估自然病史的研究中，有几个因素导致了选择偏差。由于 AN 是一种生长缓慢的肿瘤，随着时间的推移，肿瘤的生长也会发生变化，因此，短时间的随访研究可能无法深入了解 AN 的自然病史。此外，对 AN 的自然病史的研究可能是有偏见的，因为某些表现因素和肿瘤大小有助于制订预期的治疗方案。有症状的年轻患者的大肿瘤通常通过手术治疗，这阻碍了对肿瘤生长的监测，而在老年人群中，没有相关症状的小肿瘤通常在临床上进行随访。最后，对肿瘤实际大小的测量也有争论。一些作者赞成包括内听道内部分在内的测量。最近，Kanzaki 等发表了听神经瘤会议达成共识的结果，内听道口以外的肿瘤，建议在最大直径处测量，并与内听道内的肿瘤分开测量，分别测量内听道的长度和宽度。一些作者已经研究了容积分析是否可以提供更多的预后数据和更好地了解肿瘤的生长情况。Tang 等对这一概念进行了评估，他们发现，对于术后患者，单一平面测量与体积测量方法结果一致，而且更省时。

根据丹麦研究人员 2012 年的一篇文章，患者的平均诊断年龄从 1976 年的 49 岁增加到 2008 年的 58 岁。最近的几项研究指出，患者的平均年龄是第 5 个 10 年的后半部分和第 6 个 10 年的早期。诊断年龄增长可能与公众健康意识提高及准确的影像技术有关，这增加了在老年人口中发现以前可能没有诊断和报告的较小肿瘤的机会。

传统上，AN 的预期增长率为 1~2mm/a。最近的几项研究已经检验了这一结果。Selesnick 和 Johnson 对 13 项研究进行了荟萃分析，这些研究报告了 571 个肿瘤，平均随访 3 年，发现平均增长率为 1.8mm/a。该研究由于纳入了神经纤维瘤病 2 型患者而被削弱，因为神经纤维瘤病 2 型被认为具有更快的肿瘤生长速度。Fayad 等对 114 名 AN 患者进行了平均 4.8 年的随访，这些患者的肿瘤增长率为 2.4~25mm/a，平均增长率为 3.1mm/a。最近的文献给出了关于增长率和肿瘤生长百分比的不同结果（表 1.1）。

AN 的预期增长模式也引发了争论。对肿瘤生长的评估必须考虑到生长的原因，肿瘤体积增大可能归因于水肿、出血或囊变，而并非细胞增殖。还没有发现年龄、性别和侧别是肿瘤生长的预测因素。Bederson 等认为，第 1 年的随访图像提供了与预期增长率相关的预后信息。然而，Charabi 等对 127 例肿瘤进行了平均 3.8 年的随访，他们发现，肿瘤的生长模式是多变的，可以分为持续生长（38%）、无明显生长（12%）、负生长（6%）、无明显生长后持续生长（24%）和各种积极生长模式（20%）。最近，Kirchmann 等公布了关于内

表 1.1 听神经瘤保守治疗结果 [a]

研究者	年份	证据水平	患者数量（例）	年龄（年）	随访（年）	增长（%）	无增长（%）	转归（%）	增长率（mm/a）	干预（%）	听力保留（%）[b]
Fucci 等	1999	II	119	65	2.5	30	66	3	1.2	18.5	无
Rosenberg	2000	II	80	69.7	4.4	57.8	34.6	7.7	0.91	7.5	无
Yoshimoto	2005	II	1340	62	3.2	46	46	8	1.2	18	无
Stangerup 等	2006	I	552	59	3.6	24	76	< 1	无	14	无
Fayad 等	2014	II	114	65.4	4.8	38	62	无	3.1	31	59.4
Lee 等	2014	II	31	54	2.6	23	77	无	无	23	81.2
Kirchmann 等	2017	I	156	57	9.5	37	60	3	无	15	34

缩写：NA, Not Available, 不可用
[a]：平均值
[b]：根据美国耳鼻咽喉科 - 头颈外科学会的指南

听道内型肿瘤的随访数据，他们对 156 例肿瘤患者进行了平均 9.5 年的随访，发现在观察期间，诊断时语言识别能力正常的患者更有可能保留听力。他们还发现 37% 的患者肿瘤生长，总共有 15% 的患者肿瘤需要干预。此外，他们发现 19% 的患者在 4.6 年后肿瘤向外生长，23% 的患者在 9.5 年后发生。他们的结论是：如果管内肿瘤正在生长，这种生长将在早期观察中被注意到。肿瘤的生长在诊断后立即变得更加明显，这将引发一个问题，即症状是否是肿瘤生长的一个标志。Agrawal 等发现，肿瘤大小和出现耳鸣的时间与肿瘤生长的可能性相关。Malhotra 等也发现肿瘤大小是肿瘤生长的预测因素；虽然他们没有发现耳鸣是生长的积极预测因素，但他们发现平衡障碍是一个预测因素。然而，Agrawal 和他的同事并没有发现平衡障碍的出现是生长的预测因素。显然，耳鸣和平衡障碍的症状需要进一步的研究来证实或驳斥他们预测 AN 自然病史的能力。

1.5 结论

虽然围绕 AN 的自然病史的争议包括肿瘤测量、保守治疗研究的选择偏倚和生长预测因素，但基于现有的研究仍可得出几个重要结论。许多作者重申有必要在诊断后进行频繁的早期随访，并可能在几年后进行更长时间的间隔随访。特别是大型肿瘤，需要密切随访，因为研究一再证明，大型肿瘤与持续生长和干预需求的增加有关。尽管年龄、性别和侧别尚未被证明是生长的预测因素，耳鸣和平衡障碍的症状可能是预测因素。此外，在患者的观察期间，良好的听力表现预示着良好的预后，特别是那些内听道内型肿瘤患者。

参考文献

[1] Murray MR, Stout AP, Bradley CF. Schwann cell versus fibroblast as the origin of the specific nerve sheath tumor: observations upon normal nerve sheaths and neurilemomas in vitro. Am J Pathol. 1940; 16(1):41–60, 17

[2] Eldridge R, Parry D. Vestibular schwannoma (acoustic neuroma). Consensus development conference. Neurosurgery. 1992; 30(6):962–964

[3] Stewart TJ, Liland J, Schuknecht HF. Occult schwannomas of the vestibular nerve. Arch Otolaryngol. 1975; 101(2):91–95

[4] Xenellis JE, Linthicum FH, Jr. On the myth of the glial/schwann junction (Obersteiner-Redlich zone): origin of vestibular nerve schwannomas. Otol Neurotol. 2003; 24(1):1

[5] Merchant SN, Nadol JB. Schuknecht's Pathology of the Ear. Shelton, CT:People's Medical Publishing House; 2010

[6] Komatsuzaki A, Tsunoda A. Nerve origin of the acoustic neuroma. J Laryngol Otol. 2001; 115(5):376–379

[7] Khrais T, Romano G, Sanna M. Nerve origin of vestibular schwannoma: a prospective study. J Laryngol Otol. 2008; 122(2):128–131

[8] Kurland LT. The frequency of intracranial and intraspinal neoplasms in the resident population of Rochester, Minnesota. J Neurosurg. 1958; 15(6):627–641

[9] Stangerup SE, Caye-Thomasen P. Epidemiology and natural history of vestibular schwannomas. Otolaryngol Clin North Am. 2012; 45(2):257–268, vii

[10] Leonard JR, Talbot ML. Asymptomatic acoustic neurilemoma. Arch Otolaryngol. 1970; 91(2):117–124

[11] Lin D, Hegarty JL, Fischbein NJ, Jackler RK. The prevalence of "incidental" acoustic neuroma. Arch Otolaryngol Head Neck Surg. 2005; 131(3):241–244

[12] Anderson TD, Loevner LA, Bigelow DC, Mirza N. Prevalence of unsuspected acoustic neuroma found by magnetic resonance imaging. Otolaryngol Head Neck Surg. 2000; 122(5):643–646

[13] Kanzaki J, Tos M, Sanna M, Moffat DA, Monsell EM, Berliner KI. New and modified reporting systems from the consensus meeting on systems for reporting results in vestibular schwannoma. Otol Neurotol. 2003; 24(4):642–648, discussion 648–649

[14] Tang S, Griffin AS, Waksal JA, et al. Surveillance after resection of vestibular schwannoma: measurement techniques and predictors of growth. Otol Neurotol. 2014; 35(7):1271–1276

[15] Kirchmann M, Karnov K, Hansen S, Dethloff T, Stangerup SE, Caye-Thomasen P. Ten-year follow-up on tumor growth and hearing in patients observed with an intracanalicular vestibular schwannoma. Neurosurgery. 2017; 80(1):49–56

[16] Fucci MJ, Buchman CA, Brackmann DE, Berliner KI. Acoustic tumor growth:implications for treatment choices. Am J Otol. 1999; 20(4):495–499

[17] Fayad JN, Semaan MT, Lin J, Berliner KI, Brackmann DE. Conservative manage-ment of vestibular schwannoma: expectations based on the length of the observation period. Otol Neurotol. 2014; 35(7):1258–1265

[18] Selesnick SH, Johnson G. Radiologic surveillance of acoustic neuromas. Am J Otol. 1998; 19(6):846–849

[19] Rosenberg SI. Natural history of acoustic neuromas. Laryngoscope. 2000; 110(4):497–508

[20] Yoshimoto Y. Systematic review of the natural history of vestibular schwan-noma. J Neurosurg. 2005; 103(1):59–63

[21] Stangerup SE, Caye-Thomasen P, Tos M, Thomsen J. The natural history of vestibular schwannoma. Otol Neurotol. 2006; 27(4):547–552

[22] Lee JD, Park MK, Kim JS, Cho YS. The factors associated with tumor stability observed with conservative management of intracanalicular vestibular schwannoma. Otol Neurotol. 2014; 35(5):918–921

[23] Committee on Hearing and Equilibrium guidelines for the evaluation of hear-ing preservation in acoustic neuroma (vestibular schwannoma). American Academy of Otolaryngology-Head and Neck Surgery Foundation, INC. Otolar-yngol Head Neck Surg. 1995; 113(3):179–180

[24] Bederson JB, von Ammon K, Wichmann WW, Yasargil MG. Conservative treatment of patients with acoustic tumors. Neurosurgery. 1991; 28(5):646–650, discussion 650–651

[25] Charabi S, Thomsen J, Tos M, Charabi B, Mantoni M, Børgesen SE. Acoustic neuroma/vestibular schwannoma growth: past, present and future. Acta Otolaryngol. 1998; 118(3):327–332

[26] Agrawal Y, Clark JH, Limb CJ, Niparko JK, Francis HW. Predictors of vestibular schwannoma growth and clinical implications. Otol Neurotol. 2010; 31(5):807–812

[27] Malhotra PS, Sharma P, Fishman MA, et al. Clinical, radiographic, and audio-metric predictors in conservative management of vestibular schwannoma.Otol Neurotol. 2009; 30(4):507–514

第二章　听神经瘤放射外科治疗的争议：单次放疗与低剂量分次放疗的比较

David S. Xu, Colin J. Przybylowski, Andrew J. Meeusen, Randall W. Porter

摘要

单一部分立体定向放射外科是治疗小型前庭神经鞘瘤的首选治疗方案，但这种治疗的长期听力保留率很低。低分割放射治疗可能会有更高的听力保留率，但缺乏听力相关的随访研究。我们查询了1997—2011年期间在巴罗神经病学研究所接受放射外科治疗的患者的前瞻性数据库。符合条件的患者为单侧肿瘤，没有神经纤维瘤病2型的病史，术前有全面的听力图，放疗后超过6个月有治疗后的听力图。收集临床和影像学数据，并根据治疗方式和听力功能状况对患者进行比较分析。

我们确定了172名接受伽马刀治疗的患者和107名接受射波刀治疗的患者，平均听力随访时间超过27个月。有用听力的患者，即美国耳鼻咽喉科–头颈外科学会（AAO–HNS）A级或B级，接受射波刀或伽马刀治疗。随访结束时，接受射波刀治疗的患者保留功能性听力的比例高于接受伽马刀治疗的患者（61.2%∶38.5%）。接受伽马刀治疗的失聪患者的平均耳蜗辐射剂量比听力保留的患者高（6.9Gy∶5.3Gy，$P=0.029$）。

与肿瘤的自然病史相比，前庭神经鞘瘤的单一部分放射外科治疗导致听力功能保护较差。听力功能良好的患者进行分次放疗，听力保留率相对较高。需要更长时间的随访才能确定听力保存的持久性。

关键词：射波刀，伽马刀，放射外科，前庭神经鞘瘤

2.1 引言

放射外科中的单次放疗，最常见的是通过伽马刀（ELEKTA），已经成为前庭神经鞘瘤公认的一线或辅助治疗方法。随访2年，肿瘤控制率和早期听力功能保留率均接近70%。然而，来自同一机构的针对患者亚群的重复研究可能会掩盖长期的功能结果，这些亚群的人口较少，随访时间较短，听力随访不完整。对于接受伽马刀治疗的患者来说，治疗后的听力丧失仍然是一种常见的晚期现象，其程度可能接近于肿瘤的自然病史。许多导致听力丧失的因素已被确定，如辐射剂量、患者年龄和治疗区域。

2.2 伽马刀治疗

据估计，未治疗的散发性单侧前庭神经鞘瘤在诊断后的5年内，听力保存的自然病史约为50%。放射外科干预，无论是单独还是作为手术后的辅助治疗，已成为公认的工具，以实现出色的肿瘤控制率，伽马刀治疗是医学文献中记录的最常见的方法（图2.1a）。研究表明，伽马刀治疗后听力保存率达70%~91%。然而，这些研究只包括不到2年的短随访时间，或者包括严格的患者选择因素，这些因素可导致更好的结果，如患者年龄<40岁，诊断时听力为A级，小的内听道型肿瘤，以及较低的耳蜗治疗剂量。在一项评估所有患者功能结果的综合研究中，Yang等发现，伽马刀治疗后的5年听力保留率不令人满意，仅为51%，这与肿瘤的自然病史基本一致。

2.3 多分割治疗

最近，主要通过射波刀系统（Accuray）的多分割放射治疗已成为前庭神经鞘瘤放射治疗的另一种形式（图2.1b，c）。射波刀治疗中分割剂量的辐射在

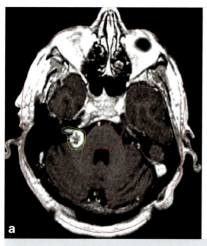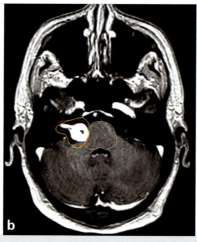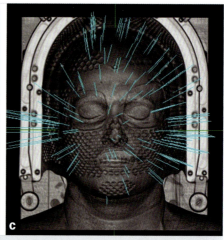

图 2.1 单分割放疗和多分割放疗方案。（a）右前庭神经鞘瘤患者的单切分伽马刀治疗方案显示 50% 等剂量线为 18Gy（黄色），与包括肿瘤（绿色）、脑干（红色）和耳蜗（紫色）在内的其他追踪结构相关。（b）右前庭神经鞘瘤的三部分 CyberKnife（射波刀）治疗方案显示，与包括肿瘤（红色）、脑干（粉红色）和耳蜗（紫色）在内的其他追踪结构相比，其同剂量线为 18Gy（黄色）的 63%。（c）同一 CyberKnife（射波刀）治疗计划的三维图，显示每次分割 81 个不同的辐射束，治疗时间为 33min

理论上可以降低长期辐射对听觉系统的毒性风险。目前的报告显示，肿瘤控制率和听力保留率是相当的。Vivas 等报道了一组 73 例患者，在治疗前听力正常的患者中，53.5% 的患者在治疗 3 年后仍能保持有用听力。Chang 等报道了 61 例患者，平均随访 48 个月，最低随访 36 个月，治疗时有用听力的患者在末次随访时听力保留率为 74%。最后，Karam 等评估了 37 例患者，其中 26 例在诊断时听力正常，在平均 5 年的随访中，通过电话调查评估，听力正常的患者听力保留率为 73%。然而，所有这些研究在最新的随访中都没有对患者进行正式的听力评估，而是依靠非正式的电话调查来评估听力保留的程度。为了解决这一弱点，我们对使用伽马刀和射波刀治疗前庭神经鞘瘤的经验进行了系统的回顾。我们确定了一组患者进行严格的听力评估，以跟踪两种模式的听力保存结果。

2.4 方法

2.4.1 患者人数

我们查询了在 1997—2011 年期间在巴罗神经病学研究所接受立体定向放射外科治疗的所有前庭神经鞘瘤患者的前瞻性数据库。符合条件的患者为：单侧肿瘤、无神经纤维瘤病 2 型病史、有术前综合听力图和放疗后 6 个月以上的术后听力图。在每周的多学科放射治疗会议上，对这些患者进行了单次治疗与多分割治疗的选择，并考虑了患者对刚性立体定向框架的偏好和耐受性，以及在可用的治疗机器之间制订计划。没有使用分离的解剖或结构标准来选择患者进行一种治疗而不是另一种治疗。所有工作和分析都是积极地按照机构审查委员会批准的研究方案进行的。

2.4.2 数据收集和统计

在手术前收集了所有患者的人口统计学、临床和影像学数据。随访时间被定义为放射治疗和最后一次临床评估之间的间隔。在最后一次临床评估中，进行任何额外的治疗或手术干预之前，都要进行听力检查。听力结果是根据美国耳鼻咽喉科－头颈外科学会（AAO–HNS）的指南分配的，其中 A 级和 B 级被定义为有用听力（表 2.1）。肿瘤测量是从放射学研究中获得的，体积计算是通过手动将连续磁共振成像切片上的肿瘤横截面积与切片厚度进行积分得出的。对分类变量采用 χ^2 检验，对连续变量采用 Mann-Whitney 秩和检验进行单变量统计比较。

表 2.1 美国耳鼻咽喉科 – 头颈外科学会听力分类

听力等级	最大纯音听阈均值（dB）	最低言语识别率（%）
A	≤ 30	≥ 70
B	30~50	≥ 50
C	> 50	≥ 50
D	任何检测	< 50

2.5 结果

2.5.1 患者队列

在研究期间，我们的机构治疗了 400 例前庭神经鞘瘤患者，纳入和排除的患者群体流程图在图 2.2 中总结。在队列中，263 例接受伽马刀治疗的患者中 172 例患者符合纳入标准，其中 91 例患者因遗传综合征（15 例）、既往治疗（58 例）、随访不充分或听力图缺失（18 例）而被排除。在 137 例接受射波刀治疗的患者中，107 例纳入研究，30 例患者因有神经纤维瘤病 2 型病史（9

例）、既往治疗（19 例）和随访不充分（2 例）而被排除。一个时间趋势也被注意到，所有射波刀治疗均发生在 2003 年以后。

2.5.2 患者特征

表 2.2 中给出了两种放射外科方式治疗的患者特征的总结和比较。从统计上看，接受伽马刀治疗的患者平均年龄较大，在手术切除后更有可能接受放射外科作为辅助治疗。在性别、治疗量、需要后续手术干预的肿瘤进展或术后随访时间的分布上没有发现显著差异。

2.5.3 听力结果

功能性听力结果汇总在表 2.3 中。患者在接受伽马刀治疗前的基线特征显示，在听力图上的纯音平均值和言语辨别阈值得分略低于接受射波刀治疗的患者。此外，与伽马刀治疗的患者相比，

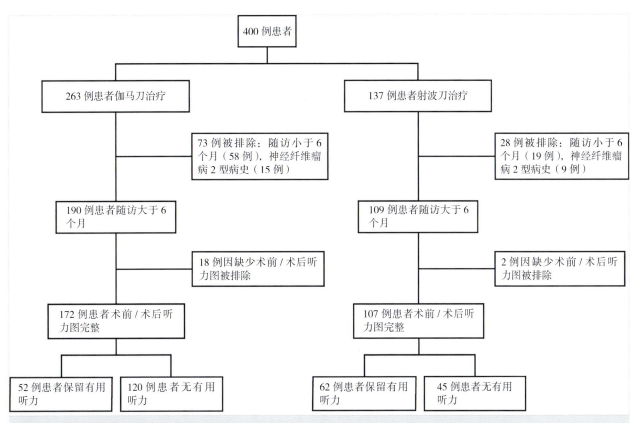

图 2.2 研究人群流程图。它显示了在 1997—2011 年间，巴罗神经病学研究所的 400 例前庭神经鞘瘤患者接受了立体定向放射治疗

表 2.2　患者人口数据统计

特征	伽马刀	射波刀	P 值
患者数量（例）	172	107	
年龄（岁）			
·平均	61.4 ± 13.4	55.5 ± 13.0	< 0.001
·范围	17~97	25~82	
性别			
·男	83（48.3%）	46（43.0%）	0.391
·女	89（51.7%）	61（57.0%）	
肿瘤大小（cm³）	2.4 ± 3.1	2.9 ± 3.0	0.121
SRS 前的手术	50（29%）	18（17%）	0.002
SRS 后的手术（控制失败）	4（2.3%）	4（3.7%）	0.723
随访时间，平均（月）	27.8	28.4	0.866
治疗后永久性面神经麻痹	1	2	0.311

缩写：SRS，Stereotactic Radiosurgery，立体定向放射外科

表 2.3　听力结果

特征	伽马刀	射波刀	P 值
所有患者			
·SRS 之前的人数（例）	172	107	
·纯音平均值，平均值（dB）	47.8 ± 26.5	33.8 ± 23.0	< 0.01
·言语辨别阈值，平均值（dB）	47.8 ± 29.5	79.1 ± 24.6	< 0.01
·语音识别测试，平均值（%）	41.3 ± 24.8	31.9 ± 19.5	0.013
AAO-HNS A、B 级听力的患者			
·SRS 之前的人数（例）	52	62	
·纯音平均值，平均值（dB）	28.8 ± 12.2	23.5 ± 11.9	0.015
·言语辨别阈值，平均值（dB）	83.9 ± 14.0	88.5 ± 13.2	0.064
·语音识别测试，平均值（%）	25.5 ± 11.7	23.9 ± 11.9	0.533
·SRS 之前的人数（%）	20（38.5）	36（61.2）	< 0.000 1

缩写：AAO-HNS，American Academy of Otolaryngology-Head and Neck Surgery，美国耳鼻咽喉科 - 头颈外科学会；SRS，Stereotactic Radiosurgery，立体定向放射外科

接受射波刀治疗的患者有用听力更多，即为 AAO-HNS A 级或 B 级。在随访结束时，当评估出现有用听力的患者时，射波刀组保留功能性听力的患者比例明显高于伽马刀组（61.2%∶38.5%）。

2.5.4　辐射剂量

70 例伽马刀治疗患者和 72 例射波刀治疗患者均有立体定向计划和剂量测定数据。在接受伽马刀治疗的患者中，42 例（70.0%）接受 12Gy 治疗，19 例（26.3%）接受 13Gy 治疗，9 例（12.9%）接受 9Gy 治疗，均采用单次照射。射波刀治疗采用 4 种方案：64 例（88.9%）3 次照射 18Gy，6 例（8.3%）3 次照射 21Gy，1 例（1.4%）3 次照射 22Gy，1 例（1.4%）5 次照射 25Gy。总的剂量和治疗方案不影响两组的听力保留率。然而，在接受伽马刀治疗的患者中，丧失功能性听力的患者的平均耳蜗剂量在统计学上显著增加，但对最小和最大耳蜗剂量的影响并不显著（表 2.4）。接受射波刀治疗的听力保留患者和未保留听力的患者之间的耳蜗剂量没有统计学差异。

表 2.4　最后一次随访的听力结果

治疗剂量（Gy）	听力保留	听力未保留	P 值
伽马刀			
·最小耳蜗剂量	3.1 ± 1.4	4.0 ± 1.0	0.067
·最大耳蜗剂量	9.8 ± 3.8	12.2 ± 3.3	0.060
·平均耳蜗剂量	5.3 ± 2.1	6.9 ± 1.7	0.029
射波刀			
·最小耳蜗剂量	6.7 ± 3.8	7.4 ± 3.2	0.409
·最大耳蜗剂量	18.4 ± 2.2	18 ± 3.2	0.589
·平均耳蜗剂量	18.4 ± 3.0	12.2 ± 2.7	0.761

2.6　单次与多次放疗的比较

与伽马刀治疗不同的是，多分割放射外科，如使用射波刀系统，是建立在一个非刚性、非等中心的靶向平台上的，该平台允许分割放射治疗剂量。这一设置允许分段传送辐射，可能使在目标边缘的正常组织更好地耐受。这种模式的例子在射波刀治疗垂体腺瘤中很明显，垂体腺瘤位于视神经和交叉神经 3mm 以内，通常不能通过伽马刀治疗，安全地接受单次 8~10Gy 的照射。从理论上讲，这种剂量 - 反应关系也可能适用于前庭神经鞘瘤部位附近的听力结构。

表 2.5 中总结了不同的放射治疗研究及其对听

表2.5　听力保留与证据水平的总结

作者（年份）	证据水平	放射外科类型	有用听力患者数量（例）	平均随访时间（月）	总听力保留率（%）	年听力损失率（%）	临界计量（Gy）
Flickinger 等（2004）	IV	伽马刀	246	24	79	10.5	12.5
Regis 等（2008）	IV	伽马刀	184	36	60	13.3	13
Yang 等（2010）	IV	伽马刀	1322	44	51	13.4	14
Baschnagel 等（2013）	IV	伽马刀	40	34.5（中位数）	75	11.5	12.5
Horiba 等（2016）	IV	伽马刀	49	55	57	9.4	11.9
Chang 等（2005）	IV	射波刀	35	48	74	6.5	18
Hansasuta 等（2011）	IV	射波刀	198	36（中位数）	79	7	18
Tsai 等（2013）	IV	射波刀	65	64.5	81.5	6.2	18
Vivas 等（2014）	IV	射波刀	28	36	53.5	15.5	18

力保护的影响。目前，关于射波刀治疗前庭神经鞘瘤的文献报道有限。早期的报告显示非手术控制率大于95%，AAO-HNS A 级患者的听力保留率为77%，B 级患者的听力保留率为81%，平均随访时间至少为3年。我们机构的结果显示，接受伽马刀治疗的患者在治疗后听力损失的比例高于接受射波刀治疗的患者。这一结果可能是因为伽马刀队列中的患者在治疗前的总体听力状况比射波刀组中的更差。然而，在平均随访时间超过27个月后，接受射波刀治疗的患者的听力保留率几乎高出2倍，分别为61.2%和38.5%。此外，在伽马刀治疗组中，听力保留的患者和听力丧失的患者之间的平均耳蜗剂量显示出统计学上的显著差异，而在接受射波刀治疗的患者中没有看到类似的趋势，这表明通过分次递送辐射剂量，耳蜗可能会更好地耐受。

与医学文献的平均水平相比，我们机构的整体听力保留率较低，尤其是伽马刀组，可能解释这种差异的局限性包括本研究的回顾性引起的偏差。特别是，接受伽马刀治疗的患者在统计学上明显老了6岁，而且这些患者中有更大比例的人以前做过手术，这可能会选择到更具生物侵袭性的肿瘤。此外，虽然各治疗组患者的随访时间是一致的，但听力损失在治疗和未治疗的前庭神经鞘瘤的自然史中是较晚发生的。当随访时间延长至5年以上时，接受 CyberKnife（射波刀）治疗的患者的听力保留率可能降至自然病史水平。

2.7　结论

与前庭神经鞘瘤的自然病史相比，伽马刀治疗对听力的保护作用较差。在文献中，射波刀疗法显示了相似的听力保留率；在我们的机构中，接受射波刀治疗的 AAO-HNS A 级或 B 级听力患者的听力保留率高于接受伽马刀治疗的患者。这种效应可能是由于在分次照射后，听觉系统对辐射剂量有更好的耐受性。鉴于与前庭神经鞘瘤相关的听力损失自然进展缓慢，因此需要更长时间的随访来评估听力保护的持久性。

参考文献

[1] Flickinger JC, Kondziolka D, Niranjan A, Maitz A, Voynov G, Lunsford LD.Acoustic neuroma radiosurgery with marginal tumor doses of 12 to 13Gy. Int J Radiat Oncol Biol Phys. 2004; 60(1):225–230

[2] Gabert K, Régis J, Delsanti C, et al. Preserving hearing function after Gamma Knife radiosurgery for unilateral vestibular schwannoma. Neurochirurgie.2004; 50(2–3 Pt 2):350–357

[3] Tamura M, Carron R, Yomo S, et al. Hearing preservation after Gamma Knife radiosurgery for vestibular schwannomas presenting with high-level hearing.Neurosurgery. 2009; 64(2):289–296, discussion 296

[4] FukuokaS, TakanashiM, HojyoA, et al. Gamma Knife radiosurgeryfor vestibular schwannomas.Prog Neurol Surg.2009;22:45–62

[5] Niranjan A, Lunsford LD, Flickinger JC, Maitz A, Kondziolka D. Dose reduction improves hearing preservation rates after intracanalicular acoustic tumor radiosurgery. Neurosurgery. 1999; 45(4):753–762, discussion 762–765

[6] Kano H, Kondziolka D, Khan A, Flickinger JC, Lunsford LD. Predictors of hearing preservation after stereotactic radiosurgery for acoustic neuroma. J Neurosurg. 2009; 111(4):863–873

[7] Lobato-Polo J, Kondziolka D, Zorro O, Kano H, Flickinger JC, Lunsford LD.Gamma Knife radiosurgery in younger patients with vestibular schwanno-mas. Neurosurgery. 2009; 65(2):294–300, discussion 300–301

[8] Yang I, Sughrue ME, Han SJ, et al. A comprehensive analysis

of hearing preser-vation after radiosurgery for vestibular schwannoma. J Neurosurg. 2010; 112(4):851–859

[9] Brown M, Ruckenstein M, Bigelow D, et al. Predictors of hearing loss after gamma knife radiosurgery for vestibular schwannomas: age, cochlear dose, and tumor coverage. Neurosurgery. 2011; 69(3):605–613, discussion 613–614

[10] Vivas EX, Wegner R, Conley G, et al. Treatment outcomes in patients treated with CyberKnife radiosurgery for vestibular schwannoma. Otol Neurotol.2014; 35(1):162–170

[11] Chang SD, Gibbs IC, Sakamoto GT, Lee E, Oyelese A, Adler JR, Jr. Staged stereo-tactic irradiation for acoustic neuroma. Neurosurgery. 2005; 56(6):1254–1261, discussion 1261–1263

[12] Karam SD, Tai A, Strohl A, et al. Frameless fractionated stereotactic radiosur-gery for vestibular schwannomas: a single-institution experience. Front Oncol. 2013; 3:121

[13] Committee on Hearing and Equilibrium guidelines for the evaluation of hearing preservation in acoustic neuroma (vestibular schwannoma). American Academy of Otolaryngology-Head and Neck Surgery Foundation, INC. Otolaryngology–head and neck surgery: official journal of American Academy of Otolaryngology-Head Neck Surg. 1995; 113(3):179–180

[14] Killory BD, Kresl JJ, Wait SD, Ponce FA, Porter R, White WL. Hypofractionated CyberKnife radiosurgery for perichiasmatic pituitary adenomas: early results.Neurosurgery. 2009; 64(2) Suppl:A19–A25

[15] Régis J, Tamura M, Delsanti C, Roche PH, Pellet W, Thomassin JM. Hearing preservation in patients with unilateral vestibular schwannoma after Gamma Knife surgery. Prog Neurol Surg. 2008; 21:142–151

[16] Baschnagel AM, Chen PY, Bojrab D, et al. Hearing preservation in patients with vestibular schwannoma treated with Gamma Knife surgery. J Neurosurg. 2013; 118(3):571–578

[17] Horiba A, Hayashi M, Chernov M, Kawamata T, Okada Y. Hearing Preservation after Low-dose Gamma Knife Radiosurgery of Vestibular Schwannomas.Neurol Med Chir (Tokyo). 2016; 56(4):186–192

[18] Tsai J-T, Lin J-W, Lin C-M, et al. Clinical evaluation of CyberKnife in the treatment of vestibular schwannomas. BioMed Res Int. 2013; 2013:297093

[19] Hansasuta A, Choi CY, Gibbs IC, et al. Multisession stereotactic radiosurgery for vestibular schwannomas: single-institution experience with 383 cases. Neurosurgery. 2011; 69:1200–1209

第三章　前庭神经鞘瘤次全切除术后残留的处理：观察、再次手术还是放射外科治疗？

Scott Brigeman, Kaith K. Almefty

摘要

　　前庭神经鞘瘤次全切除术后残留的处理是有争议的和细微差别的。与次全切除相比，听神经瘤全切除常能治愈，并能提高生活质量。然而，有时完全切除是不可能的。不幸的是，现有的研究主要局限于回顾性研究或单一治疗模式的病例研究，没有可用的研究比较任何两种治疗策略的结果。对于有残留前庭神经鞘瘤的患者，我们根据每个患者的情况和症状选择治疗方案。近全切除者首选观察，显微手术，特别是分期手术，可以在精心挑选的患者中获得良好的结果，并且对于有大量残留肿瘤的患者是必要的。放射外科显示了极好的肿瘤控制率和对面神经损伤的低风险。个体的临床情况，包括残留肿瘤的大小、患者的年龄、面神经功能和患者的选择，有助于对残余前庭神经鞘瘤做出治疗决策。

　　关键词：听神经瘤，放射外科，残留肿瘤，次全切除，前庭神经鞘瘤

3.1 引言

　　在过去的几十年里，术中神经生理监测、显微外科技术和神经耳科学的进步使全切除术成为前庭神经鞘瘤患者的常规手术方式，而且神经并发症很少。尽管如此，显微手术切除后残留肿瘤的发生仍有一定的规律性。此外，早在 Harvey Cushing 时期，外科医生就主张采用次全切除的策略，尤其是在肿瘤较大的情况下，以最大限度地降低面神经（颅神经Ⅶ）功能障碍或其他神经系统疾病的风险。即使是完全切除，随着时间的推移，2%~9% 的前庭神经鞘瘤会复发，这可能是因为沿面神经走行的手术区域中残留的微小碎片的

重新生长所致的。影像学随访显示，高达 50% 的患者病情进展与前庭神经鞘瘤的次全切除有关。

　　对于次全切除后残留肿瘤的适当处理仍然存在争议，处理方式包括观察、再次切除和立体定向放射外科（SRS）。涉及这一主题的证据很少，现有的研究仅限于非对照的病例研究，属于Ⅳ级证据。表 3.1 中总结了主要研究。

　　在这一章中，我们将探讨观察法、显微外科再次切除术和 SRS 的优点和局限性，探索可能影响决策的因素，并提出一种治疗残留前庭神经鞘瘤的方法。

3.2 观察

　　前庭神经鞘瘤的自然病史研究已经确定观察是治疗新诊断肿瘤的一种安全策略。次全切除后残留肿瘤的生长情况各不相同。连续影像学随访显示，多达一半的残余肿瘤在手术后 36 个月内会重新生长。一些肿瘤在大小上保持稳定，而一小部分肿瘤在缩小。残留较大的肿瘤（> 2.5cm³）进展倾向最高。次全切除后残余肿瘤的线性生长速度与大多数未治疗肿瘤的生长速度一致，为 0.7~1.0mm/a。在极少数的病例中，即使残余肿瘤在最初缓慢生长一段时间后，仍能快速再生。这通常是由于肿瘤的囊性改变或出血引起的。

　　通过观察确定残余肿瘤进展最重要的变量似乎是切除的程度。在最大的一个研究中，次全切除导致 20%~40% 的肿瘤进展；然而，近全切除的进展率仅为 0~3%。考虑到肿瘤生长缓慢的特性，患者通过定期复查 MRI 监测残留肿瘤复发的概率较低。

表 3.1 关于残留前庭神经鞘瘤处理的主要总结

作者（年份）	研究类型	证据水平	患者数量（例）	次全切程度	近全切程度	全切程度	控制	面神经功能保存良好（HB Ⅰ或Ⅱ）
Roberson 等（1996）	回顾性，手术	IV	35			94%		31%
Sanna 等（2002）	回顾性，手术	IV	23			91%		33%
Bloch 等（2004）	回顾性，观察	IV	79	68%	97%			
Freeman 等（2007）	回顾性，手术／观察	IV	27 手术/171 观察	74%	98%	52%		50%
Pollock 等（2008）	回顾性，SRS	IV	55				94%	90%
Yang 等（2008）	回顾性，SRS	IV	61				94%	100%
Martin 等（2012）	回顾性，观察	IV	65	64%	98%			
Chen 等（2014）	回顾性，观察	IV	111	82%	100%			100%
Samii 等（2016）	回顾性，手术	IV	36				100%	64%
Bailo 等（2017）	回顾性，SRS	IV	90				90%	100%
Huang 等（2017）	回顾性，SRS	IV	168				94%	96%

缩写：HB, House–Brackmann Facial Nerve Grading System, House–Brackmann 面部神经分级系统；NTR, Near Total Resection, 接近全切除术；SRS, Stereotactic Radiosurgery, 立体定向放射外科；STR, Subtotal Resection, 次全切除

3.3 显微外科再次切除

前庭神经鞘瘤的重复显微手术切除更具挑战性——即使是最有经验的外科医生也报告了与初次手术相比，全切除率更低，面神经损伤率更高。蛛网膜平面可能因为瘢痕组织和粘连而不清晰，颅神经的解剖可能会因肿瘤再生和纤维化而扭曲。

有几个研究调查了复发性前庭神经鞘瘤的重复手术结果。值得注意的是，这些研究经常将复发和残留肿瘤病例混为一谈。Samii 等报道的重复手术效果最好，他们的 53 例患者全部实现肿瘤全切，在 34 例患者中，其中 50% 的患者术前面神经功能保持良好，按 House–Brackmann（HB）面神经分级系统（HB 分级为 Ⅰ 或 Ⅱ 级）。Hong 和同事报道了 15 例曾接受过次全切除的患者，67% 的全切除率，平均随访时间 5.5 年，53.8% 的患者面神经预后良好。作者遇到明显的面神经粘连，使肿瘤的分离和切除变得困难。Roche 等报道了一组 10 例复发的肿瘤患者，在 6 例术前面部功能良好的患者中，50% 的患者面神经保存良好（HB 级 Ⅰ 或 Ⅱ 级）。Gerganov 和他的同事报告，在初次手术切除后再次手术的 13 例患者中，68% 的患者保留了面神经。Freeman 等报道，在 35 例因肿瘤

复发而接受第 2 次手术的患者中，手术并发症发生率较高，有 10 例患者的面神经功能较基线有所恶化。在 23 例曾行乙状窦后入路切除的患者中，Sanna 和同事对听力不可测的患者进行了扩大的经迷路或经耳蜗入路切除残余肿瘤。类似地，Roberson 和他的同事报道了 35 例患者接受了迷路入路治疗，这些患者最初是通过乙状窦后入路进行前庭神经鞘瘤的次全切除。33 例患者实现了完全切除，在他们的研究过程中没有发现复发。根据前文提到的报告表明，与乙状窦后入路手术相比，经迷路入路提高了成功率。

计划分期切除巨型前庭神经鞘瘤最早是由 Sheptak 和 Janetta 提出的。虽然可获得的报告数量有限，但是，大型肿瘤计划分期手术的结果似乎比复发肿瘤切除后的结果要好。

Raslan 和他的同事报告在 28 例患者中，96% 的患者全切除或近全切除，82% 的患者面神经功能良好。Patni 等报道 34 例患者全切除或近全切除，94% 的患者面神经功能良好。这两项研究都是在大型肿瘤患者中进行的，这表明对于复发性肿瘤，有计划的分期手术治疗比延迟切除效果更好。

尽管对于残留的前庭神经鞘瘤进行二次切除是有挑战的，但是仍然可以取得很好的结果。据

报道，对于大肿瘤，有计划的分期手术治疗残留肿瘤有很好的疗效。由于面神经损伤的风险较高，应谨慎进行其他手术。在进行再次的切除之前，应考虑先前术中发现的问题，因与面神经粘连而未能完全切除的病例不太可能再次成功切除；然而，肿瘤与脑干的粘连可能会有所改善，再次手术可能会改善结果。残留量大、持续脑干受压或永久性完全性面瘫的患者也可从再次切除中受益。

3.4　立体定向放射外科

SRS 已经成为前庭神经鞘瘤患者越来越常见的初步或辅助治疗方法。在几个大研究中，复发或残留肿瘤的控制率都很好。Huang 和他的同事报道，173 例因复发或肿瘤残留接受放射外科治疗的患者的肿瘤控制率为 94%，肿瘤边缘剂量的中位数为 13Gy。在这个研究中，136 例患者在初次显微手术切除后平均间隔 41 个月接受了 SRS 治疗，以抑制肿瘤的再生。此外，37 例肿瘤次全切除，并在术后早期中位时间 4 个月的时候接受 SRS 治疗。在这个系列中，93% 的患者在接受 SRS 治疗之前是聋人。总体而言，部分面神经功能障碍患者中有 5.5% 的患者的麻痹症状加重；较高的边缘剂量与面神经功能障碍呈正相关。Bailo 和同事报道了 90 例患者的肿瘤控制率为 90%，这些患者

在首次显微外科手术切除后 31 个月的中位间隔进行 SRS，临界剂量为 13Gy。在一个较小的研究中，Unger 和同事报道了 16 例经 SRS 治疗的复发患者的控制率为 87.5%，2 例患者在接受辅助放疗后仍出现肿瘤进展。

这些结果使得 SRS 成为许多外科医生治疗残余肿瘤的首选方法，甚至提倡对大型肿瘤有计划的次全切除，然后进行 SRS。一些研究报道了 90%~94% 的患者肿瘤得到控制，95% 的患者有良好的面神经预后。术后使用 SRS 增加了额外的风险和成本，对于低复发风险的近全切除患者或有较大残留和脑干受压的患者可能作用有限。

3.5　病例分析

3.5.1　病例 1

病例 1：一例残留的前庭神经鞘瘤患者，选择了观察。这位 62 岁的男性表现为听力下降和共济失调。他接受了乙状窦后开颅治疗囊性前庭神经鞘瘤（图 3.1a）。在面神经上附着有少量残留肿瘤（图 3.1b）。术后面神经功能良好（HB Ⅱ级），且拥有最小听力。残留的肿瘤体积小，术中确定与面神经的界线较差。向患者提供了观察和 SRS 的选项。残留的肿瘤正通过每年磁共振成像（MRI）扫描进行保守的治疗，并在最后的随访中保持稳定。

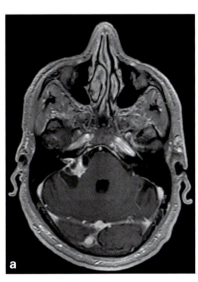
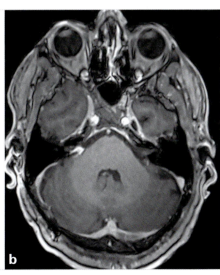

图 3.1　病例 1：62 岁男性，听力下降，共济失调。（a）术前轴位磁共振影像显示一个囊性前庭神经鞘瘤。（b）术后轴位 MRI 显示在内听道口处有少量肿瘤残留于面神经上

3.5.2 病例 2

病例 2：一例残留的前庭神经鞘瘤患者，手术切除或 SRS 是很好的治疗选择。这位 67 岁的女性表现为共济失调。影像学显示一个巨大的囊性肿瘤（图 3.2a），导致脑桥和小脑中脚水肿（图 3.2b）。切除时无法获得清晰的脑干解剖平面。术后即刻影像（图 3.2c）显示了预期的肿瘤残留。术后面神经功能 HB Ⅰ级，听力良好（88% 的言语识别率）。术后 3 个月随访，磁共振成像显示残留肿瘤已塌陷，远离脑干（图 3.2d）。这一发现表明，剩余的肿瘤很可能是可以安全切除的，并提供了再次切除的机会。然而，患者推迟了再次切除，并选择接受 SRS 治疗残留的肿瘤。患者对 SRS 耐受性良好，末次随访时肿瘤无进展。

3.6 结论

如何处理前庭神经鞘瘤切除术后的残余肿瘤是一个微妙的决定。应考虑患者的年龄、面神经状况、听力状况、残余肿瘤的大小、先前的手术入路和先前的术中发现。近全切除的病例通常保守处理，这些残留肿瘤的进展风险低（0~5%），少量的进展不太可能改变治疗方案。有大量残留肿瘤的年轻患者，术中没有令人望而却步的发现，通常会通过另一种手术途径进行二次手术。永久性完全性面瘫和次全切除的患者也建议再次手术。

对肿瘤次全切除、残留直径 < 1.5cm、面神经功能良好的患者进行初步观察。这一策略的基本原理是，大多数病例（60%~80%）不会进展，如果进展确实发生了，则将在连续影像学检查中确定进展，然后再改变治疗选择。对于次全切除和残留肿瘤直径 > 1.5cm 的患者，特别是术中发现无法再次切除的患者，推荐使用 SRS。

3.7 对未来研究的建议

现有的关于残留前庭神经鞘瘤治疗的研究在规模和质量上都存在局限性。此外，还需要进行

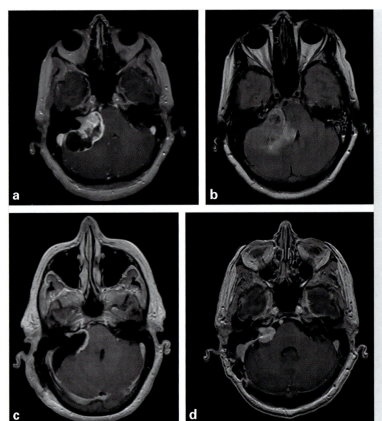

图 3.2 病例 2：67 岁女性共济失调。轴位磁共振成像（MRI）显示一个巨大的囊性肿瘤，导致脑桥（a）和小脑脚中部（b）水肿。（c）术后即刻 MRI 显示预期的肿瘤残留。（d）术后 3 个月随访 MRI 显示肿瘤从先前粘连的脑干表面塌陷

对照研究。在这一人群中的前瞻性随机研究具有挑战性，因为该问题的罕见性、患者对随机化的偏好、多变的临床环境和较长的进展期。虽然前瞻性研究会更可靠，但即使是对两种治疗方式中的任何一种进行文献的回顾性对照研究，也会受益。

参考文献

[1] Arlt F, Trantakis C, Seifert V, Bootz F, Strauss G, Meixensberger J. Recurrence rate, time to progression and facial nerve function in microsurgery of vestibular schwannoma. Neurol Res. 2011; 33(10):1032–1037

[2] Roche PH, Ribeiro T, Khalil M, Soumare O, Thomassin JM, Pellet W. Recurrence of vestibular schwannomas after surgery. Prog Neurol Surg. 2008; 21:89–92

[3] Sughrue ME, Kaur R, Rutkowski MJ, et al. Extent of resection and the long-term durability of vestibular schwannoma surgery. J Neurosurg. 2011; 114(5):1218–1223

[4] Ahmad RA, Sivalingam S, Topsakal V, Russo A, Taibah A, Sanna M. Rate of recurrent vestibular schwannoma after total removal via different surgical approaches. Ann Otol Rhinol Laryngol. 2012; 121(3):156–161

[5] Shea JJ, III, Hitselberger WE, Benecke JE, Jr, Brackmann DE. Recurrence rate of partially resected acoustic tumors. Am J Otol. 1985 Suppl:107–109

[6] El-Kashlan HK, Zeitoun H, Arts HA, Hoff JT, Telian SA. Recurrence of acoustic neuroma after incomplete resection. Am J Otol. 2000; 21(3):389–392

[7] Kameyama S, Tanaka R, Honda Y, Hasegawa A, Yamazaki H, Kawaguchi T. The long-term growth rate of residual acoustic neurinomas. Acta Neurochir(Wien). 1994; 129(3–4):127–130

[8] Sakaki S, Nakagawa K, Hatakeyama T, Murakami Y, Ohue S, Matsuoka K.Recurrence after incompletely resected acousticus neurinomas. Med J Osaka Univ. 1991; 40(1–4):59–66

[9] Gamache FRP. Growth rates for residual and recurrent acoustic neuroma. In:Tos M, Thomsen J, eds. Acoustic Neuroma. Amsterdam: Kugler; 1992:705–707

[10] Seol HJ, Jung HW, Park SH, et al. Aggressive vestibular schwannomas showing postoperative rapid growth—their association with decreased p27 expression. J Neurooncol. 2005; 75(2):203–207

[11] Roberson JB, Jr, Brackmann DE, Hitselberger WE. Acoustic neuroma recurrence after suboccipital resection: management with translabyrinthine resection. Am J Otol. 1996; 17(2):307–311

[12] Sanna M, Falcioni M, Taibah A, De Donato G, Russo A, Piccirillo E. Treatment of residual vestibular schwannoma. Otol Neurotol. 2002; 23(6):980–987

[13] Bloch DC, Oghalai JS, Jackler RK, Osofsky M, Pitts LH. The fate of the tumor remnant after less-than-complete acoustic neuroma resection. Otolaryngol Head Neck Surg. 2004; 130(1):104–112

[14] Freeman SR, Ramsden RT, Saeed SR, et al. Revision surgery for residual or recurrent vestibular schwannoma. Otol Neurotol. 2007; 28(8):1076–1082

[15] Pollock BE, Link MJ. Vestibular schwannoma radiosurgery after previous surgical resection or stereotactic radiosurgery. Prog Neurol Surg. 2008; 21:163–168

[16] Yang SY, Kim DG, Chung HT, Park SH, Paek SH, Jung HW. Evaluation of tumour response after gamma knife radiosurgery for residual vestibular schwannomas based on MRI morphological features. J Neurol Neurosurg Psychiatry. 2008; 79(4):431–436

[17] Martin TP, Fox H, Ho EC, Holder R, Walsh R, Irving RM. Facial nerve outcomes in functional vestibular schwannoma surgery: less than total tumour excision significantly improves results. J Laryngol Otol. 2012; 126(2):120–124

[18] Chen Z, Prasad SC, Di Lella F, et al. The behavior of residual tumors and facial nerve outcomes after incomplete excision of vestibular schwannomas. J Neurosurg. 2014; 120(6):1278–1287

[19] Samii M, Metwali H, Gerganov V. Microsurgical management of vestibular schwannoma after failed previous surgery. J Neurosurg. 2016; 125(5):1198– 1203

[20] Bailo M, Boari N, Gagliardi F, et al. Gamma Knife radiosurgery for residual and recurrent vestibular schwannomas after previous surgery: clinical results in a series of 90 patients and review of the literature. World Neurosurg. 2017; 98: 60–72

[21] Huang MJ, Kano H, Mousavi SH, et al. Stereotactic radiosurgery for recurrent vestibular schwannoma after previous resection. J Neurosurg. 2017; 126(5): 1506–1513

[22] Vakilian S, Souhami L, Melançon D, Zeitouni A. Volumetric measurement of vestibular schwannoma tumour growth following partial resection: predictors for recurrence. J Neurol Surg B Skull Base. 2012; 73(2):117–120

[23] Rosenberg SI, Silverstein H, Gordon MA, Flanzer JM, Willcox TO, Silverstein J. A comparison of growth rates of acoustic neuromas: nonsurgical patients vs. subtotal resection. Otolaryngol Head Neck Surg. 1993; 109(3 Pt 1):482–487

[24] Paldor I, Chen AS, Kaye AH. Growth rate of vestibular schwannoma. J Clin Neurosci. 2016; 32:1–8

[25] Falcioni M, Taibah A, De Donato G, Piccirillo E, Russo A, Sanna M. Fastgrowing vestibular schwannoma. Skull Base Surg. 2000; 10(2):95–99

[26] Hong B, Krauss JK, Bremer M, Karstens JH, Heissler HE, Nakamura M. Vestibular schwannoma microsurgery for recurrent tumors after radiation therapy or previous surgical resection. Otol Neurotol. 2014; 35(1):171–181

[27] Roche PH, Khalil M, Thomassin JM. Microsurgical removal of vestibular schwannomas after failed previous microsurgery. Prog Neurol Surg. 2008; 21:158–162

[28] Ramina R, Coelho Neto M, Bordignon KC, Mattei T, Clemente R, Pires Aguiar PH. Treatment of large and giant residual and recurrent vestibular schwannomas. Skull Base. 2007; 17(2):109–117

[29] Gerganov VM, Giordano M, Samii A, Samii M. Surgical treatment of patients with vestibular schwannomas after failed previous radiosurgery. J Neurosurg. 2012; 116(4):713–720

[30] Sheptak PE, Jannetta PJ. The two-stage excision of huge acoustic neurinomas. J Neurosurg. 1979; 51(1):37–41

[31] Raslan AM, Liu JK, McMenomey SO, Delashaw JB, Jr. Staged resection of large vestibular schwannomas. J Neurosurg. 2012; 116(5):1126–1133

[32] Patni AH, Kartush JM. Staged resection of large acoustic neuromas. Otolaryngol Head Neck Surg. 2005; 132(1):11–19

[33] Kondziolka D, Mousavi SH, Kano H, Flickinger JC, Lunsford LD. The newly diagnosed vestibular schwannoma: radiosurgery, resection, or observation? Neurosurg Focus. 2012; 33(3):E8

[34] Unger F, Walch C, Papaefthymiou G, Feichtinger K, Trummer M, Pendl G. Radiosurgery of residual and recurrent vestibular schwannomas. Acta Neurochir (Wien). 2002; 144(7):671–676, discussion 676–677

[35] Radwan H, Eisenberg MB, Sandberg Knisely JP, Ghaly MM, Schulder M. Outcomes in patients with vestibular schwannoma after subtotal resection and adjuvant radiosurgery. Stereotact Funct Neurosurg. 2016; 94(4):216–224

[36] Iwai Y, Ishibashi K, Watanabe Y, Uemura G, Yamanaka K. Functional preservation after planned partial resection followed by Gamma Knife radiosurgery for large vestibular schwannomas. World Neurosurg. 2015; 84(2):292–300

[37] van de Langenberg R, Hanssens PE, van Overbeeke JJ, et al. Management of large vestibular schwannoma. Part I. Planned subtotal resection followed by Gamma Knife surgery: radiological and clinical aspects. J Neurosurg. 2011; 115(5):875–884

第四章　听力良好的青年患者小型内听道内前庭神经鞘瘤的治疗策略

Daniel A. Donoho, Ben A. Strickland, Jonathan J. Russin, Rick A. Friedman, Steven L. Giannotta

摘要

听力良好的年轻患者的小型内听道内前庭神经鞘瘤（VS）的治疗仍然具有挑战性。在这一章中，我们将回顾这些病变的自然病史、治疗方案和入路选择，并用我们的机构数据补充这一综述。现有证据表明，小型内听道内肿瘤的自然病史是非常不利的。即使没有肿瘤生长，大多数最初保留听力的患者在不治疗的情况下也会丧失有用听力。考虑到这一自然病史和年轻患者手术的围手术期医疗风险普遍较低，早期干预是合理的。在听力完整的患者中，当切除内听道内 VS 时，大约 50% 的长期听力保留率是可以实现的。中颅窝入路通常有利于最大限度地保护听力，面神经功能障碍的发生率是可以接受的。伽马刀放射外科仍然是二线治疗选择，因为放射外科在长期随访研究中显示听力保留率低于预期。

关键词：听神经瘤，前庭神经鞘瘤，中颅窝开颅，伽马刀放射外科，桥小脑角，听力保留术

4.1 引言

前庭神经鞘瘤（VS）是典型的第Ⅷ颅神经的前庭部分的雪旺细胞良性肿瘤。VS 的患病率因检测方法不同而不同，在早期研究尸检样本中出现的比例高达 1%，在一项基于人群的研究中出现的比例为 0.02%。在 Scandinavia，新诊断的 VS 的发病率在每年（6.1~11.6）/10 万。值得注意的是，在磁共振成像扫描使用率不断提高的现代，所有脑部磁共振研究中，VS 的发现率为 0.07%，其中许多是新诊断的小型内听道内肿瘤。对于年龄 ≤ 65 岁的听力完好的患者，如何处理这些散发的、小型内听道内 VS 仍然是神经外科医生和神经耳科

医生头疼的问题。在这一领域众多的挑战中，我们选择在本章中讨论 3 个争议。首先，我们将讨论这些病变的自然病史，以确定听力损失的基线率，并以此来衡量我们的干预措施。其次，我们将评估保留听力和治疗后并发症的发生率，以确定是否需要手术或基于放射的治疗方式。最后，我们将讨论在显微外科手术中，是否有技术因素增加保留听力的可能性。

4.2 关于听力损失的小型内通道内肿瘤的自然病史是什么？是否必须进行前期治疗？

任何关于散发的、小型内通道内病变的讨论都必须首先从保护有用听力的角度讨论这些病变的自然病史，因为听力保护对患者来说是最重要的结果。相关研究总结见表 4.1。关于 < 1cm 的小型内听道内肿瘤的最佳研究来自丹麦登记的 3500 多例 VS 患者。所有患者都按照统一的方法在一个转诊中心接受治疗，消除了潜在的选择偏差。所有听力正常的小型内听道内肿瘤患者最初均接受影像学随访和听力图检查。在他们最初的研究中，平均随访 4.6 年，56% 的患者保留了 WRS 1 级，32% 的患者保留了美国耳鼻咽喉科 – 头颈外科学会（AAO–HNS）的 A 级听力。然而，在他们最近发表的 10 年随访结果中，观察到有用听力呈线性下降（图 4.1）。17% 的患者保留了 AAO A 级听力，34% 保留了 AAO A 级或 B 级听力，42% 保留了 WRS 1 级，58% 保留了 WRS 1~2 级。虽然这些变化大多发生在诊断后的前几年内，但在整个随访期间，他们的长期系列研究继续记录着听力损失。虽然没有更长的随访数据，但听力损失有可

表 4.1 主要研究总结

证据水平	研究者（年份）	类型	结果
I	Kirchmann 等（2017）	前瞻性队列研究	保守治疗内听道内 VS 的 10 年随访显示 37% 的患者肿瘤生长。分别有 34% 和 58% 的患者保留了有用听力和良好的言语识别
I	Caye-Thomasen 等（2007）	前瞻性队列研究	在 5 年的时间里，听力良好的患者进行随访观察，随后听力损失的风险为 54%。诊断时言语辨别力正常的患者更有可能保存听力
I	Stangerup 等（2006）	前瞻性队列研究	在 5 年的随访中，17% 的内听道内肿瘤和 28.9% 的内听道口外肿瘤呈生长状态
III	Bozorg 等（2005）	回顾性队列研究	保守治疗的肿瘤中 47% 在随访时显示生长。在这些患者中，大多数人的自发性听力恶化到无法使用。在手术组中，56% 的人听力明显恶化
III	Maniakas 等（2012）	荟萃分析	与显微手术相比，立体定向放射治疗显示了显著的长期听力保护作用。立体定向放射与显微手术在肿瘤控制中的差异无统计学意义
III	Mahboubi 等（2017）	荟萃分析	射波刀在 79.1% 的病例中显示了 96.3% 的肿瘤生长控制和听力保留
III	Golfinos 等（2016）	回顾性队列研究	与显微外科手术相比，放射外科手术有更高的听力保留率（85.7%：42.8%）。两组患者的面神经功能障碍发生率均较低，但显微外科患者的面神经功能障碍发生率略高

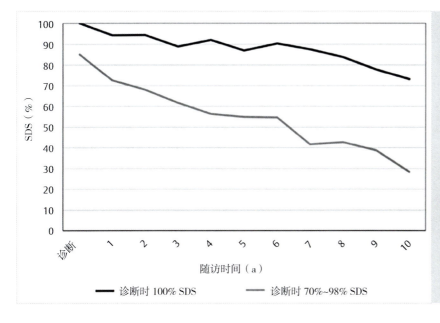

图 4.1 听力良好的管内型听神经瘤患者在 10 年的随访中表现出听力的进行性下降。缩写：SDS, speech discrimiation score，言语识别率

能在 10 年后继续下降。

丹麦的报告提出了一个问题，即 WRS 为 100% 的患者，其丧失有用听力的风险较低，是否应被视为一个单独的群体。当评估 WRS 为 100% 的患者亚组基线时，89% 的患者在 5 年后保持 WRS 为 1 级，相比之下，WRS 为 90%~99% 的患者中，这一比例为 43%。然而，在 WRS 为 100% 的患者中，这种良好的听力保护模式并没有在其他研究中被普遍发现。在延长到 10 年的随访中，在诊断时 WRS 为 100% 的患者中有 81% 的患者保持了有用听力（WRS ≥ 70），但在诊断时 WRS 为

70%~98% 的患者中只有 22% 能够做到这一点（图 4.1）。听力结果与肿瘤在内听道内的位置和大小无关。综上所述，虽然许多确诊时 WRS 为 100% 的患者在 10 年的随访中仍将保持有用听力，但一些患者仍将失去有用听力。因此，我们认为诊断时 WRS 为 100% 的患者仍应考虑进行干预。

关于肿瘤生长，在丹麦的系列研究中，196 例患者中有 67 例（34%）患者的肿瘤在 5 年内生长，平均每年增长 111%。在最后一次随访中，40% 的肿瘤向内听道外生长，内听道外的生长率高于内听道内总体生长率（5 年随访为 18%，10 年随访为

23%）。在这项研究和其他研究中，内听道内神经鞘瘤生长的证据是干预指征，因为这些患者在纯音测听图上听力损失率是对照组的2倍（PTA，3.8~4.7dB/a，而不生长的肿瘤为1.5~2.3dB/a）。但是，即使是那些稳定的肿瘤患者也表现出听力下降，而肿瘤生长缓慢并不能独立预测听力是否能保留下来。

对于所有患者，特别是那些围手术期发病率和/或死亡率增加的患者，应将随访观察作为一种治疗选择。当患者选择继续随访观察时，任何听力在听力图上的显著变化或随访MRI上的病灶生长都应立即咨询并考虑干预。我们不认为我们有足够的确定性来推荐WRS为100%的年轻患者在诊断时进行密切观察，尽管这些患者可能需要更长的时间来表现出与临床相关的听力下降。不幸的是，在随访观察失败后，只有9%~14%具有潜在有用听力的患者能够保存听力。因此，选择随访观察的患者应该被告知，如果选择在症状出现或病变生长后进行干预，就不太可能保留有用听力。

综上所述，在听力保留的年轻患者中，散发型小型内听道内VS的自然病史是非常不利的：这些患者很可能会失去有用听力。在我们的实践中，这些数据使我们对年轻患者采取预先观察等待的策略提出了质疑，我们是否能够提供一种优于10年以上自然病史（17%的AAO A级或34%的AAO A级或B级听力保留率）的治疗方式。对于我们最年轻的患者来说，他们的预期寿命超过40年，很可能会失去病变侧耳朵的有用听力。正如我们将在下一节中讨论的，早期手术干预可能提供长期有效的听力保留率。

4.3 是否有证据支持显微外科手术优于基于放射的治疗？

尽管历史数据中充斥着关于VS听力保护干预最初是徒劳的报道，但现代显微外科手术和基于放射的治疗都提供了希望。不管最终选择何种治疗方法，所有VS患者都应该在大容量中心进行评估，因为在大容量中心进行的治疗可降低并发症发生率并改善预后。患者应该由一个多学科团队来治疗，包括有经验的神经外科医生、神经耳科医生、放射肿瘤学医生、放射科医生和辅助人员。

4.3.1 基于放射的治疗方式

VS的3种主要放射治疗技术是：经直线加速器分成多个部分的调强放射治疗（IMRT）、多个部分的射波刀放射治疗和单部分伽马刀放射外科（GKRS）。

放射治疗

尽管IMRT显示出合理的肿瘤控制率，但已经证明其听力保留率与随访观察相当，这表明它对这些病变的听力保留率没有起到作用。一些中心倾向于继续使用射波刀，在一项对800例接受射波刀治疗的听神经瘤（AN）患者进行的荟萃分析中，肿瘤总体控制率为94.6%，短期听力保留率为79.1%，并发症发生率大约为2%，包括三叉神经病、面神经麻痹和脑干损伤。据报道，在较小的肿瘤中，肿瘤控制率和短期听力保留率较高。一些中心已经报道了在单次放射外科手术中使用射波刀，结果类似。然而，与GKRS相比，IMRT或射波刀都没有实质性的长期随访，尤其是小型内听道内肿瘤。

放射外科

GKRS利用钴-60伽马发射放射性核素，通过内部准直系统向固定在立体定向框架内的患者提供预先计划剂量的伽马辐射。常规剂量范围为12~13Gy到50%等剂量体积，现在所能接受的最大耳蜗剂量≤10Gy（中位中心剂量≤4.2Gy）。GKRS短期治疗结果的初步研究发现，在平均42个月的随访中，61%的患者保持AAO A级或B级听力，肿瘤控制率良好，没有永久性的颅神经损伤。其他的报告在5~7年的随访中，听力保留率51%~64%不等。将放射剂量降至11Gy显示出相当的肿瘤控制，但未显示出良好的听力保存效果。一些研究表明，在年轻的内听道内肿瘤患者中，

GKRS 可能会提高听力保留率，但由于先前描述的 GKRS 后持续听力损失的影响，还需要进一步的研究。在仅包括长期听力随访研究的荟萃分析中，Maniakis 和 Saliba 发现，与显微手术和保守观察相比，GKRS 的听力保留率更高。在一系列直接比较 GKRS 和显微手术保留听力的研究中，尽管 GKRS 主要包括非内听道内肿瘤，但与显微手术相比，GKRS 的听力保留率更高（有用听力 86%：43%，AAO A 级听力 43%：14%，均为 $P < 0.05$）。放射外科的一个主要好处是面神经或其他颅神经麻痹的发生率非常低，现在大多数病例中，只有不到 1% 的患者会发生面瘫或其他颅神经麻痹。然而，由于 GKRS 不能保证病变消失，可以想象，预期存活几十年的患者在更长的随访时间内可能会继续发生进行性听力损失。在有更多关于 GKRS 术后听力保存的数据之前，选择接受放射治疗的听力正常的年轻患者应该被告知可能具有长期听力损失的风险。

4.3.2 显微外科治疗

中颅窝开颅术（MFC）用于治疗听神经瘤的听力保留手术，最早由 House 在 1961 年提出。1985 年，Haines 和 Levine 首先发表了内听道内肿瘤的系列病例研究，报道了术后即刻的听力保留率为 82%。Brackman 等发表了关于内听道内 VS 中颅窝手术后听力结果的研究报告，他们发现 90% 患者术前听力为 AAO A 级或 B 级，58.8% 患者术后听力为 AAO A 级或 B 级。总体而言，术后即刻听力保留率为 51%~93%，这取决于听力等级（AAO 与 WRS）和具体的机构结果。

最初，VS 的听力保留手术显示长期听力保存率有限。Shelton 等在 25 例平均随访 8 年（3~20 年）的患者的报告中描述了 House–Brackmann（HB）组的早期结果，56% 患者术后听力恶化，只有 60% 术前听力良好的患者术后保留有用听力。他们的结论是，即使在接受听力保护手术的患者中，在长期随访期间也可能出现明显的听力下降。

然而，最近的一个研究表明，MFC 的长期听力结果可能比以前报道的更好。Friedman 等随后的报告发现，在术后至少 5 年的随访中，70% 的 A 级或 B 级听力患者术后仍能保留听力。Wang 等对 AAO A 级或 B 级听力的保留率进行了研究，发现 95 例患者中，有 78 例（82%）保留初始听力。在那些保留初始听力的患者中，76/78（98%）患者在 1 年后继续保留 A 级或 B 级听力，51/54（94%）患者在 3 年后继续保留听力，27/32（84%）患者在 5 年后继续保留听力。Mazzoni 的另一系列随访 6~21 年的研究发现，在术后听力 A 级或 B 级的患者中，87% 的患者在最后一次随访时仍保留 A 级或 B 级听力。这些研究表明显微手术后的长期（≥ 5 年）听力保留率为 70%~87%。因此，显微手术听力保护可能比放射外科听力保护更持久。

显微手术的一个主要问题是面神经损伤率，通常为 5%~15%，但在小型内听道内肿瘤中可能更低。Gluth 等根据已确定的并发症发生率（面神经麻痹）与听力保留率，建立了一系列外科治疗的基准。Gluth 等发现，对于内听道内肿瘤，AAO A 级或 B 级听力保留率为 54%~79%，WRS 1 级或 2 级听力保留率为 54%~93%。基于 85%~95% 的面神经保留率计算，仅为使患者的听力保留率与损伤面神经的可能性相等，AAO A 级或 B 级听力必须保持在 52%~62%，WRS 1 级或 2 级听力必须保持在 70%~80%。在 Gluth 研究行开颅手术 AAO A 级或 B 级听力的内听道内 VS 患者中，139/258（54%）患者在最后的随访中保留了听力。

显微手术的另一个潜在优点是消除前庭神经后使前庭功能障碍得到缓解，这在放射外科手术后很少发生。许多患者术前都会出现眩晕，这可能会使人极度丧失能力。治疗后眩晕是术后平衡障碍、无法重返工作岗位和终身依赖的主要预测因素。因此，前庭症状严重但听力正常的患者可能比上述分析显示的更适合进行显微手术。

4.3.3 我们的入路

在我们机构，倾向于使用 MFC 进行显微手术切除，以治疗小型内听道内肿瘤并保留听力的年轻患者。我们的建议是基于听力保护、面神经保护和完全切除的目标。在我们的研究中，3 年期间有 34 例患者接受了 MFC 听力保护手术。患者年龄 38~62 岁，平均 43.8 岁，肿瘤最大直径平均为 7.7mm，神经纤维瘤病 2 型 3 例，平均随访 9 个月（8~978 天）。术前、术后和最后已知的听力图数据（表 4.2）按照 Gurgel 等的格式给出。文中给出了两个具有说明性的病例（图 4.2 和图 4.3）。所有患者

表 4.2 单机构队列的听力结果。(A) 术前听力图（n=35）；(B) 术后即刻听力图（n=33）；(C) 末次随访听力图（n=17）

A. 术前		言语识别率（%）										
		> 90	80~90	70~79	60~69	50~59	40~49	30~39	20~29	10~19	< 10	合计
	0~10	4										4
	11~20	12										12
	21~30	7										7
	31~40	8	1									9
	41~50	2										2
纯音听力测试（dB）	51~60	1										1
	61~70											0
	71~80											0
	81~90											0
	> 91											0
	合计	34	1	0	0	0	0	0	0	0	0	35

B. 术后即刻		言语识别率（%）										
		> 90	80~90	70~79	60~69	50~59	40~49	30~39	20~29	10~19	< 10	合计
	0~10											0
	11~20	4										4
	21~30	6										6
	31~40	6										6
	41~50	3	1									4
纯音听力测试（dB）	51~60	3	1	1				1	1			7
	61~70	1	1			1						3
	71~80		1			1			1			3
	81~90											0
	> 91											0
	合计	23	4	1	0	0	2	1	2	0	0	33

C. 末次随访		言语识别率（%）										
		> 90	80~90	70~79	60~69	50~59	40~49	30~39	20~29	10~19	< 10	合计
	0~10	3										3
	11~20											0
	21~30											0
	31~40	3	1									4
	41~50	4	1									5
纯音听力测试（dB）	51~60		1		1	1						3
	61~70					1				1		2
	71~80											0
	81~90											0
	> 91											0
	合计	10	3	0	1	2	0	0	0	1	0	17

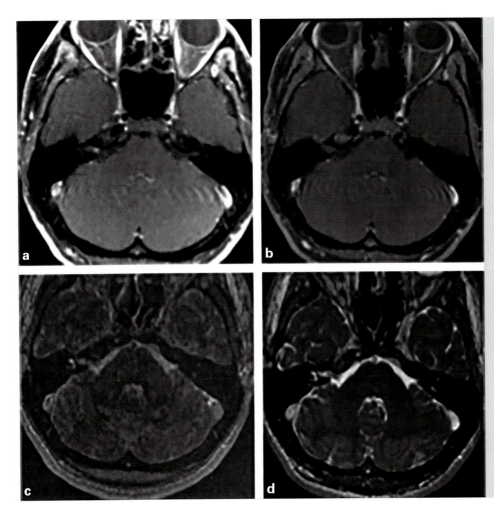

图4.2　1名患有病毒性迷路炎的24岁男性，磁共振成像（MRI）诊断为6mm内听道内肿瘤。听力图显示AAO-HNS A级。因为患者是音乐家，所以采取了积极的方法来保护听力。因此，我们采用经中颅窝入路显微手术切除肿瘤。肿瘤完全切除，无并发症。术后第2天出院情况稳定，听力稳定，无面神经缺损。在2年的随访中，他的听力图没有变化，在磁共振成像上他没有疾病复发的证据。（a）术前T1增强。（b）术后T1增强。（c）术前T2。（d）术后T2

基线听力良好（AAO-HNS A级），平均WRS评分为98.5%，PTA为22.3dB。术后即刻AAO-HNS A级15例（44.1%），B级13例（38.2%），听力丧失D级6例（17.6%）。A、B级患者术后WRS为94.9%，PTA为27.7dB。值得注意的是，所有B级患者的WRS均≥70%，且PTA≥30dB。34例术后听力恢复的28例患者中，16例有随访资料：12例保持A级，4例转为B级，WRS平均下降4.5%，PTA平均提高2.1dB。术后有5例（14.7%）面神经麻痹（3例HB2级，2例HB3级）和5例（14.7%）脑脊液漏通过腰椎穿刺置管引流得以治愈。但这些结果的随访时间较短。

4.3.4　治疗建议

根据我们机构的经验，综合年轻的小型内听道

内肿瘤和听力良好的患者数据，我们认为显微手术提供了终身保留听力的最好机会。虽然面神经保护在显微外科手术中总体上是好的，但从面神经保护的角度来看，GKRS仍然优于显微手术。对于一些患者来说，这可能是相当重要的。最后，术前明显的前庭功能障碍是显微手术切除的相对适应证。

4.4　什么技术因素与成功的听力保留手术有关？

肿瘤与耳蜗神经的粘连是影响术中听力保留成功的关键因素之一。在Moriyama等通过MFC切除内听道内VS以保留听力的患者中，所有耳蜗神经与肿瘤包膜无粘连的患者均保留了听力，而11例有粘连的患者中仅2例保留了听力。当涉及

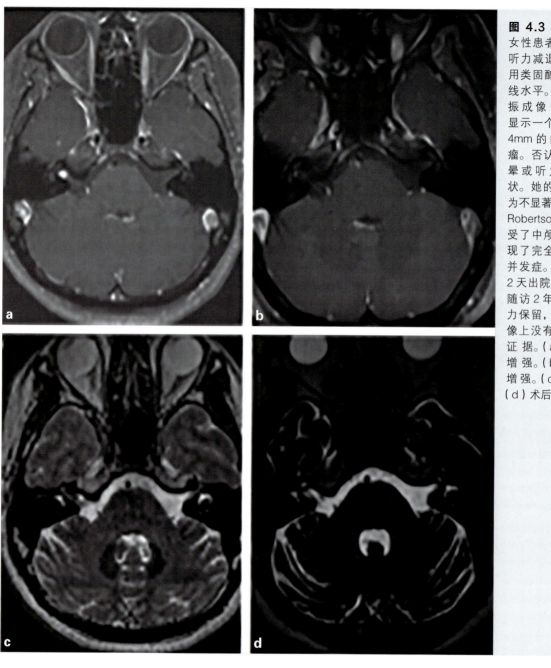

图 4.3 1 位 34 岁女性患者出现突发性听力减退，在短期服用类固醇后恢复到基线水平。进一步磁共振成像（MRI）检查显示一个最大直径为 4mm 的内听道内肿瘤。否认有头晕、眩晕或听力丧失等症状。她的术前听力图为不显著的 Gardner-Robertson 1 级。她接受了中颅窝入路，实现了完全切除，没有并发症。她于术后第 2 天出院，情况稳定。随访 2 年时，她的听力保留，在磁共振成像上没有肿瘤复发的证据。（a）术前 T1 增强。（b）术后 T1 增强。（c）术前 T2。（d）术后 T2

面神经保留和听力保留这两个相互矛盾的目标时，这一术中发现可能会影响手术决策。

重要的是，MFC 入路和乙状窦后（RS）入路之间的比较直接表明，RS 入路可能具有更高的 HB1 级面神经功能保留率。尽管接受 MFC 入路的患者术后早期听力保护效果好于 RS 入路，但数据很难解释：即使是比较在同一中心手术的患者的研究也受到患者选择和肿瘤特征差异的限制。由于缺乏临床平衡，目前尚无随机试验：肿瘤位置和术前听力状况通常决定首选入路。然而，观察性研究表明，在接受 RS 治疗的 26 例管内型肿瘤患者中，有 13 例（50%）的即刻听力保留，这比我们在上一节回顾的 MFC 报告要低得多。这表明，如果要尝试保留听力，MFC 比 RS 更可取。然而，对于根据患者术前解剖情况认为保留听力更困难的患者，RS 方法也是合理的。

4.5 结论

　　未经治疗的小型内听道内 VS 的自然病史非常不利，许多患者在长期随访中最终丧失听力。因此，对听力保留的年轻 VS 患者建议进行早期治疗。虽然这一争议仍未解决，但初步数据似乎支持显微手术长期保留听力。放射外科仍然是一种选择，特别是对于那些选择较低的面神经损伤风险的患者，但可能会增加听力损伤的风险。当选择随访观察内听道内 VS 病变时，任何听力下降或肿瘤生长都是考虑治疗的适应证。

4.6 对未来研究的建议

　　所有患者应登记在一个单一或多机构的注册表，以方便数据收集和发表，中心应该进行常规的数据存储以促进基础科学和转化研究。进一步的研究应该对这些年轻患者进行真正的长期随访，将我们的知识扩展到干预 10 年后的结果。应密切关注选择放射治疗而非手术治疗的患者肿瘤生长情况，并纳入前瞻性对照研究中。由于实践模式的差异，应该利用自然实验的机会，因为真正的随机对照试验很难进行。我们希望未来的研究能为我们在本章中讨论的争议问题提供更高质量的答案。

参考文献

[1]　Haines SJ, Levine SC. Intracanalicular acoustic neuroma: early surgery for preservation of hearing. J Neurosurg. 1993; 79(4):515–520

[2]　Caulley L, Sawada M, Hinther K, Ko YI, Crowther JA, Kontorinis G. Geographic distribution of vestibular schwannomas in West Scotland between 2000– 2015. PLoS One. 2017; 12(5):e0175489

[3]　Larjavaara S, Feychting M, Sankila R, et al. Incidence trends of vestibular schwannomas in Denmark, Finland, Norway and Sweden in 1987–2007. Br J Cancer. 2011; 105(7):1069–1075

[4]　Anderson TD, Loevner LA, Bigelow DC, Mirza N. Prevalence of unsuspected acoustic neuroma found by magnetic resonance imaging. Otolaryngol Head Neck Surg. 2000; 122(5):643–646

[5]　Rigby PL, Shah SB, Jackler RK, Chung JH, Cooke DD. Acoustic neuroma surgery: outcome analysis of patient-perceived disability. Am J Otol. 1997; 18 (4):427–435

[6]　Caye-Thomasen P, Dethloff T, Hansen S, Stangerup SE, Thomsen J. Hearing in patients with intracanalicular vestibular schwannomas. Audiol Neurootol. 2007; 12(1):1–12

[7]　Stangerup SE, Caye-Thomasen P, Tos M, Thomsen J. The natural history of vestibular schwannoma. Otol Neurotol. 2006; 27(4):547–552

[8]　Stangerup SE, Caye-Thomasen P. Epidemiology and natural history of vestibular schwannomas. Otolaryngol Clin North Am. 2012; 45(2):257–268, vii

[9]　Kirchmann M, Karnov K, Hansen S, Dethloff T, Stangerup SE, Caye-Thomasen P. Ten-year follow-up on tumor growth and hearing in patients observed with an intracanalicular vestibular schwannoma. Neurosurgery. 2017; 80(1): 49–56

[10]　van Linge A, Borsboom GJ, Wieringa MH, Goedegebure A. Hearing loss progresses faster in patients with growing intracanalicular vestibular schwannomas. Otol Neurotol. 2016; 37(9):1442–1448

[11]　Bozorg Grayeli A, Kalamarides M, Ferrary E, et al. Conservative management versus surgery for small vestibular schwannomas. Acta Otolaryngol. 2005; 125(10):1063–1068

[12]　Régis J, Carron R, Park MC, et al. Wait-and-see strategy compared with proactive Gamma Knife surgery in patients with intracanalicular vestibular schwannomas: clinical article. J Neurosurg. 2013; 119 Suppl:105–111

[13]　Patel S, Nuño M, Mukherjee D, et al. Trends in surgical use and associated patient outcomes in the treatment of acoustic neuroma. World Neurosurg. 2013; 80(1–2):142–147

[14]　Barker FG, II, Carter BS, Ojemann RG, Jyung RW, Poe DS, McKenna MJ. Surgical excision of acoustic neuroma: patient outcome and provider caseload. Laryngoscope. 2003; 113(8):1332–1343

[15]　Elliott A, Hebb AL, Walling S, Morris DP, Bance M. Hearing preservation in vestibular schwannoma management. Am J Otolaryngol. 2015; 36(4):526– 534

[16]　Mahboubi H, Sahyouni R, Moshtaghi O, et al. CyberKnife for treatment of vestibular schwannoma: a meta-analysis. Otolaryngol Head Neck Surg. 2017; 157(1):7–15

[17]　Rueß D, Pöhlmann L, Grau S, et al. Long-term follow-up after stereotactic radiosurgery of intracanalicular acoustic neurinoma. Radiat Oncol. 2017; 12(1):68

[18]　LeMay DR, Chen TC, Petrovich Z, et al. Gamma unit facility: concept genesis, architectural design and practical realization. Stereotact Funct Neurosurg. 1996; 66(1–3):41–49

[19]　Boari N, Bailo M, Gagliardi F, et al. Gamma Knife radiosurgery for vestibular schwannoma: clinical results at long-term follow-up in a series of 379 patients. J Neurosurg. 2014; 121 Suppl:123–142

[20]　Kano H, Kondziolka D, Khan A, Flickinger JC, Lunsford LD. Predictors of hearing preservation after stereotactic radiosurgery for acoustic neuroma: clinical article. J Neurosurg. 2013; 119 Suppl:863–873

[21]　Golfinos JG, Hill TC, Rokosh R, et al. A matched cohort comparison of clinical outcomes following microsurgical resection or stereotactic radiosurgery for patients with small- and medium-sized vestibular schwannomas. J Neurosurg. 2016; 125(6):1472–1482

[22]　Niranjan A, Mathieu D, Flickinger JC, Kondziolka D, Lunsford LD. Hearing preservation after intracanalicular vestibular schwannoma radiosurgery. Neurosurgery. 2008; 63(6):1054–1062, discussion 1062–1063

[23]　Iwai Y, Yamanaka K, KuboT, Aiba T. Gamma Knife radiosurgery for intracanalicular acoustic neuromas. J Clin Neurosci. 2008; 15(9):993–997

[24]　Kim YH, Kim DG, Han JH, et al. Hearing outcomes after stereotactic radiosurgery for unilateral intracanalicular vestibular schwannomas: implication of transient volume expansion. Int J Radiat Oncol Biol Phys. 2013; 85(1):61–67

[25]　Yang I, Sughrue ME, Han SJ, et al. A comprehensive analysis of hearing preservation after radiosurgery for vestibular schwannoma: clinical article. J Neurosurg. 2013; 119 Suppl:851–859

[26]　Schumacher AJ, Lall RR, Lall RR, et al. Low-dose Gamma Knife radiosurgery for vestibular schwannomas: tumor control and cranial nerve function preservation after 11Gy. J Neurol Surg B Skull Base. 2017; 78(1):2–10

[27]　Baschnagel AM, Chen PY, Bojrab D, et al. Hearing preservation in patients with vestibular schwannoma treated with Gamma Knife surgery. J Neurosurg. 2013; 118(3):571–578

[28]　Maniakas A, Saliba I. Microsurgery versus stereotactic radiation for small vestibular schwannomas: a meta-analysis of patients with more than 5 years' follow-up. Otol Neurotol. 2012; 33(9):1611–1620

[29]　Maniakas A, Saliba I. Conservative management versus stereotactic radiation for vestibular schwannomas: a meta-analysis of patients with more than 5 years' follow-up. Otol Neurotol. 2012; 33(2):230–238

[30] House WF. Surgical exposure of the internal auditory canal and its contents through the middle, cranial fossa. Laryngoscope. 1961; 71:1363–1385

[31] Haines SJ, Jung TT. Hearing preservation in acoustic neuroma surgery. Minn Med. 1985; 68(11):825–827

[32] Brackmann DE, Owens RM, Friedman RA, et al. Prognostic factors for hearing preservation in vestibular schwannoma surgery. Am J Otol. 2000; 21(3):417–424

[33] Gluth MB, Day JD, Dornhoffer JL. Determining benchmarks in hearing preservation surgery for vestibular schwannoma. J Neurol Surg B Skull Base. 2012; 73(4):273–280

[34] Shelton C, Hitselberger WE, House WF, Brackmann DE. Hearing preservation after acoustic tumor removal: long-term results. Laryngoscope. 1990; 100(2 Pt 1):115–119

[35] Friedman RA, Kesser B, Brackmann DE, Fisher LM, Slattery WH, Hitselberger WE. Long-term hearing preservation after middle fossa removal of vestibular schwannoma. Otolaryngol Head Neck Surg. 2003; 129(6):660–665

[36] Wang AC, Chinn SB, Than KD, et al. Durability of hearing preservation after microsurgical treatment of vestibular schwannoma using the middle cranial fossa approach. J Neurosurg. 2013; 119(1):131–138

[37] Mazzoni A, Zanoletti E, Calabrese V. Hearing preservation surgery in acoustic neuroma: long-term results. Acta Otorhinolaryngol Ital. 2012; 32(2):98–102

[38] Anaizi AN, DiNapoli VV, Pensak M, Theodosopoulos PV. Small vestibular schwannomas: does surgery remain a viable treatment option? J Neurol Surg B Skull Base. 2016; 77(3):212–218

[39] Breivik CN, Nilsen RM, Myrseth E, Finnkirk MK, Lund-Johansen M. Working disability in Norwegian patients with vestibular schwannoma: vertigo predicts future dependence. World Neurosurg. 2013; 80(6):e301–e305

[40] Gurgel RK, Jackler RK, Dobie RA, Popelka GR. A new standardized format for reporting hearing outcome in clinical trials. Otolaryngol Head Neck Surg. 2012; 147(5):803–807

[41] Moriyama T, Fukushima T, Asaoka K, Roche PH, Barrs DM, McElveen JT, Jr. Hearing preservation in acoustic neuroma surgery: importance of adhesion between the cochlear nerve and the tumor. J Neurosurg. 2002; 97(2):337–340

[42] Staecker H, Nadol JB, Jr, Ojeman R, Ronner S, McKenna MJ. Hearing preservation in acoustic neuroma surgery: middle fossa versus retrosigmoid approach. Am J Otol. 2000; 21(3):399–404

[43] Rowed DW, Nedzelski JM. Hearing preservation in the removal of intracanalicular acoustic neuromas via the retrosigmoid approach. J Neurosurg. 1997; 86(3):456–461

第二部分
脑膜瘤

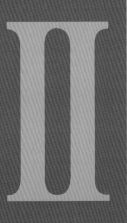

第五章　经颅入路是治疗特定鞍结节脑膜瘤和嗅沟脑膜瘤的首选方式

Farshad Nassiri, Suganth Suppiah, Gelareh Zadeh

摘要

有些鞍结节脑膜瘤和嗅沟脑膜瘤可采用经颅显微外科手术或经鼻内镜下手术治疗。虽然经鼻内镜入路有许多优点，但由于手术视野狭窄，且累及周围复杂的神经血管结构，限制了其在鞍结节脑膜瘤和嗅沟脑膜瘤中的广泛应用。在这一章中，我们将回顾性复习经颅入路治疗鞍结节脑膜瘤和嗅沟脑膜瘤的应用证据。

关键词：经鼻，脑膜瘤，显微外科，嗅沟，鞍结节

引言

嗅沟脑膜瘤和鞍结节脑膜瘤是常见的颅底脑膜瘤，占颅内脑膜瘤的 10%~20%。嗅沟脑膜瘤的患者可以在数年内没有任何症状，直到肿瘤的生长导致嗅觉丧失或视觉障碍等症状。相反，鞍结节脑膜瘤患者虽肿瘤通常较小，但由于其邻近的重要神经血管结构，肿瘤早期就会出现视觉障碍。鞍结节脑膜瘤和嗅沟脑膜瘤传统的治疗方法是经颅切除肿瘤和肿瘤累及的硬脑膜或颅骨。经颅入路包括额颞入路、额下入路、眶上入路和前纵裂入路。在过去的 20 年里，经鼻内镜入路（包括扩大的改良方式）越来越多地应用于颅底病变（如鞍结节脑膜瘤和嗅沟脑膜瘤）。经鼻内镜入路的优点包括：全景显示颅底中线区，早期找到供血血管和切断肿瘤供血血管，完全切除受累的颅底骨和硬脑膜以及清晰显示神经血管结构。然而，经鼻内镜入路的严重局限性使其不能用于所有鞍结节和嗅沟脑膜瘤中。在这一章中，我们将回顾经颅入路治疗嗅沟和鞍结节脑膜瘤的应用证据。

嗅沟脑膜瘤

嗅沟脑膜瘤约占所有脑膜瘤的 10%，并发生在前颅底上中线筛骨板层和额蝶窦缝交界处。因为这些肿瘤的解剖位置，患者通常可以长期具有无症状或头痛等不特异性症状。一旦肿瘤大小达到占位效应的临界程度，患者可能会出现嗅觉缺失或执行功能的损害和人格改变（如去抑制或冷漠），如果占位效应被去除，这些症状会缓解。

嗅沟脑膜瘤的血供主要由眼动脉筛前、筛后支和脑膜支，因而肿瘤能向各个方向生长。大的肿瘤血流可能由前交通动脉和大脑前动脉远端分支供血，在手术切除时不应把这些血管与重要的穿支动脉混淆。向嗅沟后延伸的脑膜瘤可能与鞍结节脑膜瘤相似，但被压迫移位的视神经和视交叉通常可用以鉴别。嗅沟脑膜瘤向下移位视神经和视交叉，而鞍结节脑膜瘤向上移位视神经和视交叉。

与所有脑膜瘤的治疗方法一样，嗅沟脑膜瘤的手术目标是安全地消除肿瘤引起的占位效应，并切除所有累及的颅骨和硬脑膜。沿额窦向前延伸的肿瘤和沿筛骨板外层横向延伸肿瘤在经鼻内镜下狭窄的视野可能会影响肿瘤的完全切除。与之相应的，两个分别包括 2000—2010 年和 2011—2016 年研究的独立的系统综述表明经颅入路下嗅沟脑膜瘤的完全切除率（90%~93%）明显高于经鼻内镜入路的完全切除率（63%~70%）。虽然经鼻内镜下入路可以达到 Simpson Ⅰ 级切除率，内镜下硬脑膜尾部有限的能见度阻碍了硬脑膜的烙凝和 Simpson Ⅱ 级切除，这一事实可能与内镜下较低的手术全切除率有关。此外，最大直径 > 4cm 的肿瘤由于其扩大的边界难以全部切除。

对于术前视力障碍的嗅沟脑膜瘤患者，开颅手术后视力改善率差于经鼻内镜下手术后的视力

改善率，与经鼻内镜下手术相比，开颅手术切除的这种局限性可能是因为在手术中对视神经的牵拉等操作有关。另一方面，经鼻内镜入路手术增加了术后嗅觉减退和脑脊液漏的风险。与经颅入路引起的约 60% 的嗅觉减退的病例相比，经鼻内镜下手术广泛地分离鼻窦再进入颅内不可避免地导致永久性嗅觉丧失。即使颅底重建，鼻内镜入路手术的脑脊液漏的发生率也高达 30%，可能需要再次手术修复，而经颅入路的脑脊液漏发生率约为 6%。

尽管内镜技术随着经验的积累而逐渐在提高，但经颅手术入路对大的向前、向两侧延伸的肿瘤提供了更大的全切机会（表 5.1）。我们在临床实践中对这些延伸到筛骨板层硬膜外或在术前影像中最大直径超过 4cm，引起明显的占位效应的肿瘤采用经颅手术入路。对于那些特殊嗅觉需求的患者我们可以采用经颅手术入路以避免经鼻内镜下手术很高的嗅觉丧失率。对于那些出现视力障碍但因肿瘤较小（最大直径 < 4cm）、瘤体还未超过筛骨板层的患者可以继续采用经鼻内镜手术（图 5.1），然而，这些患者的嗅觉可以通过开颅手术保存下来。我们相信未来的前瞻性性队列研究有待进一步确定经颅手术入路在嗅觉、视力保护和生活质量方面是否优于经鼻内镜手术入路。

表 5.1　内镜入路与经颅入路治疗嗅沟脑膜瘤的疗效比较（Ⅲ级研究水平上的系统评价）

研究者（年份）	时间	手术方式	肿瘤切除程度		视力		术后嗅觉	脑脊液漏
			全切除	次全切除	改善	恶化		
Shetty 等（2017）	2011—2016	内镜下 (n=101)	70.2% (n=71)	29.8% (n=30)	80.7% (n=21)	0% (n=0)		25.7% (n=25)
		开颅 (n=444)	90.9% (n=404)	9.1% (n=40)	12.8% (n=29)	6.6% (n=15)	61.9% (n=156)	6.3% (n=28)
Komotar 等（2012）	2000—2010	内镜下 (n=19)	63.2% (n=12)	36.8% (n=7)	20% (n=1)	0% (n=0)		31.6% (n=6)
		开颅 (n=474)	92.8% (n=414)	7.2% (n=32)	54.2% (n=51)	4.3% (n=4)	8.8% (n=21)	6.0% (n=26)

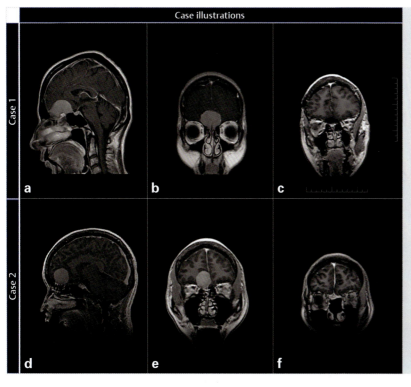

Case illustrations

Case 1

Case 2

a　b　c　d　e　f

图 5.1　嗅沟脑膜瘤 2 例。（a~c）62 岁男性，嗅沟脑膜瘤，表现为嗅觉丧失。（a，b）术前矢状位和冠状位增强 MRI 扫描显示一个 4.5cm 的肿块横向延伸到筛骨板层之外。（c）考虑到肿瘤的大小和横向范围，患者接受了双冠状入路开颅手术，并实现了 Simpson Ⅰ 级肿瘤切除。该患者随访 8 年肿瘤无复发。（d~f）58 岁男性，嗅沟脑膜瘤，表现为头痛和嗅觉丧失。（d，e）术前冠状和矢状位 MRI 增强显示局限在筛骨右侧和筛骨板层内侧有一个 3cm 的嗅沟脑膜瘤。（f）患者在经鼻内镜下实施 Simpson Ⅰ 级肿瘤切除

鞍结节脑膜瘤

在过去的 10 年里，关于鞍结节脑膜瘤切除的最佳手术入路的争议越来越大。传统上的开颅手术方式包括翼点入路、双额下入路、单额下入路和眶额入路等。Harvey Cushing 于 1916 年首次采用额下入路成功切除鞍结节脑膜瘤，从此以后开颅手术被认为是治疗鞍结节脑膜瘤的金标准。单额下入路和双额下入路手术为观察神经血管结构提供了宽阔的视野，但它们有较高的脑脊液漏、嗅神经损伤和术后脑水肿等并发症发生率。手术显微镜的引入保证了到达肿瘤最短的距离，故翼点入路成为一种常用的手术入路，然而，翼点入路对同侧视神经下侧和视交叉的暴露程度较差，导致术后视力下降的概率较高。另一方面，眶上入路治疗鞍结节脑膜瘤可暴露更多的颅底结构、减少脑回缩，从而确保了宽阔的手术视野。因眶上入路下可行双侧视神经减压、广泛切除硬脑膜，并且患者住院时间较短，眶上入路是我们最喜欢的手术入路。

扩大内镜下经蝶入路的改进提高了鞍结节脑膜瘤的手术切除率。通过切除鞍结节和蝶骨平面的骨性结构可进入鞍上池。此外，由于这些手术对视神经、视交叉的牵拉较少可以促进视力恢复，然而，这种方法限用于较小的病变和周围神经血管结构受累较小的患者。早期与此技术相关的主要并发症是大的颅底缺损引起的高脑脊液漏发生率，而随着 Hadad–Bassagasteguy 血管化鼻中隔皮瓣的使用明显降低了这种并发症的发生率。

对于鞍结节脑膜瘤要选择开颅手术还是选择扩大内镜下经蝶入路手术还缺乏相应的指南，手术方式的选择仍然高度依赖于外科医生和医疗机构。有几项研究比较了这两种手术方式的预后（表 5.2）。Bander 等报道与开颅手术相比，扩大内镜下经蝶入路有同等的肿瘤切除率，但有更好的视力改善率和更低的脑水肿发生率。最近，Magill 等提出了一个基于肿瘤大小、视神经管侵蚀和动脉包埋程度的简单术前分级标准，他们观察到两种手术方式都有相似的低并发症发生率和良好的视力恢复率。此外，低分级肿瘤（根据他们的分级标准）和开颅手术入路有较高的全切除率。除了扩大的内镜下经蝶入路有较高的脑脊液漏发生率外，两种手术入路的并发症发生率相似。Makarenko 等总结了他们的经验并表明扩大的内镜下经蝶入路手术患者生活质量较高。

鞍结节脑膜瘤的最佳手术入的路选择仍是一个棘手的问题，在选择手术方式之前需要考虑外科医生的技术和经验、手术的目的和患者的选择等多种因素。在我们的医疗中心对于未侵蚀到周围神经血管的小的鞍结节脑膜瘤，具体地说，向外侧延伸未超过颈动脉的肿瘤我们考虑采用扩大的内镜下经蝶手术方式。对于更复杂的肿瘤，需要视神经减压术或全切肿瘤的患者，我们更倾向于采用开颅手术入路（图 5.2）。哪种类型的鞍结节脑膜瘤采用这两种手术方式均能获得更大的益处目前还没有明确的统一意见，这仍凭外科医生的临床经验和判断来决定。未来的大规模研究或前瞻性数据注册研究可能有助于解决这个问题，但这种同类比较的研究是个极大的挑战。

表 5.2 内镜入路与经颅入路治疗鞍结节脑膜瘤在现有最高证据水平下的结果比较（Ⅲ级研究）

研究者（年份）	时间	手术方式	全切除	视力症状			并发症	
				术前	术后改善	术后恶化	脑脊液漏	癫痫
Bander 等（2017）	2011—2015	开颅 （n=15）	53 （n=8）	53% （n=8）	13.3 （n=2）	26 （n=4）	0 （n=0）	26.7 （n=4）
		内镜下 （n=17）	82 （n=14）	82 （n=14）	66 （n=10）	0 （n=0）	11.8 （n=2）	0 （n=0）
Komotar 等（2012）	2000—2010	开颅 （n=840）	84.1 （n=689）	83% （n=615）	58.7 （n=426）	14.2 （n=103）	4.3 （n=24）	
		内镜下 （n=93）	74.7 （n=53）	80.4% （n=41）	69.1 （n=38）	12.7 （n=7）	21.3 （n=17）	

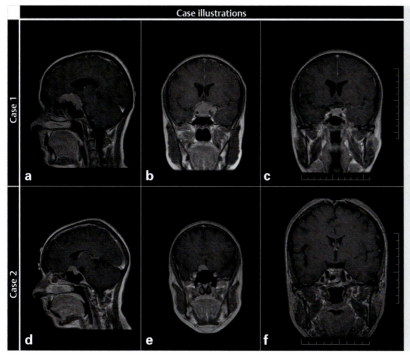

图 5.2 鞍结节脑膜瘤 2 例。（a~c）52 岁男性，鞍结节脑膜瘤，表现为视野缺损。在磁共振成像（MRI）上可见，脑膜瘤包绕双侧颈动脉并向外侧延伸。考虑到肿瘤的体积大和包绕血管的情况，患者接受了冠状切口经额下和纵裂间入路手术切除。（c）术后 MRI 显示颈动脉处有残留的肿瘤。8 年的随访显示肿瘤无进一步生长。（d~f）38 岁女性，鞍结节脑膜瘤，表现为视野缺损。MRI 增强扫描显示一个小的 2cm 鞍结节脑膜瘤无包绕血管。该患者接受鼻内镜经蝶窦鞍 Simpson Ⅰ级肿瘤切除术。（f）术后 MRI 显示肿瘤完全切除。随访 6 年无肿瘤复发

参考文献

[1] Mirimanoff RO, Dosoretz DE, Linggood RM, Ojemann RG, Martuza RL.Meningioma: analysis of recurrence and progression following neurosurgical resection. J Neurosurg. 1985; 62(1):18–24

[2] Hentschel SJ, DeMonte F. Olfactory groove meningiomas. Neurosurg Focus.2003; 14(6):e4

[3] DeMonte F. Surgical treatment of anterior basal meningiomas. J Neurooncol.1996; 29(3):239–248

[4] Mayfrank L, Gilsbach JM. Interhemispheric approach for microsurgical removal of olfactory groove meningiomas. Br J Neurosurg. 1996; 10(6):541–545

[5] Jallo GI, Benjamin V. Tuberculum sellae meningiomas: microsurgical anatomy and surgical technique. Neurosurgery. 2002; 51(6):1432–1439, discussion 1439–1440

[6] Koutourousiou M, Fernandez-Miranda JC, Wang EW, Snyderman CH, Gardner PA. Endoscopic endonasal surgery for olfactory groove meningiomas:outcomes and limitations in 50 patients. Neurosurg Focus. 2014; 37(4):E8

[7] Shetty SR, Ruiz-Trevino AS, Omay SB, et al. Limitations of the endonasal endoscopic approach in treating olfactory groove meningiomas. A systematic review. Acta Neurochir (Wien). 2017; 159(10):1875–1885

[8] Komotar RJ, Starke RM, Raper DMS, Anand VK, Schwartz TH. Endoscopic endonasal versus open transcranial resection of anterior midline skull base meningiomas.World Neurosurg. 2012; 77(5–6):713–724

[9] de Almeida JR, Carvalho F, Vaz Guimaraes Filho F, et al. Comparison of endoscopic endonasal and bifrontal craniotomy approaches for olfactory groove meningiomas: a matched pair analysis of outcomes and frontal lobe changes on MRI. J Clin Neurosci. 2015; 22(11):1733–1741

[10] Komotar RJ, Starke RM, Raper DMS, Anand VK, Schwartz TH. Endoscopic skull base surgery: a comprehensive comparison with open transcranial approaches. Br J Neurosurg. 2012; 26(5):637–648

[11] Cushing H, Eisenhardt L. Meningiomas arising from the tuberculum sellae:with the syndrome of primary optic atrophy and bitemporal field defects combined with a normal sella turcica in a middle-aged person. Arch Ophthalmol.1929; 1:1–41

[12] Soni RS, Patel SK, Husain Q, Dahodwala MQ, Eloy JA, Liu JK. From above or below: the controversy and historical evolution of tuberculum sellae meningioma resection from open to endoscopic skull base approaches. J Clin Neurosci. 2014; 21(4):559–568

[13] Mahmoud M, Nader R, Al-Mefty O. Optic canal involvement in tuberculum sellae meningiomas: influence on approach, recurrence, and visual recovery.Neurosurgery. 2010; 67(3) Suppl Operative:ons108– ons118, discussion ons118–ons119

[14] Kitano M, Taneda M, Nakao Y. Postoperative improvement in visual function in patients with tuberculum sellae meningiomas: results of the extended transsphenoidal and transcranial approaches. J Neurosurg. 2007; 107(2):337–346

[15] Barbero JMR, Montaser AS, Todeschini AB, et al. Endoscopic endonasal transplanum-transtuberculum sellae approach for the resection of a diaphragma sellae meningioma. J Neurol Surg B Skull Base. 2018; 79 Suppl 3:S271–S272

[16] Ishii Y, Tahara S, Teramoto A, Morita A. Endoscopic endonasal skull base surgery:advantages, limitations, and our techniques to overcome cerebrospinal fluid leakage: technical note. Neurol Med Chir (Tokyo). 2014; 54:983–990

[17] Berker M, Işikay I, Berker D, Bayraktar M, Gurlek A. Early promising results for the endoscopic surgical treatment of Cushing's disease. Neurosurg Rev.2013; 37:105–114

[18] Mortazavi MM, Brito da Silva H, Ferreira M, Jr, Barber JK, Pridgeon JS, Sekhar LN. Planum sphenoidale and tuberculum sellae meningiomas: operative nuances of a modern surgical technique with outcome and proposal of a new classification system.World Neurosurg. 2016; 86:270–286

[19] Makarenko S, Carreras EM, Akagami R. Craniotomy for perisellar meningiomas:comparison of simple (appropriate for endoscopic approach) versus complex anatomy and surgical outcomes. J Neurosurg. 2017; 126(4):1191–1200

[20] Bander ED, Singh H, Ogilvie CB, et al. Endoscopic endonasal versus transcranial approach to tuberculum sellae and planum sphenoidale meningiomas in a similar cohort of patients. J Neurosurg. 2018; 128(1):40–48

[21] Magill ST, Morshed RA, Lucas CG, et al. Tuberculum sellae meningiomas:grading scale to assess surgical outcomes using the transcranial versus transsphenoidal approach. Neurosurg Focus. 2018; 44(4):E9

[22] Bander ED, Singh H, Ogilvie CB, et al. Endoscopic endonasal versus transcranial approach to tuberculum sellae and planum sphenoidal approach. Neurosurg Focus. 2018; 44(4):E9

第六章　鼻内镜手术是一些前颅窝底脑膜瘤的最佳手术方式

Douglas A. Hardesty, Alaa S. Montaser, Alexandre B. Todeschini, Ricardo L. Carrau, Daniel M. Prevedello

摘要

在过去的 10 年中，应用鼻内镜扩大入路手术治疗蝶鞍以外的病变有了显著的增加。经筛板入路、经蝶骨平台入路以及经鞍结节入路常用于治疗前颅窝底脑膜瘤。对于鼻内镜手术与传统的开颅手术在治疗颅底脑膜瘤时的效果，颅底外科专家之间以及文献中存在着很大的争议。我们认为，对于一些特定的肿瘤，鼻内镜手术方式在减少额叶损伤及视力保留方面优于开颅手术。然而，并非所有的肿瘤都可通过经鼻蝶入路进行切除，因此需要制订个体化手术方案而不是一成不变地采用某种手术方式。在本章，我们将回顾利用鼻内镜技术经鼻入路手术治疗前颅窝底脑膜瘤的相关文献，给出综合性结论以供选择适当的手术方式。我们也将回顾一些经鼻蝶入路切除前颅窝底脑膜瘤的病例，并指出了未来研究方向。

关键词：前颅窝，内窥镜经鼻腔手术入路，脑膜瘤，开颅手术，经筛板入路，经蝶骨平台入路，经鞍结节入路，视力结果，生活质量

6.1　引言

近 20 年，内镜下经鼻腔入路手术逐渐成为很受欢迎的手术方式，并已发表了大量的相关文献。内镜下经蝶入路治疗垂体瘤的早期经验就已有很大突破，通过此入路几乎可以到达颅底腹内侧所有复杂的区域。扩大的内镜下经鼻入路包括了经筛板入路、经蝶骨平台入路以及经鞍结节入路，通过这些入路可到达前颅窝病变，例如嗅沟脑膜瘤、蝶骨平台脑膜瘤、鞍结节脑膜瘤等。对于部分前颅窝底脑膜瘤的患者，我们认为扩大的内镜下经鼻入路具有一定的优势，包括阻断血供，切除受累的骨质和硬脑膜等实现真正的肿瘤全部切除，视通路内侧的肿瘤暴露，不需要牵拉额叶也不会引起额叶的操作性水肿。然而，这些复杂入路需要由经验丰富的神经外科和耳鼻喉科 / 头颈外科专家团队施行，共同完成肿瘤的安全切除和后续的颅底重建。在特定情况下，我们可采用阶段式手术方式联合经鼻入路和开颅手术，最大限度地提高前颅窝底巨大脑膜瘤的手术疗效。在本章节，我们复习了内镜下经鼻入路切除前颅窝底脑膜瘤的相关文献，并描述了内镜下经鼻入路手术方式相对于传统经颅方式的优点和缺点。

6.2　重点研究和证据质量

目前还没有随机临床试验对经颅入路和经鼻入路切除前颅窝底脑膜瘤进行比较。因此，与很多神经外科热点问题一样，本文所回顾的文献显示Ⅲ ~ Ⅴ级证据（表 6.1）。

6.2.1　早期内镜下经鼻入路切除前颅窝底脑膜瘤的经验

首次在内镜下经鼻入路切除前颅窝底脑膜瘤的手术经验是单中心的系列病例分享，缺乏控制的对照组。然而接下来的一些概念验证研究推广了这项技术，值得回顾。

尽管之前有较少的病例报道，直至 2008 年 de Divitiis 等（Naples, Italy）和 Garden 等（Pittsburgh, USA）分别发表了关于内镜下经鼻入路切除前颅窝底脑膜瘤的强而有力的系列研究。同一时期发展的还有带血供的鼻中隔瓣和鼻内镜技术，20 世纪末也发表了相关文献。

当时 Naples 团队的系列病例报道由连续 4

表6.1　内镜下经鼻入路手术治疗前颅窝底脑膜瘤相关的重要文献总结

作者（年份）	证据级别	患者例数	肿瘤全切率（%）	脑脊液漏发生率（%）	关键发现
de Divitiis 等（2008）	IV	11	91	27	EEA 在治疗脑膜瘤中的应用；需要带血管蒂的鼻中隔瓣来预防脑脊液漏
Gardner 等（2008）	IV	35	72（尝试全切肿瘤）	40	EEA 在治疗脑膜瘤中的应用；需要带血管蒂的鼻中隔瓣来预防脑脊液漏
Wang 等（2010）	IV	12	92	8	EEA 经鞍结节入路治疗后视力结果良好（改善率92%）
Van Gompel 等（2011）	IV	13	70（尝试全切肿瘤）	0	视力结果良好（改善67%，稳定33%，加重0），无脑脊液漏
Chowdhury 等（2012）	IV	6	83	17	1 例出现脑脊液漏，保守处理
Padhye 等（2012）	IV	15	93	27	脑脊液漏发生率 < 10%（鼻中隔瓣出现数年后）
Ottenhausen 等（2014）	IV	20	80	10	视力改善率82%，加重0，最后12例患者脑脊液漏发生率0
Koutourousiou 等（2014）	IV	75[a]	81（尝试全切肿瘤）	25	只有鞍上脑膜瘤；在后期脑脊液漏发生率降至16%；术后视力改善率85%，加重3.6%
Koutourousiou 等（2014）	IV	50[a]	67（肿瘤直径 < 4cm 90%，肿瘤直径 > 4cm 46%）	30	只有嗅沟脑膜瘤；肿瘤直径 > 4cm 时并发症发生率升高
de Almeida 等（2015）	III	20（只有嗅沟脑膜瘤）	70 EEA，90 TC	30 EEA，20 TC	根据肿瘤体积对两种手术进行配对研究；EEA 患者术后额叶 FLAIR 信号变化较小
Bander 等（2017）	III	17 EEA，15 TC（全部平台或鞍结节脑膜瘤）	肿瘤切除率：99 EEA，95 TC	11.8 EEA，0 TC	回顾性研究：由3位专家只根据术前 MRI 选择 EEA 或 TC；在术后 FLAIR 信号变化、水肿情况、术后癫痫和视力情况等方面，EEA 优于 TC

缩写：EEA, Endoscopic Endonasal Approach, 内镜经鼻入路；FLAIR, Fluid Attenuation Inversion Recovery, 液体衰减反转恢复；MRI, Magnetic Resonance Imaging, 磁共振成像；TC, Transcranial Approach, 经颅入路
[a]：纳入了 Gardner 等研究中的患者

年的 11 例患者组成，其中嗅沟脑膜瘤和鞍结节脑膜瘤都行内镜下经鼻入路手术。肿瘤全切率高（91%），神经系统并发症发生率低（数周后 1 例患者死于看似不相关的脑室内出血，没有其他死亡事件，无视力恶化）的结果显示了所选用的病灶特点和从经鼻蝶入路切除垂体瘤手术中积累的早期经验。然而，相对较高的脑脊液漏发生率（27%）表明需要更好的颅底重建方法。在这 11 例患者中，仅 3 例接受了带血管蒂的鼻中隔瓣修补术。

另外一篇发表于 2008 年的 Pittsburgh 单中心研究中显示了 3 年内治疗的共 35 例前颅窝底脑膜瘤患者，肿瘤全切 / 近全切率高，术后患者视力无明显恶化。1 例（3%）术后出现神经内分泌功能紊乱（永久性尿崩症），1 例（3%）因术后出血导致神经功能障碍（偏瘫）。本组没有患者接受带血管蒂的鼻中隔瓣，是因为所有患者在此技术出现前就接受了手术。同样很高的脑脊液漏发生率（27%）提示需要更好的颅底重建方法。

随着颅底封闭修补技术的改进和外科医生经验的积累，在 2010—2014 年发表的许多单中心非对照病例中，内镜下经鼻入路切除前颅窝底脑膜瘤后脑脊液漏发生率下降到 10%~20%（表 6.1）。然而，术后脑脊液漏发生率仍然相对较高（30%，在经验最丰富的中心之一），特别是累及范围较广的嗅沟脑膜瘤，也反映了采用内镜下经鼻入路治疗时可能面临的挑战。这些报道中保证了较高的肿瘤切除率的神经功能障碍发生率相对较低，尤其在治疗鞍结节脑膜瘤时对视力的保护。因此在

最初的系列报道后，我们对内镜下经鼻入路方式和开颅手术方式进行了一些更正规的比较，以便为患者选择个体化手术方案。

6.2.2 内镜下经鼻入路和经颅入路治疗前颅窝底脑膜瘤的比较

目前还没有随机临床试验比较内镜下经鼻入路和经颅入路两种方式治疗前颅窝底脑膜瘤。而有一些研究团队试图通过回顾性病例对照研究或分析同一个中心的不同手术医生（经鼻入路和其他经颅入路）来比较这两种手术方式。

2015 年，Prevedello 等的研究中通过内镜下经鼻入路切除 18 例嗅沟脑膜瘤后，磁共振成像 FLAIR 序列的信号变化有显著改善，这提示该手术方式可明显减少脑损伤。同年 de Almeida 等发表了对 20 例嗅沟脑膜瘤患者（两种手术方式各组 10 例）的回顾性研究，这些患者选自两个中心的约 70 例患者，并基于肿瘤体积进行了分组配对。经颅手术组肿瘤全切率略高于内镜下经鼻入路组，但由于患者例数较少，此差异无统计学意义（开颅 90%∶内镜下经鼻 70%，$P=0.26$）。两组术后脑脊液漏发生情况也基本相同（开颅 20%∶内镜下经鼻 30%，$P=0.61$）。在控制术前 FLAIR 序列信号后，对术后 FLAIR 序列信号变化的相关因素进行多因素分析发现，与经颅入路相比，内镜下经鼻入路手术后 FLAIR 序列信号变化较小。作者由此得出结论：若嗅沟脑膜瘤可采用内镜下经鼻入路，那么选择该手术方式可以减少对额叶的损伤。

2017 年，Bander 和他同事的一项单中心研究中，对内镜下经鼻入路和经颅入路两种方式治疗蝶骨平台脑膜瘤和鞍结节脑膜瘤进行了比较。经过一段时间的研究后，有些术者偏好传统的经颅手术方式，而在后期鼻中隔瓣时代，引领的作者（术者）开始采用了内镜下经鼻入路手术。为了只选择两种手术方式都适用的患者进行回顾性研究，提供 60 例蝶骨平台脑膜瘤和鞍结节脑膜瘤患者的术前 MRI，由其他中心的 3 位专家选择，而且对其他专家所选用的手术方式并不知情，只有 3

位专家均认为两种手术都适用的患者纳入研究中。最终的 17 例 EEA 和 15 例经颅患者的队列在患者年龄、肿瘤大小和其他基线特征方面非常匹配。两组肿瘤体积切除程度都很高（经鼻 99%，经颅 95%）。术后额叶 FLAIR 信号的变化由盲审专家进行评估，发现手术后造成额叶 FLAIR 信号变化的患者经颅明显多于经鼻手术。另外，内镜下经鼻手术后细胞毒性水肿范围相对较小。内镜下经鼻入路手术后视觉功能相对较好（经鼻 93%∶开颅 56%，$P=0.049$），另外术后癫痫发生率底（经鼻 0∶开颅 27%，$P=0.038$）。虽然术后脑脊液漏和嗅觉减退发生率增加（经鼻 11.8%∶开颅 0），但此差异无统计学意义。尽管如此，作者得出了与 de Almeida 等学者相似的结论，前颅窝底脑膜瘤对两种手术方法都适用，尽管研究受到数据回顾性和非控制性的限制，但内镜下经鼻手术疗效似乎更好。

6.3 文献综述和作者的治疗规范

对任何前颅窝底脑膜瘤而言，手术治疗最终目标是尽可能达到最长的寿命和最好的生活质量，即所谓的质量校正寿命（Quality-Adjusted Life Years，QALY）。脑膜瘤绝大多数是良性肿瘤，患者接受治疗后可能持续受到手术并发症的影响（如视力减退或中风等）或有肿瘤复发的风险以及接受额外治疗（如再次手术、放射治疗等）。这使选择一个最让患者受益的治疗决策变得相当复杂，因为提供方案者必须想出患者在术后 20 年或更长时间内获得最佳治疗效果的干预措施。因此，我们认为内镜下经鼻入路手术方式确实是一些患者的最佳治疗方法。

鞍结节脑膜瘤常因位于视交叉前压迫神经导致患者出现症状，而最主要的手术并发症则为视力减退。我们的目标是防治视力情况进一步恶化或改善视觉症状，医源性的视力丧失是难以接受的结果。此外，大多数前外侧入路（例如眶上入路、翼点入路或眶颧入路等）治疗这些肿瘤时违背了颅底外科手术共识，因为经这些入路处理病变时经过一些重要的解剖结构（视神经等）。与此相比，内镜下经鼻入路手术的主要并发症是脑脊液漏，并很少导致脑脓肿或脑膜炎等。内镜下经鼻入路遵循颅底外科原则，所设计的手术路径可不经过重要的神经血管结构。倡导显微外科技术的学者认为，至今发表的相关文献显示内镜下经鼻入路所选择的病例中肿瘤相对较小、较易处理。然而专门回顾具有类似患者的研究后，仍然发现内镜下经鼻入路手术后患者的视力结果更好。手术决策过程中，如果遇到两种方法都能切除的鞍结节脑膜瘤，我们默认选择内镜下经鼻手术方式（表6.2）。只有当肿瘤向外侧延伸包绕颈内动脉末段或完全包绕前交通动脉和远端大脑前动脉时，适合选择经颅入路切除肿瘤。当然我们承认无论选择何种手术方式，这些复杂的肿瘤预后一般都较差。然而，肿瘤只是简单接触前交通动脉或大脑前动脉时，其实并不排除内镜下经鼻切除肿瘤的可能，因为内镜下经鼻入路手术由两位术者参与且在术中可以进行肿瘤包膜与动脉的显微分离。

嗅沟脑膜瘤患者的临床症状往往由额叶水肿引起。而经颅入路时牵拉等操作易导致额叶肿胀，从而增加术后患者出现人格改变和丧失执行能力等医源性并发症的风险。然而发生脑脊液漏的风险并不小，如果所取的鼻中隔瓣不够长，以至于不能达到缺损的最前面，那么修复会很困难。不

仅如此，内镜下经筛板入路切除嗅沟肿瘤时往往会牺牲所有的嗅觉功能。但也有部分患者即使是较大的嗅沟脑膜瘤，术后可能保留嗅觉功能。在冠状面，发现病变是向外侧延伸横向越过筛板的宽基底肿瘤，如果肿瘤质地较软，那么内镜下经鼻入路探查外侧孔隙的肿瘤比较困难；如果肿瘤质地较硬，则无法探查到外侧孔隙的肿瘤。因此，如果肿瘤没有向外侧扩展并且患者已丧失嗅觉功能，我们往往直接选择内镜下经鼻手术方式。对于嗅觉完整的患者，为了保留对侧嗅束，尤其是在术前额叶水肿相对较轻的情况下，前外侧经颅入路通常是最好的手术方法。由于有些嗅沟脑膜瘤体积很大，无法在内镜下经鼻入路切除全部肿瘤，另外患者术前额叶水肿也很重。这些肿瘤的血供异常丰富，可来自筛动脉和颅底硬膜动脉分支，因此经颅手术时，在瘤内减压前为了阻断血供需要抬起肿胀的额叶。对于这些巨大嗅沟脑膜瘤，我们最近选择分两个阶段的手术方式。首先，在内镜下经筛板入路磨除常增厚的筛骨板和蝶骨平台。鼻腔内结扎常伴有增生的筛前、筛后动脉。广泛电凝止血后切除硬脑膜，且不需要探查肿瘤与蛛网膜界面。然后切除肿瘤中心部分，进行充分的瘤内减压，不用试图分离周围结构。硬脑膜内侧放置两层人工硬脑膜，开放的蝶窦内填塞脂

表6.2 内镜下经鼻入路手术和开颅手术治疗前颅窝底脑膜瘤的比较

内镜下经鼻入路手术	开颅手术
·位于视通路的内侧（治疗鞍结节脑膜瘤）	·视神经常位于肿瘤与术者之间（鞍结节脑膜瘤）
·常先阻断血供	·可能不是先阻断血供
·受累的骨质和硬膜可被切除	·增加额外的硬膜外操作切除受累的骨质
·盲区：视神经外侧	·盲区：视神经内侧
·需要经验丰富的神经外科和耳鼻喉科/头颈外科手术团队	·仅需有经验的神经外科医生
·经筛板入路丧失嗅觉功能	·有保留嗅觉的可能性
·术后脑脊液漏发生风险高	·术后脑脊液漏发生风险低
·从视神经管内侧面进行减压	·对视神经管外侧、上方进行减压
·易切除硬膜外和鼻腔内部的肿瘤	·硬膜外的肿瘤切除困难
·双手法二维解剖分离	·双手法三维解剖分离
·要求特殊设备与器械	·标准的显微外科器械

备注：因为有些肿瘤的生长的特点可能排除某种手术方式（例如，颈内动脉被包绕时选择开颅方式手术）；因此上述比较是针对适用于两种手术的肿瘤，按主观上相关因素的重要性排序

肪，然后转移鼻中隔瓣进行颅底重建。由于切除肿瘤后会有瘤腔，肿瘤全切后重建的颅底结构可能向前颅窝缺损处移位，但是鼻腔内支撑材料使鼻中隔瓣维持原位，并不移向颅内。随后患者需要 6~8 周的恢复期。我们发现经过瘤内减压以及阻断肿瘤血供后，患者临床症状短期内就会有所改善。经恢复期后，我们进行第二阶段手术，即经翼点入路或眶颧入路开颅手术，至于选择何种手术入路，取决于残留肿瘤的高度水平。残留肿瘤的基底易于从所附着的硬脑膜进行分离，而且采用经颅入路完全可以处理肿瘤向外侧延伸的部分。这些肿瘤的血供在第一阶段就基本上被阻断了，因此在第二阶段手术中出血一般很少。同样，经过第一阶段手术后额叶水肿已明显减轻，第二阶段开颅手术时操作相对比较安全。分阶段式手术可能会发生的风险是肿瘤残留部分的瘤内出血。为了评估巨大嗅沟脑膜瘤患者的认知功能障碍，我们正在展开一项前瞻性研究，通过进行神经精神相关测试对比患者在此种手术前后认知功能障碍的恢复情况。患者是否真正从分阶段式手术方式中获益、肿瘤复发率是否较低，这些问题都需要长时间随访才能获得答案。

6.4 典型病例

下文中几例典型病例是由不同作者报道的采用内镜下经鼻入路治疗的前颅窝底脑膜瘤。在我们中心，神经外科和耳鼻喉科/头颈外科手术团队已完成超过 125 台内镜下经鼻入路的手术，而只有在具备多中心专业治疗团队以及专业设备充足的前提下，我们才提倡采用这些手术入路。

6.4.1 病例 1

患者，53 岁女性，左眼视物模糊。常规眼科检查结果正常，增强 MRI 结果提示一小的鞍结节脑膜瘤毗邻左侧视神经（图 6.1a）。患者是一名国际难民，无法保证连续的影像学随访观察，故选择手术治疗。在内镜下经鼻蝶鞍结节手术顺利完

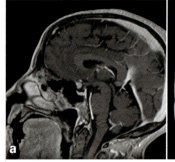
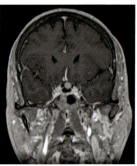
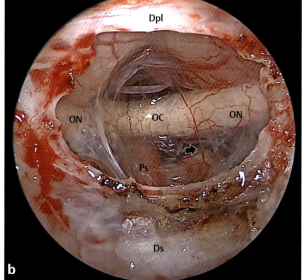
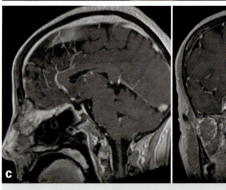
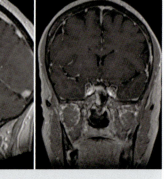

图 6.1 病例 1，患者，53 岁女性，主观上左眼视物模糊，但是相关眼科检查结果正常。（a）MRI 结果（左：矢状位；右：冠状位）可发现一小的鞍结节脑膜瘤，毗邻左侧视神经。（b）术中切除肿瘤后的视野，鞍结节硬膜已被切除，保留了蝶骨平台（Dpl）以及鞍区（Ds）的硬膜；视神经（ON）和视交叉（OC）被一层的蛛网膜所保护，可见一垂体动脉分支（黑色箭头）向左侧视神经供应血液；可见垂体柄（Ps）也位于蛛网膜后。（c）术后 MRI（左：矢状位；右：冠状位）显示肿瘤全部切除，患者主观视觉症状也得以有效解决，随访约 6 个月时间未见并发症以及肿瘤复发

成了脑膜瘤切除术，并在硬脑膜内发现了典型的 McConnell 囊状动脉给肿瘤供血。肿瘤切除后的残腔展示了该手术方式的很多优点：受累硬脑膜予以完整切除，视通路（视神经）内侧的操作，保留小的穿支动脉（图 6.1b）。应用人工硬脑膜材料和带血管蒂的鼻中隔瓣重建颅底结构。术后影像学结果提示肿瘤全部切除（图 6.1c）。没有预防性给予腰椎穿刺置管引流术，患者术后也没有出现脑脊液漏的情况。患者术前存在的主观视觉症状得到了明显改善。不幸的是，随访 6 个月后患者由于社会条件的原因失去了随访。

6.4.2 病例 2

患者，39 岁女性，因眼科医生发现患者的视力/视野检查结果提示不对称的（左眼）进行性视力减退（图 6.2a），进一步完善头颅增强 MRI 提示一中度大小鞍结节脑膜瘤，T2 加权序列薄层扫描中可见左侧视神经明显受压变薄（图 6.2c）。患者接受了内镜下经鼻蝶鞍入路手术治疗。这个案例中使用侧切吸引器（Side-Cutting Aspiration）分离并进行瘤内减压，以便切除肿瘤。应用人工硬脑膜和带血管蒂的鼻中隔瓣重建颅底结构（图 6.2d）。未给予预防性腰椎穿刺置管引流术，患者术后也

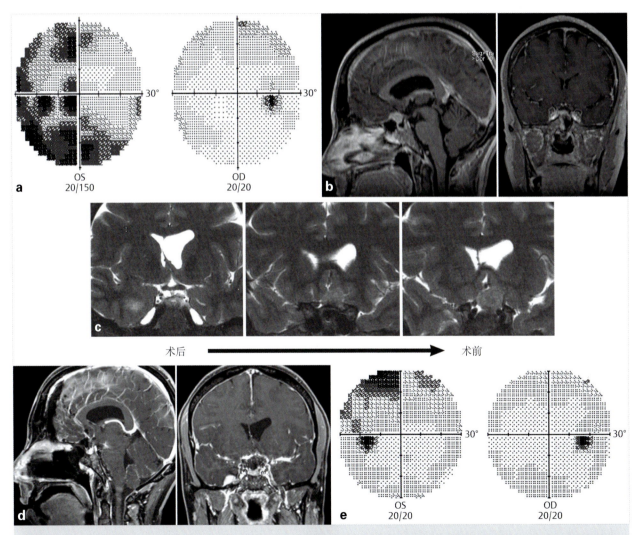

图 6.2 病例 2，患者，39 岁女性，左眼视力减退。（a）眼科检查结果提示左眼（OS）鼻侧视野缺损：Snellen 图表上视觉敏锐度 20/150；右眼（OD）视野正常：Snellen 图表上视觉敏锐度 20/20。（b）增强 MRI 结果（左：矢状位；右：冠状位）显示左侧鞍结节硬膜明显的异常强化信号。（c）T2 加权序列薄层扫描结果中可见左侧视神经视交叉前部分受压移位并变薄。（d）术后 MRI 结果（左：矢状位；右：冠状位）显示肿瘤全部切除；（e）手术数周后的眼科检查提示左眼（OS）视力情况明显改善：Snellen 图表上视觉敏锐度恢复至 20/20

没有出现脑脊液漏的情况，术后无并发症，数天后患者出院。患者主观视觉症状明显改善，并且通过术后视野检查结果也可以发现较术前好转。

6.4.3 病例3

患者，52岁女性，缓慢进行性加重的头痛和头晕，增强MRI提示一巨大嗅沟脑膜瘤（图6.3a）。患者诉数年前嗅觉已完全丧失。患者接受了内镜下经鼻筛板入路肿瘤切除术。肿瘤全部切除后，硬膜内放置人工硬脑膜修补缺损，取腹部脂肪填塞开放的蝶窦，转移带血管蒂鼻中隔瓣，完成前颅窝底缺损处的重建。尽管颅底缺口较大，但是未给予预防

性腰椎穿刺置管引流术，术后患者未出现脑脊液漏，也未出现其他并发症，术后数天后出院。术后约6个月后，患者认知功能正常，头痛症状也得以有效解决，也未见肿瘤复发（图6.3b）。

6.4.4 病例4

患者，43岁女性，出现视力下降。患者嗅觉功能明显减退，执行功能和认知功能未见异常，直至手术前主管家族生意。术前MRI提示一巨大前颅窝脑膜瘤，MRI血流灌注扫描结果显示肿瘤血供很丰富（图6.4a）。如前文所述，我们选择了分两个阶段的手术治疗方式。首先行内镜下经筛

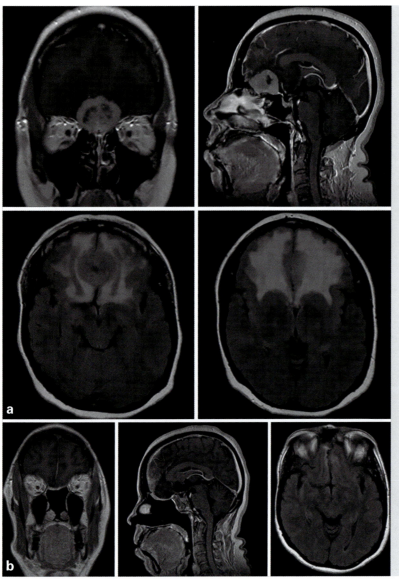

图6.3 病例3，患者52岁嗅觉丧失的女性，出现头痛、头晕症状。（a）术前增强MRI结果（最上方左图：冠状位，最上方右图：矢状位）、中间压水序列（FLAIR）轴位显示一巨大嗅沟脑膜瘤以及明显的瘤周水肿信号。患者接受了内镜下经鼻入路手术，术后无并发症。（b）肿瘤全部切除后不仅解决了头痛、头晕症状，而且随访约6个月后MRI结果（左：冠状位；中：矢状位；右：轴位）也未发现肿瘤复发；压水序列（FLAIR）显示水肿信号基本消失

板入路手术，进行阻断肿瘤血供和瘤内减压（图6.4b）。利用人工硬脑膜和带血管蒂的鼻中隔瓣修补颅底缺损处，患者术后未出现脑脊液漏情况。患者的视力甚至在第一阶段手术后出院前就得以迅速改善。术后约6周后，行第二阶段的手术即经右侧翼点入路残留肿瘤切除术（图6.4c）。准备开颅手术时，无脑叶水肿或肿胀情况。术后患者回到完全正常的生活，认知功能以及行为功能也正常。

6.5 结论

内镜下经鼻入路手术的热潮引发了许多该入路切除前颅窝底脑膜瘤的报道。这些文献质量参差不齐，并未通过真正的临床试验对两种手术方式治疗这些肿瘤进行比较。尽管如此，很多队列研究和回顾性研究结果显示，根据前颅窝底脑膜瘤患者术后的视力情况和额叶的损伤 / 水肿情况进行比较后，发现内镜下经鼻入路手术效果通常优于开颅手术。内镜下经鼻入路手术时需要复杂的颅底重建，术后的脑脊液漏是最需要考虑的并发症。只有具备经验丰富的神经外科和耳鼻喉科 / 头颈外科手术团队时才可以试图选择内镜下经鼻入路手术。我们的治疗规范是：如果肿瘤小，适用内镜下经鼻入路时，我们认为该手术方式为默

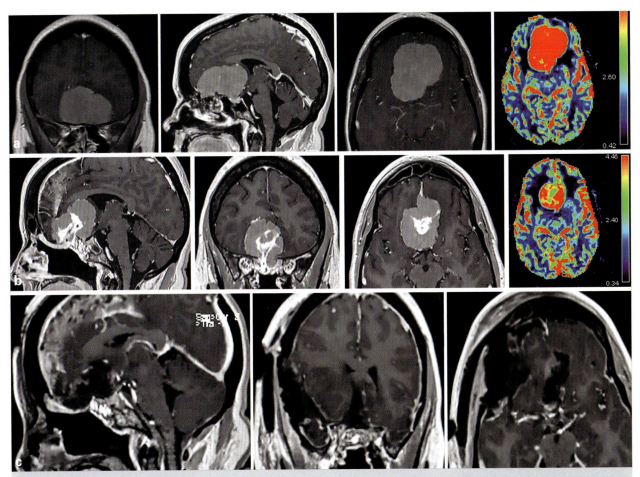

图6.4　病例4，患者，43岁女性，出现视物模糊症状，行为能力正常。（a）术前 MRI 结果（左→右：冠状位、轴位、血流灌注象轴位）显示一巨大嗅沟脑膜瘤，范围从额窦后壁至视神经（视交叉）水平，可见明显的血流灌注。患者的第一阶段内镜下经鼻入路手术，进行肿瘤血供的阻断和瘤内减压，无须对肿胀的额叶进行操作。（b）可见经第一阶段手术后残留的肿瘤，肿瘤强化信号较术前降低，血流灌注也较前减少（左→右：矢状位，冠状位，轴位，血流灌注象轴位）。约6周后，患者接受了第二阶段的手术治疗，即经右侧翼点入路开颅切除残留肿瘤。（c）术后 MRI 结果（左→右：矢状位、冠状位、轴位）显示经两个阶段的手术后肿瘤全部切除

认的治疗手段。而对于体积巨大的肿瘤而言，分两个阶段的联合手术可能是最佳治疗方式。然而，此结论需要进一步证实。最后，开颅手术是适用于某些特殊肿瘤的最佳治疗方式。我们作为受过两种技术训练的颅底外科医生，并不单独热衷于某一种手术方式，而是始终选择正确的方法来最大限度地提高患者的生活质量。

6.6 对未来研究的建议

早期对两种手术方式治疗前颅窝底脑膜瘤所得出的结论显示，在患者术后视力情况和额叶损伤/水肿等方面，内镜下经鼻入路手术可以让患者更受益。目前需要来自其他中心的更多队列研究来证实或反驳内镜下经鼻入路手术的优势，因为迄今为止只有几项所纳入患者例数较少的单中心研究中得出了此结论。作为接受过传统经颅入路手术和内镜经鼻手术训练的年轻医生，获取的数据都来自临床治疗的一系列前颅窝底脑膜瘤患者，而我们期待单一术者的文献中多描述两种手术的结合，而不是两种手术的对比。我们注意到应该同时发展术者血管内治疗技术。至于治疗前颅窝底脑膜瘤时选择何种手术方式，似乎无法开展一项强而有力的、证据充足的临床试验，而且这类研究无法实施完全盲法。对手术前后患者认知功能的变化也需要正规的量表进行评估，并以此为据比较两种手术方式。应利用标准的量表对术后患者生活质量进行评估，这将有助于术者选择最佳手术入路，以最大限度地提高这些脑膜瘤患者的生存质量。

参考文献

[1] Hardesty DA, Ponce FA, Little AS, Nakaji P. A quantitative analysis of published skull base endoscopy literature. J Neurol Surg B Skull Base. 2016; 77(1):24–31

[2] Cappabianca P, Alfieri A, de Divitiis E. Endoscopic endonasal transsphenoidal approach to the sella: towards functional endoscopic pituitary surgery (FEPS). Minim Invasive Neurosurg. 1998;41(2):66–73

[3] Carrau RL, Jho HD, Ko Y. Transnasal-transsphenoidal endoscopic surgery of the pituitary gland. Laryngoscope. 1996; 106(7):914–918

[4] Jho HD, Carrau RL, Ko Y, Daly MA. Endoscopic pituitary surgery: an early experience. Surg Neurol. 1997; 47(3):213–222, discussion 222–223

[5] Kassam A, Snyderman CH, Mintz A, Gardner P, Carrau RL. Expanded endonasal approach: the rostrocaudal axis. Part II. Posterior clinoids to the foramen magnum. Neurosurg Focus. 2005; 19(1):E4

[6] Kassam A, Snyderman CH, Mintz A, Gardner P, Carrau RL. Expanded endonasal approach: the rostrocaudal axis. Part I. Crista galli to the sella turcica. Neurosurg Focus. 2005; 19(1):E3

[7] de Divitiis E, Esposito F, Cappabianca P, Cavallo LM, de Divitiis O, Esposito I.Endoscopic transnasal resection of anterior cranial fossa meningiomas.Neurosurg Focus. 2008; 25(6):E8

[8] Gardner PA, Kassam AB, Thomas A, et al. Endoscopic endonasal resection of anterior cranial base meningiomas. Neurosurgery. 2008; 63(1):36–52,discussion 52–54

[9] Wang Q, Lu XJ, Ji WY, et al. Visual outcome after extended endoscopic endonasal transsphenoidal surgery for tuberculum sellae meningiomas. World Neurosurg. 2010; 73(6):694–700

[10] Van Gompel JJ, Frank G, Pasquini E, Zoli M, Hoover J, Lanzino G. Expanded endonasal endoscopic resection of anterior fossa meningiomas: report of 13 cases and meta-analysis of the literature. Neurosurg Focus. 2011; 30(5):E15

[11] Chowdhury FH, Haque MR, Goel AH, Kawsar KA. Endoscopic endonasal extended transsphenoidal removal of tuberculum sellae meningioma (TSM):an experience of six cases. Br J Neurosurg. 2012; 26(5):692–699

[12] Padhye V, Naidoo Y, Alexander H, et al. Endoscopic endonasal resection of anterior skull base meningiomas. Otolaryngol Head Neck Surg. 2012; 147(3):575–582

[13] Ottenhausen M, Banu MA, Placantonakis DG, et al. Endoscopic endonasal resection of suprasellar meningiomas: the importance of case selection and experience in determining extent of resection, visual improvement, and complications.World Neurosurg. 2014; 82(3–4):442–449

[14] Koutourousiou M, Fernandez-Miranda JC, Stefko ST, Wang EW, Snyderman CH, Gardner PA. Endoscopic endonasal surgery for suprasellar meningiomas:experience with 75 patients. J Neurosurg. 2014; 120(6):1326–1339

[15] Koutourousiou M, Fernandez-Miranda JC, Wang EW, Snyderman CH, Gardner PA. Endoscopic endonasal surgery for olfactory groove meningiomas: outcomes and limitations in 50 patients. Neurosurg Focus. 2014; 37(4):E8

[16] de Almeida JR, Carvalho F, Vaz Guimaraes Filho F, et al. Comparison of endoscopic endonasal and bifrontal craniotomy approaches for olfactory groove meningiomas: a matched pair analysis of outcomes and frontal lobe changes on MRI. J Clin Neurosci. 2015; 22(11):1733–1741

[17] Bander ED, Singh H, Ogilvie CB, et al. Endoscopic endonasal versus transcranial approach to tuberculum sellae and planum sphenoidale meningiomas in a similar cohort of patients. J Neurosurg. 201 8; 128:40–48

[18] Hadad G, Bassagasteguy L, Carrau RL, et al. A novel reconstructive technique after endoscopic expanded endonasal approaches: vascular pedicle nasoseptal flap. Laryngoscope. 2006; 116(10):1882–1886

[19] Kassam AB, Thomas A, Carrau RL, et al. Endoscopic reconstruction of the cranial base using a pedicled nasoseptal flap. Neurosurgery. 2008; 63(1) Suppl 1:ONS44–ONS52, discussion ONS52–ONS53

[20] Prevedello DM, Ditzel Filho LF, Fernandez-Miranda JC, et al. Magnetic resonance imaging fluid-attenuated inversion recovery sequence signal reduction after endoscopic endonasal transcribiform total resection of olfactory groove meningiomas. Surg Neurol Int. 2015; 6:158

[21] Pamir MN, Ozduman K, Belirgen M, Kilic T, Ozek MM. Outcome determinants of pterional surgery for tuberculum sellae meningiomas. Acta Neurochir (Wien). 2005; 147(11):1121–1130, discussion 1130

[22] Park CK, Jung HW, Yang SY, Seol HJ, Paek SH, Kim DG. Surgically treated tuberculum sellae and diaphragm sellae meningiomas: the importance of short-term visual outcome. Neurosurgery. 2006; 59(2):238–243, discussion 238–243

[23] Bassiouni H, Asgari S, Stolke D. Tuberculum sellae meningiomas: functional outcome in a consecutive series treated microsurgically. Surg Neurol. 2006;66(1):37–44, discussion 44–45

[24] Fahlbusch R, Schott W. Pterional surgery of meningiomas of the tuberculum sellae and planum sphenoidale: surgical results with special consideration of ophthalmological and endocrinological outcomes. J Neurosurg. 2002; 96(2):235–243

第七章　岩斜区脑膜瘤治疗的争议

Robert S. Heller, Carl B. Heilman

摘要

岩斜区脑膜瘤是神经外科医生面临的最具挑战性的病变，至于最佳治疗方法目前仍存在很多争议。岩斜区脑膜瘤的最终目标是保留神经功能和提高疗效，目前神经外科界争论究竟哪种手术入路对肿瘤的暴露最佳，并且不造成额外的手术并发症。岩斜区脑膜瘤的相关文献中描述了大量尸体研究，描述了每种手术入路暴露范围和对肿瘤的暴露程度。本章我们将分析眶颧入路、岩骨前入路、岩骨后入路、乙状窦后入路、远外侧入路以及内镜下经鼻入路等手术入路治疗岩斜区病变的优缺点。我们也将探讨伽马刀治疗对复杂的岩斜区病变的治疗效果。最后，对于所有类型岩斜区脑膜瘤来说，并没有单一的手术入路或治疗方式，这些病变的手术风险高，选择正确的治疗方式对患者预后至关重要。

关键词：岩斜区脑膜瘤，岩骨前入路，岩骨后入路，经岩骨入路，乙状窦后入路，内镜下经鼻入路，伽马刀治疗

7.1 引言

对颅底外科医生来说，岩斜区脑膜瘤是治疗难度最大的病变。与肿瘤自然生长特点相关的研究表明，近88%的病变以每年2.4cm³的速度生长。岩斜区脑膜瘤占后颅窝脑膜瘤的10%，仅占所有颅内脑膜瘤的1%~2%。

正如Almefty等学者所描述，岩斜区脑膜瘤来源于颞骨岩部和斜坡连接处附着于岩斜裂软骨的硬膜，具有压迫和推移毗邻重要血管、神经结构的特征。位于三叉神经内侧的脑膜瘤在长入Meckel腔前，常使脑干和基底动脉向后方以及肿瘤对侧移位（图7.1）。岩斜区脑膜瘤可以累及颅底不同的孔隙结构，包括但不限于Meckel腔、Dorello管、内听道、颈静脉孔以及海绵窦。所包绕的神经血管结构通常包括颅神经、基底动脉、基底动脉的主要分支和脑干穿支动脉，因此增加手术风险。

岩斜区脑膜瘤的治疗策略在神经外科发展过程中发生了巨大的变化。因为早期报道的岩斜区病变术后致死率和致残率很高，在显微外科问世前很多术者认为手术治疗是不可行的。随着显微外科技术的发展，在20世纪80年代末、90年代初有多位作者报道了岩斜区脑膜瘤的手术治疗效果较前有所提高。到20世纪90年代中期，在所有病例中，治疗重点已经转移到保留神经功能上，而不是最大切除。对于切除困难的岩斜脑膜瘤，学者们认识到次全切除加放射治疗比最大切除更安全，更少出现神经功能障碍。现代神经外科关于治疗岩斜区脑膜瘤存在的争议主要集中于以下两个方面：（1）手术入路的选择；（2）手术的侵袭性。如本章所述，手术治疗的目标将指导术者在术前选择某一特定的手术入路。

7.2 手术入路的选择

颅底外科医生传统的偏好是大范围暴露和多个角度的操作，但是这种理念已经被现代的微创手术理念所淘汰。现在的标准手术方法是最大限度地安全切除肿瘤，同时尽可能减少并发症。岩斜区脑膜瘤的手术入路的选择很大程度上取决于肿瘤位置和其对周围结构的侵犯程度。由Abdel-Aziz等建立的模型中，斜坡分为3个区域：上区的范围是从后床突到内听道上界，中区的范围是从内听道到颈静脉孔，下区的范围是从颈静脉孔

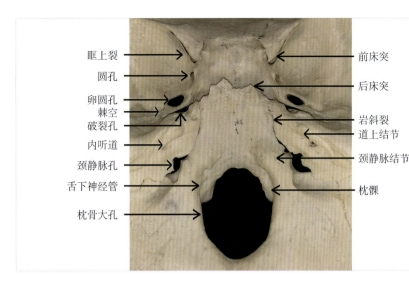

眶上裂
圆孔
卵圆孔
棘孔
破裂孔
内听道
颈静脉孔
舌下神经管
枕骨大孔

前床突
后床突
岩斜裂
道上结节
颈静脉结节
枕髁

图 7.1 颅底解剖标本图，图右侧指示颅底主要突起，图左侧指示颅底主要孔隙

到枕骨大孔。

对于累及上区的病变最常用的是颞下岩前入路（Kawase 入路），但也有术者偏好经眶颧入路到达此区域，因为经眶颧入路暴露肿瘤时减少对颞叶的牵拉。在肿瘤向幕上延伸的病例中，经颞下岩前入路和眶颧入路均可以切除向幕上区域生长的肿瘤。

位于岩斜区中 1/3 区域的脑膜瘤，传统的最佳手术入路有经岩骨入路和乙状窦后入路。颅底外科学中，切除岩骨入路（也称作岩骨后入路）是一个广泛的概念，可根据颞骨切除程度进行细分。为了增加岩斜区的暴露可选择的入路有乙状窦前迷路后入路、经半规管入路、经迷路入路、经耳蜗入路等。经迷路后入路可通过保留迷路解剖结构保护听力，但是斜坡中段的腹侧的视野因此受限。经半规管入路第一次是由 Horgan 等提出的，经此入路可通过磨除上半规管和后半规管增加岩斜区的暴露。经半规管入路手术后约 70% 的患者保留了听力。经迷路入路以牺牲所有半规管为代价保留了听觉功能，而经耳蜗入路手术时为了磨除耳蜗增加了手术时间，另外也增加了损伤毗邻的面神经的风险。尽管经耳蜗入路可以提供最好的手术视野和操作角度，但是该入路是所有经岩骨入路中最为极端的一种。

随着手术经验的积累，一些颅底外科医生已经不再选用经岩骨入路，而更偏好于乙状窦后入路。经枕下乙状窦后入路可暴露从枕骨大孔至天幕的后颅窝外侧方。根据一些学者的报道，通过切开天幕暴露幕上区域，以及磨除道上结节暴露后颅窝腹侧和 Meckel 腔，以此扩大暴露范围。Chang 等学者的一项尸体研究中显示，与岩前入路相比，经乙状窦后入路能提供斜坡和脑干更靠上方的可操作区域。也有术者提出了分阶段手术治疗岩斜区脑膜瘤的优势，Samii 和 Little 等主张采取两步法，凭此观念，与其单独采用更具侵袭性的经岩骨入路，术者可以选择两种更简单、更安全的手术入路切除肿瘤。

内镜综合技术的常规应用也为岩斜区脑膜瘤的治疗提供了选择。内镜辅助下可增加乙状窦后入路手术视野，无须增加更多侵袭性手术入路就可以提高肿瘤切除率。由于内镜下经鼻入路手术方式取得了重要进展，目前应用此入路切除岩斜区脑膜瘤是可行的。使用带血管蒂鼻中隔瓣修补斜坡缺损可以显著减少鼻内镜手术的并发症。

目前已有大量尸体研究探讨通过内镜下经鼻入路手术方式能获取的岩斜区暴露范围。Abuzayed 等和 de Notaris 等学者的尸体研究中显示，内镜下可通过斜坡探查后颅窝腹侧区域。根据 de Notaris 的描述，上、中、下 1/3 段斜坡外侧的暴露因重要神经血管而受限，即上 1/3 的斜坡：破裂孔处颈内动脉；中 1/3 段斜坡：外展神经；下 1/3 段斜坡：舌下神经管。Mason 等研究者对经岩骨后入路和内镜下经鼻入路进行了比较，虽然两种手术入路均能充分暴露后颅窝腹侧区域，但是内镜下经鼻入路手术时不能暴露两侧内听道附近区域。

随后 Jacquesson 等报道，手术团队可以通过在鼻腔内进行磨除骨质来扩大暴露范围。磨除颈内动脉周围斜坡及岩骨骨质，直至颈内动脉仅被一层薄的骨片所包绕，这样可以移动颈内动脉并到达 Meckel 腔、海绵窦内侧以及眶尖等结构。Morera 等在尸体解剖上发现，内镜下经鼻入路通过磨除颈静脉结节和枕髁后可暴露斜坡下1/3 段的区域，他们将其命名为"远 – 内侧"入路。而 Benet 等则在另一尸体研究中发现，内镜下经鼻远内侧入路能更好地暴露斜坡下段腹内侧区域，但是他们认为病变背外侧至椎动脉和舌下神经的区域，选择远外侧手术入路会比较好处理。

目前关于选择手术入路的争议主要集中在内镜下经鼻入路手术的作用与传统手术方式的比较（图 7.2）。有些对内镜技术非常熟练的诊疗中心正将该技术应用在岩斜区脑膜瘤的治疗中。扩大的经鼻入路手术需要经验丰富的由神经外科和耳鼻喉科专家组成的多学科团队参与。

7.3 文献回顾

由于岩斜区脑膜瘤相对较少，现有文献对这些病变的治疗评价有限。如上所述，岩斜区脑膜瘤相关的大部分文献，通过尸体研究评估了各手术入路的效果和操作角度。构成其余部分的是专家们发表的临床类文章，受回顾性、单中心病例研究等特点的限制（表 7.1）。

Almefty 等的报道中 64 例岩斜区脑膜瘤患者分别通过以下手术入路完成肿瘤切除术：岩骨前入路（11 例）、岩骨后入路（27 例）、岩骨联合入路（15 例）、岩骨全切入路（4 例）、经乳突入路（7 例）。从该研究所选择的手术入路可看出的作者观念，即最大限度地切除肿瘤以降低复发率，但是这会造成患者术后显著的并发症发生率。根据术后影像学结果，肿瘤全切率为 64%。术后新出现的颅神经功能障碍的发生率为 66%，而最近的随访中 35% 的患者仍有神经功能缺陷。9.8% 的患者经肿瘤全切后仍复发（中位复发时间：术后 168个月），而肿瘤非全切除的患者中肿瘤复发率为43%（中位复发时间：术后 80 个月）。

Koutourousiou 等分享了 32 例岩斜区脑膜瘤的手术治疗经验，其中 11 例行乙状窦后入路或远外

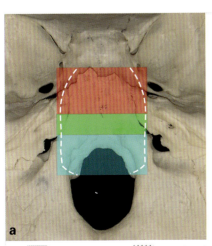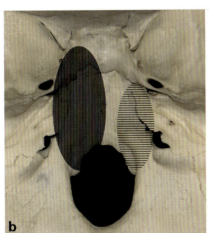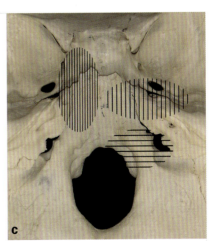

| ⫾⫾⫾⫾⫾ 眶颧入路 | ⫾⫾⫾ 岩骨前入路 | ▨ 岩骨后入路 | ▤ 枕下乙状窦后入路 | ▤ 远外侧入路 |

图 7.2 颅底解剖图，阴影区域表示不同入路的目标区域。（a）彩色表示斜坡上、中、下段（Abdel-Aziz 等）；两侧白线表示内镜下经鼻入路可暴露范围的两侧外界。（b）岩骨后入路和枕下乙状窦后入路的目标区域。（c）眶颧入路、岩骨前入路、远外侧入路的目标区域

表 7.1 岩斜区脑膜瘤相关文献中的重要研究

作者	年份	研究类型	期刊	研究级别
Abdel-Aziz 等	2000	临床和尸体研究	*Neurosurgery*	IV
Chang 等	2009	尸体研究	*Neurosurgery*	N/A
Flannery 等	2010	临床研究	*Journal of Neurosurgery*	IV
Morera 等	2010	尸体研究	*Neurosurgery*	N/A
Almefty 等	2014	临床研究	*Journal of Neurosurgery*	IV
Jacquesson 等	2015	尸体研究	*World Neurosurgery*	N/A
Mason 等	2016	尸体研究	*Journal of Neurological surgery. Part B：Skull base*	N/A
Koutourousiou 等	2017	临床研究	*World Neurosurgery*	III

侧入路手术，17 例选择内镜下经鼻入路，而另 4 例联合以上的方式。而这项研究中，术者的理念是避开复杂的经岩骨手术入路，与肿瘤全切相比更倾向于提高患者功能预后。肿瘤全切率 19%，肿瘤近全切率 28%，而 53% 的患者出现新的神经功能缺陷。很显然，肿瘤 > 4cm 和肿瘤包绕血管是无法实现全切的最重要的预测因素。术后 10 个月内 37.5% 的患者接受了放射治疗，平均随访 14 个月内未发现肿瘤复发。

Flannery 等应用伽马刀放射治疗了最大直径< 3.5cm 的岩斜区脑膜瘤。在共治疗的 168 例患者中，97 例选择放射治疗作为首要治疗手段，32 例因肿瘤残留接受了放射治疗，而另外 39 例患者因术后肿瘤复发选择了放射治疗方式。肿瘤平均治疗剂量为 13Gy（50% 的等剂量线），90% 的病例中肿瘤生长停滞或肿瘤消退。体积大于 8cm³ 的肿瘤与肿瘤复发和放射治疗的失败显著相关（无进展生存期：体积 > 8cm³，144 个月相比体积 < 8cm³，199 个月）。2% 的患者在接受放射治疗后出现新的颅神经病变（三叉神经、舌咽神经、迷走神经）。

正如这 3 项代表性的研究中显示，关于岩斜区脑膜瘤的最佳治疗方式目前有很多学派持有不同的观念。有些学者提倡通过复杂的颅底手术入路最大限度地切除肿瘤，另一些学者主张用最小手术通路，既能很安全地对肿瘤进行瘤内减压，又能避免神经功能障碍。经范围较大的岩骨入路手术治疗岩斜区脑膜瘤时，可提供较好的手术视野并且提高肿瘤切除率。而这些手术入路需要更长的手术时间、更长的住院时间，而且还可能增

加静脉血栓、脑脊液漏以及颞叶回流静脉损伤的风险。侵袭性的手术切除增加神经麻痹和卒中发生的风险，但一般可以提高肿瘤切除率。而经侵袭性较小的手术入路也可切除肿瘤，在一定程度达到手术治疗目的。选择这些入路时虽然降低了对颅神经损伤的风险，但是增加了肿瘤不能全切的可能性。伽马刀放射治疗对小肿瘤的效果是显著的，而且与外科手术相比，它造成的风险要低得多。

7.4 Tufts 医疗中心的治疗理念

在 Tufts 医疗中心，根据肿瘤位置、大小以及患者的神经功能情况来选择合适的手术入路。而肿瘤切除范围取决于肿瘤包绕基底动脉及其分支的情况和肿瘤的性质。

对于每位患者首先要考虑的是制定术前治疗目标。全切肿瘤往往会增加手术风险，但是有些病例中手术风险较低，看似可试图实现肿瘤的全切。保留良好的颅神经功能并且避免出现新的颅神经功能障碍是至关重要的，尤其是动眼神经、外展神经、面神经以及迷走神经等。然而，如果患者出现单侧的滑车神经、三叉神经、听神经或舌咽神经等神经功能障碍，通常情况下可维持正常生活。

由于我们中心具备伽马刀治疗条件，因此为岩斜区脑膜瘤患者治疗提供了重要选择。对于有症状的或肿瘤正在生长的，而且体积较小适合进行伽马刀治疗的肿瘤，与手术切除肿瘤相比，伽马刀治疗风险较低，并且对肿瘤的控制优于手术

治疗。对于次全切的肿瘤或复发的小肿瘤可选择伽马刀治疗。

对于主要位于斜坡上 1/3 段水平并且沿天幕向内听道延伸的大肿瘤，我们偏好于选择经颞下 - 岩前的扩大中颅窝入路。虽然经此入路有损伤岩大神经和颞下回的风险，但是可以迅速到达岩斜区。术区暴露范围受内听道的限制，但是切除肿瘤时盲区的肿瘤偶尔可能会进入视野。另外的优势在于可早期阻断肿瘤来自岩尖的血供，并且还可以切除肿瘤长入 Meckel 腔的部分。

对于主要位于后颅窝的肿瘤，我们偏好于选择枕下乙状窦后入路。经此入路可暴露的范围是从枕骨大孔至天幕，通过调整患者的体位，经颅神经间可切除颅神经和脑干腹侧的肿瘤。在有些病例中，内镜辅助下能扩大经乙状窦后入路可探查的范围，可暴露和切除脑干腹侧及幕上部分的肿瘤。

术中决策对患者的预后也至关重要。与质地硬、明显纤维化的肿瘤相比，质地较软，可用吸引器吸出的肿瘤更适合进行侵袭性的操作。通常肿瘤质地是决定手术切除范围的重要因素。使椎 - 基底动脉系统和脑干穿支动脉发生移位的肿瘤，相对于包绕或侵犯这些动脉的肿瘤而言更容易切除。纤维型、血管型岩斜区脑膜瘤包绕基底动脉及其分支以及大脑后动脉的近端时不应该全部切除。岩斜区脑膜瘤通常与脑干发生粘连，在分离肿瘤时应该避免过度牵拉肿瘤，因为这样会对脑干造成牵拉损伤。

7.5 典型病例

患者，37 岁女性，临床表现：5 个月内进行性加重的右侧偏瘫和行走困难。神经系统查体：右侧肢体近端肌力 4+ ~ 5 级，右侧肢体肌张力增高，辨距不良。神经系统影像学结果提示右侧岩斜区巨大脑膜瘤，已明显压迫脑干（图 7.3）。肿瘤从幕上小脑幕间隙一直往下延伸至内听道下方的脑桥水平，侵犯了右侧海绵窦和 Meckel 腔。基

底动脉被肿瘤完全（360°）包绕。患者的临床表现为右侧肿瘤导致的右侧偏瘫，这与 Kernohan 切迹现象一致：肿瘤使中脑受压后向对侧移位，而对侧中脑受天幕缘压迫后引起左侧大脑脚水肿（图 7.3c）。

考虑到手术需要暴露的范围较大，术前计划行分两阶段的手术方式。首先行颞下 - 岩前入路切除位于幕上、Meckel 腔以及上段斜坡的肿瘤部分，解除肿瘤对脑干的压迫。然后，经枕下乙状窦后入路切除位于后颅窝的肿瘤部分，尤其是内听道水平以下的肿瘤。这两阶段的手术在同一单位进行，只是手术时间不同。

在手术室我们先行经颞骨开颅术，经 Kawase 三角磨除岩尖并打开硬膜，从 Meckel 腔内开始切除肿瘤。仔细将肿瘤与周围颅神经、血管等结构进行分离。随着上部分肿瘤的切除后，在切除部分的下面可看见肿瘤的包膜，因此完整地切除了肿瘤位于内听道以下的部分。然后我们注意到肿瘤沿斜坡延伸到了海绵窦内，为了保留外展神经和脑干穿支血管，我们完成了肿瘤的次全切。

术后神经系统影像结果提示肿瘤的 90%~95% 已被切除，手术对脑干的减压效果极佳。由于大部分肿瘤已被切除，所以我们取消了第二阶段的手术，并计划对小部分残留的肿瘤行放射治疗。

尽管患者术后出现轻微的一侧面部麻木和垂直复视（倾斜头部有所改善），但是患者术前的偏瘫症状基本消失。术中解剖保留了滑车神经和三叉神经，术后 6 个月后上述症状基本缓解。术后 6 个月后行伽马刀治疗，平均治疗剂量为 13Gy（50% 的等剂量线），从此以后患者病情一直很稳定。

7.6 结论

对颅底外科医生来说，岩斜区脑膜瘤的治疗极具挑战性。对于所有类型岩斜区脑膜瘤来说，并没有单一的手术入路或治疗方式。对于岩斜区脑膜瘤的患者，术者进行多种手术入路或治疗方式前必须做好最好的准备。根据所有已发表的文

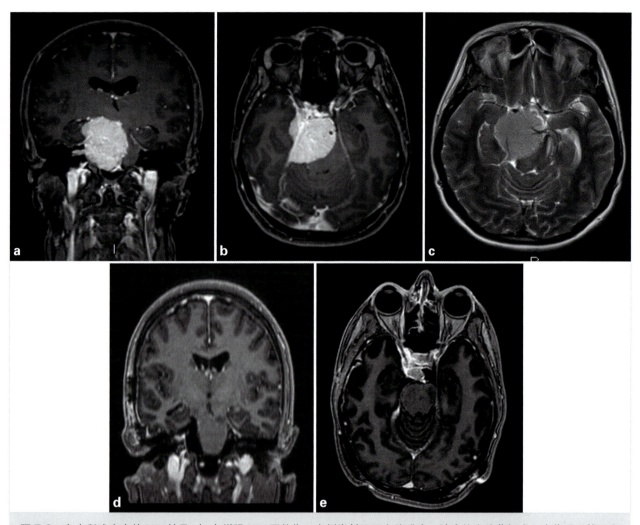

图 7.3 文中所述患者的 MRI 结果。（a）增强 MRI 冠状位：右侧岩斜区巨大脑膜瘤，肿瘤从小脑幕切迹一直往下延伸至内听道水平，侵犯了右侧海绵窦后部和 Meckel 腔，脑干严重受压并移向对侧。（b）增强 MRI 轴位：脑桥明显受压，肿瘤已完全包绕基底动脉。（c）T2 加权序列轴位，肿瘤压迫中脑，并使其向对侧天幕缘移位，可见左侧中脑水肿信号（Kernohan 现象）。（d，e）术后增强 MRI 冠状位和轴位：术后 6 个月后（拟行伽马刀治疗时），可见肿瘤绝大部分已被切除，在沿斜坡至海绵窦内可见小部分肿瘤残留

献显示，岩斜区脑膜瘤的手术风险很高，正确的判断和决策对提高患者的预后至关重要。对于神经外科医生来说，岩斜区脑膜瘤可能是在所有病变中治疗难度最大、极具技术挑战性的肿瘤。只有通过多年的经验，才能知道什么时候继续切除肿瘤，什么时候停止切除肿瘤才能避免造成术后的神经功能障碍。

7.7 对未来研究的建议

斜区脑膜瘤是相对少见的神经外科疾病。迄今为止，样本量最大的研究中 10~20 年内所治疗的患者例数也不超过 100 例。由于病例少见、术者所偏好的手术入路不同、对手术侵袭性的想法以及手术理念的不同，因此无法依据现有的文献进行严格的评估。通过集合病例，比如通过疾病登记中心获取其他神经外科中心所治疗的患者，可以使研究更具有说服力，毕竟对此难以实施临床随机对照试验。岩斜区脑膜瘤发病率较低，而且病变有可能造成神经功能缺陷，因此更严格地探讨和分析每种治疗方式会对未来的患者有利。

参考文献

[1] Hunter JB, Yawn RJ, Wang R, et al. The natural history of petroclival meningiomas:a volumetric study. Otol Neurotol. 2017; 38(1):123–128

[2] Natarajan SK, Sekhar LN, Schessel D, Morita A. Petroclival meningiomas: multimodality treatment and outcomes at long-term follow-up. Neurosurgery.2007; 60(6):965–979, discussion 979–981

[3] Almefty R, Dunn IF, Pravdenkova S, Abolfotoh M, Al-Mefty O. True petroclival meningiomas: results of surgical management. J Neurosurg. 2014; 120(1):40–51

[4] Russell JR, Bucy PC. Meningiomas of the posterior fossa. Surg Gynecol Obstet.1953; 96(2):183–192

[5] Dany A, Delcour J, Laine E. Meningiomas of the clivus. clinical, radiological and therapeutic study. Neurochirurgie. 1963; 9:249–277

[6] Hakuba A, Nishimura S, Tanaka K, Kishi H, Nakamura T. Clivus meningioma:six cases of total removal. Neurol Med Chir (Tokyo). 1977; 17(1 Pt 1):63–77

[7] Couldwell WT, Fukushima T, Giannotta SL, Weiss MH. Petroclival meningiomas:surgical experience in 109 cases. J Neurosurg. 1996; 84(1):20–28

[8] Mayberg MR, Symon L. Meningiomas of the clivus and apical petrous bone.Report of 35 cases. J Neurosurg. 1986; 65(2):160–167

[9] Samii M, Ammirati M, Mahran A, Bini W, Sepehrnia A. Surgery of petroclival meningiomas: report of 24 cases. Neurosurgery. 1989; 24(1):12–17

[10] Iwai Y, Yamanaka K, Yasui T, et al. Gamma knife surgery for skull base meningiomas.The effectiveness of low-dose treatment. Surg Neurol. 1999; 52(1):40–44, discussion 44–45

[11] Nicolato A, Foroni R, Pellegrino M, et al. Gamma Knife radiosurgery in meningiomas of the posterior fossa. Experience with 62 treated lesions. Minim Invasive Neurosurg. 2001; 44(4):211–217

[12] Subach BR, Lunsford LD, Kondziolka D, Maitz AH, Flickinger JC. Management of petroclival meningiomas by stereotactic radiosurgery. Neurosurgery. 1998;42(3):437–443, discussion 443–445

[13] Abdel Aziz KM, Sanan A, van Loveren HR, Tew JM, Jr, Keller JT, Pensak ML.Petroclival meningiomas: predictive parameters for transpetrosal approaches. Neurosurgery. 2000; 47(1):139–150, discussion 150–152

[14] Little AS, Jittapiromsak P, Crawford NR, et al. Quantitative analysis of exposure of staged orbitozygomatic and retrosigmoid craniotomies for lesions of the clivus with supratentorial extension. Neurosurgery. 2008; 62(5) Suppl 2:ONS318–ONS323, discussion ONS323–ONS324

[15] Horgan MA, Anderson JB, Kellogg JX, et al. Classification and quantification of the petrosal approach to the petroclival region. J Neurosurg. 2000; 93(1):108–112

[16] Kaylie DM, Horgan MA, Delashaw JB, McMenomey SO. Hearing preservation with the transcrusal approach to the petroclival region. Otol Neurotol. 2004;25(4):594–598, discussion 598

[17] Samii M, Tatagiba M, Carvalho GA. Resection of large petroclival meningiomas by the simple retrosigmoid route. J Clin Neurosci. 1999; 6(1):27–30

[18] Chang SW,Wu A, Gore P, et al. Quantitative comparison of Kawase's approach versus the retrosigmoid approach: implications for tumors involving both middle and posterior fossae. Neurosurgery. 2009; 64(3) Suppl:ons44–ons51,discussion ons51–ons52

[19] Xu F, Karampelas I, Megerian CA, Selman WR, Bambakidis NC. Petroclival meningiomas: an update on surgical approaches, decision making, and treatment results. Neurosurg Focus. 2013; 35(6):E11

[20] Sharma M, Ambekar S, Guthikonda B, Nanda A. A comparison between the Kawase and extended retrosigmoid approaches (retrosigmoid transtentorial and retrosigmoid intradural suprameatal approaches) for accessing the petroclival tumors. A cadaveric study. J Neurol Surg B Skull Base. 2014; 75(3):171–176

[21] Yamahata H, Tokimura H, Hirahara K, et al. Lateral suboccipital retrosigmoid approach with tentorial incision for petroclival meningiomas: technical note.J Neurol Surg B Skull Base. 2014; 75(4):221–224

[22] Samii M, Tatagiba M, Carvalho GA. Retrosigmoid intradural suprameatal approach to Meckel's cave and the middle fossa: surgical technique and outcome.J Neurosurg. 2000; 92(2):235–241

[23] Samii M, Gerganov V, Giordano M, Samii A. Two step approach for surgical removal of petroclival meningiomas with large supratentorial extension.Neurosurg Rev. 2010; 34(2):173–179

[24] Zhou QJ, Liu B, Geng DJ, et al. Microsurgery with or without neuroendoscopy in petroclival meningiomas. Turk Neurosurg. 2015; 25(2):231–238

[25] Tang CT, Kurozumi K, Pillai P, Filipce V, Chiocca EA, Ammirati M. Quantitative analysis of surgical exposure and maneuverability associated with the endoscope and the microscope in the retrosigmoid and various posterior petrosectomy approaches to the petroclival region using computer tomographybased frameless stereotaxy. A cadaveric study. Clin Neurol Neurosurg. 2013;115(7):1058–1062

[26] de Notaris M, Cavallo LM, Prats-Galino A, et al. Endoscopic endonasal transclival approach and retrosigmoid approach to the clival and petroclival regions. Neurosurgery. 2009; 65(6) Suppl:42–50, discussion 50–52

[27] Abuzayed B, Tanriover N, Gazioglu N, Akar Z. Extended endoscopic endonasal approach to the clival region. J Craniofac Surg. 2010; 21(1):245–251

[28] Mason E, Rompaey JV, Solares CA, Figueroa R, Prevedello D. Subtemporal retrolabyrinthine (posterior petrosal) versus endoscopic endonasal approach to the petroclival region: An anatomical and computed tomography study. J Neurol Surg B Skull Base. 2016; 77(3):231–237

[29] Jacquesson T, Berhouma M, Tringali S, Simon E, Jouanneau E. Which routes for petroclival tumors? A comparison between the anterior expanded endoscopic endonasal approach and lateral or posterior routes. World Neurosurg.2015; 83(6):929–936

[30] Morera VA, Fernandez-Miranda JC, Prevedello DM, et al. "Far-medial"expanded endonasal approach to the inferior third of the clivus: the transcondylar and transjugular tubercle approaches. Neurosurgery. 2010; 66(6)Suppl Operative:211–219, discussion 219–220

[31] Benet A, Prevedello DM, Carrau RL, et al. Comparative analysis of the transcranial"far lateral" and endoscopic endonasal "far medial" approaches: surgical anatomy and clinical illustration. World Neurosurg. 2014; 81(2):385–396

[32] Flannery TJ, Kano H, Lunsford LD, et al. Long-term control of petroclival meningiomas through radiosurgery. J Neurosurg. 2010; 112(5):957–964

[33] Koutourousiou M, Fernandez-Miranda JC, Vaz-Guimaraes Filho F, et al. Outcomes of endonasal and lateral approaches to petroclival meningiomas.World Neurosurg. 2017; 99:500–517

第八章　介入栓塞术在颅底脑膜瘤的治疗中有作用吗?

Colin J. Przybylowski, Jacob F. Baranoski, Rami O. Almefty, Dale Ding, Andrew F. Ducruet, Felipe C. Albuquerque

摘要

介入栓塞术在颅底脑膜瘤的治疗中有作用吗?尽管有了近几十年来技术的进步、临床研究和学术争论,这个问题仍然没有答案。随着栓塞剂和微导管技术的发展,栓塞更深部和更曲折血管供血的脑膜瘤成为可能。然而栓塞术仍然增加患者神经系统并发症发生的风险,而且没有确切的证据表明这种新辅助治疗的益处大于风险。此外,一些外科医生认为术前栓塞的好处完全是主观评价的。目前术前栓塞术的效果是逐个病例分析的,是否要术前栓塞由手术医生决定。因为尚不清楚颅底脑膜瘤的术前栓塞的获益风险状况,所以该问题值得继续研究。

关键词:血管内手术,颅内肿瘤,脑膜瘤,氰基丙烯酸酯正丁酯(NBCA),乙烯 – 乙烯醇共聚物(ONYX),颅底

8.1　脑膜瘤的术前栓塞

1973 年,Manelfe 等首次描述了脑膜瘤的术前栓塞术,此后血管内介入技术、栓塞剂材料、微导管技术和可供神经介入医生使用的成像方法有了快速的发展。尽管有这些进展,术前栓塞治疗脑膜瘤仍存在争议。虽然术前栓塞术有减少术中出血、缩短手术时间和使肿瘤软化等潜在的优点,但这些优点是否能提高临床疗效或肿瘤全切除率尚不清楚。另外,当考虑到栓塞手术的潜在并发症和额外费用时,这些益处是否合理还不得而知。

颅底脑膜瘤由于其与重要的神经血管结构的毗邻使切除肿瘤特别具有挑战性。颅底脑膜瘤通常从血管蒂中获得大部分血液供应,而在手术的早期阶段不能立即切除。术前栓塞术是否对这些深部病变特别有帮助还存在争议,因此在本章中我们讨论了关于颅底脑膜瘤术前栓塞技术、结果和未来方向的争议。

8.2　颅底脑膜瘤的术前栓塞

8.2.1　栓塞技术要点

颗粒栓塞剂

颅底脑膜瘤的颗粒栓塞剂栓塞传统上是用聚乙烯醇(PVA)粒子(Boston Scientific Corp./Target Therapeutics, Inc., Cork Ltd., Cork, Ireland; Cordis Neurovascular, Inc., Miami, FL)和三丙烯酸明胶微球(Embosphere; BioSphere Medical, Inc., Rockland, MA)进行的。这些颗粒被浸泡在对比剂中,然后缓慢注入肿瘤供血血管中,这些颗粒不仅会堵塞血管,还会促进炎症反应从而导致血管内纤维化。对于较大的供血动脉颗粒栓塞剂栓塞术后可以进行弹簧圈栓塞以提高断流程度。颗粒栓塞剂的优点是当无法达到远端通路时,它们可以"发射"到肿瘤的供血血管中。此外,中等大小的颗粒(300~500μm)无法进入神经滋养血管中,这比能进入供应远侧颅神经(CN)供血血管的液体栓塞剂更安全。相反,较小的颗粒可能漂到比预期更深的部位导致正常组织血管床的意外缺血。

液体栓塞剂

脑膜瘤栓塞最常用的液体栓塞剂是氰基丙烯酸酯正丁酯(NBCA; Cordis Neurovasural, Inc.)和乙烯 – 乙烯醇共聚物(ONYX; ev3 Neurovasural, Irvine, CA)。NBCA 是一种自由流动的单体,与血

液等阴离子环境接触后立即聚合，它的一个优点是输注压力低，这可能会降低栓塞后出血的风险。NBCA 的主要缺点是在注射后必须立即撤回微导管尖端以避免黏附在栓塞铸型内，这种立即撤回微导管可能会导致注射时间比预期的短，注射量比预期的少，此外，每次注射 NBCA 后微导管位置都会变化。ONYX 溶解在二甲基亚砜中，在与血液接触时扩散使栓塞剂凝固，ONYX 这种低沉淀率使它在凝固前深入中小型肿瘤供血动脉中。另一方面，由于 ONYX 的黏合性比 NBCA 低，微导管尖端被粘在铸型中的可能性较小，因此 ONYX 可以有更长的注射时间，神经介入医生为行造影可暂停栓塞过程。ONYX 的缺点是二甲基亚砜有毒性，在较高的注射速率下可导致血管痉挛和坏死。

血管蒂

脑膜瘤常由颈外动脉（ECA）的分支供血，通常这些分支可以安全地插管，并且肿瘤栓塞术神经并发症发生率较低。然而，神经介入医生必须了解常见的颅外 - 颅内吻合，例如枕、椎动脉通过枕下结相连通，以避免意外栓塞颅内血管。对供应远端颅神经的颈外动脉分支应特别小心，例如脑膜中动脉岩支（MMA）和耳后动脉茎突支为面神经（CN- Ⅶ）提供主要的血供，若中小颗粒或液体栓塞剂无意中阻塞神经滋养血管可导致神经功能缺陷。此外，咽升动脉的脑膜神经干供应舌咽神经、迷走神经、脊髓副神经和舌下神经（CNs Ⅸ ~ Ⅻ）。

由于其解剖位置，颅底脑膜瘤也可能从颈内动脉（ICA）获得大量的血液供应，在这种情况下介入医生必须注重栓塞手术的安全性而不是血供阻断。Waldron 等报道，在用颗粒栓塞剂栓塞治疗的 64 例颅底脑膜瘤患者中，栓塞了 15/85（18%）颈内动脉供血分支，83/99（84%）颈外动脉供血血管。虽然眼动脉或筛动脉最常见的颈内动脉供血分支栓塞有一定的成功率（$n=35$；43%），但这些患者中只栓塞了 1 例，主要因为筛动脉在手术早期通常是可探及可控的，而经眼动脉栓塞颅底脑膜瘤存在不必要的失明风险。

目前尚不清楚较新的液体栓塞剂（如 ONYX）是否能改善 ICA 分支栓塞的安全性。Trivelatto 等报道了 5 例经枕动脉栓塞的成功病例，其中 1 例患者出现短暂的动眼神经麻痹，可能与栓塞术后瘤周出血有关。Abdel 等描述了一种球囊辅助下用液体栓塞剂栓塞近端 ICA 分支的技术，在 1 例血供主要来自颈内动脉下外侧干的脑膜瘤，他们在颈内动脉海绵窦段下外侧干的远端充盈球囊，目的是将所有的栓塞剂导入下外侧干，防止栓塞剂回流到颈内动脉及其远端支。

8.2.2 栓塞结果

极少数文献报道了颅底脑膜瘤术前栓塞治疗的结果（表 8.1），这些所报道的研究均为Ⅲ级或Ⅳ级临床证据。Rosen 等在 2002 年发表了术前栓塞 167 例患者脑膜瘤的最大的一个病例系列，在此研究中所有患者均采用 PVA 颗粒栓塞剂进行栓塞，其中 91% 的患者出现了良好的血流阻断而无术后长期并发症，然而 15 例（9%）患者栓塞后出现了严重的神经功能缺损，包括 5 例（3%）新发的颅神经缺损、1 例（0.6%）蛛网膜下腔出血和 1 例

表 8.1　颅底脑膜瘤术前栓塞术系列总结

作者（年份）	证据等级	例数	栓塞剂	被栓塞的血管	血流阻断	主要的并发症
Oka 等（1998）	Ⅲ	12	颗粒栓塞剂	脑膜中动脉、上颌内动脉	—	—
Rosen 等（2002）	Ⅳ	167	颗粒栓塞剂	脑膜中动脉、脑膜垂体干	—	9%
Hirohata 等（2003）	Ⅳ	7	颗粒栓塞剂	脑膜垂体干	3 例完全阻断	0
Waldron 等（2011）	Ⅳ	64	颗粒栓塞剂，弹簧圈	脑膜中动脉、上颌内动脉	9%	0
Trivelatto 等（2011）	Ⅳ	5	ONYX	眼动脉	2 例完全阻断	0
Suzuki 等（2017）	Ⅳ	20	NBCA，颗粒栓塞剂，弹簧圈	脑膜中动脉、枕动脉	—	0

（0.6%）需要紧急开颅手术的瘤内出血。在 Waldron 等的研究报道中在 64 例患者中有 6 例（9%）实现了完全的血流阻断，其中 2 例肿瘤完全由颈内动脉供血，此研究中无与栓塞术有关的并发症，他们认为这是由于他们精心选择了栓塞靶点。

肿瘤肿胀或颅内出血导致的颅内压升高是较大的颅底脑膜瘤术前栓塞的潜在灾难性的并发症。有人认为使用小颗粒栓塞剂可能会增加这种风险，因为它们更有可能在没有侧支供应的情况下流入终末支血管内导致坏死和增加出血的风险。小颗粒也可能通过动静脉分流进入静脉系统导致静脉血瘀滞以及血栓形成，如果动脉供应保持开放，则导致跨壁压力增加。Almefty 等描述了在大脑膜瘤栓塞期间确保颅内压正常的方法，他们在杂交手术室中对两个大的由多个血管供血的脑膜瘤进行栓塞后再开颅进行肿瘤切除手术。这项技术允许对肿瘤进行积极的栓塞，一旦出现出血或肿胀，外科医生可以立即处理以降低颅内压。其他学者也报道他们开始使用液体栓塞剂，因为这些栓塞剂可以以可控的方式进入深部的肿瘤供血血管内。

现有的神经外科文献表明，对于大多数颅底脑膜瘤来说肿瘤供血动脉栓塞术是可行的，但以增加神经功能障碍风险（0~9%）为代价。没有大型研究比较栓塞和非栓塞颅底脑膜瘤的手术结果，一些学者试图对所有的颅底脑膜瘤进行比较，但其局限性在于两组患者和肿瘤之间缺乏同质性。虽然一些团队认为任何程度的肿瘤供血动脉栓塞术都是有益的，但另一些团队则认为术前栓塞只有在供血动脉完全栓塞后才能发挥作用，因为确定这种获益通常是由颅底外科医生的主观决定，是否术前栓塞颅底脑膜瘤仍然取决于外科医生的选择。

8.3 病例

8.3.1 病例 1

一位 56 岁男性，表现为进行性精神错乱和人格改变，检查发现一个大小为 6cm 的右侧蝶骨嵴脑膜瘤（图 8.1a）。术前血管造影显示颈内动脉

（ICA）覆盖在肿瘤上，由大脑中动脉发出的多个血管分支供应肿瘤（图 8.1b），这些供血动脉的栓塞被认为是不安全。颈外动脉（ECA）造影显示脑膜中动脉（MMA）（分支 1）和内侧上颌动脉（分支 2）也有血流供应（图 8.1c）。内侧上颌动脉远端分支和脑膜中动脉两个分支用 ONYX 胶行栓塞术（图 8.1d~e）。术后造影评估肿瘤血流断流率约为 80%，无栓塞术相关并发症。栓塞术后第 2 天进行脑膜瘤的全切除术（图 8.1f）。

8.3.2 病例 2

一位 51 岁女性，表现为进行性吞咽困难，检查发现左侧岩斜脑膜瘤 2.5cm（图 8.2a）。术前血管造影显示肿瘤主要由咽升动脉脑膜后支供血（图 8.2b）。选择咽升动脉插管造影显示与椎动脉有侧支循环（图 8.2c），重新定位微导管（图 8.2d）。然后用颗粒栓塞剂（300~500μm）栓塞供血的分支血管。栓塞术后的血管造影显示几乎完全消除了明显的供血血管（图 8.2e）。栓塞术无并发症，患者接着在第 2 天接受了脑膜瘤的分期次全切除术（图 8.2f）。

8.4 结论

术前栓塞治疗颅底脑膜瘤仍有争议。现有的神经外科相关文献表明，术前栓塞肿瘤供血血管阻断血流有重要作用，发生的并发症在可以接受的范围内，然而这些研究都是Ⅲ级或Ⅳ级临床证据，没有一项研究能明确证明或反驳术前供血动脉栓塞的作用。由于巨大颅底脑膜瘤栓塞术后可能发生瘤周出血或水肿等并发症，因此术前栓塞治疗应慎重。术前栓塞的效果是主观评价的，所以是否使用这种新辅助治疗仍然由神经外科医生来决定。

8.5 对未来研究的建议

为了进一步阐明颅底脑膜瘤术前栓塞的获益风险情况，还需要进一步的研究。今后的研究应

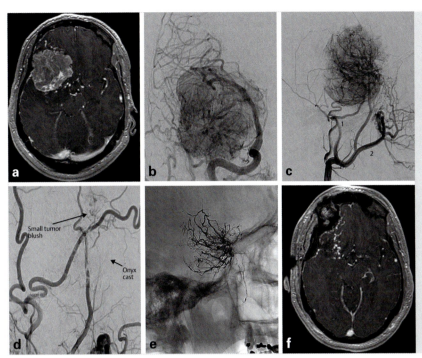

图 8.1 （a）术前轴位增强磁共振成像（MRI）显示一个大小为 6cm 的右侧蝶骨嵴脑膜瘤。（b）右颈内动脉（ICA）正位造影显示 ICA 覆盖在肿瘤上及由大脑中动脉发出的许多小的分支血管供应肿瘤。（c）右颈外动脉（ECA）的工作角度血管造影显示脑膜中动脉（MMA）（分支 1）和内侧上颌动脉（分支 2）也参与供血。（d）将 ONYX 胶注入右侧 ECA 后的血管造影显示肿瘤还有较小的血供，约 80% 的肿瘤供血血管成功断流。（e）未减影侧位血管造影显示 ONYX 铸型。（f）肿瘤切除术后的轴位增强 MRI 显示肿瘤已全切除

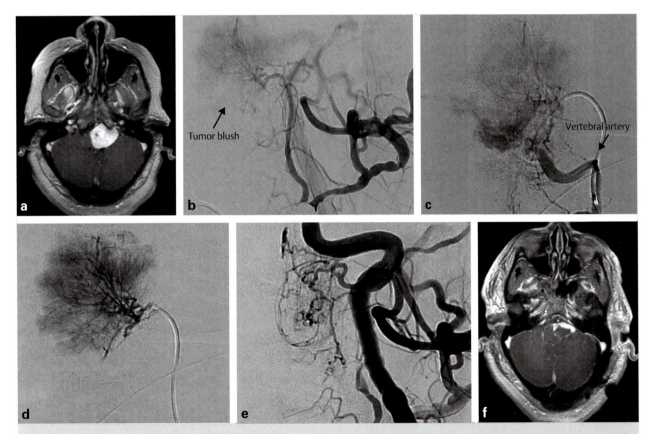

图 8.2 （a）术前轴位增强 MRI 显示左侧岩斜脑膜瘤 2.5cm。（b）左颈外动脉（ECA）正位血管造影显示肿瘤主要由咽升动脉脑膜后支供血。（c）选择性插管咽升动脉造影显示与椎动脉有侧支循环，正如工作角度血管造影所示结果。（d）如超选工作角度血管造影所示，将微导管重新定位以防止栓塞剂进入正常的血管系统。（e）用颗粒栓塞剂（300~500 μm）栓塞供血血管后，左 ECA 正位血管造影显示几乎完全阻断了原来肿瘤的供血血管分支。（f）术后轴位增强 MRI 显示复杂的分期次全切除术后脑干充分减压

侧重于获得比现在更高质量的临床证据。然而，关于这一方面进行随机对照临床试验不太现实。但是各中心可以重视建立纵向、前瞻性的数据库，有了这些数据，倾向性匹配评分等技术可用于比较术前栓塞与非栓塞的脑膜瘤手术效果。最终，未来的研究应旨在证明实施该手术是否有整体的临床益处。

参考文献

[1] Manelfe C, Guiraud B, David J, et al. Embolization by catheterization of intracranial meningiomas. Rev Neurol (Paris). 1973; 128(5):339–351

[2] Dean BL, Flom RA, Wallace RC, et al. Efficacy of endovascular treatment of meningiomas: evaluation with matched samples. AJNR Am J Neuroradiol.1994; 15(9):1675–1680

[3] Chun JY, McDermott MW, Lamborn KR, Wilson CB, Higashida R, Berger MS.Delayed surgical resection reduces intraoperative blood loss for embolized meningiomas. Neurosurgery. 2002; 50(6):1231–1235, discussion 1235–1237

[4] Oka H, Kurata A, Kawano N, et al. Preoperative superselective embolization of skull-base meningiomas: indications and limitations. J Neurooncol. 1998; 40(1):67–71

[5] Shah AH, Patel N, Raper DM, et al. The role of preoperative embolization for intracranial meningiomas. J Neurosurg. 2013; 119(2):364–372

[6] Bendszus M, Rao G, Burger R, et al. Is there a benefit of preoperative meningioma embolization? Neurosurgery. 2000; 47(6):1306–1311, discussion 1311–1312

[7] Raper DM, Starke RM, Henderson F, Jr, et al. Preoperative embolization of intracranial meningiomas: efficacy, technical considerations, and complications.AJNR Am J Neuroradiol. 2014; 35(9):1798–1804

[8] Singla A, Deshaies EM, Melnyk V, et al. Controversies in the role of preoperative embolization in meningioma management. Neurosurg Focus. 2013; 35(6):E17

[9] Samii M, Gerganov VM. Surgery of extra-axial tumors of the cerebral base.Neurosurgery. 2008; 62(6) Suppl 3:1153–1166, discussion 1166–1168

[10] Waldron JS, Sughrue ME, Hetts SW, et al. Embolization of skull base meningiomas and feeding vessels arising from the internal carotid circulation. Neurosurgery.2011; 68(1):162–169, discussion 169

[11] Rosen CL, Ammerman JM, Sekhar LN, Bank WO. Outcome analysis of preoperative embolization in cranial base surgery. Acta Neurochir (Wien).2002; 144(11):1157–1164

[12] Vaidya S, Tozer KR, Chen J. An overview of embolic agents. Semin Intervent Radiol. 2008; 25(3):204–215

[13] Pollak JS, White RI, Jr. The use of cyanoacrylate adhesives in peripheral embolization.J Vasc Interv Radiol. 2001; 12(8):907–913

[14] Kominami S, Watanabe A, Suzuki M, Mizunari T, Kobayashi S, Teramoto A.Preoperative embolization of meningiomas with N-butyl cyanoacrylate.Interv Neuroradiol. 2012; 18(2):133–139

[15] Trivelatto F, Nakiri GS, Manisor M, et al. Preoperative onyx embolization of meningiomas fed by the ophthalmic artery: a case series. AJNR Am J Neuroradiol.2011; 32(9):1762–1766

[16] Crowley RW, Ducruet AF, McDougall CG, Albuquerque FC. Endovascular advances for brain arteriovenous malformations. Neurosurgery. 2014; 74Suppl 1:S74–S82

[17] Geibprasert S, Pongpech S, Armstrong D, Krings T. Dangerous extracranialintracranial anastomoses and supply to the cranial nerves: vessels the neurointerventionalist needs to know. AJNR Am J Neuroradiol. 2009; 30(8):1459–1468

[18] Abdel Kerim A, Bonneville F, Jean B, Cornu P, LeJean L, Chiras J. Balloonassisted embolization of skull base meningioma with liquid embolic agent. J Neurosurg. 2010; 112(1):70–72

[19] Hirohata M, Abe T, Morimitsu H, Fujimura N, Shigemori M, Norbash AM.Preoperative selective internal carotid artery dural branch embolisation for petroclival meningiomas. Neuroradiology. 2003; 45(9):656–660

[20] Suzuki K, Nagaishi M, Matsumoto Y, et al. Preoperative embolization for skull base meningiomas. J Neurol Surg B Skull Base. 2017; 78(4):308–314

[21] Kallmes DF, Evans AJ, Kaptain GJ, et al. Hemorrhagic complications in embolization of a meningioma: case report and review of the literature.Neuroradiology. 1997; 39(12):877–880

[22] Almefty RO, Patel NJ, See AP, Dunn IF, Al-Mefty O, Aziz-Sultan MA. Hybrid surgery management of giant hypervascular tumors: Intraoperative endovascular embolization with microsurgical resection. World Neurosurg. 2017; 102:157–166

[23] Carli DF, Sluzewski M, Beute GN, van Rooij WJ. Complications of particle embolization of meningiomas: frequency, risk factors, and outcome. AJNR Am J Neuroradiol. 2010; 31(1):152–154

[24] Bendszus M, Monoranu CM, Schutz A, Nolte I, Vince GH, Solymosi L. Neurologic complications after particle embolization of intracranial meningiomas.AJNR Am J Neuroradiol. 2005; 26(6):1413–1419

[25] Gore P, Theodore N, Brasiliense L, et al. The utility of onyx for preoperative embolization of cranial and spinal tumors. Neurosurgery. 2008; 62(6):1204–1211, discussion 1211–1212

[26] Elhammady MS, Wolfe SQ, Ashour R, et al. Safety and efficacy of vascular tumor embolization using Onyx: is angiographic devascularization sufficient?J Neurosurg. 2010; 112(5):1039–1045

第九章 放射治疗在非典型性和间变性脑膜瘤中的作用

Leach man, Stephanie E. Weiss, Leland Rogers

摘要

Ⅱ级和Ⅲ级脑膜瘤是具有侵袭性的原发性脑肿瘤，有局部复发的倾向，复发的肿瘤可能比首次的治疗更难于处理。随着更加客观和可靠的分级系统的建立，中高级别脑膜瘤的发病率已大大增加。然而，大多数推荐用于辅助放疗的方法来自病例数量相对小的较老的回顾性观察研究系列。这导致了无论辅助放疗还是应用放射治疗技术治疗模式的不一致性。考虑到非典型或间变性脑膜瘤患者在复发后有恶变的倾向，不一致的治疗模式可能导致更糟糕的结果，如发病率和死亡率的增加。在这一章中，我们将回顾高级别脑膜瘤次全切除和全切除后辅助放疗的文献，以及关于放疗时机和技术的理论基础和争议。

关键词：辅助治疗，高级别脑膜瘤，总体生存，无进展生存，放射外科，放射治疗，复发，挽救，立体定向放射外科

9.1 引言

脑膜瘤甚至超过神经胶质瘤，成为成人最常见的原发性颅内肿瘤，约占原发性颅内病变的37%。2009—2013年，美国脑膜瘤的年平均发病率为27 841例，约为8.3/10万。在同一时期，由于世界卫生组织（WHO）采用了更客观和可重复的分级标准，高级别（Ⅱ级和Ⅲ级）脑膜瘤的发病率明显上升。据推算目前高级别病理学占所有脑膜瘤的25%~35%。在本章中，我们将讨论准确分级的重要性，现代标准如何影响治疗方案的制订。复发的预后，以及这些因素如何影响辅助放疗（RT）的时间（重新比挽救）和辅助放疗技术。

9.2 WHO 评分标准

准确的肿瘤分级是至关重要的，因为非典型性和间变性脑膜瘤在最初治疗后复发、复发早、预后差的可能性更大，与良性脑膜瘤相比，适当的前期治疗可改善整体预后。与中枢神经系统的大多数肿瘤一样，脑膜瘤更倾向于向周围浸润而不是颅外扩散，这些肿瘤是分级的而不是分期的。在1993年WHO采用标准命名法之前，采用了多种分级方法。随着数据的累积，WHO标准将定期更新，并已变得更具可重复性，不易出现观察者之间的差异，并具有更强的预测能力。在过去的10年里，这些改进主要是通过对低级别（Ⅰ级）肿瘤的重新分类来实现的，这些低级别（Ⅰ级）肿瘤具有脑侵袭，每10个高倍镜视野有4~20个核分裂，或具有WHO Ⅱ级的其他组织病理学特征。WHO Ⅲ级肿瘤较罕见，占脑膜瘤的1%~2%。这些分级标准已在2016年发布的WHO更新中正式确定。

9.2.1 改进的 WHO 标准的预后和观察者间可重复性

2000/2007年WHO脑膜瘤分级的预后上的优势已在73例接受RT辅助治疗的非典型或间变性脑膜瘤患者的数据中得到验证。当患者根据新的分级系统重新分级而非1993年的旧标准，不同分级患者5年无进展生存率（PFS）［$P=0.005$；62.5%（Ⅰ级）、44.5%（Ⅱ级）、8.1%（Ⅲ级）］及总生存期（OS）［$P=0.02$；100%（Ⅰ级）、72.9%（Ⅱ级）、42.4%（Ⅲ级）］在统计学上有差异。

改进了现代评分系统的客观性和观察者间的可重复性，也在一个联合试验中得到了验证。

NRG/RTOG 0539 评估了招募机构与中央评价中心间作为次要终点的 172 个脑膜瘤标本的组织病理学诊断、分级和分型方面的一致性。招募机构和中央评价中心的 3 名病理学家制定了一份表示具体肿瘤特征的标准，并对 WHO 分级进行了评估。在中央评价中心病理学家评估招募机构病理时采用了盲法。脑膜瘤诊断符合率为 99.1%，Ⅰ级、Ⅱ级、Ⅲ级诊断符合率分别为 93.0%、87.8%、93.6%（$P <$ 0.000 1）。WHO Ⅱ级病变的一致性较其他肿瘤分级差。在 172 例病例中，22 例在中央评估中心评估中被重新分类，其中 40% 从 WHO Ⅰ级升级为Ⅱ级。只有一个病理相差两个分级（从 WHO 第Ⅰ级升为第Ⅲ级），只有一个重新分类的病例不涉及 WHO Ⅱ级。最多的不一致性出现在 WHO Ⅱ级的非典型特征，间变或有丝分裂，这突出了外科取样对分级和管理的重要性，因为治疗方法因分级而变，而且越来越多的人认为长期预后取决于预防复发。因此，合理的手术技术是安全的，并将错误分级的风险降到最低是至关重要的。

9.2.2 最大安全切除及手术取样的重要性

相关文献强调对高级别脑膜瘤的"安全"最大切除。完全切除（Simpson Ⅰ级）已被证明可以改善脑膜瘤的预后。然而，2010 年对 63 例Ⅲ级脑膜瘤切除患者的分析发现，与 23 例近全切除（约 90% 或更多切除）患者相比，40 例全切除（GTR，典型的 Simpson Ⅰ ~ Ⅲ级切除）患者的总体生存率显著更差。两组患者术前基线资料具有可比性，但 GTR 术后的 Karnofsky 功能评分 < 70 分是近全切除组的 2 倍。作者最后用激进的 GTR 引起的医源性损伤来解释这些发现。

手术取样对脑膜瘤分级及后续治疗的影响类似于神经胶质瘤，虽然不太被重视，但可能更重要。在诊断用组织有限的情况下，脑胶质瘤的临床和影像学特征可能有助于其分级，但临床和影像学特征尚不能可靠地预测高级别脑膜瘤。外科手术取样技术水平直接影响脑膜瘤分级的准确性。具体来说，即使认识到脑组织侵袭是Ⅱ级（非典型）脑膜瘤的一个独立标准，可能因为标本取样策略而错过脑侵犯证据从而出现分级错误和随后的选择次优疾病管理的风险（包括失去参加大型临床试验的机会）。为了给神经病理学家提供足够的分级病理组织，神经外科医生必须获得最好的样本来评估脑侵犯。瘤内减压过程中抽吸肿瘤可能导致标本减少，而使整体切除较低频率出现。据观察，虽然少数脑膜瘤侵犯软脑膜表面，因此可以在不干扰脑组织的情况下得到处理，但大多数脑膜瘤手术会出现的脑实质破坏。

术中发现脑组织侵袭是无法替代组织学证实的脑组织侵袭。Perry 及其同事对近 600 名患者进行了一项大型分析，术中报告的脑侵袭与进展风险在统计学上无关联，而组织学上确定的脑侵犯和有丝分裂计数是进展的最强预测因子。

由于广泛而系统的抽样和详细的组织病理学分析增加了脑侵犯的报告数量，因此有人建议应定期对肿瘤 – 脑交界面进行取样，以评估微观和宏观脑侵犯的存在。因此，病理学家可以明确地报告脑实质的存在或缺失，从而对脑实质的侵袭做出评估。显然，抽样有时会带来不可接受的风险，必须审慎考虑。

一些基于现代 WHO 分级的脑膜瘤联合试验正在进行中，包括 AllianceA071401，ROAM/EORTC1308，EORTC1320 和 NRG–BN003。尤其是在纳入熟练的外科取样时，与旧的分级方案相比，最新的 WHO 分级标准（WHO 2007 年和 2016 年）更加客观和可靠。然而，分级系统的某些组成部分仍然无法达成共识。未来分级系统的可重复性和预测性可能会通过整合生化、分子和遗传信息而得到改善。

9.3 高级别脑膜瘤复发的临床预后

与 WHO Ⅰ级病变相比，非典型性脑膜瘤 5 年复发风险增加 7~8 倍，死亡率也增加；患者经常经历多次复发。即使增加了放射治疗（RT），Ⅲ级病变的总体生存率（OS）中位数也少于 5 年。因此，获益主要取决于控制的持久性无辅助 RT、复发的发病率、额外干预复发的疗效，以及抢救和早期辅助 RT 结局的差异。

高等级脑膜瘤的辅助 RT 诊断方法仍在不断发展，治疗需要对其益处（预防复发）和风险（毒性）进行知情评估。早期辅助治疗的风险 – 收益比已经随着时间的推移而改变，随着治疗计划和影像引导下的技术的进步，推进放射治疗技术的改进，以及越来越多的证据表明，在肿瘤复发后，不管之前的干预措施如何，都会有一个更有侵略性的过程。这一观察使放射治疗肿瘤组（RTOG）（现在的神经放射 NRG 肿瘤组学）在其 II 期试验中将 WHO I 级复发性病变列为中风险，II 级复发性病变列为高风险。

长期以来，脑膜瘤复发后更容易出现较差的预后和反复的局部浸润。早期手术系列采用较旧的分级系统，报道了高级别脑膜瘤切除后即刻与延迟（挽救）RT 的改善结果，并观察到特定原因生存率与逐渐增加的 RT 剂量之间有很强的相关性。

根据 Milker-Zabel 等 17 人的研究发现，当患者在术后接受明确 RT（n=97）治疗，而非复发时的姑息性 RT（n=141），患者的疾病特异性生存率显著延长（P=0.04）。然而，由于其中一半的病例缺乏有效的组织病理学结果，使组间的准确比较变得困难。一系列高级别的脑膜瘤患者在接受辅助放疗后，分别在新生期（25 例）和复发期（23 例）进行了对比分析，结果发现提前进行放疗比复发期有更好的局部控制。但是样本量小，结果差异缺乏统计学意义（5 年无病生存率分别为 33% 和 19%）。对于新发疾病，辅助放疗的无复发间隔延长了 26 个月（44~70 个月），而对于复发性疾病则延长了 16 个月（18~34 个月）。因此，RT 似乎是对前期病变较复发期更有效。在这个系列中，57% 的复发恶性脑膜瘤是从最初的良性组织学转变而来的。

最近，Aghi 等观察到了复发时同样具有侵袭性的临床病程，他们注意到，虽然仅有 1 例复发时表现出组织病理学转变为 III 级，复发后平均生存时间为 7 年，33% 的复发患者死于疾病。但在这 108 例

Simpson I 级切除的非典型性脑膜瘤患者中，仅有 8 例患者接受了辅助 RT 治疗，且均无复发。超过一半（53%）的复发患者出现症状，近 3/4（73%）的患者接受多次开颅（平均每次复发时 2.7 次开颅），说明了复发的影响和潜在的发病率。

在另一项当代研究中，对 II 级和 III 级病变患者的辅助治疗或复发治疗中接受或不接受 RT 来评估患者的预后。接受早期辅助 RT 治疗的患者（85%）在 8 年中的 20 个 PFS 明显优于那些在复发时同时接受切除和挽救治疗的患者（42%，P=0.009）。因为所有 II 级病变的患者在接受 RT 前都进行了 GTR 治疗，所以辅助 RT 在新发和复发（挽救）患者中的相对影响可能会得到更清晰的评估。相对于 30 例复发时接受 GTR+RT 治疗患者，PFS 在 5 年和 8 年的显著效果可以从在 GTR 后早期诊断为 II 级病变并早期接受 RT 治疗的 34 例患者中观察到（5 年和 8 年时 PFS 为 83%），（PFS 分别为 59% 和 46%，P=0.016）。10 年的 OS 率，前期治疗为 86%，复发治疗为 80%。这不是一个统计上的显著差异，因为样本量可能太小而无法检测到。总的 RT 不良事件数较低，随访中未发现与治疗相关的瘤周水肿病例。达纳法伯（Dana Farber）癌症研究所对 74 例新诊断的非典型脑膜瘤患者进行的 GTR 治疗中也发现了类似的益处。接受辅助 RT 的患者 5 年免于局部进展的比率为 82.6%，而接受 GTR 治疗后不接受 RT 的患者为 67.8%（P=0.04）。复发与死亡率和显著发病率有关，作者建议在 II 级病变 GTR 后考虑辅助 RT。在接受 GTR 的患者中，由于进展性脑膜瘤的最后挽救性治疗或死亡为终点，无论是否接受 RT 治疗，辅助 RT 与更有益的预后显著相关（HR=0.21，P=0.009）。复发时再次切除的 13 个病灶（15%）中，有两个已经转变为 III 级组织学变化。相似地，在瑞典国家注册的纵向研究中也观察到恶性转化。随访至少 25 年的 51 例患者中，大部分为 I 级病变，41% 的复发病变在切除时表现出更具侵袭性的组织病理学征象。类似的发现在其他地方也有报道。需要强调的是，恶性退行性变是复发性脑

膜瘤的一个特征，而不是由辐射引起的转化。这在 49 例良性脑膜瘤术后复发的患者中得到了很好的证明。复发，独立于前期切除的程度或生长速度，无论后续的治疗如何，都预示着更坏的结果，而术中病检时发现有 10% 的组织学恶性转化。

认识到复发与发病率和更积极的后续临床过程有关，几项研究已显示现代 RT 对高级别脑膜瘤的毒性作用。对在德国接受治疗的 85 例患者进行的纵向分析发现，没有报道治疗中断相关的不良反应，也没报道出现急性严重不良反应。1 例患者在随访时出现急性肿瘤出血，1 例患者在 RT 前出现严重的视觉缺陷，进而发展为全盲。1 例患者在影像学上表现无症状性颞神经胶质增生。在 63 例患者中观察到先前存在的临床症状，其中 29% 的患者在 RT 后有所改善。但是没有提供关于这些病例的放射剂量或治疗时间的信息。在脑膜瘤治疗中加入 RT 时放射相关的神经认知损伤在这项或其他当代研究中未观察到。

NRG/RTOG 0539 试验包括一个中间风险组，52 例患者，其中 69% 为新诊断的 WHO Ⅱ 级脑膜瘤的 GTR，31% 为复发的 WHO Ⅰ 级肿瘤。每位患者接受 RT 治疗（30 个分段 54Gy）。急性和晚期不良事件仅限于 1 级和 2 级（不良事件的通用术语版本）。未发生 3 级、4 级、5 级不良事件。

尽管在非典型脑膜瘤 GTR 后常规辅助 RT 作用尚有争论，越来越多的证据表明，复发性脑膜瘤与发病率增加，更积极的破坏性损伤行为，和死亡率有关，有效的挽救治疗复发可能低于早期辅助 RT，RT 在这个设置是耐受性良好的。与放射肿瘤学家讨论在诊断时延迟或预防高级别脑膜瘤复发的益处应常规提供给新诊断的患者。以下章节讨论了各种治疗方案对 Ⅱ 级和 Ⅲ 级脑膜瘤的支持证据。

表 9.1 中总结了证据。

9.4 Ⅱ 级脑膜瘤辅助治疗的证据

尽管国家综合癌症网指南推荐 Ⅱ 级脑膜瘤次全切除术（STR）后进行 RT（https://www.nccn.org/professionals/medior_ gls/pdf/cns.pdf），但临床医生研究分析发现，许多神经外科医生既不建议也不推荐此类患者进行任何辅助治疗。除了对复发的临床结局不熟悉外，其他因素也可能起作用。Mair 等比较了接受和不接受辅助 RT 的 Ⅱ 级病变的预后，并注意到接受辅助 RT 反映了神经外科医生的实践模式。没有关于多学科治疗或常规转诊放射肿瘤学专家的推荐。当排除接受立体定向放射外科（SRS）的患者时，STR 后接受 RT 比接受 PFS 预后好。尽管有这些发现，作者认为 SRS 比传统的分级 RT 更可取。没有放射肿瘤学家参与这项研究或其解释。

尽管最近的单机构和协作组研究强烈支持早期辅助治疗的安全性和有效性，但仍然缺乏随机试验证据，一些实践模式则根深蒂固。一些现代分析法也继续发现 GTR 后的辅助放疗没有好处，证实在手术和复发之间的间隔时间内保留毒性。在最近的回顾性发现中，这一范例被突出，观察的中位进展时间为 83 个月。作者回顾性地描述了 69 例根据 WHO 2007 标准进行病理再分类的患者，并对其手术状态进行了影像学评价。在 GTR 后接受辅助放疗或观察的患者中，5 年 PFS 和 OS 相似。在没有生存获益的情况下，这些作者得出结论，在放射 GTR 后不用辅助治疗是合理的。在这种情况下，5 年 OS 可能是一个不充分的疗效终点，希望目前的第三阶段试验（ROAM/EORTC1308 和 NRG-BN003）尽快完成，并以最高水平的证据解决这一重要问题。

9.4.1 次全切除的 Ⅱ 级脑膜瘤的辅助放疗

最近的研究证实了辅助 RT 在 STR 后的益处。Wang 等在平均随访 28 个月（1134 例总患者，调整 HR=0.590，P=0.045）时指出，与单独使用 STR 相比，使用 RT 辅助治疗对 OS 有好处。本研究采用倾向评分匹配来平衡治疗选择协变量。Bagshaw 及其同事的一项研究（平均随访 42 个月）发现，单纯手术后未出现新诊断的、次完全切除的 WHO Ⅱ 级脑膜瘤（n=2），而 56% 的术后早期接受 RT 患者无进展（n=9）。在最近的一份报告中，

表9.1 公布的非典型（Ⅱ级）和恶性（Ⅲ级）脑膜瘤报告的证据等级

作者（年份）	脑膜瘤分级	内容	证据等级
Borovich 等（1986）	I	脑膜瘤胰岛的病理研究	NA
Kinjo 等（1993）	NA	大面积剥离硬脑膜的意义	Ⅳ
Goldsmith 等（1994）	Ⅰ~Ⅲ	剂量增加和高级别脑膜瘤	Ⅳ
Dziuk 等（1998）	Ⅲ	与有辅助 RT 的患者相比，无 RT 的患者 24 个月时病情有所好转（分别为 61 例和 94%），60 个月时病情有所好转（分别为 16 例和 40%；但不显著）	Ⅲ
Goyal 等（2000）	Ⅱ	22 例患者中，8 例接受了 RT 治疗，2 例接受了手术治疗，6 例至少复发 1 次	Ⅳ
Hug 等（2000）	Ⅱ	使用光子伴或没有上质子	Ⅲ
Harris 等（2003）	Ⅱ，Ⅲ	术后早期 SRS 无残留疾病进展；晚期 SRS 有影像学进展	V
Huffmann 等（2005）	Ⅱ	15 例残余（n=5）或复发（n=10）脑膜瘤患者使用伽马刀放射外科，远处复发 4 例，边缘复发 2 例	V
Milker–Zabel 等（2005）	Ⅱ	不典型脑膜瘤的预后因素	Ⅲ
Rogers 等（2005）	I	适形指数对放射外科控制的影响	V
Engenheart–Cabillic（2006）	Ⅱ，Ⅲ	在复发时表现出侵略性	Ⅳ
Kano 等（2007）	Ⅱ，Ⅲ	高级别病变的放射外科剂量反应	Ⅳ
Kondziolka 等（2008）	Ⅱ~Ⅲ	辅助放射外科显示非典型性（50%）和间变性（17%）脑膜瘤的控制较差；中位肿瘤体积为 7.4cm	V
Aghi 等（2009）	Ⅱ	108 例中，8 例在 GTR 后接受 EBRT；无复发	V
Boskos 等（2009）	Ⅱ，Ⅲ	中位 CTV 151cm^3；剂量大于 60Gy 时，OS 和疾病特异性生存率升高	V
Rosenberg 等（2009）	Ⅲ	中位复发时间 9.6 个月；辅助性 RT 与挽救性 RT 与较长 OS 相关（分别为 5.4 年和 2.5 年）	V
Choi 等（2010）	Ⅱ	辅助（n=15）和挽救（n=10）放射治疗术后 3 年局部控制率为 54%	V
Sughrue 等（2010）	Ⅲ	切除率 > 90% 但小于 GTR 的生存率高；平均肿瘤体积 78cm^3；重复切除后复发性疾病的中位生存率 53 个月比观察 25 个月	V
Combs 等（2011）	Ⅰ~Ⅲ	两种 WHO 评分标准预测能力的比较	V
El–Khatib 等（2011）	Ⅱ~Ⅲ	包括 STR 后新诊断的脑膜瘤和复发肿瘤；中位肿瘤；容积 4.8cm^3	V
Kelly 等（2011）	Ⅱ	RT 治疗计划风险区域的初步研究	V
Mair 等（2011）	Ⅱ	排除 SRS 病例后，RT 可提供更好的对照	Ⅲ
Adeberg 等（2012）	Ⅱ~Ⅲ	29% 的症状随着放疗而改善；肿瘤体积中位数为 156cm^3；85% 高剂量视野复发，7% 边界复发	V
Attia 等（2012）	Ⅱ	24 例中，9 例在目标体积内或 2cm 内失败；中位复发时间为 24.8 个月	V
Komotar 等（2012）	Ⅱ	14 例复发：1 例在 52.5 个月 GTR+RT 后复发，13 例在单独 GTR 后复发；中位数为 19 个月	Ⅲ
Pollock 等（2012）	Ⅱ，Ⅲ	40% 的患者在 EBRT 后肿瘤增大；局部对照报告为Ⅱ~Ⅲ级；中位治疗量 14.6cm^3；肿瘤越大，DFS 越差	V
Coskun 等（2013）	Ⅱ，Ⅲ	欧洲前瞻性试验范式	NA
Park 等（2013）	Ⅱ	5 年 PFS，GTR+RT 后 58%，单独 GTR 后 44%	Ⅲ
Press 等（2013）	Ⅱ	对边缘和非典型脑膜瘤控制的影响	V
Aizer 等（2014）	Ⅱ	不典型脑膜瘤 GTR 术后辅助 RT 的作用	Ⅲ
Rogers 等（2015）	Ⅰ~Ⅲ	Ⅲ、Ⅳ级研究综述	Ⅱ
Louis 等（2016）	Ⅰ~Ⅲ	现代 WHO 评分标准	Ⅱ
Rogers 等（2016）	Ⅱ	高危脑膜瘤前瞻性研究的病理一致性	Ⅱ
Jenkinson 等（2017）		手术取样在脑膜瘤分级中的重要性及技巧	NA
Lubgan 等（2017）	Ⅱ~Ⅲ	复发时即时辅助 RT 与 RT 的疗效比较	Ⅱ
Rogers 等（2018）	Ⅱ	中危脑膜瘤的预后	I

缩写：CTV, Clinical Target Volume, 临床靶体积；DFS, Disease–Free Survival, 无病生存；EBRT, External Beam Radiotherapy, 外照射；GTR, Gross Total Resection, 全切除；NA, Not Available, 不可用；OS, Overall Survival, 总生存率；PFS, Progression–Free Survival, 无进展生存率；RT, Radiotherapy, 放疗；SRS, Stereotactic Radiosurgery, 立体定向放射外科；STR, Subtotal Resection, 次全切除；WHO, World Health Organization, 世界卫生组织

27 例 Ⅱ 级脑膜瘤患者中有 26 例仅使用 STR 后治疗失败。多因素分析显示 STR 具有负性预后意义（HR=5.5，$P < 0.01$）。最近发表了一种基于证据的分析，建议对 STR 后的 WHO Ⅱ 级脑膜瘤患者给予 RT 治疗以接受多学科的评估。

9.4.2 大体切除的 Ⅱ 级脑膜瘤的辅助 RT

如前所述，虽然一些临床研究人员已经观察到早期辅助治疗比单纯手术或复发后的辅助治疗更有疗效，但对于 Ⅱ 级脑膜瘤术后常规使用辅助 RT 的共识仍然缺乏。Aghi 等观察到当患者接受常规分次辐射的范围，Simpson Ⅰ 级的切除后的 1cm 以外的边缘切除床和平均的 60.2Gy 的辐射量，其 5 年复发率为 0（n=8），没有接受 RT 则为 45%（n=100）。Park 等报道，辅助 RT 辐射量增加到 61.2Gy 时能改善 5 年 PFS（n=27，59%，有 RT 比 n=56，44%，没有 RT），差异有统计学意义（P=0.016）。Hardesty 等的一系列研究虽然没有发现明显有的疗效改善，但 60 例（n=15）接受辅助 RT 的患者（GTR 后）出现复发。然而，患者人数少，随访时间有限，对于 Ⅱ 级脑膜瘤，放疗剂量选择可能不够理想。Komotar 等在 13 例接受 RT 治

疗的非典型脑膜瘤患者中，仅有 1 例复发（中位剂量 59.4Gy），而在 32 例单纯接受 GTR 治疗的非典型脑膜瘤患者中，仅有 19 例复发。在最近对 70 例患者的回顾性研究中，Shakir 等报道，GTR 术后 5 年的局部控制率（n=40），加辅助 RT 为 100%（n=12），无辅助放疗为 50%（n=14/28）。多因素分析显示，辅助放疗与疾病进展风险降低相关（HR=0.05，$P < 0.01$）。

图 9.1 描述了 WHO Ⅱ 级脑膜瘤与现代 WHO 分级的最新研究；11 项研究报告了单独使用 GTR 的结果和 9 项研究报告了单独使用 GTR 的结果，以及 GTR 和早期辅助 RT。图 9.2 显示计划靶体积的轴向和矢状位磁共振图像，以及为 Ⅱ 级脑膜瘤患者接受辅助调强放疗的代表性辐射量。

9.4.3 Ⅱ 级脑膜瘤 RT 辐射量

许多最近的报告建议对 Ⅱ 级脑膜瘤的 1.8Gy 分割采用 59.4~61.2Gy。几项研究表明，对于严重疾病，剂量增加到 60Gy 以上可能为 PFS 或 OS 获益。最近的 NRG/RTOG 0539 试验研究了中风险脑膜瘤患者在 54.0Gy 后的 3 年 PFS（1.8Gy），包括 GTR 后的新生 WHO Ⅱ 级病变或复发 Ⅰ 级病变。

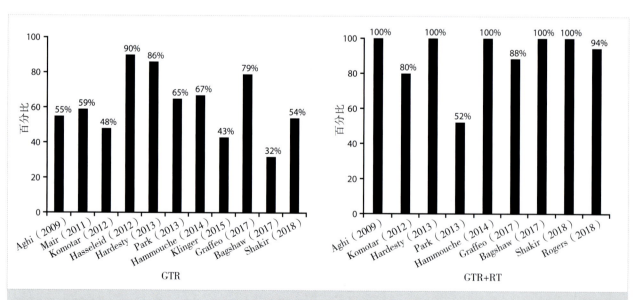

图 9.1 采用现代世界卫生组织（WHO）评级报告的最近研究，报告了局部控制或无进展生存率的 WHO Ⅱ 级脑膜瘤患者。有 11 篇文献报道了单纯全切除（左图）后的结果，9 篇文献报道了全切除后早期辅助放疗（RT）（右图）的结果。有些研究报告了 2 种情况下的结果

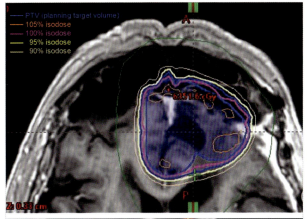

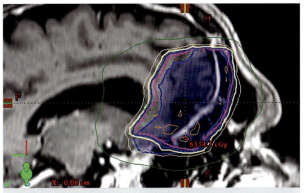

图 9.2 WHO Ⅱ级嗅沟脑膜瘤全切除后接受辅助调强放疗患者的轴位（上）和矢状位（下）的计划靶体积和代表性剂量的磁共振图像

作者观察到，剂量的选择早于先前引用的文献，这表明更高的剂量可能提供更好的 PFS。在 RTOG 0539 中，WHO Ⅱ级脑膜瘤发生 GTR 后，将临床目标定为肿瘤或切除床。对于复发的 WHO Ⅰ级肿瘤，目标包括任何残留的结节性强化，其边缘为 1cm，包括显微镜下可见的病变。设置的变化也需要一个小的余量。52 例患者中，36 例（69%）为 WHO Ⅱ级病变。与历史对照相比，3 年 PFS 为 93.8%（P=0.000 3），3 年 OS 为 96%。5 年 OS 分别为 84.5% 和 96%。未发生Ⅲ级以上不良事件。有趣的是，新生Ⅱ级和复发Ⅰ级肿瘤患者之间的 PFS 没有差异，这证实了他们被纳入中等风险队列。EORTC 22042~26042 在 GTR 后使用 60Gy，如果有高等级脑膜瘤的 STR，则使用了 10Gy。使用了类似的目标定义。试验因权责而提前终止，结果未公布。最佳剂量方案需要进一步研究。

9.4.4　Ⅱ级脑膜瘤 RT 治疗

SRS 在Ⅱ级脑膜瘤常规治疗中的作用尚不明确。2 年以上的局部控制的差异很大。虽然控制的持久性似乎取决于剂量，但最佳剂量仍不清楚。一项对 30 个病变（25 个Ⅱ级，5 个Ⅲ级）的研究发现，如果 20Gy，5 年 PFS 是 68%，但如果剂量低于 20Gy，5 年 PFS 是 29.4%。另一项对 13 例患者的研究发现，5 年 PFS 的发生率为 68%，仅为 16Gy，且剂量增加没有总体效益。

Ⅱ级脑膜瘤临床靶体积与放射外科的关系

SRS 在高级别脑膜瘤中的应用提出了一个问题，即如何最好地确定高危区域，从而确定合适的靶体积。尽管手术切除的程度与局部控制有关，广泛的硬脑膜剥离（"0 级"切除）与最好的结局有关，安全实施 RT 治疗（如广泛侵入性手术）是基于正常组织和非肿瘤组织的切除的体积。SRS，在本质上，排除了常规增加可观的边缘亚临床微观区域的风险。然而，即使是良性的脑膜瘤，也经常有肉眼可见的和显微镜下可见的肿瘤岛与球状病灶之间有 1cm 或更远的距离。因此，典型的 RT 外科领域存在高级别脑膜瘤的"边缘遗漏"风险。Attia 等研究的适形度（CI）作为 SRS 控制 24 个Ⅱ级病变的预测因子，为这一现象提供了证据。他们将 CI 定义为处方治疗体积与肿瘤体积之比。完美适形放射外科的理想计划目标是 CI=1.0。分子小于分母表示目标覆盖率不足。当分子大于分母时，处方剂量体积相应大于病变体积，因此包括假定的非靶组织。38% 的患者（9/24）5 年后出现局部复发，即原发灶 2cm 内复发，平均复发时间为 25 个月。考虑 CI 时，空白组与对照组无关。未复发患者的 CI（4.6）明显高于复发患者（1.7）。这表明，在其他 SRS 研究中所报道的辐射量增加的益处可能是由于覆盖了实际范围内剂量下降的结果。有证据表明，当 SRS 用于治疗Ⅰ级脑膜瘤时也存在类似的现象。非典型性脑膜瘤的危险区域比其他类型范围更广，这一事实得到了切除床或手术入路相关复发的高发生率的观察结果的支持，这些复发的发生率与所定义的 SRS 靶区边缘相当。Press 等试图直接解决非典型性脑膜瘤以常规剂量放疗后肿瘤控制情况。在平均随访时间为 26.2 个月时，（8/46）17% 患者出现局部复发。2 年和 3 年的精算局部控制情况分别是 92% 和 74%。在 6 例复发和已知失败模式的患者中，83% 的患者在切除范围的选择上失败，17% 的患者在切除范围和确定边缘上失败。Mair 等在上述观察中发现，当接受 SRS 的患者被排除分析外时，在 STR 后进行的外部光束分割 RT 与 PFS 的优势相关（$P=0.043$），但由于随访时间极短，因此无法对该人群的边缘控制的持久性做出明确说明。这一结果可能预示着 SRS 不能向亚临床（显微镜下）边缘病变提供足够的辐射量。在模式失败相关分析和目标达成共识的定义的基础上，结合有专业知识的病理学家、放射肿瘤学家、神经外科医生和放射科医生的帮助定义该地区在风险和最优非典型脑膜瘤患者的放射疗法的目标，以及在不确定情况下适当使用 SRS。

9.5 Ⅲ级脑膜瘤辅助治疗的证据

Ⅲ级脑膜瘤显而易见是恶性肿瘤，不管切除的程度如何，早期治疗应以辅助 RT 为标准。由于间变性脑膜瘤的发生率相对较低，因此对这种方法的支持来自较早的观察性研究。Dziuk 等发现，病灶 "全切除" 后加放疗，精准计算 5 年无病生存率从 28%（17 例）提高到 57%（8 例）。在非复发的情况下，首次切除放疗后，5 年无病生存率从 15% 增加到 80%。在克利夫兰诊所的 13 例患者中，初次手术后辅助放疗与间变性脑膜瘤患者生存期延长有关。5 年和 8 年生存率分别为 47.2% 和 12.2%，所有病变均按现代标准分级。同样，Combs 等报道了经现代 WHO 标准（$n=32$）诊断为Ⅲ级病变的患者在 24、36 和 60 个月时术后 RT 时 PFS 分别为 72.7%、24.2% 和 8.1%。在一项关于 23 例Ⅲ级脑膜瘤的横纹肌样和乳头状变的研究中，接受辅助放疗的患者 OS 比未接受辅助放疗的患者更长，经

多因素分析中，RT 是改善 PFS 和 OS 的独立因素（HR=0.147，$P=0.012$；HR=0.130，$P=0.017$）。

9.5.1 Ⅲ级脑膜瘤放疗剂量

在新诊断的脑膜瘤中，1%~2% 为 WHO Ⅲ级（也称为间变性或恶性）脑膜瘤。因此，美国每年大约只有 300 例新诊断的间变性脑膜瘤。最佳治疗方法仍然没有明确的定义。因此，随机试验记录比较不同治疗方式的疗效研究尚少，在回顾性研究中，其中许多使用较老的和不同的定义的间变特性和使用外部束 RT 和 SRS。这些试验的结果因治疗技术、手术范围、使用的组织学分级标准、随访范围和类型以及放射治疗的时间的不同而不同。

与非典型脑膜瘤一样，有证据表明给予恶性脑膜瘤的辐射剂量增加可改善其预后。在早期经典论文，Goldsmith 等研究中以 > 53Gy 辐射量来控制了 23 例恶性病变的进展，而 Milosevic 等发现 29 例患者 > 50Gy 辐射剂量的 RT 时疾病相关生存率高。Hug 等发现中子和质子剂量为 60Gy 或更高 RT 具有优越的局部控制。Boskos 等发现辐射量 > 60Gy 的Ⅲ级脑膜瘤的 5 例患者中也观察到 OS 改善；他们注意到，当剂量增加到 65Gy 以上时，有进一步好转的趋势。Harris 等在一项关于高级别脑膜瘤 SRS 的研究中发现，那些在开颅手术后接受 SRS 治疗的残余结节，在病情恶化之前，其多变量分析的 PFS 明显长于那些接受 SRS 治疗的进展性结节（$P < 0.001$）。这些组的中位生存期分别为 50 个月和 29 个月。

9.5.2 Ⅲ级脑膜瘤放射治疗

放射外科在治疗恶性脑膜瘤中的作用还存在争议。文献中的一些观察值得思考，因为它们强调了对恶性脑膜瘤危险区域进行深思熟虑的考虑的重要性。最近的一个系列包括 13 个Ⅲ级肿瘤患者报告称，30% 的患者在原治疗部位远端复发，而大多数复发（80%）发生在 SRS 范围附近，这提示缺失了边缘亚临床疾病。

在另一项研究中，77%（17/22）的各级脑膜瘤复发发生在原切除腔内，支持了整个术后腔内存在复发风险的观点。但是，关于最能代表危险区域的体积，这应该包括在辐射治疗范围的规划内，在这点上几乎没有达成一致。此外，严重恶性疾病的侵袭性可能使人们无法认识到轻微漏诊的潜在后果。因为该疾病原部位总存在治疗后第一个失败的可能，通常进展迅速，因为患者数据少的局限性和短期随访，随后边界失败没有在现有文献中研究。边界失败可能是常见的，但发生在局部复发之后，其仍然缺乏文献记载。事实上，临床病程很大程度上取决于是否局部复发。

如果在可能的情况下，提供一个 RT 治疗临床目标体积的概念来包含和治疗显微疾病概念，使得 GTR 效果跟硬膜剥离（0 级切除）相当。这种治疗恶性脑膜瘤的价值已被充分证明。然而，与 0 级手术不同的是，亚临床疾病的放射治疗边界可以常规且安全地增宽。尽管存在严重疾病的巨大威胁，但这种方法的依据是恶性脑膜瘤复发后出现的侵袭性病程，如上文 WHO Ⅰ 级和 Ⅱ 级病变所强调的那样。

由于没有确凿的证据，SRS 的价值，特别是与传统的分割和确定边界相比或其以外，仍然存在争议。一些作者仍然支持 SRS 治疗恶性脑膜瘤上的价值。El-Khatib 等报道了 14 个 Ⅲ 级病变的 3 年、5 年和 10 年的肿瘤控制率分别为 77%、60% 和 60%，同等随访期的 PFS 分别为 57%、57% 和 43%。本研究采用现代评分标准，分析结果异常良好。在同一时期，其他研究人员报告了 4 例患者的 3 年 OS 和 PFS 分别为 33.3% 和 0。Pollock 等观察患者的 1 年和 5 年的疾病特异性生存率分别为 69% 和 27%（$n=13$）；然而，PFS 没有按分级来报道。30% 的患者出现 Ⅱ 级和 Ⅲ 级合并病变（$n=50$），而 22% 的患者在靶区边缘出现进展。Harris 等的中位随访时间为 2.3 年，其中 12 例患者的 5 年和 10 年生存率分别为 59% 和 0。虽然作者在他们的研究中没有直接比较与常规分割的外照射束辐射的结果，也没有持续的随访以可靠地

评估其副作用，但他们推荐联合常规 RT 和 SRS 治疗恶性脑膜瘤患者术后残余病变。

NRG/RTOG 0539 对高危脑膜瘤放疗结果的前瞻性研究结果尚未公布。高危人群包括新诊断或复发的 WHO Ⅲ 级脑膜瘤、复发的 WHO Ⅱ 级脑膜瘤、复发的 WHO Ⅱ 级脑膜瘤、复发的 STR Ⅱ 级脑膜瘤。辐射以 30 个不同的分数进行传递，以 54Gy 辐射量同时向肿瘤床和肿瘤周围 2cm 范围和以 60Gy 辐射量放射到肿瘤以及其周围 1cm 范围。此研究结果是通过与以往数据进行比较而得来的。

9.6 结论

我们对这些文献的评价是，复发性高级别脑膜瘤的表现比新发病变更具侵袭性，与其高发病率与进展有关，复发性疾病的挽救治疗不仅需要额外的干预，而且预后也不如前期辅助治疗。此外，我们的结论是，在放射治疗规划的现代技术下，前期辅助放疗对 Ⅱ 级和 Ⅲ 级脑膜瘤的长期副作用小于复发和治疗的风险。此外，我们的信念是推荐常规的包括边缘分割来覆盖任何可能的亚临床（显微）肿瘤，就像更广泛的外科手术的概念，如 0 级切除。最终的 SRS 和外部射线放射治疗在 STR 后的放射治疗中的作用还没有很好地定义。虽然我们的结论是基于现有的最佳证据和从现有的组织病理学和外科数据中推断出首要原则，但要得出最终结论，还需要一项强有力的研究。

9.7 对未来研究的建议

NRG/RTOG 0539 的最终分析将提供高水平前瞻性研究所需的数据，这可能有助于为临床医生在辅助治疗高级别和高风险脑膜瘤时制订明确和一致的治疗方案。目前的多中心试验，包括 NRG 肿瘤学和 ROAM/EORTC Ⅲ 期随机试验和靶向系统治疗的联合 Ⅱ 期试验，将进一步推动指南的制定。关于辐射量增加的前瞻性试验，以及与 SRS 的联

合治疗，是必要的。以确定高危区域，并为高级别脑膜瘤制订一致的诊疗方案，包括神经外科医生、中枢神经系统病理学家、放射科医生和放射肿瘤科医生在内的多学科专家需要进一步合作。这知识库应是一种动态和灵活的。同时纳入最新的研究进展，例如小组试验研究、新的发现病理、影像学发现、临床上的与病理学和分子学相关的发现、疾病程度和解剖位置、初始治疗方案、辅助治疗开始时间和类型、复发类型、最佳的挽救治疗方案等。未来在肿瘤分级和行为上的生物标记物的确立是可能的。

参考文献

[1] Ostrom QT, Gittleman H, Xu J, et al. CBTRUS statistical report: primary brainand other central nervous system tumors diagnosed in the United States in 2009–2013. Neuro-oncol. 2016; 18 suppl_5:v1–v75

[2] Rogers L, Barani I, Chamberlain M, et al. Meningiomas: knowledge base, treatment outcomes, and uncertainties. A RANO review. J Neurosurg. 2015; 122(1):4–23

[3] Rogers CL, Perry A, Pugh S, et al. Pathology concordance levels for meningioma classification and grading in NRG Oncology RTOG Trial 0539. Neurooncol. 2016; 18(4):565–574

[4] Perry A, Scheithauer BW, Stafford SL, Lohse CM, Wollan PC. "Malignancy" in meningiomas: a clinicopathologic study of 116 patients, with grading implications. Cancer. 1999; 85(9):2046–2056

[5] Perry A, Stafford SL, Scheithauer BW, Suman VJ, Lohse CM. Meningioma grading: an analysis of histologic parameters. Am J Surg Pathol. 1997; 21(12):1455–1465

[6] Louis DN, Perry A, Reifenberger G, et al. The 2016 World Health Organization Classification of tumors of the central nervous system: a summary. Acta Neuropathol. 2016; 131(6):803–820

[7] Combs SE, Schulz-Ertner D, Debus J, von Deimling A, Hartmann C. Improved correlation of the neuropathologic classification according to adapted world health organization classification and outcome after radiotherapy in patients with atypical and anaplastic meningiomas. Int J Radiat Oncol Biol Phys. 2011;81(5):1415–1421

[8] Hasseleid BF, Meling TR, Rønning P, Scheie D, Helseth E. Surgery for convexity meningioma: Simpson Grade I resection as the goal: clinical article. JNeurosurg. 2012; 117(6):999–1006

[9] Hammouche S, Clark S, Wong AH, Eldridge P, Farah JO. Long-term survival analysis of atypical meningiomas: survival rates, prognostic factors, operative and radiotherapy treatment. Acta Neurochir (Wien). 2014; 156(8):1475–1481

[10] Sughrue ME, Sanai N, Shangari G, Parsa AT, Berger MS, McDermott MW. Outcome and survival following primary and repeat surgery for World Health Organization Grade III meningiomas. J Neurosurg. 2010; 113(2):202–209

[11] Pizem J, Velnar T, Prestor B, Mlakar J, Popovic M. Brain invasion assessability in meningiomas is related to meningioma size and grade, and can be improved by extensive sampling of the surgically removed meningioma specimen. Clin Neuropathol. 2014; 33(5):354–363

[12] Varlotto J, Flickinger J, Pavelic MT, et al. Distinguishing grade I meningioma from higher grade meningiomas without biopsy. Oncotarget. 2015; 6(35):38421–38428

[13] Jenkinson MD, Santarius T, Zadeh G, Aldape KD. Atypical meningioma-is it time to standardize surgical sampling techniques? Neuro-oncol. 2017; 19(3):453–454

[14] Milosevic MF, Frost PJ, Laperriere NJ, Wong CS, Simpson WJ. Radiotherapy for atypical or malignant intracranial meningioma. Int J Radiat Oncol Biol Phys.1996; 34(4):817–822

[15] Rogers L, Zhang P, Vogelbaum MA, et al. Intermediate-risk meningioma:initial outcomes from NRG Oncology RTOG 0539. J Neurosurg. 2018; 129(1):35–47

[16] Salazar OM. Ensuring local control in meningiomas. Int J Radiat Oncol BiolPhys. 1988; 15(2):501–504

[17] Milker-Zabel S, Zabel A, Schulz-Ertner D, Schlegel W, Wannenmacher M,Debus J. Fractionated stereotactic radiotherapy in patients with benign or atypical intracranial meningioma: long-term experience and prognostic factors. Int J Radiat Oncol Biol Phys. 2005; 61(3):809–816

[18] Dziuk TW, Woo S, Butler EB, et al. Malignant meningioma: an indication for initial aggressive surgery and adjuvant radiotherapy. J Neurooncol. 1998; 37 (2):177–188

[19] Aghi MK, Carter BS, Cosgrove GR, et al. Long-term recurrence rates of atypical meningiomas after gross total resection with or without postoperative adjuvant radiation. Neurosurgery. 2009; 64(1):56–60, discussion 60

[20] Lubgan D, Rutzner S, Lambrecht U, et al. Stereotactic radiotherapy as primary definitive or postoperative treatment of intracranial meningioma of WHO grade II and III leads to better disease control than stereotactic radiotherapy of recurrent meningioma. J Neurooncol. 2017; 134(2):407–416

[21] Aizer AA, Arvold ND, Catalano P, et al. Adjuvant radiation therapy, local recurrence, and the need for salvage therapy in atypical meningioma. Neuro oncol. 2014; 16(11):1547–1553

[22] Pettersson-Segerlind J, Orrego A, Lönn S, Mathiesen T. Long-term 25-year follow-up of surgically treated parasagittal meningiomas. World Neurosurg.2011; 76(6):564–571

[23] Engenhart-Cabillic R, Farhoud A, Sure U, et al. Clinicopathologic features of aggressive meningioma emphasizing the role of radiotherapy in treatment.Strahlenther Onkol. 2006; 182(11):641–646

[24] Condra KS, Buatti JM, Mendenhall WM, Friedman WA, Marcus RB, Jr, Rhoton AL. Benign meningiomas: primary treatment selection affects survival. Int J Radiat Oncol Biol Phys. 1997; 39(2):427–436

[25] Adeberg S, Hartmann C, Welzel T, et al. Long-term outcome after radiotherapy in patients with atypical and malignant meningiomas—clinical results in 85 patients treated in a single institution leading to optimized guidelines for early radiation therapy. Int J Radiat Oncol Biol Phys. 2012; 83(3):859–864

[26] van Nieuwenhuizen D, Klein M, Stalpers LJ, Leenstra S, Heimans JJ, Reijneveld JC. Differential effect of surgery and radiotherapy on neurocognitive functioning and health-related quality of life in WHO grade I meningioma patients. J Neurooncol. 2007; 84(3):271–278

[27] Dijkstra M, van Nieuwenhuizen D, Stalpers LJ, et al. Late neurocognitive sequelae in patients with WHO grade I meningioma. J Neurol Neurosurg Psychiatry. 2009; 80(8):910–915

[28] Walcott BP, Nahed BV, Brastianos PK, Loeffler JS. Radiation treatment for WHO grade II and III meningiomas. Front Oncol. 2013; 3:227

[29] Rogers L, Gilbert M, Vogelbaum MA. Intracranial meningiomas of atypical (WHO grade II) histology. J Neurooncol. 2010; 99(3):393–405

[30] Borovich B, Doron Y. Recurrence of intracranial meningiomas: the role played by regional multicentricity. J Neurosurg. 1986; 64(1):58–63

[31] Kinjo T, al-Mefty O, Kanaan I. Grade zero removal of supratentorial convexity meningiomas. Neurosurgery. 1993; 33(3):394–399, discussion 399

[32] Goldsmith BJ, Wara WM, Wilson CB, Larson DA. Postoperative irradiation for subtotally resected meningiomas. A retrospective analysis of 140 patients treated from 1967 to 1990. J Neurosurg. 1994; 80(2):195–201

[33] Goyal LK, Suh JH, Mohan DS, Prayson RA, Lee J, Barnett GH. Local control and overall survival in atypical meningioma: a retrospective study. Int J Radiat Oncol Biol Phys. 2000; 46(1):57–61

[34] Hug EB, Devries A, Thornton AF, et al. Management of atypical and malignant meningiomas: role of high-dose, 3D-conformal radiation therapy. J Neurooncol. 2000; 48(2):151–160

[35] Harris AE, Lee JY, Omalu B, Flickinger JC, Kondziolka D, Lunsford LD. The effect of radiosurgery during management of aggressive meningiomas. Surg Neurol.2003; 60(4):298–305, discussion 305

[36] Huffmann BC, Reinacher PC, Gilsbach JM. Gamma knife

surgery for atypicalmeningiomas. J Neurosurg. 2005; 102 Suppl:283–286

[37] Rogers L, Jensen R, Perry A. Chasing your dural tail: factors predicting local tumor control after Gamma Knife stereotactic radiosurgery for benign intracranial meningiomas: In regard to DiBiase et al. (Int J Radiat Oncol Biol Phys2004;60:1515–1519). Int J Radiat Oncol Biol Phys. 2005; 62(2):616–618,author reply 618–619

[38] Kano H, Takahashi JA, Katsuki T, et al. Stereotactic radiosurgery for atypicaland anaplastic meningiomas. J Neurooncol. 2007; 84(1):41–47

[39] Kondziolka D, Mathieu D, Lunsford LD, et al. Radiosurgery as definitive management of intracranial meningiomas. Neurosurgery. 2008; 62(1):53–58,discussion 58–60

[40] Boskos C, Feuvret L, Noel G, et al. Combined proton and photon conformal radiotherapy for intracranial atypical and malignant meningioma. Int J Radiat Oncol Biol Phys. 2009; 75(2):399–406

[41] Rosenberg LA, Prayson RA, Lee J, et al. Long-term experience with World Health Organization grade III (malignant) meningiomas at a single institution. Int J Radiat Oncol Biol Phys. 2009; 74(2):427–432

[42] Choi CY, Soltys SG, Gibbs IC, et al. Cyberknife stereotactic radiosurgery for treatment of atypical (WHO grade II) cranial meningiomas. Neurosurgery.2010; 67(5):1180–1188

[43] El-Khatib M, El Majdoub F, Hoevels M, et al. Stereotactic LINAC radiosurgery for incompletely resected or recurrent atypical and anaplastic meningiomas.Acta Neurochir (Wien). 2011; 153(9):1761–1767

[44] Kelly PJ, Mannarino EG, Lewis JH, Hacker FL, Weiss SE. Defining the target for radiation therapy of meningiomas following resection: a multidisciplinary study of inter-observer variability. IJROBP. 2011; 81(2):S36–S37

[45] Mair R, Morris K, Scott I, Carroll TA. Radiotherapy for atypical meningiomas. JNeurosurg. 2011; 115(4):811–819

[46] Attia A, Chan MD, Mott RT, et al. Patterns of failure after treatment of atypical meningioma with gamma knife radiosurgery. J Neurooncol. 2012; 108(1):179–185

[47] Komotar RJ, Iorgulescu JB, Raper DM, et al. The role of radiotherapy following gross-total resection of atypical meningiomas. J Neurosurg. 2012; 117(4):679–686

[48] Pollock BE, Stafford SL, Link MJ, Garces YI, Foote RL. Stereotactic radiosurgery of World Health Organization grade II and III intracranial meningiomas: treatmentresults on the basis of a 22-year experience. Cancer. 2012; 118(4):1048–1054

[49] Coskun M, Straube W, Hurkmans CW, et al. Quality assurance of radiotherapy in the ongoing EORTC 22042–26042 trial for atypical and malignant meningioma: results from the dummy runs and prospective individual case reviews.Radiat Oncol. 2013; 8:23

[50] Park HJ, Kang HC, Kim IH, et al. The role of adjuvant radiotherapy in atypical meningioma. J Neurooncol. 2013; 115(2):241–247

[51] Press RH, Prabhu RS, Appin CL, et al. Outcomes and patterns of failure for grade 2 meningioma treated with reduced-margin intensity modulated radiation therapy. Int J Radiat Oncol Biol Phys. 2014; 88(5):1004–1010

[52] Marcus HJ, Price SJ, Wilby M, Santarius T, Kirollos RW. Radiotherapy as an adjuvant in the management of intracranial

meningiomas: are we practicing evidence-based medicine? Br J Neurosurg. 2008; 22(4):520–528

[53] Simon M, Boström J, Koch P, Schramm J. Interinstitutional variance of postoperative radiotherapy and follow up for meningiomas in Germany: impact of changes of the WHO classification. J Neurol Neurosurg Psychiatry. 2006; 77 (6):767–773

[54] Graffeo CS, Leeper HE, Perry A, et al. Revisiting adjuvant radiotherapy after gross total resection of World Health Organization grade II meningioma. World Neurosurg. 2017; 103:655–663

[55] Wang C, Kaprealian TB, Suh JH, et al. Overall survival benefit associated with adjuvant radiotherapy in WHO grade II meningioma. Neuro-oncol. 2017; 19(9):1263–1270

[56] Bagshaw HP, Burt LM, Jensen RL, et al. Adjuvant radiotherapy for atypical meningiomas. J Neurosurg. 2017; 126(6):1822–1828

[57] Shakir SI, Souhami L, Petrecca K, et al. Prognostic factors for progression in atypical meningioma. J Neurosurg. 2018; 19:1–9

[58] Sun SQ, Hawasli AH, Huang J, Chicoine MR, Kim AH. An evidence-based treatment algorithm for the management of WHO grade II and III meningiomas. Neurosurg Focus. 2015; 38(3):E3

[59] Buttrick S, Shah AH, Komotar RJ, Ivan ME. Management of atypical and anaplastic meningiomas. Neurosurg Clin N Am. 2016; 27(2):239–247

[60] Hardesty DA, Wolf AB, Brachman DG, et al. The impact of adjuvant stereotactic radiosurgery on atypical meningioma recurrence following aggressive microsurgical resection. J Neurosurg. 2013; 119(2):475–481

[61] Klinger DR, Flores BC, Lewis JJ, et al. Atypical meningiomas: recurrencereoperation, and radiotherapy. World Neurosurg. 2015; 84(3):839–845

[62] Stafford SL, Pollock BE, Foote RL, et al. Meningioma radiosurgery: tumor control, outcomes, and complications among 190 consecutive patients.Neurosurgery. 2001; 49(5):1029–1037, discussion 1037–1038

[63] Zhang GJ, Zhang GB, Zhang YS, et al. WHO grade III (non-anaplastic) meningioma: our experience in a series of 23 cases. World Neurosurg.2018(Jan):27

[64] Mattozo CA, De Salles AA, Klement IA, et al. Stereotactic radiation treatment for recurrent nonbenign meningiomas. J Neurosurg. 2007; 106(5):846–854

[65] Kondziolka D, Madhok R, Lunsford LD, et al. Stereotactic radiosurgery for convexity meningiomas. J Neurosurg. 2009; 111(3):458–463

[66] Aizer AA, Bi WL, Kandola MS, et al. Extent of resection and overall survival for patients with atypical and malignant meningioma. Cancer. 2015; 121(24):4376–4381

[67] da Silva CE, Peixoto de Freitas PE. Recurrence of skull base meningiomas: the role of aggressive removal in surgical treatment. J Neurol Surg B Skull Base.2016; 77(3):219–225

[68] Moliterno J, Cope WP, Vartanian ED, et al. Survival in patients treated for anaplastic meningioma. J Neurosurg. 2015; 123(1):23–30

[69] Ferraro DJ, Funk RK, Blackett JW, et al. A retrospective analysis of survival and prognostic factors after stereotactic radiosurgery for aggressive meningiomas. Radiat Oncol. 2014; 9:38

第十章　侵袭性脑膜瘤的新兴化疗和靶向治疗

Yoko Fujita, Ben K. Hendricks, Nader Sanai

摘要

脑膜瘤是成人最常见的原发性颅内肿瘤。大多数脑膜瘤是可以通过手术切除和/或放射治疗治愈的，但非典型或恶性的脑膜瘤除外，它们最终在当前的治疗标准下会进展或复发。侵袭性脑膜瘤对标准治疗机制具有抗药性，而且病程通常很长，因此构成了巨大的治疗挑战。系统性疗法是这些患者的下一个治疗选择。尽管化学疗法尚无明确的证据对脑膜瘤患者的益处，但目前正在研究中的几种新出现的靶向制剂已在小型Ⅱ期临床试验中证明可提高无进展生存率。

近年来，脑膜瘤的分子机制和遗传改变已成为肿瘤生物学研究的热点。目前正在进行临床试验研究，这使得识别候选分子治疗靶点成为可能。

关键词：脑膜瘤，化疗，分子靶向治疗，免疫治疗，非典型脑膜瘤

10.1　引言

脑膜瘤是成人最常见的原发性脑肿瘤，约占每年确诊脑肿瘤的1/3。大多数脑膜瘤通过手术切除和/或放射治疗都能治愈，但非典型和侵袭性脑膜瘤除外（高达20%），尽管接受了标准治疗，但最终还是进展或复发。这些病变特性带来治疗上的挑战，需要考虑多模式治疗方案。化疗或分子靶向治疗作为下一种治疗方案越来越受到关注，这些治疗方案适用于已使用了手术和放疗方式的患者，或转移性脑膜瘤、多灶性脑膜瘤或存在于颅底等手术困难区域的患者。

尽管针对脑膜瘤患者的化疗管理的大规模调查并没有显示出对临床过程的明显影响，但目前正在进行的临床研究中，一些新兴的靶向药物已在小型的Ⅱ期临床试验中显示出改善的无进展生存期（PFS）。本章的目的是提供关于脑膜瘤系统性治疗的历史和正在进行的临床试验的一个概括性总结。

10.2　重点研究及其证据质量

10.2.1　化疗

化疗药物如羟基脲、替莫唑胺、伊立替康、环磷酰胺、阿霉素和长春新碱已在脑膜瘤患者中进行了研究，表明其临床效果很小。

羟基脲是一种核糖核酸还原酶抑制剂，可阻断DNA合成并诱导细胞凋亡，是侵袭性脑膜瘤患者最广泛探索的化疗药物之一。该分析的结论表明，它具有显著的毒性，似乎没有提供明确的临床疗效的证据（表10.1）。同样，替莫唑胺，批准的高级神经胶质瘤的烷化剂治疗药物，表明对侵袭性的脑膜瘤患者有轻微的临床疗效（表10.1）。最近的前期临床研究显示，抗肿瘤药物曲贝替定（Trabectedin），用于治疗软组织肉瘤、卵巢癌，有着抗脑膜瘤活性，目前处于欧洲随机对照Ⅱ期试验阶段（表10.2）。曲贝替定（Trabectedin）阻断DNA结合致癌转录因子FUS-CHOP来产生效应。

10.2.2　分子靶向治疗

在个体化医疗时代，分子靶向治疗可能为患者提供特异性治疗方案。这一进展促进了肿瘤生物学的研究。脑膜瘤生物学的研究揭示了在疾病发生发展中的重要作用分子机制（例如，VEGF、PDGF、EGF，及其受体酪氨酸激酶及其下游信号通路如PI3K/Akt通路、Ras/Raf/MAPK通路和Hedgehog途径）和遗传学改变（NF2、AKT1、KLF4、TRAF7、SMO、TERT突变）。这项研究已

表 10.1　近期脑膜瘤的临床研究

药物	机制	研究类型	病例数	WHO 分级	治疗史	PFS-6（%）	时间（年份）	作者
伊马替尼	PDGFR 抑制剂	II	23（22 符合）	I：13 II / III：10	RT：20/22 ST：7/22	总：29.4 I：45 II / III：0	2009	Wen
埃罗替尼 / 吉非替尼	EGFR 抑制剂	II	25	I：8 II / III：17	RT：21/25 ST：9/25	I：25 II / III：29	2010	Norden
瓦他拉尼 VEGFR	PDGFR 抑制剂	II	25	I：2 II / III：22 （血管 – 周细胞瘤：1）	RT：23/24 ST：7/24	II：64.3 III：37.5 II / III：54.4	2014	Raizer
舒尼替尼	PDGFR 抑制剂	II	36	II / III：36	RT：35/36	42	2015	Kaley
贝伐单抗 + 埃弗罗莫	mTORC1 抑制剂	II	17	I：4 II / III：12 不清楚：1	手术：16/17 RT：15/17 ST：3/17	I / II / III：69	2016	Shih
贝伐单抗	VEGF 抗体	回顾性	15	II / III：15	均接受手术 RT ST：7/15	43.8	2012	Nayak
贝伐单抗	VEGF 抗体	回顾性	14	I：5 II / III：8 不清楚：1	均接受手术 RT：11/14 ST：10/14	86	2012	Lou
羟基脲核苷酸	还原酶 抑制剂	回顾性	35	II / III：35	均接受手术和 RT； ST：无	3	2012	Chamberlain
羟基脲 + 伊马替尼	PDGFR 阳性细胞 毒性	II	21	I：8 II / III：13		总：61.9 I：87.5 II / III：46.2	2012	Reardon
羟基脲 ± 伊马替尼	核糖核苷酸 还原酶抑制 剂，PDGFR 抑制剂	随机实验 II（HU+ 伊马替尼比 HU）	15	I：2 II / III：10 不清楚：3	均接受手术 RT：11/15 ST：无	*PFS-9 型 HU+ 伊马替尼：0 HU：75	2016	Mazza
替莫唑胺	烷基化剂	II	16	I：16	均接受手术和 RT ST：无	0	2004	Chamberlain
奥曲肽	生长抑素	II	9	II / III：9	均接受手术和 RT	44.4	2014	Simó
帕瑞肽 LAR	生长抑素	II	34	I：16 II / III：18	手术：33/34 RT：28/34 ST：13/34	总：32 I：50 II / III：17	2015	Norden
米非司酮	黄体酮受体 抑制剂	随机实验 III（米非普利 – 斯通比安慰 剂）	164	I：不适用 II：17 III：不适用	手术 RT：47/164	PFS, OS：不显著	2015	Ji
干扰素 – α	免疫调制	II	35	I：35	均接受手术和 RT； ST：34/35	54	2008	Chamberlain
干扰素 – α	免疫调节	回顾性	35	II / III：35	均接受手术, RT, ST	17	2013	Chamberlain

缩写：EGFR, Epidermal Growth Factor Receptor，表皮生长因子受体；OS, Overall Survival，总生存率；PDGFR, Platelet-Derived Growth Factor Receptor，血小板衍生生长因子受体；PFS-6, Progression-Free Survival at 6 Months，无进展 6 个月生存率；PFS-9, Progression-Free Survival at 9 Months，无进展 9 个月生存率；RT, Radiation Therapy，放射治疗；ST, Systemic Therapy，全身治疗；VEGF, Vascular Endothelial Growth Factor，血管内皮生长因子；mTOR, Mammalian Target of Rapamycin，哺乳动物类雷帕霉素靶蛋白

表 10.2 正在进行的脑膜瘤临床试验（全身治疗）

药物	机制	研究阶段	其他	研究编号
贝伐单抗	VEGF 抗体	II		NCT01125046
		II	+ 磁场治疗（NovoTTF）	NCT02847559
依维莫司（RAD001）	mTORC1 抑制剂	I 期早期		NCT01880749
Vistusertib（AZD2014）	mTORC1/mTORC2 抑制剂	II		NCT03071874
		II	NF2 患者	NCT02831257
纳武单抗 OPDIVO	PD–1 抑制剂	II		NCT02648997
培溴利珠单抗	PD–1 抑制剂	II		NCT03279692
				NCT03016091
阿维鲁单抗	PD–L1 抑制剂	I	+ 质子治疗	NCT03267836
维斯莫德吉布 + GSK2256098	SMO 抑制剂 FAK 抑制剂	II	SMO, PTCH1 或 NF2 突变	NCT02523014
核糖体（LEE011）	CDK4/6 抑制剂	I 期早期间		NCT0293736
AR–42	HDAC 抑制剂	I		NCT02282917
细胞毒性试验	抗血管生成免疫调节	II 期（烷化剂比常规治疗）		NCT02234050
塞卢梅蒂尼	MEK 抑制剂	II	NF2 相关肿瘤，3~45 岁	NCT03095248

缩写：FAK, Focal Adhesion Kinase, 黏着斑激酶；HDAC, Histone Deacetylase, 组蛋白脱乙酰酶；mTOR, Mammalian Target of Rapamycin, 哺乳动物类雷帕霉素靶蛋白；NF2, Neurofibromatosis Type 2, 神经纤维瘤病 2 型；VEGF, Vascular Endothelial Growth Factor, 血管内皮生长因子

经能够识别候选的分子治疗靶点。

对包括已经列出了药物伊马替尼、埃罗替尼、吉非替尼、瓦他拉尼、舒尼替尼、贝伐单抗、依维莫司等在内的多种药物进行评估的结果（详见表 10.1）。尽管一些靶向药物在 II 期临床研究中显示 PFS 有所改善，但随机对照 III 期临床试验并没有在这些患者中显示出明显的临床益处。

血管内皮生长因子

发现血管内皮生长因子（VEGF）在 84% 的脑膜瘤中表达，其受体（VEGFR）则在 67% 的脑膜瘤中表达。VEGF 在新生血管形成，肿瘤生长和瘤周水肿的发展中起关键作用，使其成为一个受关注的分子靶点。

贝伐单抗是一种抗 VEGF 的抗体，用于治疗多种恶性肿瘤，如肺癌、乳腺癌、结直肠癌和复发性胶质母细胞瘤等。在一项回顾性研究中，来自 4 个机构的数据被联合用于检验贝伐单抗在非典型和间变性脑膜瘤患者中的疗效。在本研究中，15 例（6 例非典型，9 例间变性）经手术切除和放疗后复发的患者接受贝伐单抗治疗。在本研究中，7 例患者接受了额外的化疗药物（如羟基脲、山多司他汀、帕西奥替丁、伊马替尼）。对所有患者中位 PFS 为 26 周（95%CI，10~29 周）。6 个月的 PFS（PFS-6）率为 43.8%（95%CI，15.7%~69.1%），33 个月的 PFS 超过了常规的 26% 的 PFS-6。另一项回顾性分析涉及 14 例严重复发的脑膜瘤患者，结果显示无论是肿瘤分级还是贝伐单抗单药或与其他药物联合使用，PFS-6 均为 86%。这些研究提示贝伐单抗的可能的有益效果。贝伐单抗第 II 阶段临床试验（表 10.2）也在进行中。

血小板源性生长因子

血小板源性生长因子（PDGF）在正常发育过程中细胞增殖中起着关键作用，在包括脑膜瘤在内的许多肿瘤增殖中也是如此。北美脑肿瘤协会对 23 例复发脑膜瘤患者（13 例良性，5 例非典型，5 例间变性，其中 22 例符合纳入标准）进行了 PDGFR 抑制剂伊马替尼的 II 期临床研究。总体而言，PFS-6 的比率为 29.4%。良性脑膜瘤 PFS-6 为 45%，非典型和未分化脑膜瘤为 0。这些结果提示伊马替尼对治疗复发性脑膜瘤无临床疗效。

血管内皮生长因子和血小板衍生生长因子

舒尼替尼是一种酪氨酸激酶抑制剂，其靶点为 VEGFR 和 PDGF 受体（PDGFR）。在一项关于舒尼替尼治疗手术和放疗后复发的非典型性和间变性脑膜瘤的多中心 II 期临床研究中，PFS-6 的发生率为 42%，表明舒尼替尼在这些亚群中具有临床疗效。

瓦拉他尼也是一种对 VEGFR 和 PDGFR 都有抑制作用的多功能酪氨酸激酶抑制剂。在一项 II 期临床试验中，瓦拉他尼用于手术切除，放疗和 / 或化疗后的难治性非典型 / 间变性脑膜瘤患者，其中 II 级患者 PFS-6 为 64.3%，III 级患者 PFS-6 为 37.5%，II / III 级患者 PFS-6 为 54.4%。作者认为通过测定 PFS-6 提示靶向 PDGF/VEGF 通路值得进一步研究。

表皮生长因子

表皮生长因子（EGF）受体是一种负责细胞内酪氨酸激酶信号传递的膜受体，在超过 60% 的脑膜瘤中过表达。离体实验提示 EGFR 在人脑膜瘤中的激活可能促进其增殖。

两种 EGFR 抑制剂，吉非替尼和厄洛替尼，最近被批准用于治疗非小细胞肺癌。对复发性脑膜瘤患者进行了吉非替尼或厄洛替尼的 II 期研究。它被作为复发性恶性胶质瘤研究的一个探索性子研究。25 例符合纳入标准的患者（8 例良性，9 例非典型，8 例间变性）中，16 例接受吉非替尼治疗，9 例接受厄洛替尼治疗。良性肿瘤 PFS-6 为 25%，12 年总生存率（OS-12）为 65%。对于非典型和间变性病变，PFS-6 为 29%，OS-12 为 65%。良性和非典型 / 间变性人群的 PFS 和 OS 无显著差异。因此，本研究得出结论，吉非替尼和厄洛替尼治疗复发性脑膜瘤的疗效不明显。

哺乳动物类雷帕霉素靶蛋白

哺乳动物类雷帕霉素靶蛋白（mTOR）是一种进化保守的丝氨酸 / 苏氨酸激酶，通过两种不同的功能复合物 mTORC1 和 mTORC2 调节细胞生长、增殖和生存。已经研究了 mTOR 抑制剂，如雷帕霉素、替西莫司和依维莫司等并用于各种疾病。一项多中心 II 期研究对 mTORC1 抑制剂、依维莫司和抗 VEGF 抗体、贝伐单抗联合治疗的复发进行性脑膜瘤患者进行了研究。本研究的目的是评估这些药物在难治性脑膜瘤患者中的疗效，因为替莫唑胺和贝伐单抗的联合的维持治疗已被证明在胶质母细胞瘤患者中具有临床疗效。本研究纳入了 17 例 I ~ III 级脑膜瘤患者（4 例 I 级，7 例 II 级，5 例 III 级），PFS-6 的总体评分为 69%，提示其在治疗复发性脑膜瘤方面可能优于标准治疗。然而，PFS 中位数与历史回顾报告相似。

令人惊讶的是，WHO II / III 级肿瘤患者的 PFS 中值比 I 级肿瘤患者长（22.0 个月比 7.5 个月）。作者推测，这些更具有血管性的高级别肿瘤也可能更依赖于下游的 mTOR 和 Akt 信号通路，因此，抗血管生成治疗和 mTOR 抑制也可能有更好的反应。然而，作者也提到，本研究的样本量很小，因此得出结论时应该谨慎。

将依维莫司作为单一药物也在早期 I 期临床试验中进行研究。

此外，双重 mTORC1/mTORC2 抑制剂，维妥昔布（AZD2014），在临床前研究中显示了比其他研究有更强的抗增殖活动，也在处于 II 期临床研究中（表 10.2）。

Hedgehog 信号通路

在一组脑膜瘤亚群中发现了 Hedgehog 基因（HH）通路的基因突变。这意味着 HH 通路是靶向治疗的一种选择。维莫德吉，是一种平和（SMO）抑制剂，已被美国食品和药物管理局批准用于治疗基底细胞癌，其与黏着斑激酶（FAK）抑制剂（GSK2256098）联合用药正处于 II 期临床试验阶段（表 10.2）。

10.2.3　免疫疗法 PD-1/PD-L1 抑制剂

免疫治疗包括增强宿主的免疫反应来提供肿瘤的靶向治疗。目前，PD-1 抑制剂 Nivolumab 和

Pembrolizumab 和 PD-L1 抑制剂 Avelumab 正在进行临床试验治疗脑膜瘤（表 10.2）。

PD-1/PD-L1 抑制剂被称为免疫检查点抑制剂，作为一种很有前景的治疗多种恶性肿瘤包括黑素瘤和肺癌的药物，其受到越来越多的关注。PD-1 是 T 细胞上的受体蛋白，其配体 PD-L1 在肿瘤细胞或正常细胞上表达，诱导免疫应答的抑制。这种免疫抑制机制被肿瘤细胞用来抵消免疫系统的攻击。因此，阻断这些"检查点"蛋白会导致对肿瘤细胞的免疫反应增强，从而产生抗肿瘤活性。既往研究表明，PD-L1 在高级别脑膜瘤中表达增高，提示 PD-1/PD-L1 介导的免疫抑制肿瘤微环境可能有助于肿瘤的侵袭性。

干扰素

干扰素（IFN）是免疫系统中的一种信号分子，它能提醒机体察觉病原体的入侵，这些信号通路被恶性肿瘤修饰以促进免疫系统的逃避。一项已发表的体外研究表明，IFN-α 可抑制脑膜瘤细胞在有丝分裂刺激下的生长，初步报告显示 IFN-α 具有良好的临床疗效。一项前瞻性 II 期研究对 35 例难治性 I 级脑膜瘤患者进行 IFN-alpha 治疗。本研究的所有患者均有手术和放疗史，34 例患者有化疗史。本研究的随访报告未显示放射学完全或部分反应。PFS-6 为 54%，平均生存时间是 8 个月，作者得出在这个研究中此种治疗有一定的疗效（表 10.1）。一项关于 IFN-α 回顾性研究，包括 35 例复发的 II / III 级脑膜瘤。所有患者均有手术干预，放疗和化疗史。随访期间未见放射学反应，PFS-6 为 17%。因此，IFN-α 在复发性高级别脑膜瘤中表现出有限的活性（表 10.1）。

10.2.4 激素治疗

脑膜瘤在女性中更为常见，因此性激素治疗在脑膜瘤生物学和治疗中的作用越来越受到重视。黄体酮受体在大约 70% 的脑膜瘤中表达。抗孕激素制剂米非司酮，纳入 165 名患者的多中心随机对照 III 期试验中。研究结果显示米非司酮组与安慰剂组的 PFS 和 OS 无显著性差异；因此，本研究提示该疗法在脑膜瘤治疗中缺乏疗效（表 10.1）。生长抑素受体在大约 90% 的脑膜瘤中表达。生长抑素在体外应用于脑膜瘤细胞时显示出抗增殖活性。生长抑素类似物在脑膜瘤病例报告中也显示出一些潜在的应用价值。然而，在 II 期临床研究中，生长抑素类似物包括奥曲肽、帕瑞肽 LAR 没有显示显著的功效（表 10.1）。

10.3 结论

迄今为止，化疗药物，干扰素和激素治疗已经在复发性、侵袭性脑膜瘤上进行了研究，但这些在临床研究中表现出不尽如人意的疗效。通过使用靶向分子制剂，如 VEGF/VEGFR 抑制剂，一种更加个性化的药物策略已经在小型 II 期试验中显示出了临床疗效。

近年来，肿瘤生物学研究的进展为了解脑膜瘤的分子机制和遗传改变提供了重要依据。这使得识别候选分子治疗靶点成为可能。这些候选目标正处于临床试验中。与其他脑肿瘤如高级别胶质瘤一样，靶向分子制剂可能成为复发性脑膜瘤临床研究的重点。

参考文献

[1] Ostrom QT, Gittleman H, Liao P, et al. CBTRUS Statistical Report: primary brain and other central nervous system tumors diagnosed in the United States in 2010–2014. Neuro-oncol. 2017; 19 Suppl_5:v1–v88

[2] Harter PN, Braun Y, Plate KH. Classification of meningiomas-advances and controversies. Linchuang Zhongliuxue Zazhi. 2017; 6 Suppl 1:S2

[3] U.S. National Library of Medicine. Bevacizumab in Treating Patients with Recurrent or Progressive Meningiomas. https://clinicaltrials.gov/ct2/show/NCT01125046

[4] U.S. National Library of Medicine. Optune Delivered Electric Field Therapy and Bevacizumab in Treating Patients with Recurrent or Progressive Grade 2 or 3Meningioma. Available at:https://clinicaltrials.gov/ct2/show/NCT02847559

[5] U.S. National Library of Medicine. Exploring the Activity of RAD001 in Vestibular Schwannomas and Meningiomas. Available at: https://clinicaltrials.gov/ct2/show/NCT01880749

[6] U.S. National Library of Medicine. Vistusertib (AZD2014) for Recurrent Grade II-III Meningiomas. Available at: https://clinicaltrials.gov/ct2/show/NCT03071874

[7] U.S. National Library of Medicine. AZD2014 in NF2 Patients with Progressive or Symptomatic Meningiomas. Available at:

https://clinicaltrials.gov/ct2/ show/NCT02831257

[8] U.S. National Library of Medicine. A Study of Nivolumab in Adult Participants with Recurrent High-Grade Meningioma. Available at: https://clinicaltrials.gov/ct2/show/NCT02648997

[9] U.S. National Library of Medicine. Phase II Trial of Pembrolizumab in Recur-rent or Residual High-Grade Meningioma. Available at: https://clinicaltrials.gov/ct2/show/NCT03279692

[10] U.S. National Library of Medicine. A Trial of Pembrolizumab for RefractoryAtypical and Anaplastic Meningioma. Available at: https://clinicaltrials.gov/ct2/show/NCT03016091

[11] U.S. National Library of Medicine. Neoadjuvant Avelumab and Hypofractionated Proton Radiation Therapy Followed by Surgery for Recurrent Radiation-refractory Meningioma. Available at: https://clinicaltrials.gov/ct2/show/NCT03267836

[12] U.S. National Library of Medicine. Vismodegib and FAK Inhibitor GSK2256098 in Treating Patients with Progressive Meningiomas. Available at: https://clinicaltrials.gov/ct2/show/NCT02523014

[13] U.S. National Library of Medicine. Ribociclib (LEE011) in Preoperative Glioma and Meningioma Patients. Available at: https://clinicaltrials.gov/ct2/show/NCT02933736

[14] U.S. National Library of Medicine. Exploratory Evaluation of AR-42 Histone Deacetylase Inhibitor in the Treatment of Vestibular Schwannoma and Meningioma. Available at: https://clinicaltrials.gov/ct2/show/NCT02282917

[15] U.S. National Library of Medicine. Trabectedin for Recurrent Grade II/III Meningioma. Available at: https://clinicaltrials.gov/ct2/show/NCT02234050

[16] U.S. National Library of Medicine. Trial of Selumetinib in Patients with Neurofibromatosis Type II Related Tumors (SEL-TH-1601). Available at: https://clinicaltrials.gov/ct2/show/NCT03095248

[17] Chamberlain MC, Johnston SK. Hydroxyurea for recurrent surgery and radiation refractory meningioma: a retrospective case series. J Neurooncol. 2011;104(3):765–771

[18] Chamberlain MC. Hydroxyurea for recurrent surgery and radiation refractory high-grade meningioma. J Neurooncol. 2012; 107(2):315–321

[19] Chamberlain MC, Tsao-Wei DD, Groshen S. Temozolomide for treatmentresistant recurrent meningioma. Neurology. 2004; 62(7):1210–1212

[20] Chamberlain MC, Tsao-Wei DD, Groshen S. Salvage chemotherapy with CPT-11 for recurrent meningioma. J Neurooncol. 2006; 78(3):271–276

[21] Chamberlain MC. Adjuvant combined modality therapy for malignant meningiomas. J Neurosurg. 1996; 84(5):733–736

[22] Schrell UM, Rittig MG, Anders M, et al. Hydroxyurea for treatment of unresectable and recurrent meningiomas. I. Inhibition of primary human meningioma cells in culture and in meningioma transplants by induction of the apoptotic pathway. J Neurosurg. 1997; 86(5):845–852

[23] Loven D, Hardoff R, Sever ZB, et al. Non-resectable slow-growing meningiomas treated by hydroxyurea. J Neurooncol. 2004; 67(1–2):221–226

[24] Newton HB. Hydroxyurea chemotherapy in the treatment of meningiomas. Neurosurg Focus. 2007; 23(4):E11

[25] Mason WP, Gentili F, Macdonald DR, Hariharan S, Cruz CR, Abrey LE. Stabilization of disease progression by hydroxyurea in patients with recurrent or unresectable meningioma. J Neurosurg. 2002; 97(2):341–346

[26] Rosenthal MA, Ashley DL, Cher L. Treatment of high risk or recurrent meningiomas with hydroxyurea. J Clin Neurosci. 2002; 9(2):156–158

[27] Preusser M, Spiegl-Kreinecker S, Lötsch D, et al. Trabectedin has promising antineoplastic activity in high-grade meningioma. Cancer. 2012; 118(20):5038–5049

[28] Wen PY, Yung WK, Lamborn KR, et al. Phase II study of imatinib mesylate for recurrent meningiomas (North American Brain Tumor Consortium study 01–08). Neuro-oncol. 2009; 11(6):853–860

[29] Norden AD, Raizer JJ, Abrey LE, et al. Phase II trials of erlotinib or gefitinib in patients with recurrent meningioma. J Neurooncol. 2010; 96(2):211–217

[30] Raizer JJ, Grimm SA, Rademaker A, et al. A phase II trial of PTK787/ZK 222584 in recurrent or progressive radiation and surgery refractory meningiomas. J Neurooncol. 2014; 117(1):93 101

[31] Kaley TJ, Wen P, Schiff D, et al. Phase II trial of sunitinib for recurrent and progressive atypical and anaplastic meningioma.

Neuro-oncol. 2015; 17(1):116–121

[32] Shih KC, Chowdhary S, Rosenblatt P, et al. A phase II trial of bevacizumab and everolimus as treatment for patients with refractory, progressive intracranial meningioma. J Neurooncol. 2016; 129(2):281–288

[33] Nayak L, Iwamoto FM, Rudnick JD, et al. Atypical and anaplastic meningiomastreated with bevacizumab. J Neurooncol. 2012; 109(1):187–193

[34] Lou E, Sumrall AL, Turner S, et al. Bevacizumab therapy for adults with recurrent/progressive meningioma: a retrospective series. J Neurooncol. 2012; 109 (1):63–70

[35] Reardon DA, Norden AD, Desjardins A, et al. Phase II study of Gleevec® plus hydroxyurea (HU) in adults with progressive or recurrent meningioma. J Neurooncol. 2012; 106(2):409–415

[36] Mazza E, Brandes A, Zanon S, et al. Hydroxyurea with or without imatinib in the treatment of recurrent or progressive meningiomas: a randomized phase II trial by Gruppo Italiano Cooperativo di Neuro-Oncologia (GICNO). Cancer Chemother Pharmacol. 2016; 77(1):115–120

[37] Simó M, Argyriou AA, Macià M, et al. Recurrent high-grade meningioma: a phase II trial with somatostatin analogue therapy. Cancer Chemother Pharmacol. 2014; 73(5):919–923

[38] Norden AD, Ligon KL, Hammond SN, et al. Phase II study of monthly pasireo-tide LAR (SOM230C) for recurrent or progressive meningioma. Neurology. 2015; 84(3):280–286

[39] Ji Y, Rankin C, Grunberg S, et al. Double-blind phase III randomized trial of the antiprogestin agent Mifepristone in the treatment of unresectable meningioma: SWOG S9005. J Clin Oncol. 2015; 33(34):4093–4098

[40] Chamberlain MC, Glantz MJ. Interferon-alpha for recurrent World Health Organization grade 1 intracranial meningiomas. Cancer. 2008; 113(8):2146–2151

[41] Chamberlain MC. IFN-α for recurrent surgery- and radiation-refractory high-grade meningioma: a retrospective case series. CNS Oncol. 2013; 2(3):227–235

[42] Wen PY, Quant E, Drappatz J, Beroukhim R, Norden AD. Medical therapies for meningiomas. J Neurooncol. 2010; 99(3):365–378

[43] Preusser M, Brastianos PK, Mawrin C. Advances in meningioma genetics:novel therapeutic opportunities. Nat Rev Neurol. 2018; 14(2):106–115

[44] Ragel BT, Jensen RL. Aberrant signaling pathways in meningiomas. J Neurooncol. 2010; 99(3):315–324

[45] Goldman CK, Bharara S, Palmer CA, et al. Brain edema in meningiomas is associated with increased vascular endothelial growth factor expression. Neurosurgery. 1997; 40(6):1269–1277

[46] Provias J, Claffey K, delAguila L, Lau N, Feldkamp M, Guha A. Meningiomas: role of vascular endothelial growth factor/ vascular permeability factor in angiogenesis and peritumoral edema. Neurosurgery. 1997; 40(5):1016–1026

[47] Barresi V. Angiogenesis in meningiomas. Brain Tumor Pathol. 2011; 28(2):99–106

[48] Kaley T, Barani I, Chamberlain M, et al. Historical benchmarks for medical therapy trials in surgery- and radiation-refractory meningioma: a RANO review. Neuro-oncol. 2014; 16(6):829–840

[49] Yang SY, Xu GM. Expression of PDGF and its receptor as well as their relationship to proliferating activity and apoptosis of meningiomas in human meningiomas. J Clin Neurosci. 2001; 8 Suppl 1:49–53

[50] Black PM, Carroll R, Glowacka D, Riley K, Dashner K. Platelet-derived growth factor expression and stimulation in human meningiomas. J Neurosurg.1994; 81(3):388–393

[51] Pietras K, Sjöblom T, Rubin K, Heldin CH, Ostman A. PDGF receptors as cancer drug targets. Cancer Cell. 2003; 3(5):439–443

[52] Arnli MB, Backer-Grøndahl T, Ytterhus B, et al. Expression and clinical value of EGFR in human meningiomas. PeerJ. 2017; 5:e3140

[53] Carroll RS, Black PM, Zhang J, et al. Expression and activation of epidermal growth factor receptors in meningiomas. J Neurosurg. 1997; 87(2):315–323

[54] Guertin DA, Sabatini DM. Defining the role of mTOR in cancer. Cancer Cell.2007; 12(1):9–22

[55] Hainsworth JD, Shih KC, Shepard GC, Tillinghast GW, Brinker BT, Spigel DR.Phase II study of concurrent radiation therapy, temozolomide, and bevacizumab followed by bevacizumab/ everolimus as first-line treatment for patients with glioblastoma. Clin Adv Hematol Oncol. 2012; 10(4):240–246

[56] Beauchamp RL, James MF, DeSouza PA, et al. A high-

throughput kinome screen reveals serum/glucocorticoid-regulated kinase 1 as a therapeutic target for NF2-deficient meningiomas. Oncotarget. 2015; 6(19):16981–16997

[57] Bi WL, Wu WW, Santagata S, Reardon DA, Dunn IF. Checkpoint inhibition in meningiomas. Immunotherapy. 2016; 8(6):721–731

[58] Du Z, Abedalthagafi M, Aizer AA, et al. Increased expression of the immune modulatory molecule PD-L1 (CD274) in anaplastic meningioma. Oncotarget.2015; 6(7):4704–4716

[59] Han SJ, Reis G, Kohanbash G, et al. Expression and prognostic impact of immune modulatory molecule PD-L1 in meningioma. J Neurooncol. 2016; 130(3):543–552

[60] Koper JW, Zwarthoff EC, Hagemeijer A, et al. Inhibition of the growth of cultured human meningioma cells by recombinant interferon-alpha. Eur J Cancer. 1991; 27(4):416–419

[61] Wahab M, Al-Azzawi F. Meningioma and hormonal influences. Climacteric.2003; 6(4):285–292

[62] Arena S, Barbieri F, Thellung S, et al. Expression of somatostatin receptor mRNA in human meningiomas and their implication in in vitro antiproliferative activity. J Neurooncol. 2004; 66(1–2):155–166

[63] Graillon T, Romano D, Defilles C, et al. Octreotide therapy in meningiomas: in vitro study, clinical correlation, and literature review. J Neurosurg. 2017; 127 (3):660–669

[64] Rünzi MW, Jaspers C, Windeck R, et al. Treatment of meningioma with octreotide. Lancet. 1989; 2(8656):217–218

[65] Jaffrain-Rea ML, Minniti G, Santoro A, et al. Visual improvement during octreotide therapy in a case of episellar meningioma. Clin Neurol Neurosurg.1998; 100(1):40–43

[66] Ortolá Buigues A, Crespo Hernández I, Jorquera Moya M, Díaz Pérez JA.Unresectable recurrent multiple meningioma: a case report with radiological response to somatostatin analogues. Case Rep Oncol. 2016; 9(2):520–52

第三部分
垂体腺瘤

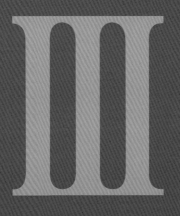

第十一章　非诊断性岩下窦采血在经蝶窦手术治疗库欣综合征中的作用

Pamela S. Jones, Brooke Swearingen

摘要

岩下窦采血（IPSS）是区分垂体源性高皮质醇血症和促肾上腺皮质激素（ACTH）依赖性异位来源高皮质醇血症的金标准，可以确定需要经蝶窦手术（TSS）的必要性。库欣综合征（CS）尽量减少治疗延迟是至关重要的，在非诊断性IPSS的基础上，如果找不到异位源，可能需要寻求经蝶窦手术（TSS）治疗。库欣病（CD）或垂体腺瘤过度分泌ACTH，是70%~80%内源性库欣综合征（CS）的病因。非垂体原因的CS，包括肾上腺腺瘤或异位分泌ACTH肿瘤，仅占少数。当没有明显的垂体磁共振成像（MRI）异常，但临床由于对CD的怀疑很高，岩下窦采血（IPSS）是在进行经蝶窦手术（TSS）之前确定垂体来源的有用技术。这一过程包括在岩下静脉两侧插入导管，并在使用促肾上腺皮质激素释放激素前后采集ACTH水平。这项检测需要相当多的专业知识才能安全可靠地进行，因为异常的静脉引流存在或取血方法不正确都可能会影响这项检测的诊断效能。如果IPSS提示垂体腺瘤，选择TSS治疗。不幸的是，也存在IPSS不能诊断的情况，这可能是由于该程序预测了一个异位源，而这个异位源是找不到的；也可能是由于技术上的困难或解剖上的限制而无法进行充分的采血。在IPSS假阴性和不能明确诊断的情况下，会导致我们难以做出治疗选择，结果就会是延误治疗。本章将包括来自我们中心的两个病例，分析其临床决策和治疗结果，并讨论非诊断性IPSS的管理策略。

关键词：库欣综合征，库欣病，高脂血症，垂体腺瘤，岩下窦采血，经蝶窦手术，促肾上腺皮质激素，促肾上腺皮质激素释放激素

11.1 引言

库欣综合征（CS）是由全身糖皮质激素水平长期升高引起的一系列症状，包括体重增加、向心性肥胖、高血压、易怒、毛发过度生长、月经不规律、葡萄糖耐量下降、免疫功能受损、骨质疏松和心脏事件风险增加。库欣病（CD）是垂体腺瘤导致促肾上腺皮质激素（ACTH）分泌过多引起的，是内源性CS最常见的原因。

CS的其他病因包括异位性ACTH分泌肿瘤，通常是类癌或小细胞肺癌，或肾上腺腺瘤分泌过多的皮质醇。异位来源产生促肾上腺皮质激素释放激素（CRH）引起的高皮质醇血症，和真正的CD还是有根本区别，因为促肾上腺皮质激素过量的来源仍然是垂体。

评估疑似CD，首先进行生化检测，以确认促肾上腺皮质激素依赖性高糖皮质激素血症，然后定位来源。垂体磁共振成像（MRI）是有效诊断方法，但只有约50%的病例可见明确垂体腺瘤。当MRI上没有明显的垂体异常时，应该行岩下窦采血（IPSS），它是在进行经蝶窦手术（TSS）之前确认垂体来源高皮质醇血症的一种行之有效的技术。这个过程包括在双侧岩下静脉插入导管，并在给予CRH或去氨加压素（DDAVP）前后采集ACTH水平。将ACTH的中心水平与同一时间点的外周静脉水平进行比较；若要确定是垂体来源的ACTH过量，CRH刺激后中枢与外周ACTH的比值应超过3∶1。首先确认高糖皮质激素血症是岩下窦采血（IPSS）准确检测的先决条件。如果IPSS提示为垂体源性，选择TSS手术治疗，据报道缓解率为60%~90%。不幸的是，在某些情况下，IPSS是无法诊断的，这可能是因为IPSS预测了一

个异位源，而这个异位源是无法发现的，也可能是由于技术上的困难或解剖上的限制。这些不能明确诊断的情况使得治疗选择困难，甚至治疗延误。我们提出以下两个案例来说明非诊断性 IPSS 对做出经蝶手术选择的帮助。

11.2 案例分析

11.2.1 案例 1

一名 33 岁的女性被诊断为 2 型糖尿病和高血压，她被转到神经内分泌中心，经评估可能是高糖皮质激素血症。

评价

内分泌检查：高皮质醇血症有 4 份尿标本采集做 24h 尿游离皮质醇（UFC）测定，范围为 55~263 μg/24h（4~50 μg/24h），ACTH 水平分别为 33.9pg/mL 和 35pg/mL（6~76pg/mL），没有被抑制。在经过 1mg 的地塞米松抑制试验后，皮质醇水平未能得到抑制。

成像：A1.5T 垂体 MRI 检查并没有显示明显的鞍区占位病变（图 11.1）。虽然进一步检查显示左侧有轻微的低密度，但放射学报告显示为"正常"。

双侧岩下窦采血：她接受了双侧岩下窦采血，造影显示丛状的左侧岩下窦和传统解剖的右侧岩下窦（图 11.1b）。CRH 给药 5min 后，岩下窦血样最大 ACTH 值：周围血 ACTH（IPS：P）比

值为 1.4：1。从岩下窦采血检测的催乳素水平是异常的。她患有肾上腺皮质激素过多，IPSS 检查当天，测尿游离皮质醇（UFC）数值为 111mg/24h（17~47mg/24h），提示患者高皮质醇血症。

全身性影像：因为 IPSS 不能确定高皮质醇血症是垂体源性，为排除异位来源，她接受了胸部和腹部计算机断层扫描（CT），两者均为阴性。

再行 3 T MRI 检查（图 11.1c）发现了可疑病变在垂体左侧。

治疗和预后

由于岩下窦解剖异常，IPSS 期间无法进行充分的双侧取样，因此 CRH 后中枢与外周 ACTH 比值未能达到 IPS：P > 3：1，我们认为取样没有代表性，而不是对高皮质醇血症异位来源的真实预测。考虑到这些发现，患者接受了经蝶手术，切除了发现于蝶鞍下方左侧的微腺瘤，患者库欣病导致的高皮质醇血症得到缓解。

11.2.2 案例 2

一名 35 岁女性，因体重增加及多毛症状，收住我们神经内分泌中心，评估可能存在的高皮质激素血症。

评价

内分泌检查：发现她患有皮质醇增多症，检测发现两个 24h 尿游离皮质醇（UFC）升高，分别

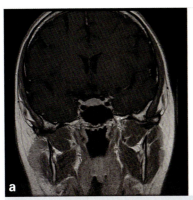
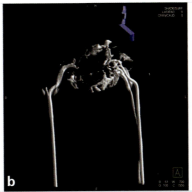
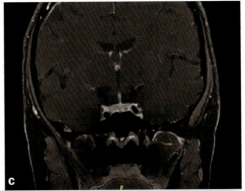

图 11.1 （a）1.5T 磁共振成像（MRI），冠状位 T1 增强。（b）双侧岩下窦静脉造影。（c）3T MRI，冠状位 T1 增强

为 380 μg/24h（20~70 μg/24h）和 488 μg/24h（20~70 μg/24h），并且相应的 ACTH 浓度为 27pg/mL 和 42pg/mL（6~76pg/mL），没有被抑制。1mg 的小剂量地塞米松无法抑制高皮质醇，而 48h 大剂量地塞米松确实能抑制。

成像：1.5T 垂体 MRI 检查并没有发现一个明显的鞍区病变（图 11.2）。腺体轻度不对称，右侧丰满，未见明确独立病变。

双侧岩下窦取血：她接受了双侧 IPSS 检查，在给药后 3min 结果显示 IPS : P 比值为 2.1 : 1。双侧岩下窦插管，无解剖异常。

因为她没有达到阈值，即 IPS : P > 3 : 1，她接受了排除异位来源病变的影像学检查。胸部 CT 扫描显示 1cm 的结节。奥曲肽扫描呈阴性。

治疗和预后

考虑到 IPSS 在 CRH 后 ACTH 中枢与外周比值未达到 3 : 1 阈值，随后的胸部 CT 检查异常，她

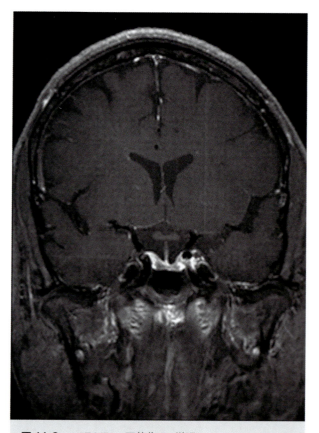

图 11.2 1.5T MRI，冠状位 T1 增强

进行了肺叶楔形切除，证明病灶其实是一个淋巴结。我们进一步考虑到这可能是 IPSS 假阴性的情况，进而我们对患者施行蝶窦探查手术。虽然术中没有发现肿瘤，但切除了右侧腺体，术后 24h UFC 下降，低于正常值范围下限，符合生化缓解。我们手术探查腺体右侧，是因为核磁检查提示右侧较左侧饱满，而 IPSS 检查结果并没有提示病变位于哪一侧。

11.3 讨论

这些案例说明了非诊断性 IPSS 的复杂和困难。在病例 1 中，由于其中一个岩窦为丛状窦，取样不足，尽管生化数据支持垂体来源，但未能获得具有代表性的双侧岩下窦血样本，可能导致 ACTH 中枢与外周比值未能达到阈值。在病例 2 中，IPS : P 比值最大为 2.1 : 1，在胸部 CT 上发现一个小的病灶，怀疑是异位来源。肺病变切除后无缓解。随后行脑垂体探查手术，切除右侧饱满垂体，高皮质激素血症得到生化缓解。

尽管最初的美国国立卫生研究院（NIH）系列报告中，IPSS 的特异性和敏感性均为 100%，但在相关研究中 10%~15% 病例描述了 IPSS 存在假阴性结果。几组研究已经报道了诊断不准确的原因，并提出了应对假阴性的方法（表 11.1）。本组对我院所有接受 IPSS 检查的 CD 患者进行回顾性研究，包括 283 例患者，进行了 288 次 IPSS。在 200 例患者中，IPSS 预测垂体来源；195 例垂体瘤患者经手术证实，阳性预测率 98%。尽管有足够的双侧取样，21 例患者 ACTH 中枢与外周比值未能达到阈值，提示高皮质激素血症是异位来源。其中，在 5 例患者中发现了异位肿瘤，另有 4 例患者因"假定的异位来源"肿瘤而行肾上腺切除术，但最终没有得到组织学诊断证实。另外 12 例在全面的影像学检查后未发现异位肿瘤，经蝶窦探查，11 例为垂体瘤。因此，这 21 例患者阴性（异位来源）预测值只有 29%（6/21）。在另外 32 例患者中，由于解剖异常或技术问题，未能获得足够的

表11.1　库欣综合征的 IPSS 关键研究和证据水平

研究者（年份）	证据水平	研究内容
Sheth 等（2012）	IV	283 例患者的回顾性研究：报告了 IPSS 程序预测垂体源性假阴性的显著率，并建议当不能找到异位源时，尽管 IPSS 未集中或不成功，仍应考虑探查性 TSS
Lefournier 等（2003）	IV	86 例患者回顾性分析：提示当静脉引流对称时，BIPSS 的结果会得到很大的改善，对称静脉造影的患者中可预测的偏侧化率为 71%，而非对称性的患者为 57%
Grant 等（2014）	IV	83 例回顾性分析：规范化 IPS：P 比率应用催乳素（ACTH/prlacin）有助于提高检测结果的准确性，降低假阴性率
Feng 等（2018）	IV	91 例回顾性分析：去氨加压素 IPSS 诊断 CD 的敏感性和特异性分别为 98.9% 和 100%。IPSS 和手术一致性的偏侧性为 72.5%

缩写：ACTH, Adrenocorticotropic Hormone, 促肾上腺皮质激素；BIPSS, Bilateral Inferior Petrosal Sinus Sampling, 双侧岩下窦采血；CD, Cushing Disease, 库欣病；IPSS, Inferior Petrosal Sinus Sampling, 岩下窦采样；IPS：P, Inferior Petrosal Sinus：Peripheral, 岩下段窦：外周；TSS, Transsphenoidal Surgery, 经蝶窦手术

双侧采样，但 32 例患者中有 21 例 ACTH 中枢与外周比值大于 3:1，手术探查均证实有垂体瘤。然而，在其余的 11 例患者中，尽管 IPS：P 比值小于 3:1，也进行了手术探查，均发现有垂体瘤存在。在这些病例中，存在解剖异常，如丛状或闭锁性岩下窦，可能不能进行让人满意的双侧取样（以病例 1 为例）。为了证明取样的血液是静脉血，建议对泌乳素水平进行基线化处理。如果有这些泌乳素水平相关数据，它们可能会提供额外信息来说明结果的有效性，并可能用以指导给患者提供恰当的治疗，但遗憾的是在我们的病例中确实没有泌乳素相关基线化处理数据。测量与 ACTH 相对应的岩下窦泌乳素水平，它不应过度分泌，这样就可以作为提示垂体静脉回流的指标，显示 IPS 取样样本检测 ACTH 受非垂体来源血流汇入岩下窦的影响程度。在 IPSS 期间对泌乳激素进行中枢和外周采样，可以计算出基线化处理的 ACTH 水平。病例回顾表明，这种处理降低了 CD 的假阴

性诊断率，即使不能得到肯定的诊断，仍然需要经验性手术探查。此外，在我们的大多数病例中，排除异位源的检测手段仅包括胸部和腹部 CT 扫描，使用更现代的放射性核素扫描技术可能会增加检查的敏感性。

我们回顾了 283 例患者行 288 次 IPSS，结果显示阳性预测值（98%）和敏感性（94%）较高，但即使排除了解剖异常的病例，阴性预测值（29%）和特异性（50%）仍较低。做基线化处理，使催乳素水平正常，可能会减少假阴性率。有患者经 IPSS 后预测异位来源，但随后检查未发现异位源的情况，说明该检测的低阴性预测值，可能反映了 IPSS 的局限性。在过去，这些 IPSS 阴性的患者可能被转到泌尿外科行肾上腺切除术，而不是进行 TSS 探查手术。

虽然解剖异常是这些假阴性病例的主要原因，但还有其他情况也可以造成假阴性。

例如，促肾上腺皮质激素腺瘤对外源性 CRH 的反应可能是可变的，这可能导致促肾上腺皮质激素的中枢外周比值低于阈值。一些研究使用 DDAVP 进行刺激实验，而不是 CRH，因为 DDAVP 可能更便宜。一些数据表明，与 CRH 相比，DDAVP 的使用也提高了病变左右侧定位诊断的准确性。

周期性 CD 的病例中，皮质醇的高分泌期与正常分泌期交替出现，这也对 IPSS 构成了挑战。如果在正常皮质醇分泌期间对 CD 患者进行 IPSS 检查，检查结果可能不确定。即使生化数据显示了一个集中的图像，IPSS 结果可能是不准确的，除非患者在手术时也有皮质醇的高分泌。因此，当周期性 CD 被高度怀疑时，应进行 IPSS，或当之前的 IPSS 为阴性时，应在皮质醇分泌高峰期复查 IPSS。

11.4 结论

IPSS 仍然是证明 CS 中 ACTH 过量分泌是垂体来源的金标准。假阴性结果可能是由于解剖异

常或手术中的技术困难造成的，在这些病例中应该考虑行经验性垂体探查手术，因为垂体仍然是最可能的促肾上腺皮质激素来源。在没有明显解剖异常的情况下，可以通过催乳素基线化处理来降低假阴性率，但不能明确诊断的病例仍然存在，在这些病例中也应考虑行垂体经验性探查手术。IPSS 假阴性率低，但确实存在，对不能确诊的病例应积极考虑 TSS 手术探查，避免诊断和治疗延误造成病情加重。

参考文献

[1] Boscaro M, Arnaldi G. Approach to the patient with possible Cushing's syndrome. J Clin Endocrinol Metab. 2009; 94(9):3121–3131

[2] Lonser RR, Nieman L, Oldfield EH. Cushing's disease: pathobiology, diagnosis,and management. J Neurosurg. 2016:1–14

[3] Raff H. Cushing syndrome: update on testing. Endocrinol Metab Clin North Am. 2015; 44(1):43–50

[4] Daniel E, Newell-Price JD. Diagnosis of Cushing's disease. Pituitary. 2015; 18(2):206–210

[5] Hall WA, Luciano MG, Doppman JL, Patronas NJ, Oldfield EH. Pituitary magnetic resonance imaging in normal human volunteers: occult adenomas in the general population. Ann Intern Med. 1994; 120(10):817–820

[6] Oldfield EH, Chrousos GP, Schulte HM, et al. Preoperative lateralization of ACTH-secreting pituitary microadenomas by bilateral and simultaneous inferior petrosal venous sinus sampling. N Engl J Med. 1985; 312(2):100–103

[7] Deipolyi A, Bailin A, Hirsch JA, Walker TG, Oklu R. Bilateral inferior petrosal sinus sampling: experience in 327 patients. J Neurointerv Surg. 2017; 9(2):196–199

[8] Deipolyi AR, Hirsch JA, Oklu R. Bilateral inferior petrosal sinus sampling. J Neurointerv Surg. 2012; 4(3):215–218

[9] Feng M, Liu Z, Liu X, et al. Tumour lateralization in Cushing's disease by inferior petrosal sinus sampling with desmopressin. Clin Endocrinol (Oxf). 2018;88(2):251–257

[10] Pecori Giraldi F, Cavallo LM, Tortora F, et al. Altogether to Beat Cushing's Syndrome Group. The role of inferior petrosal sinus sampling in ACTH-dependent Cushing's syndrome: review and joint opinion statement by members of the Italian Society for Endocrinology, Italian Society for Neurosurgery, and Italian Society for Neuroradiology. Neurosurg Focus. 2015; 38(2):E5

[11] Aranda G, Ensenat J, Mora M, et al. Long-term remission and recurrence rate in a cohort of Cushing's disease: the need for long-term follow-up. Pituitary.2015; 18(1):142–149

[12] Valassi E, Biller BM, Swearingen B, et al. Delayed remission after transsphenoidal surgery in patients with Cushing's disease. J Clin Endocrinol Metab.2010; 95(2):601–610

[13] Lefournier V, Martinie M, Vasdev A, et al. Accuracy of bilateral inferior petrosal or cavernous sinuses sampling in predicting the lateralization of Cushing's disease pituitary microadenoma: influence of catheter position and anatomy of venous drainage. J Clin Endocrinol Metab. 2003; 88(1):196–203

[14] Bansal V, El Asmar N, Selman WR, Arafah BM. Pitfalls in the diagnosis and management of Cushing's syndrome. Neurosurg Focus. 2015; 38(2):E4

[15] Sheth SA, Mian MK, Neal J, et al. Transsphenoidal surgery for Cushing disease after nondiagnostic inferior petrosal sinus sampling. Neurosurgery. 2012; 71(1):14–22

[16] Doppman JL, Chang R, Oldfield EH, Chrousos G, Stratakis CA, Nieman LK. The hypoplastic inferior petrosal sinus: a potential source of false-negative results in petrosal sampling for Cushing's disease. J Clin Endocrinol Metab. 1999; 84(2):533–540

[17] Findling JW, Kehoe ME, Raff H. Identification of patients with Cushing's disease with negative pituitary adrenocorticotropin gradients during inferior petrosal sinus sampling: prolactin as an index of pituitary venous effluent. J Clin Endocrinol Metab. 2004; 89(12):6005–6009

[18] Grant P, Dworakowska D, Carroll P. Maximizing the accuracy of inferior petrosal sinus sampling: validation of the use of Prolactin as a marker of pituitary venous effluent in the diagnosis of Cushing's disease. Clin Endocrinol(Oxf). 2012; 76(4):555–559

[19] Mulligan GB, Faiman C, Gupta M, et al. Prolactin measurement during inferior petrosal sinus sampling improves the localization of pituitary adenomas in Cushing's disease. Clin Endocrinol (Oxf). 2012; 77(2):268–274

[20] Bonert V, Bose N, Carmichael JD. Cyclic Cushing's disease with misleading inferior petrosal sinus sampling results during a trough phase. Neurosurg Focus. 2015; 38(2):E7

[21] Grant P, Dworakowska D, Carroll P. Maximizing the accuracy of Inferior petrosal sinus sampling: validation of the use of Prolactin as a marker of pituitary venous effluent in the diagnosis of Cushing's disease. Clin Endocrinol(Oxf). 2012; 76(4):555–559

第十二章　库欣病手术失败后的药物治疗选择

Kevin C. J. Yuen

摘要

手术失败的库欣病（CD）患者如何选择最合适的药物治疗，对许多内分泌学专家来说可能是一个挑战。CD 是由垂体促肾上腺皮质激素分泌过多引起的慢性皮质醇过多的临床状态。对 CD 的及时认识和适当的治疗可以帮助患者获得高糖皮质激素血症的长期缓解，从而降低发病率和死亡率。垂体手术治疗被认为是首选的治疗方法，对于手术失败后的持续性或复发性疾病患者可能需要药物治疗和放疗作为辅助治疗方式。当垂体手术和积极的药物治疗失败后，高皮质醇血症恶化时，可以考虑行双侧肾上腺切除术。尽管出现了一些新颖的药物疗法，以最大限度地提高疗效和减少副作用，应选择和使用哪些药物治疗仍有争议。在选择药物方面存在困难，可能部分原因是较老的药物虽已更新换代，但目前已获得美国食品和药物管理局批准的新的药物费用昂贵，而且没有其长期疗效和安全性的数据；并且作为支持目前药物治疗方法的证据，其中大部分数据来源于回顾性临床研究，其病例数过少。在这一章中，我们回顾了各种药物治疗的临床疗效和副作用，讨论了联合治疗的基本原理，并介绍了我们对一名 CD 患者手术失败后接受药物治疗的情况。

关键词：卡麦角林，库欣病，依托咪酯，正常皮质醇血症（Eucortisolemia），高皮质醇血症，酮康唑，甲吡酮，米非司酮，米诺坦，帕瑞肽

12.1 引言

库欣病（Cushing Disease，CD）是一种相对罕见的内分泌疾病，并发症发生率和死亡率都很高。它的特征是由于垂体腺瘤分泌过多的促肾上腺皮

质激素（ACTH）而导致长时间、高水平的高皮质醇血症。尽管许多患者可能存在大量的合并症发生率，有效的治疗策略对于减少过高的死亡率至关重要。经蝶窦手术（Transsphenoidal Surgery，TSS）被认为是 CD 患者的一线治疗方式，但当手术失败时，患者的治疗选择就不明确了。因此，随后的治疗决策可能由多种因素决定，包括磁共振成像（Magnetic Resonance Images，MRI）上腺瘤的可见性、潜在的合并症、患者偏好的治疗方式、患者对每种治疗方式不良影响的耐受性，以及评估在不危及垂体的情况下手术治疗是否可行。

在这一章中，我们回顾了各种药物治疗的临床疗效和副作用，并讨论了联合治疗的效果。我们还介绍了 1 例垂体手术失败后 CD 患者的治疗方法，并讨论了各种现有药物治疗方案中存在的争议，最终确定了该患者的药物治疗方案。

12.2 CD 患者的治疗方案

一旦 CD 的诊断在生化上得到确认，治疗的直接目标是以最低的并发症发生率实现疾病缓解，改善临床症状、体征和促进患者的整体健康。长期的治疗目标是维持糖皮质激素水平，尽早发现肿瘤复发。有效治疗所有的并发症并切除垂体瘤，同时可能最终停止药物治疗，也是非常理想的长期目标。

当由经验丰富的神经外科医生进行手术时，TSS 是推荐的 CD 的一线治疗，因为垂体微腺瘤的缓解率为 60%~90%，并发症的风险最小，垂体功能通常得到保留。然而，即使在术后缓解的患者中，在平均 5~10 年的随访中，复发可能高达 20%~25%。当核磁共振可见腺瘤且疾病持续或复

75

发时，可以考虑第二次 TSS，但是第二次手术通常会有较低的缓解率和较高的垂体机能减退发生率。

其他治疗选择包括垂体放射治疗和双侧肾上腺切除术（Bilateral Adrenalectomy，BLA），这两种方法都可能与临床显著的合并症发生率有关。当 CD 患者在 TSS 失败后出现持续性或复发性 CD，二次 TSS 失败时，或在 BLA 后预防或治疗 Nelson 综合征时，尽管这些病例的缓解率波动范围很大，放疗可能是更合适的。在一项对 96 例接受立体定向放射治疗并随访 5 年的 CD 患者的研究中，中位缓解时间为 16.6 个月，1 年、2 年、3 年和 5 年的疾病缓解率分别为 34%、54%、72% 和 78%。超过 90% 的 CD 患者肿瘤生长得到控制。

当需要快速控制高皮质醇血症，CD 患者的治疗可以选择 BLA。当患者希望不出现垂体手术导致的术后垂体机能减退，例如，女性生育年龄的人想要保住自己的生育能力，也可以选择 BLA 治疗。然而，这种治疗的标准化死亡率约为 2.0，接受 BLA 治疗的患者必须终生维持糖皮质激素和盐皮质激素治疗。因为 BLA 增加了 Nelson 综合征的风险，定期核磁共振检查和 ACTH 监测来评估病情是必要的。此外，由于慢性刺激持续升高的促肾上腺皮质激素水平而导致肾上腺组织增生引起的复发性高皮质激素血症的报道非常罕见。

与医学上对促乳素瘤或生长激素分泌腺瘤的治疗作用的定义不同，药物治疗在 CD 脑垂体手术失败后的作用更有争议，也更不明确。然而，然而，在某些情况下可能需要进行 CD 的药物治疗（表 12.1）。在图 12.1 中，我们提供我们建议对手术失败后 CD 患者进行药物治疗。CD 患者可以直接用药物治疗抑制肾上腺类固醇生成，针对垂体 ACTH 分泌的药物，糖皮质激素受体拮抗剂（图 12.2）。直到 2012 年，药物一直被用作超适应证治疗，迄今为止，只有两种治疗 CD 的药物获得了美国食品和药物管理局（FDA）的批准。2012 年 4 月，米非司酮（Korlym, Corcept Therapeutics, Menlo Park, California），口服糖皮质激素受体拮抗剂，被批准使用手术治疗失败患者内源性库欣综合征伴有葡萄糖耐受不良或糖尿病以及不适合再次手术的患者。2012 年 12 月，帕瑞肽（Pasireotide, Signifor, Novartis Pharmaceuticals Corp., Basel, Switzerland），经皮下注射，被批准用于治疗无法进行手术的 CD 患者和手术失败的患者。治疗药物在未来几年内可能会增加，因为目前正在开展新的临床试验，而且正在进行的试验正在得出令人鼓舞的数据。

12.3 CD 患者的医疗需求

有效的药物治疗被证明可以控制高皮质醇症，如果不及时治疗会导致较高的发病率和死亡率。

表 12.1 库欣病患者可能的药物治疗适应证

适应证	基本原理或示例
手术准备	优化糖尿病和高血压的控制，优化高凝状态的控制，降低伤口愈合不良的风险
手术风险高	心肌梗死或中风的高风险
多种合并症	DM、高血压、肥胖、心血管疾病或骨折
不愿接受手术	没有专业的垂体外科医生或手术可能导致长期使用糖皮质激素替代治疗
手术缓解概率低	肿瘤位置不良，腺瘤包绕海绵窦，或大腺瘤伴鞍上延伸
手术失败后高皮质醇血症代谢和血栓栓塞效应的控制	手术可能不会导致疾病缓解
手术失败后疾病的持续性	腺瘤未完全切除
病情缓解后复发	腺瘤在 MRI 上可见
接受放射治疗但尚未有效	放疗后持续性高皮质醇血症数年
等待再次垂体手术或 BLA	患者正在考虑但没有完全致力于接受垂体手术或 BLA

缩写：BLA, Bilateral Adrenalectomy，双侧肾上腺切除术；DM, Diabetes Mellitus，糖尿病；MRI, Magnetic Resonance Imaging，磁共振成像

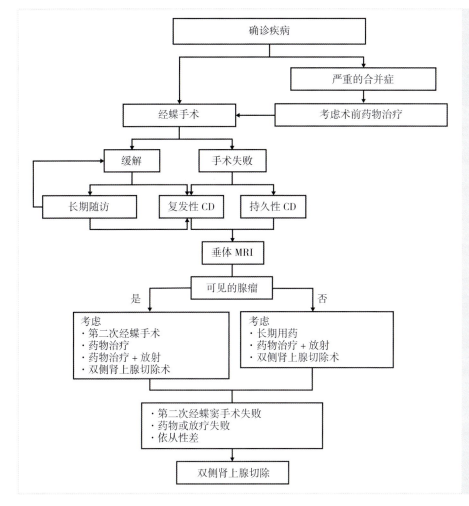

图 12.1 手术失败后持续性库欣病（CD）患者药物治疗的推荐算法。缩写：MRI，磁共振成像

当手术禁忌或手术不成功，垂体瘤无法切除，急需快速诱导正常皮质激素血症，以及等待明确治疗如 BLA 或放射治疗生效的患者需要桥接疗法时，可采用药物治疗（表 12.1）。然而，过度治疗和肾上腺功能不全的风险仍然是所有形式药物治疗的关注点。无论何种药物治疗方案，所有患者都应接受肾上腺功能不全的体征、症状的咨询和教育，及时使用糖皮质激素，预防肾上腺危象的发生。

12.4 目前可用的治疗 CD 的药物

12.4.1 肾上腺类固醇生成抑制剂

酮康唑

　　酮康唑，一种咪唑的衍生物，多年来被广泛用于 CD 患者的治疗，尽管这种用法不合时宜。酮康唑起效迅速，能有效抑制多种水平的皮质醇合成，包括侧链裂解和 11- 脱氧皮质醇转化为皮质醇，但并不直接抑制垂体 ACTH 的分泌。它对大约 70% 的患者有效（在个别研究中为 25%~93%），可以抑制男性睾酮和女性雌二醇的分泌。酮康唑是一种强 CYP3A4 抑制剂，也可能导致药物间相互作用，不能与质子泵抑制剂同时使用，因为它需要胃酸进行吸收。胃肠道副作用、男性女乳症、"逃逸现象"和致畸效应也是限制酮康唑使用的因素。此外，该药可增加肝酶并引起肝毒性，这导致 FDA 在 2013 年发布了一个"黑盒警告"。因此，必须仔细权衡酮康唑的益处与潜在的风险，并应避免在急性或慢性肝病患者和有肝病倾向的患者中使用。在开始治疗时，应在基线评估肝功能，特别是丙氨酸氨基转移酶，并在第 1 个月每周监测 1 次，第 3 个月每月监测 1 次，此后可降低监

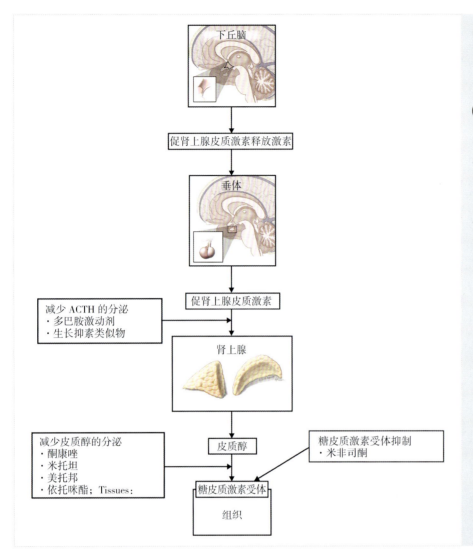

图 12.2　目前用于治疗库欣病的药物治疗的作用部位和机制。下丘脑产生促肾上腺皮质激素释放激素（CRH），随后刺激垂体产生促肾上腺皮质激素（ACTH），而促肾上腺皮质激素又可通过多巴胺激动剂和生长抑素类似物来控制。过量的 ACTH 会导致肾上腺皮质醇分泌增加，酮康唑、米托坦和甲替拉酮等药物可能会降低。糖皮质激素受体（GR）存在于人体的许多部位，米非司酮能有效地抑制这些受体的信号传导活动

测频率。如果丙氨酸氨基转移酶水平增加到正常范围的 3 倍以上，应停用酮康唑。

甲吡酮

　　甲吡酮已被用作肾上腺素减退的诊断试剂，因为它通过抑制 11-β 羟化酶阻止 11- 脱氧皮质醇转化为皮质醇。甲吡拉酮的作用是迅速降低皮质醇水平，但通常用于二线甚至三线药物治疗时，CD 患者正在接受其他药物治疗，没有达到糖皮质激素血症。甲吡酮的使用可能与"逃逸现象"有关，随着时间的推移，ACTH 水平可能逐渐升高，高糖皮质激素症可能不再得到控制。此外，ACTH 水平的升高会刺激肾上腺雄激素的增加，导致女性出现不必要的多毛和痤疮，同时由于 11- 脱氧

皮质醇水平升高，还会导致盐潴留和高血压。相比之下，甲吡酮可以作为男性的一线用药，因为酮康唑由于其高雄激素效应可能导致男性而非女性性功能障碍。然而，使用甲吡酮的主要问题是高 11- 脱氧皮质醇水平会与标准的皮质醇免疫测定交叉反应。因此，应该使用一种与这种交叉反应性无关的方法，如使用液相色谱 - 串联质谱法测定，来监测甲吡拉酮的治疗，因为它可能不是普遍可用的，所以这种化验可能会被证明是烦琐的。

依托咪酯

　　其作用机制与甲吡酮相似，麻醉剂依托咪酯通过抑制皮质醇合成的最后一步来降低皮质醇水平。依托咪酯在实现快速糖皮质激素血症方面的

作用有限，但具有特异性，特别是在患有严重高糖皮质激素血症并需要紧急控制的危重症住院患者中。重症监护病房的患者在非催眠状态下接受 0.04~0.05mg/（kg·h）的药物治疗，治疗期间密切监测血清皮质醇和钾水平。

米托坦

米托坦是一种慢性起病的肾上腺溶血性药物，可致畸，一般耐受不良。该制剂可抑制类固醇生成途径中的多个步骤，并可预防 ACTH 水平升高引起的"逃逸现象"风险。米托坦主要用于治疗肾上腺癌患者，其对 CD 患者的有效率为 70%~80%，但很少作为一线用药。米托坦还能增加皮质醇结合球蛋白水平和皮质醇代谢。因此，24h 尿游离皮质醇（UFC）和夜间唾液皮质醇（LNSC）水平，而不是总血清皮质醇水平，应用于监测治疗和滴定剂量。由于米托坦是一种强 CYP3A3 诱导剂，可增加氢化可的松的清除，因此，对米托坦产生肾上腺功能不全的患者需要更高剂量的氢化可的松替代。

12.4.2 垂体靶向的 ACTH 分泌抑制剂

生长抑素类似物

促肾上腺皮质激素腺瘤主要表达生长抑素受体 5 亚型，1、2、3 亚型的表达较少。与奥曲肽和兰瑞肽用于治疗肢端肥大症不同，帕西肽在 5 亚型有实质性的作用。在 162 例受试患者中，帕西罗肽迅速诱导 24h UFC 降低 50% 以上，33 例（20.3%）患者在治疗 6 个月后 24h UFC 水平恢复正常。在这些研究中，患者的体重、血压和生活质量也有所改善，但 73% 的患者出现高血糖。帕西肽诱导的高血糖是由胰岛素分泌减少和肠促胰岛素减少引起的，如胰高血糖素样肽 1 和胰高血糖素依赖的胰岛素性多肽。帕西肽诱导的高血糖本身并不影响胰岛素敏感性，对基于肠促胰岛素的抗高血糖药利拉鲁肽和维格列汀反应良好。在 MRI 上有残余肿瘤但临床无明显高血糖的患者中，帕西肽可能具有特殊的价值。然而，帕西奥替比

其他未经 FDA 批准的药物，如酮康唑和甲吡酮，要贵得多。

12.4.3 糖皮质激素受体拮抗剂

米非司酮

米非司酮，以前被称为 RU-486，是一种口服竞争性糖皮质激素受体拮抗剂，在低剂量时，也可对黄体酮受体产生拮抗作用。使用米非司酮治疗 CD 以前在病例报告和小病例系列中有记载，在这些病例中，人们注意到米非司酮可以改善库欣综合征的临床症状和体征。在一项关键的 24 周、多中心、开放性研究中，米非司酮治疗内源性库欣氏综合征（SEISMIC）的有效性和安全性研究（ClinicalTrials.gov Identifier NCT00569582）对 50 例库欣综合征患者（其中 43 例患有 CD），米非司酮疗法可改善口服葡萄糖耐量试验期间的血糖水平，减轻体重，减少腰围并改善胰岛素敏感性，而剂量增加与不良反应发生率之间无关联。这种对糖皮质激素受体的拮抗作用导致糖皮质激素效应下降，但矛盾的是，ACTH 和皮质醇水平升高，随后"溢出"到盐皮质激素受体。对糖皮质激素受体的拮抗作用导致糖皮质激素作用减弱，但矛盾的是，促肾上腺皮质激素和皮质醇水平增加，随后"溢出"到盐皮质激素受体上。由于米非司酮对盐皮质激素受体没有直接作用，患者的血压读数可能会有所不同，这取决于由于皮质醇对盐皮质激素受体的"溢出"作用增加而导致的糖皮质激素减少和盐皮质激素效应增加的净效应。有趣的是，在 SEISMIC 试验中，8/21（38%）舒张压降低（≥5mmHg）或能够减少降压药。由于 ACTH 和皮质醇水平升高，不能使用任何生物标志物，米非司酮的疗效和剂量调整只能根据患者的临床评估来确定。与帕西肽一样，米非司酮价格昂贵，必须密切监测其副作用，包括低钾血症和过度糖皮质激素拮抗的症状。米非司酮也能引起子宫内膜增厚，因为它对黄体酮受体的影响可能表现为阴道出血，这对绝经前妇女是有问题的。在

SEISMIC 试验中，只有一名患者（肿瘤侵袭性强）有肿瘤生长的证据。长期的米非司酮治疗对于评估肿瘤生长的潜在风险是必要的。大多数有糖皮质激素拮抗症状的患者对减量米非司酮反应良好。由于氢化可的松不足以有效逆转米非司酮的作用，因此地塞米松是首选的糖皮质激素。如果出现低钾血症，可以使用安螺内酯或依普利酮等抗盐皮质激素药物。由于 CYP3A 酶不仅代谢米非司酮，而且还通过对载脂蛋白的不可逆修饰而被米非司酮抑制，因此应密切监测患者可能的药物相互作用。在 MRI 上没有实质性肿瘤残留而又没有并发高血糖的患者中，如果需要快速改善症状，米非司酮治疗可能具有特殊的价值。

12.4.4 联合治疗

与单药治疗相比，联合治疗在理论上可以提高疾病控制的效果，服用低剂量的药物可能有助于控制不良反应。然而，还没有对联合治疗进行大规模的对照研究。联合疗法已经使用不同种类和作用机制的药物进行了试验。Feelders 和 Valassi 等的研究报告称，联合使用卡麦角林、帕西洛肽和酮康唑以及联合使用甲替拉酮和酮康唑的疗效各不相同，皮质激素血症的发生率在 50%~88% 之间。Vilar 等于 2010 年和 Barbot 等于 2014 年报告了卡麦角林和小剂量酮康唑的联合用药，24h UFC 的正常化率超过 70%。相比之下，Kamenicky 等发现，11 例重度 CD 患者中有 7 例（64%）接受米托坦、甲吡酮和酮康唑联合治疗，24h UFC 正常化，4 例（36%）患者 24h UFC 显著降低。11 例患者均在联合治疗 5~22 个月后接受垂体手术，其中 3 例（27%）患者术后病情缓解，1 例（9%）患者因皮质醇升高复发而不得不恢复药物治疗。总的来说，联合治疗的耐受性良好，并改善了临床特征（如体重、腰围和舒张压下降）。虽然这些小型研究的缓解率令人鼓舞，但仍需要更大的前瞻性研究来评估联合治疗。值得注意的是，文献中报道的联合疗法目前没有一种被 FDA 批准用于治疗 CD 患者。

12.5 案例描述和管理

一名 46 岁的女性最初来我们的脑垂体诊所就诊，她有 18 个月的呼吸困难、疲劳、肌肉无力、过度出汗、腹部肥胖、高血压、高脂血症、糖尿病、闭经、非酒精性脂肪肝疾病和非缺血性充血性心力衰竭的病史。她有圆脸、水牛背、锁骨上脂肪垫、腹部色素纹和近端肌肉无力。实验室试验表明一个 8 点基础皮质醇水平为 25.2 μg/dL 和 ACTH 水平 61pg/mL（参考范围：6~50pg/mL）。进一步检测 24h UFC，水平为 176.8 μg、123.7 μg（参考范围：4~50 μg），LNSC 水平为 0.61 μg/dL、0.56 μg/dL 和 0.65 μg/dL（参考范围：≤ 0.09 μg/dL）。垂体 MRI 显示垂体对称位于蝶鞍内，体积稳定，内部信号均匀增强，未见结节。此外，伴有中度慢性小血管缺血性疾病和脑实质萎缩，考虑到患者的年龄，两者均大于预期。岩下窦采血显示垂体 ACTH 来源可能在左侧。患者接受了左侧腺垂体次全切除术，病理结果显示"非肿瘤性腺垂体，早期 Crooke 细胞改变与临床高糖皮质激素血症一致"。手术后，患者感觉没有什么不同，她对胰岛素的需求和术前一样。实验室测试手术后当天上午 8 点皮质醇水平 18.7 μg/dL 和最低点 10.8 μg/dL（下午 6 点）。手术 3 个月后，患者的皮质醇水平为 20.2 μg/dL，上午 8 点的 ACTH 83pg/mL。她 24h UFC 水平 64.7 μg，LNSC 水平 0.25 μg/dL、0.25 μg/dL 和 0.28 μg/dL。她仍有症状，并有劳力呼吸困难、疲劳、肌肉无力和过度出汗。

该患者有持续性高糖皮质激素血症，且仍有症状，提示 TSS 失败。术后 3 个月，垂体 MRI 显示经蝶窦左侧半 – 下垂体切除后变化，正常垂体组织向右微偏，漏斗部向右偏。由于没有发现明显的结节，可能需要重新探查蝶鞍，并切除正常垂体组织，再加上头颅放射，会增加垂体功能减退的可能性。其他治疗方案包括 BLA 和药物治疗。患者最初考虑 BLA，因为她想要症状迅速改善，而这个手术可以迅速降低她的皮质醇水平。然而，由于 BLA 可导致永久性肾上腺功能不全，要求终生使用糖皮质激素和盐皮质激素替代疗法，并且，根据高皮质醇血症的时期，某些发病率（如高血压、糖尿病、骨质疏松和精神障碍）可能是不可逆转的。

如何最好地为计划手术治疗高糖皮质激素症的患者做好准备是有争议的，因为目前尚不清楚预处理诱发的糖皮质激素血症是否能改善手术后的结果。对一组患者进行了预处理评估，他们的皮质醇高分泌得到了部分控制，24h UFC 水平下降但未恢复正常。然而，术前未进行预处理的患者比术前进行预处理的患者有更好的临床效果。最近，Valassi 等对来欧洲库欣综合征登记（ERCUSYN）数据库的 903 例 CD 患者进行了队列研究，该数据库是收集库欣综合征患者诊断、管理和长期随访方面的"现实生活"信息的最大数据库。这些数据来自 26 个欧洲国家的 57 个中心。作者发现 184/903（20.3%）患者术前进行了药物治疗，其中酮康唑和甲吡酮是最常用的药物。经过预处理的患者在诊断时具有更严重的临床特征，与那些接受了初级手术的患者相比，他们的生活质量更差。7 天内达到正常糖皮质激素血症，患者缓解率较高。然而，术后 6 个月，未观察到预处理组和原发性手术组的发病率或病情缓解率的差异，事实上，预处理可能会混淆术后即刻评估的解释，而术后评估可能有助于预测长期预后。相比之下，在 Ritzel 等进行的荟萃分析中，将未预处理的 BLA 患者与进行预处理的 BLA 患者进行比较，发现两者的发病率和死亡率几乎相同（未预处理 19 例，< 1%；预处理 21 例，2%）。因此，即使在垂体手术和 BLA 之前达到正常水平，逻辑上来说，关于通过手术前达到正常水平是否可以改善术后结果的数据仍然不一致。然而，手术不应为实现糖皮质激素血症而延迟，除非患者因特殊的并发症（如最近的肺栓塞）而必须延迟手术，在这种情况下，应采取药物治疗。

考虑到 BLA 可能的未来影响，我们的患者决定继续药物治疗。由于患者同时患有糖尿病和非酒精性脂肪肝，帕西洛肽和酮康唑分别有加重高

血糖和潜在肝毒性的风险，不适合作为治疗药物。卡麦角林是一种选择，但考虑到患者高皮质醇血症的程度，卡麦角林不太可能有效地使她的皮质醇水平正常化。经过慎重考虑，患者决定使用米非司酮作为临时治疗，以迅速改善症状和高血糖，并在考虑使用 BLA 时可能减轻体重。密切的实验室和 MRI 随访是必要的，以监测钾水平和残余脑垂体任何大小、结构的变化。医生建议患者关注糖皮质激素拮抗剂过量的症状，并建议她月经过多需要由产科医生评估子宫内膜增厚情况。在撰写本文时，她对米非司酮 600mg/d 的耐受性非常好，没有糖皮质激素停药的症状，我们的计划是将剂量滴定到 900mg/d，并维持在这个剂量，因为 SEISMIC 研究中的大多数临床反应都是在服用剂量超过 600mg/d 的患者身上观察到的。

12.6 结论

近年来，随着美国食品和药物管理局批准了两种药物疗法：一种针对促肾上腺皮质激素腺瘤，另一种为糖皮质激素受体的拮抗剂，治疗 CD 的药物疗法取得了长足的进展。然而，有几个因素可能影响药物治疗的选择（图 12.3）。例如，对于残留垂体腺瘤的患者，直接影响垂体的药物可能是适当的治疗，如帕西肽和卡麦角林；而绝经后没有残留垂体腺瘤并伴有糖尿病的患者，使用米非司酮治疗可能获益最大。据报道，使用酮康唑和卡麦角林治疗的 CD 患者疗效不一，但随着 FDA 发布了关于酮康唑肝毒性的"黑盒警告"，它的使用现在变得不那么受欢迎了。此外，其他治疗方法，如甲吡拉酮和米托坦在美国也较少使用。联合治疗可能对中度至重度高糖皮质激素血症患者有一定作用，低剂量可能有助于降低药物相关不良事件的发生率。表 12.2 总结了现有的证据和几个关键研究药物治疗 CD。还需要长期的研究，以更好地定义药物治疗 CD 的作用，包括长期疗效和安全性评价、患者的总体幸福感、发病率和死亡率的长期影响。

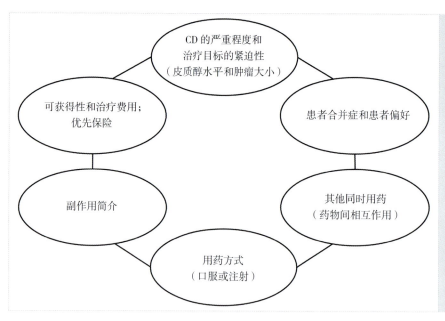

图 12.3 决定药物治疗选择的因素。所有这些因素可能相互关联，也可能因患者而异；因此，在决定对患者实施哪种药物治疗时，必须考虑各种因素

表 12.2 库欣病患者药物治疗的可用证据和关键研究摘要

作者（年份）	研究类型	证据等级	病例数	重要发现
Feelders 等（2010）	前瞻性，开放式，多中心试验	II	17	用帕西罗肽、卡麦角林和酮康唑逐步药物治疗 CD 后，几乎 90% 的患者可获得生化控制
Vilar 等（2010）	前瞻性研究	II	12	卡麦角林单药治疗可逆转 25% 未经手术治疗的 CD 患者的皮质醇升高，而在单用卡麦角林未达到完全缓解的患者中，67% 的患者使用小剂量酮康唑使 24h 无症状通气恢复正常
Kamenicky 等（2011）	3 级转诊医院的随访研究	III	11	米托坦、甲羟孕酮和酮康唑联合治疗不适合双侧肾上腺切除术的重度 ACTH 依赖性库欣综合征患者是一种有效的选择
Baudry 等（2012）	回顾性分析	III	76	在 72% 的长期治疗的患者中，米托坦诱导高皮质醇症得到缓解，而 25% 的初发垂体显像阴性的患者出现垂体腺瘤，从而允许随后的经蝶手术
Colao 等（2012）	双盲，12 个月，三期研究	II	162	帕西罗肽显著降低 CD 患者的皮质醇水平，改善临床症状和体征，但高血糖常被报道
Fleseriu 等（2012）	多中心，24 周，开放式前瞻性试验	II	50	米非司酮可降低血糖、舒张压和体重，改善库欣综合征患者的临床状况，但副作用包括妇女的疲劳、恶心、头痛、低钾血症、关节痛、水肿和子宫内膜增厚
Barbot 等（2014）	前瞻性分析	III	14	卡麦角林和酮康唑联合治疗可使 79% 的 CD 患者 24h UFC 正常化，可能是术后有效的二线治疗
Fleseriu 等（2014）	多中心，24 周，开放式前瞻性试验	III	43	长期米非司酮治疗可增加 CD 患者促肾上腺皮质激素水平，尽管促肾上腺皮质激素肿瘤的进展和消退可能会随着时间的推移而发生，但没有证据表明肿瘤生长
Pivonello 等（2014）	三期研究，双盲随机分组，给药两次	II	162	这是 CD 药物治疗的最大的 III 期研究；在 12 个月的治疗期间，随着 24h UFC 水平的降低，症状和体征都有了显著的改善
Yuen 等（2015）	事后分析	III	50	大多数临床反应者接受的米非司酮剂量 ≥ 600mg/d，这表明库欣综合征患者需要更高剂量才能获得最佳的临床效益，剂量增加不会增加不良事件的发生率
Valassi 等（2018）	来自 26 个国家 57 个中心的 ERCUSYN 数据库分析	III	1143	与未接受药物治疗的患者相比，库欣综合征患者术前接受药物治疗的可能性更大，皮质醇水平正常，垂体手术后缓解率较低；这种治疗可能会混淆对术后近期结果的解释

缩写：ACTH, Adrenocorticotropic Hormone, 促肾上腺皮质激素；CD, Cushing Disease, 库欣病；ERCUSYN, European Register on Cushing's Syndrome, 欧洲库欣综合征登记；UFC, Urinary Free Cortisol, 尿游离皮质醇

参考文献

[1] Clayton RN, Raskauskiene D, Reulen RC, Jones PW. Mortality and morbidity in Cushing's disease over 50 years in Stoke-on-Trent, UK: audit and metaanalysis of literature. J Clin Endocrinol Metab. 2011; 96(3):632–642

[2] Dekkers OM, Horvath-Puho E, Jorgensen JO, et al. Multisystem morbidity and mortality in Cushing's syndrome: a cohort study. J Clin Endocrinol Metab.2013; 98(6):2277–2284

[3] Feelders RA, Pulgar SJ, Kempel A, Pereira AM. The burden of Cushing's disease: clinical and health-related quality of life aspects. Eur J Endocrinol.2012; 167(3):311–326

[4] Biller BM, Grossman AB, Stewart PM, et al. Treatment of adrenocorticotropindependent Cushing's syndrome: a consensus statement. J Clin Endocrinol Metab. 2008; 93(7):2454–2462

[5] Hamrahian AH, Yuen KC, Hoffman AR, Neuroendocrine A, AACE Neuroendocrine And Pituitary Scientific Committee. AACE/ACE disease state clinical review: medical management of Cushing disease. Endocr Pract. 2014; 20(7):746–757

[6] Molitch ME. Current approaches to the pharmacological management of Cushing's disease. Mol Cell Endocrinol. 2015; 408:185–189

[7] Chandler WF, Barkan AL, Hollon T, et al. Outcome of transsphenoidal surgery for Cushing disease: a single-center experience over 32 years. Neurosurgery.2016; 78(2):216–223

[8] Espinosa-de-Los-Monteros AL, Sosa-Eroza E, Espinosa E, Mendoza V, Arreola R, Mercado M. Long-term outcome of the different treatment alternatives for recurrent and persistent Cushing disease. Endocr Pract. 2017; 23(7):759–767

[9] Keskin FE, Ozkaya HM, Bolayirli M, et al. Outcomes of primary transsphenoidal surgery in Cushing disease: experience of a tertiary center. World Neurosurg. 2017; 106:374–381

[10] Atkinson AB, Kennedy A, Wiggam MI, McCance DR, Sheridan B. Long-term remission rates after pituitary surgery for Cushing's disease: the need for long-term surveillance. Clin Endocrinol (Oxf). 2005; 63(5):549–559

[11] Patil CG, Prevedello DM, Lad SP, et al. Late recurrences of Cushing's disease after initial successful transsphenoidal surgery. J Clin Endocrinol Metab.2008; 93(2):358–362

[12] McLaughlin N, Kassam AB, Prevedello DM, Kelly DF. Management of Cushing's disease after failed surgery—a review. Can J Neurol Sci. 2011; 38(1):12–21

[13] Pivonello R, De Leo M, Cozzolino A, Colao A. The treatment of Cushing's disease. Endocr Rev. 2015; 36(4):385–486

[14] Sheehan JP, Xu Z, Salvetti DJ, Schmitt PJ, Vance ML. Results of gamma knife surgery for Cushing's disease. J Neurosurg. 2013; 119(6):1486–1492

[15] Grossman AB. Clinical review: the diagnosis and management of central hypoadrenalism. J Clin Endocrinol Metab. 2010; 95(11):4855–4863

[16] Assie G, Bahurel H, Coste J, et al. Corticotroph tumor progression after adrenalectomy in Cushing's disease: a reappraisal of Nelson's syndrome. J Clin Endocrinol Metab. 2007; 92(1):172–179

[17] Ritzel K, Beuschlein F, Mickisch A, et al. Clinical review: outcome of bilateral adrenalectomy in Cushing's syndrome: a systematic review. J Clin Endocrinol Metab. 2013; 98(10):3939–3948

[18] Feelders RA, de Bruin C, Pereira AM, et al. Pasireotide alone or with cabergoline and ketoconazole in Cushing's disease. N Engl J Med. 2010; 362(19):1846–1848

[19] Vilar L, Naves LA, Azevedo MF, et al. Effectiveness of cabergoline in monotherapy and combined with ketoconazole in the management of Cushing's disease. Pituitary. 2010; 13(2):123–129

[20] Kamenicky P, Droumaguet C, Salenave S, et al. Mitotane, metyrapone, and ketoconazole combination therapy as an alternative to rescue adrenalectomy for severe ACTH-dependent Cushing's syndrome. J Clin Endocrinol Metab.2011; 96(9):2796–2804

[21] Baudry C, Coste J, Bou Khalil R, et al. Efficiency and tolerance of mitotane in Cushing's disease in 76 patients from a single center. Eur J Endocrinol. 2012;167(4):473–481

[22] Colao A, Petersenn S, Newell-Price J, et al. Pasireotide B2305 Study Group. A 12-month phase 3 study of pasireotide in Cushing's disease. N Engl J Med. 2012; 366(10):914–924

[23] Fleseriu M, Biller BM, Findling JW, Molitch ME, Schteingart DE, Gross C, SEISMIC Study Investigators. Mifepristone, a glucocorticoid receptor antagonist,produces clinical and metabolic benefits in patients with Cushing's syndrome. J Clin Endocrinol Metab. 2012; 97(6):2039–2049

[24] Barbot M, Albiger N, Ceccato F, et al. Combination therapy for Cushing's disease: effectiveness of two schedules of treatment: should we start with cabergoline or ketoconazole? Pituitary. 2014; 17(2):109–117

[25] Fleseriu M, Findling JW, Koch CA, Schlaffer SM, Buchfelder M, Gross C.Changes in plasma ACTH levels and corticotroph tumor size in patients with Cushing's disease during long-term treatment with the glucocorticoid receptor antagonist mifepristone. J Clin Endocrinol Metab. 2014; 99(10):3718–3727

[26] Pivonello R, Petersenn S, Newell-Price J, et al. Pasireotide B2305 Study Group.Pasireotide treatment significantly improves clinical signs and symptoms in patients with Cushing's disease: results from a Phase III study. Clin Endocrinol (Oxf). 2014; 81(3):408–417

[27] Yuen KC, Williams G, Kushner H, Nguyen D. Association between mifepristone dose, efficacy, and tolerability in patients with Cushing syndrome.Endocr Pract. 2015; 21(10):1087–1092

[28] Valassi E, Franz H, Brue T, et al. ERCUSYN Study Group. Preoperative medical treatment in Cushing's syndrome: frequency of use and its impact on postoperative assessment: data from ERCUSYN. Eur J Endocrinol. 2018; 178(4):399–409

[29] Therapeutics C. Mifepristone (Korlym) Prescribing information. Available at: http://www.korlym.com/docs/KorlymPrescribingInformation.pdf.2012

[30] Pharmaceuticals N. Pasireotide (Signifor) prescribing information. Available at: http://www.pharma.us.novartis.com/product/pi/pdf/signifor.pdf. 2012

[31] Loose DS, Kan PB, Hirst MA, Marcus RA, Feldman D. Ketoconazole blocks adrenal steroidogenesis by inhibiting cytochrome P450-dependent enzymes.J Clin Invest. 1983; 71(5):1495–1499

[32] Lew EA. Review article: pharmacokinetic concerns in the selection of antiulcer therapy. Aliment Pharmacol Ther. 1999; 13 Suppl 5:11–16

[33] U.S. FDA. FDA limits usage of Nizoral (ketoconazole) oral tablets due to potentially fatal liver injury and risk of drug interactions and adrenal gland problems. FDA Drug Safety Communications 2013;7–27–13:1–6

[34] Monaghan PJ, Owen LJ, Trainer PJ, Brabant G, Keevil BG, Darby D. Comparison of serum cortisol measurement by immunoassay and liquid chromatography-tandem mass spectrometry in patients receiving the 11β-hydroxylase inhibitor metyrapone. Ann Clin Biochem. 2011; 48(Pt 5):441–446

[35] Preda VA, Sen J, Karavitaki N, Grossman AB. Etomidate in the management of hypercortisolaemia in Cushing's syndrome: a review. Eur J Endocrinol. 2012;167(2):137–143

[36] van Erp NP, Guchelaar HJ, Ploeger BA, Romijn JA, Hartigh Jd, Gelderblom H.Mitotane has a strong and a durable inducing effect on CYP3A4 activity. Eur J Endocrinol. 2011; 164(4):621–626

[37] Hofland LJ, Lamberts SW. The pathophysiological consequences of somatostatin receptor internalization and resistance. Endocr Rev. 2003; 24(1):28–47

[38] Hofland LJ, van der Hoek J, Feelders R, et al. The multi-ligand somatostatin analogue SOM230 inhibits ACTH secretion by cultured human corticotroph adenomas via somatostatin receptor type 5. Eur J Endocrinol. 2005; 152(4):645–654

[39] Henry RR, Ciaraldi TP, Armstrong D, Burke P, Ligueros-Saylan M, Mudaliar S.Hyperglycemia associated with pasireotide: results from a mechanistic study in healthy volunteers. J Clin Endocrinol Metab. 2013; 98(8):3446–3453

[40] Breitschaft A, Hu K, Hermosillo Resendiz K, Darstein C, Golor G. Management of hyperglycemia associated with pasireotide (SOM230): healthy volunteer study. Diabetes Res Clin Pract. 2014; 103(3):458–465

[41] Xu Z, Lee Vance M, Schlesinger D, Sheehan JP. Hypopituitarism after stereotactic radiosurgery for pituitary adenomas. Neurosurgery. 2013; 72(4):630–637

[42] Castinetti F, Fassnacht M, Johanssen S, et al. Merits and pitfalls of mifepristone in Cushing's syndrome. Eur J Endocrinol. 2009; 160(6):1003–1010

[43] Valassi E, Crespo I, Gich I, Rodriguez J, Webb SM. A reappraisal of the medical therapy with steroidogenesis inhibitors in Cushing's syndrome. Clin Endocrinol (Oxf). 2012; 77(5):735–742

第十三章　肢端肥大症的基本药物治疗，准备好最佳时机了吗？

Elana V. Varlamov, Winnie Liu, Shirley McCartney, Justin S. Cetas, Maria Fleseriu

摘要

肢端肥大症是一种发病率高，且治疗不及时会导致病死率高的疾病。在大多数情况下，手术是一线治疗方式，因为手术可以快速达到生化缓解或治愈。但仍然有许多患者在手术后需要辅助药物治疗。药物治疗能有效的使胰岛素样生长因子（Insulin–Like Growth Factor 1，IGF-1）和生长激素（Growth Hormone，GH）水平达到正常值，已被认定为替代治疗的重要方式。生长抑素受体配体（Somatostatin Receptor Ligands，SRL）是最常用的药物，已被证明可以使 IGF-1 和 GH 水平达到正常水平，并在相当大比例的单纯接受内科治疗的患者中可以诱导肿瘤缩小。SRL 也可用于术前治疗，以减少与肢端肥大症相关的手术或麻醉并发症。培维索孟在治疗早期患者时显示出很高的 IGF-1 正常率，而肿瘤大小没有明显增加，现在越来越多地用作主要治疗方法。多巴胺激动剂效果较差，不推荐作为主要药物治疗。由于报告的 SRL 生化控制率不一致，以及关于其他药物的数据较少，可以考虑对不能耐受手术、拒绝手术、治愈机会低的人（无视交叉压迫的侵袭性垂体腺瘤）或当没有熟练的垂体专科神经外科医生时进行药物治疗。

关键词：肢端肥大症，初级药物治疗，术前药物治疗，生长抑素受体配体，培维索孟，卡麦角林

13.1 引言

肢端肥大症是一种高发病率的疾病，其归因于相关的并发症，例如心力衰竭、睡眠呼吸暂停、葡萄糖耐受不良、椎骨骨折以及结肠癌和其他器官肿瘤形成的风险增加。肢端肥大症由于心血管疾病导致的死亡率也很高，如果治疗不当，平均预期寿命会降低 10 年。肢端肥大症治疗的目标是实现快速和持续的生化指标的控制，减轻或缓解症状，减少肿瘤对鞍内视交叉和垂体组织的影响等。长期治疗的目标是减轻相关并发症的负担，改善生活质量，并使预期寿命正常化。

在全球大多数垂体中心，针对肢端肥大症的一线治疗是经蝶窦切除分泌生长激素（GH）的腺瘤。建议由经验丰富的神经外科医生（手术量达一定程度）进行手术。经蝶窦手术（Transsphenoidal Surgery，TSS）可使 GH 水平迅速降低，对于微腺瘤，其术后缓解率大于 85%，对于大腺瘤，其术后缓解率大于 66%。然而，有 25%~50% 的患者患有持续的生化活性疾病，需要辅助药物治疗和 / 或放射治疗。药物治疗选择的重大进展，对大型浸润性肿瘤的术后控制不理想，潜在的手术并发症和新的内分泌病变已导致人们将药物治疗作为一线肢端肥大症治疗（也称为"初级"治疗）进行了探索。

最初的药物治疗研究显示出非常乐观的结果，表明使用原发性生长抑素受体配体（SRL）治疗可达到 70% 的生化控制和显著的肿瘤缩小。然而，随后的研究显示控制率较低，主要是由于统计分析、综合终点和数据报告方面的差异。此外，研究比较手术治疗和药物为主的治疗有限。

根据现有证据，现行的内分泌学会肢端肥大症临床治疗指南建议对手术耐受较差，拒绝手术或手术不能达到预期生化治愈的患者（例如浸润性腺瘤）进行药物为主的治疗。在某些没有熟练的神经外科医生或手术严重延迟的地区，药物治疗是一种理想的一线治疗选择。

在本章中，我们总结了关于肢端肥大症初级

药物治疗的现有数据，包括单一治疗方案和联合治疗方案，讨论了与手术相比的治疗效果，并探讨了术前使用 SRL 的作用。

13.2 重点研究和证据质量

13.2.1 生长激素腺瘤的主要药物治疗

共有 3 种可用于治疗肢端肥大症的药物：SRL，GH 受体拮抗剂培维索孟，多巴胺激动剂（Dopamine Agonists，DA）卡麦角林和溴隐亭。单药治疗和联合治疗均可用于实现生化和临床疾病控制。

SRL 包括短效奥曲肽，长效可重复（Long-Acting Repeatable，LAR）奥曲肽；奥曲肽 LAR，缓释（Sustained Release，SR）兰瑞肽；兰瑞肽 SR，缓释兰瑞肽；AutoGel 或 Depot，以及帕西雷肽长效释放。由于 SRL 直接作用于垂体水平以降低 GH 水平和缩小肿瘤，因此 SRL 作为一种主要的药物治疗方法已被广泛研究。关于培维索孟和 DA 的数据在某种程度上仅限于辅助治疗，尽管 2016 年的一项研究表明培维索孟越来越多地被用作首选药物治疗方法。

13.2.2 生长抑素受体配体作为首选药物治疗

第一代 SRL（奥曲肽和兰瑞肽）的生化控制

1998 年，Newman 等首次发表了 SRL 作为主要治疗肢端肥大症药物的证据。这项前瞻性研究地比较了短效奥曲肽作为 26 例肢端肥大症患者的首选治疗方法和 81 例肢端肥大症患者的辅助治疗方法，这是一项开放性的非随机治疗，为期 39 个月。两个治疗组之间 IGF-1 或生长激素水平的降低程度没有差异。值得注意的是，在大约一半的患者中观察到肿瘤缩小。这项研究挑战了所有生长激素腺瘤手术治疗的标准方法，并建议手术治愈可能性较低的患者可以通过药物治疗得到有效的治疗。

表 13.1 中提供了将 SRL 作为肢端肥大症的首选药物治疗的前瞻性研究摘要。

Cozzi 等证明，在中位 48 个月后，奥曲肽 LAR 将生长激素降低到"安全水平"（< 2.5 μg/L）的比例为 68.7%，70% 的治疗早期肢端肥大症患者的胰岛素样生长因子 -1 水平可恢复正常。此外，82% 的患者肿瘤缩小（平均为 62%）。与此同时，Colao 等在随机接受兰瑞肽或奥曲肽 LAR 治疗 12 个月的患者中显示了类似的结果。57.6% 的患者生长激素降至 < 2.5 μg/L，45.5% 的患者 IGF-1 恢复正常，42.2% 的患者生长激素和 IGF-1 正常化。在这两项研究中，奥曲肽 LAR 的月剂量在 10~30mg 之间，这是大多数患者的标准治疗方案。在有耐药性患者中采用更高的剂量。采用剂量递增的方法，Colao 等证明了最大剂量（40mg）奥曲肽 LAR 的有额外益处。在用 20~30mg 治疗 12 个月后，分别有 55.3% 和 44.6% 的患者实现了 GH 和 IGF-1 水平的正常化。当剂量增加到每 28 天 40mg 时，生化控制率提高到 80.3%。然而，作者指出，由于缺乏 IGF-1 或 GH 控制，16 例患者在 24 个月前退出了研究。一旦这些患者被考虑在内，最终的生化控制率下降到 62.5%。

实际上，在意向性治疗分析中以及生化控制被定义为 GH < 2.5 μg/L 和正常 IGF-1 的情况下，药物疗法的成功率均较低。例如，Mercado 等观察到在应用奥曲肽 LAR48 周后，GH 降低至 < 2.5 μg/L 的比例为 44%，IGF-1 正常化的比例为 34%，两者同时正常化的比例仅为 25%。此外，在早期研究中预先选择患者的奥曲肽反应性可能会导致报告的更高的生化控制率。

第一代 SRL（奥曲肽和兰瑞肽）的肿瘤缩小

由于成像技术、测量（直径或体积）和随访时间的不同，SRL 对肿瘤缩小的结果各不相同。在系统回顾了 14 项评估 SRL 作为主要药物治疗时肿瘤缩小的研究中，36.6% 的患者肿瘤明显缩小。值得注意的是，在不同的研究中，"显著"降低的定义从 > 10% 到 > 45% 不等。在"显著"缩小的患者中，总体肿瘤大小缩小约 50%。然而，回顾所有患者的报告数据，无论肿瘤大小如何变化，

表 13.1 评价 SRL 作为肢端肥大症主要药物治疗的前瞻性研究摘要（研究按干预类型分组）

作者（年份）	研究类型	研究持续时间（月）	治疗过程	初始治疗人数（n）	先前手术或放射治疗人数（n）	大腺瘤（%）	生化控制[a]		肿瘤缩小患者（%）	肿瘤缩小（%）	证据等级
							生长激素	IGF-1			
Newman（1998）	阶段 1：双盲安慰剂对照 阶段 2：前瞻性，开放性，随机分为两种不同剂量 阶段 3：前瞻性开放性试验	2 6 39	奥曲肽 –SC	26	81	84	NA GH 下降值 > 2 SD 下降值基线值 70% 初始治疗 61% 非初始治疗	68% 初始治疗 62% 非初始治疗（NS）	23	> 25	II
Bevan（2002）	前瞻性开放性试验	12	奥曲肽 –SC（24 周）之后在 27 例患者中的 15 个使用奥曲肽 LAR	27	0	74	79%[b]	53%	73	> 30	II
Colao（2001）	前瞻性开放性试验	24	奥曲肽 LAR	15	21	33	73.3% 手术 76.2% 初始治疗（NS）	53.3% 手术 71.4% 初始治疗（NS）	80	> 25 初始治疗	II
Cozzi（2006）	前瞻性开放性试验	中位数 48	奥曲肽 LAR	67	0	72	68.7%	70.1%	82.1	平均 62	II
Colao（2006）Clin Endo	前瞻性开放性剂量递增试验	6	奥曲肽 LAR	34	0	61.7	84.6% 微腺瘤 45% 大腺瘤（NS）	61.5% 微腺瘤 35% 大腺瘤（NS）	64 微腺瘤 80 大腺瘤	> 30	II
Colao（2007）	前瞻性开放性试验	24	奥曲肽 LAR	56	0	89	GH 和 IGF-1 80.3%	无获得	所有 68.1	II	II
Mercado（2007）	前瞻性开放性试验	12	奥曲肽 LAR	68	0	88.2	44%	34%	75	> 20	II
Luque-Ramirez（2010）	前瞻性开放性试验	12	奥曲肽 LAR	19	0	73.6	54% GH 和 IGF-1 25%	46%	42	> 25	II
Amato（2002）	前瞻性开放性随机试验	24	奥曲肽 LAR 比兰瑞肽 SR	20	0	50	GH[b] GF-1 41.0% 兰瑞肽 SR 37.5% 奥曲肽 LAR（NS）		未获得	30 使用兰瑞肽 SR 34 使用奥曲肽 LAR（NS）	I
Colao（2006）JCEM	前瞻性开放性试验	12	奥曲肽 LAR，兰瑞肽 SR	99	0	86.8	57.6%	45.5% GH 和 IGF-1 42.2%	72.7	> 25	II
Colao（2009）JCEM	前瞻性开放性试验	60	奥曲肽 LAR，兰瑞肽 SR	45	0	84	100%	97.8%	未获得	74.9 奥曲肽 LAR 78.2 兰瑞肽 SR（NS）	II
Karaca（2011）	前瞻性开放性试验	12	奥曲肽 LAR 比手术治疗	22	0	NA	GH[c] 和 IGF-1 27% 奥曲肽 LAR 组 64% 手术组（NS）		64 奥曲肽 LAR 组 100 手术组	> 20	I

表 13.1（续）

作者（年份）	研究类型	研究持续时间（月）	治疗过程	初始治疗人数（n）	先前手术或放射治疗人数（n）	大腺瘤（%）	生化控制[a] 生长激素	IGF-1	肿瘤缩小患者（%）	肿瘤缩小（%）	证据等级
Colao（2009）Clin Endo	前瞻性随机试验	12	奥曲肽 LAR 比手术	81	0	90	GH 和 IGF-1 24 周 25% 在奥曲肽 LAR 组（P=0.047）在手术组 49% 48 周 28% 在奥曲肽 LAR 组 39% 在手术组（NS）		73 奥曲肽 LAR 组 95 手术组	> 20	I
Fahlbusch（2017）	前瞻性随机试验	3	奥曲肽 LAR 比手术	41	0	100	GH 和 IGF-1 6.7% 在奥曲肽 LAR 组 50% 在手术组（NS）		未获得	未获得	I
Baldelli（2000）	前瞻性开放试验	24	兰瑞肽 SR	23	95	22	GH[c]64% 手术 37% 已放疗 78% 初始治疗（初始治疗比手术治疗 P < 0.05; 初始治疗比已放疗 P < 0.0005）	37% 放疗 70% 初始治疗（NS）	22	> 20 初始治疗	II
Lombardi（2009）	前瞻性开放试验	12	兰瑞肽 Autogel	39	12	48.7（初始治疗）	72% 初始治疗 50% 非初始治疗（NS）	33% 初始治疗 50% 非初始治疗（NS）	未获得	未获得	II
Colao（2009）Clin Endo	前瞻性开放试验	12	兰瑞肽 Autogel	26	0	76.9	57.7%	57.7% GH 和 IGF-1 53.8%	76.9	> 25	II
Annamalai（2013）	前瞻性开放试验	6	兰瑞肽 Autogel	30	0	70	60%	40%	79	> 20	II
Caron（2014）	前瞻性开放试验	12	兰瑞肽 Autogel	89	0	100	77.8%	50% GH 和 IGF-1 43.5%	62.9	> 20	II
Maiza（2007）	前瞻性开放试验	平均 84	奥曲肽 –SC, 奥曲肽 LAR, 兰瑞肽 Autogel	36	0	50	70%	67% GH 和 IGF-1 58%	72	> 20	II
Colao（2014）	前瞻性双盲对照试验	12	帕西瑞肽比奥曲肽 LAR	207	151	未获得	GH 和 IGF-1 初始治疗和非初始治疗: 31.3% 使用帕西瑞肽 19.2% 使用奥曲肽 LAR（P=0.007）初始治疗仅: 25.7% 使用帕西瑞肽 17.3% 使用奥曲肽 LAR（NS）		初始治疗和非初始治疗: 80 帕西瑞肽 77 奥曲肽 LAR（NS）初始治疗: 未获得	初始治疗和初始治疗 > 20	

a：生化控制定义为 GH 水平 < 2.5μg/L; IGF-1 正常; GH 水平 < 2.5 μg/L 和 IGF-1 正常
b：GH < 5mU/L（< 1.66μg/L）
c：GH < 2.5 μg/L 或葡萄糖抑制下 GH < 1μg/L
缩写：SC, Subcutaneous, 皮下; LAR, Long-Acting Repeatable/Release, 长效可重复 / 释放; NA, Not Available, 未获得; SD, Standard Deviation, 标准差; NS, Nonsignificant, 无意义

加权平均肿瘤体积仅减少 19.4%。

对奥曲肽 LAR 的一项前瞻性开放性研究发现，微腺瘤和大腺瘤对肿瘤的缩小有相似的反应（分别为 54% 和 49%）。在 24 周时，64% 的微腺瘤患者和 80% 的大腺瘤患者观察到显著的（> 30%）肿瘤缩小。Mercado 等报道了以奥曲肽 LAR 为主治疗的 63 例患者，肿瘤缩小有类似结果，75% 的患者在第 24 周和第 48 周时发现了显著（> 20%）的肿瘤缩小。

在一项关于两种不同的兰瑞肽制剂（SR 和 Autogel）的影响的系统综述中，使用兰瑞肽 SR 治疗的患者中有 29%~100% 的肿瘤缩小，而使用兰瑞肽 Autogel 治疗的患者中有 66%~77% 的肿瘤缩小。

有趣的是，肿瘤大小的减少并不总是与 GH 和 IGF-1 水平的降低相关，在缺乏足够的生化控制的情况下，肿瘤体积减小。这一现象被认为与 SRL 在受体后水平上的细胞毒性和 GH 抑制作用的差异有关。一些作者还认为 GH 受体亚型可能是这种差异效应的一个决定因素。

帕西瑞肽与生化控制和肿瘤缩小

在一项随机、双盲、一对一的对照研究中，我们评估了帕西瑞肽并与奥曲肽 LAR 进行了比较。患者群体包括以前接受过手术治疗和首次治疗的患者。在纳入的所有患者中，帕西瑞肽有更多的患者达到生化控制（IGF-1 正常和 GH < 2.5 μg/L），帕西瑞肽和奥曲肽 LAR 生化控制（分别为 31.3% 和 19.2%，P=0.007）。治疗初期，帕西瑞肽可诱导 25.7% 的患者进行生化控制，而奥曲肽 LAR 组为 17.3%，无显著差异。值得注意的是，这是一项意向性治疗研究，可能解释了与之前发表的其他奥曲肽 LAR 数据相比，生化控制率相对较低的原因。此外，在大约 1/4 的患者中，帕西瑞肽和奥曲肽的剂量没有按照推荐方案升高。作者推测，更高的控制率可能是通过更高的剂量实现的。虽然奥曲肽组缺乏"逐渐增加剂量"，但高血糖可能是限制因素之一。与高血糖相关的不良事件分别有 57.5% 和 21.7%（35.6% 的差异，95%CI，25.5%~44.9%）。在术后和从头开始的联合治疗组

中，肿瘤缩小程度与帕西罗肽和奥曲肽相似（约 40%），分别有 80% 和 77% 的患者接受帕西罗肽和奥曲肽 -LAR 治疗，肿瘤大小显著缩小（> 20%）。此外，在单独分析时，术后和初始治疗组的肿瘤缩小程度相似。

这些结果表明，帕西瑞肽由于在降低 GH 和 IGF-1 水平上的整体优势，可以考虑将其作为第一代 SRL 耐药肿瘤可能性更高的患者的主要药物治疗，但要注意高血糖的风险。

第一代 SRL 与经蝶窦手术

目前仅有 3 项前瞻性随机研究比较了 SRL 与 TSS 作为主要治疗手段的疗效。Colao 等对奥曲肽 LAR 与 TSS 进行了为期 48 周的随机的研究。在第 24 周观察到药物治疗组 25% 的患者达到生化控制，手术治疗组 49% 的患者达到生化控制（P=0.047）。然而，在 48 周时，差异不显著（药物治疗组和手术治疗组生化控制率分别为 28% 和 39%）。值得注意的是，与手术治疗组相比，奥曲肽 LAR 组患者的生长激素水平更高，肿瘤更大，这可能影响了结果。与预期一样，奥曲肽 LAR 组（71%）较手术组（41%）出现更多胃肠道不良事件（无症状性胆结石、胆囊瘀血、腹泻）。另一方面，手术治疗导致了更高比例的呼吸系统不良事件（28% 和 5%）和需要治疗的继发垂体功能低下约占 14%。

Karaca 等在随机前瞻性研究中，22 例患者，27% 的奥曲肽药物治疗和 64% 手术治疗患者达到生化控制（IGF-1 正常和随机 GH < 2.5 μg/L 或葡萄糖抑制 GH < 1 μg/L）。虽然手术似乎取得了更好的结果，但差异没有统计学意义。第 12 个月时，肾上腺轴功能减退也无差异，但在奥曲肽组中发现更大比例的葡萄糖耐受不良和无症状的胆道疾病。本研究还估算了手术组和药物组的治疗和随访费用，作者发现，与手术治疗（每位患者每年 2000 美元）相比，药物治疗更加昂贵（每位患者每年 1 万美元）。

一项荟萃综合分析了 35 项前瞻性和回顾性、对照和非对照研究的数据，评估了 SRL 与手术

入路的疗效。与大多数研究报道生化控制（GH < 2.5 μg/L 和 IGF-1 正常）不同的是，这个荟萃分析定义缓解为正常的 IGF-1 和 GH < 1 μg/L。手术总缓解率高于药物治疗（67%：45%，$P=0.02$），但按随访时间分层，手术缓解率仅在较长的随访时间（> 24 个月）显著高于药物治疗，而在较短的随访时间（< 24 个月）无明显差异。有趣的是，仅有 1 名外科医生比多名外科医生的缓解率要高。先前研究已经表明，手术切除可以改善 SRL 的术后控制，这表明即使治愈的可能性很低，也应该考虑手术治疗大腺瘤。最近的随机前瞻性研究的"严重"肢端肥大症患者（大腺瘤，GH ≥ 12.5 μg/L 和 IGF-1 升高），与手术后 3 个月的 50% 的正常率相比，初次奥曲肽 LAR 治疗后 GH 和 IGF-1 的正常率仅为 6.7%。在未达到手术缓解的患者中，辅助性奥曲肽 LAR 在 6 个月时生化参数的正常率为 76.9%。在未达到手术缓解的患者中，辅助奥曲肽 LAR 在 6 个月时生化参数的正常率为 76.9%。这项研究证实，手术可以实现快速的初始控制，并提示减少填塞物可以提高对 SRL 的反应率。但是，无法与药物治疗进行长期比较，因为药物治疗仅实施了 3 个月。

除了生长激素能快速下降外，手术还具有提供肿瘤病理信息的优势，特别是肉芽形态和生长抑素受体活性，它们可以作为 SRL 药物反应的预测因素，并可以通过选择个体化的单药或联合治疗来进行更好和及时的生化控制。另一方面，磁共振成像（MRI）T2 显示生长激素腺瘤的外观与肉芽形态相关，并在初级药物治疗中预测对 SRL 的反应性。特别是，T2 低信号腺瘤与致密颗粒肉芽形态，对 SRL 治疗反应更好。因此，MRI T2 有助于在不确定的情况下指导治疗的选择（手术治疗还是药物治疗），或提示如果药物治疗的预期反应较低，则在治疗过程的早期需要更有效的药物或联合治疗。其他参数，如年龄较小，确诊时 GH 水平高，男性，芳香烃受体相互作用蛋白（AIP）突变，也与 GH 腺瘤更具侵袭性和对第一代 SRL 的应答率较低有关。

13.2.3 生长激素受体拮抗剂作为主要治疗药物

培维索孟主要用于那些不能通过手术治愈的患者的辅助治疗，但也用于那些不能进行手术的患者的主要治疗，使 67.6%~97% 的患者的 IGF-1 水平正常化。培维索孟在总体可耐受的肢端肥大症患者中表现出良好的安全性。然而，培维索孟药物为主要治疗的数据有限。回顾性研究了培维索孟为主的药物治疗组（组 1）与术后辅助治疗组（组 2）和术前预处理组（组 3）。3 组 IGF-1 正常化率无差异（76.9%、85.2% 和 78.3%，$P=$NS）。IGF-1 正常化时间也类似（分别为 0.5 年、0.7 年和 0.6 年）。药物治疗组微腺瘤患者较多，预处理组 IGF-1 水平较高。在组 2 中，只有 1 名患者肿瘤体积增大，因此认为无临床意义。本研究提示培维索孟单药治疗可能可以作为一种有效的初级药物治疗，但还需要进一步的前瞻性研究。

13.2.4 多巴胺激动剂作为主要治疗药物

关于 DA 治疗肢端肥大症的资料很少，而且被认为疗效有限。大多数研究的患者人数较少，并且纳入为混合患者人群（初始治疗的患者，以前用另一种药物治疗的患者，以及手术和放射治疗后的患者），没有安慰剂对照或随机。对卡麦角林前瞻性、非随机研究的荟萃分析得出结论，约 1/3 的患者在卡麦角林上实现了 IGF-1 的正常化，0~62% 的患者肿瘤缩小。在一项回顾性研究中，Sherlock 等观察到，在接受 DA 治疗的患者中，有 32% 的患者 IGF-1 恢复正常，28% 的患者 GH 恢复正常。在治疗初期患者生长激素和 IGF-1 水平降低的百分比和在 DA 之前接受手术治疗的患者中相似。由于资料的缺乏和疗效的限制，在轻度肢端肥大症的治疗中，DA 被推荐作为辅助治疗，而不是主要治疗。

13.2.5 联合治疗作为主的药物治疗 SRL 和培维索孟

培维索孟已被证明在多达 95% 的情况下可使 IGF-1 正常化，而在 SRL 治疗中未受控制的患者可同时给予帕西瑞肽。一项为期 4.9 年的长期前瞻性研究发现，以前接受过手术治疗的患者和接受联合治疗作为主要治疗的患者 IGF-1 的正常化率相似（95.7%∶98.5%，*P*=0.604）。没有肿瘤增大的风险。但是，大约 1/3 的患者存在短暂的肝功能酶升高。

SRL 和卡麦角林

在正在进行的 SRL 治疗中添加卡麦角林可以诱导 30%~56% 的患者进行生化控制。一项前瞻性研究将 52 例未经 SRL 控制的患者分为 3 组∶（1）手术和使用奥曲肽；（2）只使用奥曲肽；（3）手术、放疗和奥曲肽联合治疗。研究人员发现，在 6 个月的治疗中，3 组患者对高达 3mg/ 周的卡麦角

林剂量的增加有相似的 IGF-1 反应（分别为 40%、42.1% 和 33.3%）。值得注意的是，奥曲肽组的所有患者都有大腺瘤。

培维索孟和卡麦角林

一项前瞻性和一项回顾性研究评估了培维索孟和卡麦角林联合治疗，分别发现 68% 例和 28% 的患者 IGF-1 恢复正常。在这两项研究中，几乎所有患者都曾接受过手术，因此不能单独评估初次联合治疗的效果。

本文提出个性化的初级治疗方法见图 13.1。

13.2.6 术前使用生长抑素受体配体

一些前瞻性研究探讨了 SRL 术前治疗的作

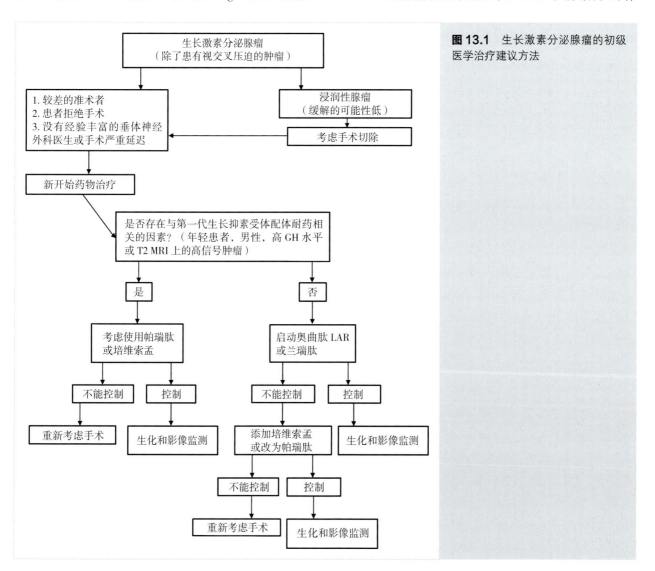

图 13.1 生长激素分泌腺瘤的初级医学治疗建议方法

用和术后的治愈率。减少肿瘤大小理论上的好处是它可以增加全切率，而术前 GH 水平的降低可以减少与喉水肿和端肥大症心血管动力学受损相关的麻醉并发症。然而，没有有力的证据支持术前 SRL 治疗可改善长期手术治愈率和围手术期并发症。术前奥曲肽治疗肢端肥大症（Preoperative Octreotide Treatment of Acromegaly，POTA）的研究比较了在手术切除前 6 个月接受 SRL 治疗和不接受 SRL 治疗的 POTA 患者。研究人员发现，预处理组大腺瘤术后 3 个月的治愈率（以正常 IGF-1 定义）更高（50%：16%，P=0.017）。然而，当使用正常的 IGF-1 和葡萄糖抑制下的 GH < 2 μ/L（< 0.66 μg/L）在两组之间的治愈率没有差别。他们还注意到，在手术并发症的发生率和住院时间方面没有差异（预处理组 3.7 天与直接手术组 3.6 天，P=0.54）。在随后的第 1 年和第 5 年的评估中，SRL 预处理组患者和直接手术切除患者的治愈率相似。相反，Mao 和他的同事报道，SRL 预处理患者的短期治愈率（4 个月）高于手术患者（38.8%：18.4%，P=0.025）。值得注意的是，在侵袭性大腺瘤患者中，与单纯手术治疗组相比，预处理组治愈的数量更多。然而，侵犯海绵窦的大腺瘤数目太少，不能得出任何明确的结论。同样，Li 和他的同事在手术切除前 3 个月用 SRL 预处理的侵袭性大腺瘤患者的治愈率高于未经 SRL 预处理的患者（45.8%：20%，P < 0.05）。令人失望的

是，Mao 和 Li 所描述的高治愈率并没有在另一项术后平均随访 28 个月的研究中被重复。Shen 的研究表明，在手术前用 SRL 预处理的患者中，最初的治愈率较高（42.1%：10%，P=0.031），但这种差异（31.6%：10%，P=0.13）在研究最后一次评估中消失了（表 13.2）。

有趣的是，术前接受 SRL 治疗的患者显示心脏射血分数、葡萄糖耐量、睡眠呼吸暂停和高血压改善，这表明麻醉和手术并发症的风险可以降低。然而，风险的降低尚未在随机对照研究中得到证实，目前的证据显示术后发病率、气道管理困难和住院时间相似。另外，垂体功能障碍和视觉障碍的发生率无差异。然而，缺乏明显的手术风险降低可能是由于样本量小或其他未被识别的因素。在进一步获得证据之前，术前高危患者，如高输出性心力衰竭、高血压失控或严重咽部水肿的患者，应考虑进行 SRL 预处理。

13.3 结论

治疗肢端肥大症的初级药物疗法在某些临床病例是 TSS 的合理替代方案，如不能耐受手术，缺乏熟练的垂体神经外科医生，治愈的可能性较低，以及患者对医疗的选择偏好，但需要说明的是这些患者，都没有迫切的视神经减压需要。第一代 SRL 是初级药物治疗的支柱，然而培维索孟

表 13.2　评价肢端肥大症术前生长抑素受体配体的随机对照试验摘要

| 作者（年份） | 总计腺瘤（大腺瘤数量） | SRL | 预处理组（月） | 术后辅助组（月） | 术后缓解率[a] | | | 证据等级 |
					术前 SRL（%）	术前无 SRL（%）	P	
Carlsen（2008）	62（51）	奥曲肽 -LAR	6	3	38	16	NS	I
Shen（2010）	39（39）	奥曲肽 -LAR	3	3	31.6	5	0.044	I
				6	42.1	10	0.031	
				26~28	31.6	10	NS	
Mao（2010）	98（98）	兰瑞肽 -SR	4	4	38.8	18.4	0.025	I
Li（2012）	49（49）	兰瑞肽 -SR	3	3	45.8	20	< 0.05	I
Fougner（2014）	62（51）	奥曲肽 -LAR	6	12	38	24	NS	I
	62（44）			60	41	27	NS	

[a]：释放率定义为正常 IG F-1，葡萄糖负荷后抑制 GH
缩写：LAR，长效可重复；NS，不显著；SRL，生长抑素受体配体

和联合治疗的疗效有新的数据。在手术切除垂体大腺瘤前进行 SRL 预处理不能作为改善术后预后的常规方法。需要进一步的研究来阐明 SRL 预处理对高手术风险患者手术发病率和死亡率的影响。

13.4 对未来研究的建议

考虑到 SRL 研究之间的生化控制率的差异，需要更多的随机对照试验在不同的随访时间点来评估初级治疗和外科治疗效果。此外，还需要进行评估成本效益和生活质量的研究。

参考文献

[1] Melmed S. Acromegaly pathogenesis and treatment. J Clin Invest. 2009; 119 (11):3189–3202

[2] Fleseriu M. Advances in the pharmacotherapy of patients with acromegaly. Discov Med. 2014; 17(96):329–338

[3] Katznelson L, Atkinson JL, Cook DM, Ezzat SZ, Hamrahian AH, Miller KK, American Association of Clinical Endocrinologists. American Association of Clinical Endocrinologists medical guidelines for clinical practice for the diagnosis and treatment of acromegaly—2011 update. Endocr Pract. 2011; 17 Suppl 4:1–44

[4] Katznelson L, Laws ER, Jr, Melmed S, et al. Endocrine Society. Acromegaly: an endocrine society clinical practice guideline. J Clin Endocrinol Metab. 2014; 99(11):3933–3951

[5] Casanueva FF, Barkan AL, Buchfelder M, et al. Pituitary Society, Expert Group on Pituitary Tumors. Criteria for the definition of Pituitary Tumor Centers of Excellence (PTCOE): a Pituitary Society Statement. Pituitary. 2017; 20(5): 489–498

[6] Jane JA, Jr, Starke RM, Elzoghby MA, et al. Endoscopic transsphenoidal surgery for acromegaly: remission using modern criteria, complications, and predictors of outcome. J Clin Endocrinol Metab. 2011; 96(9):2732–2740

[7] Starke RM, Raper DMS, Payne SC, Vance ML, Oldfield EH, Jane JA, Jr. Endoscopic vs microsurgical transsphenoidal surgery for acromegaly: outcomes in a concurrent series of patients using modern criteria for remission. J Clin Endocrinol Metab. 2013; 98(8):3190–3198

[8] Nomikos P, Buchfelder M, Fahlbusch R. The outcome of surgery in 668 patients with acromegaly using current criteria of biochemical 'cure'. Eur J Endocrinol. 2005; 152(3):379–387

[9] Cozzi R, Montini M, Attanasio R, et al. Primary treatment of acromegaly with octreotide LAR: a long-term (up to nine years) prospective study of its effi- cacy in the control of disease activity and tumor shrinkage. J Clin Endocrinol Metab. 2006; 91(4):1397–1403

[10] Newman CB, Melmed S, George A, et al. Octreotide as primary therapy for acromegaly. J Clin Endocrinol Metab. 1998; 83(9):3034–3040

[11] Colao A, Pivonello R, Rosato F, et al. First-line octreotide-LAR therapy induces tumour shrinkage and controls hormone excess in patients with acromegaly: results from an open, prospective, multicentre trial. Clin Endocrinol (Oxf). 2006; 64(3):342–351

[12] Colao A, Bronstein MD, Freda P, et al. Pasireotide C2305 Study Group. Pasireotide versus octreotide in acromegaly: a head-to-head superiority study. J Clin Endocrinol Metab. 2014; 99(3):791–799

[13] Mercado M, Borges F, Bouterfa H, et al. SMS995B2401 Study Group. A prospective, multicentre study to investigate the efficacy, safety and tolerability of octreotide LAR (long-acting repeatable octreotide) in the primary therapy of patients with acromegaly. Clin Endocrinol (Oxf). 2007; 66(6):859–868

[14] Abu Dabrh AM, Mohammed K, Asi N, et al. Surgical interventions and medical treatments in treatment-naïve patients with acromegaly: systematic review and meta-analysis. J Clin Endocrinol Metab. 2014; 99(11):4003–4014

[15] Colao A, Cappabianca P, Caron P, et al. Octreotide LAR vs. surgery in newly diagnosed patients with acromegaly: a randomized, open-label, multicentre study. Clin Endocrinol (Oxf). 2009; 70(5):757–768

[16] Fahlbusch R, Kleinberg D, Biller B, et al. Surgical debulking of pituitary adenomas improves responsiveness to octreotide lar in the treatment of acromegaly. Pituitary. 2017; 20(6):668–675

[17] Karaca Z, Tanriverdi F, Elbuken G, et al. Comparison of primary octreotide-lar and surgical treatment in newly diagnosed patients with acromegaly. Clin Endocrinol (Oxf). 2011; 75(5):678–684

[18] Lim DST, Fleseriu M. The role of combination medical therapy in the treatment of acromegaly. Pituitary. 2017; 20(1):136–148

[19] Tritos NA, Chanson P, Jimenez C, et al. Effectiveness of first-line pegvisomant monotherapy in acromegaly: an ACROSTUDY analysis. Eur J Endocrinol. 2017; 176(2):213–220

[20] Amato G, Mazziotti G, Rotondi M, et al. Long-term effects of lanreotide SR and octreotide LAR on tumour shrinkage and GH hypersecretion in patients with previously untreated acromegaly. Clin Endocrinol (Oxf). 2002; 56(1): 65–71

[21] Annamalai AK, Webb A, Kandasamy N, et al. A comprehensive study of clinical, biochemical, radiological, vascular, cardiac, and sleep parameters in an unselected cohort of patients with acromegaly undergoing presurgical somatostatin receptor ligand therapy. J Clin Endocrinol Metab. 2013; 98(3): 1040–1050

[22] Baldelli R, Colao A, Razzore P, et al. Two-year follow-up of acromegalic patients treated with slow release lanreotide (30 mg). J Clin Endocrinol Metab. 2000; 85(11):4099–4103

[23] Bevan JS, Atkin SL, Atkinson AB, et al. Primary medical therapy for acromeg- aly: an open, prospective, multicenter study of the effects of subcutaneous and intramuscular slow-release octreotide on growth hormone, insulin-like growth factor-I, and tumor size. J Clin Endocrinol Metab. 2002; 87(10):4554- 4563

[24] Caron PJ, Bevan JS, Petersenn S, et al. PRIMARYS Investigators. Tumor shrinkage with lanreotide Autogel 120 mg as primary therapy in acromegaly: results of a prospective multicenter clinical trial. J Clin Endocrinol Metab. 2014; 99(4):1282–1290

[25] Colao A, Auriemma RS, Galdiero M, Lombardi G, Pivonello R. Effects of initial therapy for five years with somatostatin analogs for acromegaly on growth hormone and insulin-like growth factor-I levels, tumor shrinkage, and cardiovascular disease: a prospective study. J Clin Endocrinol Metab. 2009; 94(10): 3746–3756

[26] Colao A, Auriemma RS, Rebora A, et al. Significant tumour shrinkage after 12 months of lanreotide Autogel-120 mg treatment given first-line in acromegaly. Clin Endocrinol (Oxf). 2009; 71(2):237–245

[27] Colao A, Ferone D, Marzullo P, et al. Long-term effects of depot long-acting somatostatin analog octreotide on hormone levels and tumor mass in acromegaly. J Clin Endocrinol Metab. 2001; 86(6):2779–2786

[28] Colao A, Pivonello R, Auriemma RS, et al. Predictors of tumor shrinkage after primary therapy with somatostatin analogs in acromegaly: a prospective study in 99 patients. J Clin Endocrinol Metab. 2006; 91(6):2112–2118

[29] Colao A, Pivonello R, Auriemma RS, Galdiero M, Savastano S, Lombardi G. Beneficial effect of dose escalation of octreotide-LAR as first-line therapy in patients with acromegaly. Eur J Endocrinol. 2007; 157(5):579–587

[30] Lombardi G, Minuto F, Tamburrano G, et al. Efficacy of the new long-acting formulation of lanreotide (lanreotide Autogel) in somatostatin analogue- naive patients with acromegaly. J Endocrinol Invest. 2009; 32(3):202–209

[31] Luque-Ramírez M, Portoles GR, Varela C, et al. Spanish Multicentre Group for the Study of Acromegaly. The efficacy of octreotide LAR as firstline therapy for patients with newly diagnosed acromegaly is independent of tumor extension: predictive factors of tumor and biochemical response. Horm Metab Res. 2010; 42(1):38–44

[32] Maiza JC, Vezzosi D, Matta M, et al. Long-term (up to 18 years) effects on GH/ IGF-1 hypersecretion and tumour size of primary somatostatin analogue (SSTa) therapy in patients with GH-secreting pituitary adenoma responsive to SSTa. Clin Endocrinol (Oxf). 2007; 67(2):282–289

[33] Fleseriu M. Clinical efficacy and safety results for dose escalation of somatostatin receptor ligands in patients with acromegaly: a literature review. Pituitary. 2011; 14(2):184–193

[34] Carmichael JD, Bonert VS, Nuño M, Ly D, Melmed S. Acromegaly clinical trial methodology impact on reported biochemical efficacy rates of somatostatin receptor ligand treatments: a meta-analysis. J Clin Endocrinol Metab. 2014; 99(5):1825–1833

[35] Melmed S, Sternberg R, Cook D, et al. A critical analysis of pituitary tumor shrinkage during primary medical therapy in acromegaly. J Clin Endocrinol Metab. 2005; 90(7):4405–4410

[36] Mazziotti G, Giustina A. Effects of lanreotide SR and Autogel on tumor mass in patients with acromegaly: a systematic review. Pituitary. 2010; 13(1):60–67

[37] Giustina A, Mazziotti G, Torri V, Spinello M, Floriani I, Melmed S. Meta-analysis on the effects of octreotide on tumor mass in acromegaly. PLoS One. 2012; 7(5):e36411

[38] Colao A, Auriemma RS, Pivonello R. The effects of somatostatin analogue therapy on pituitary tumor volume in patients with acromegaly. Pituitary. 2016; 19(2):210–221

[39] Karavitaki N, Turner HE, Adams CB, et al. Surgical debulking of pituitary macroadenomas causing acromegaly improves control by lanreotide. Clin Endocrinol (Oxf). 2008; 68(6):970–975

[40] Petrossians P, Borges-Martins L, Espinoza C, et al. Gross total resection or debulking of pituitary adenomas improves hormonal control of acromegaly by somatostatin analogs. Eur J Endocrinol. 2005; 152(1):61–66

[41] Brzana J, Yedinak CG, Gultekin SH, Delashaw JB, Fleseriu M. Growth hormone granulation pattern and somatostatin receptor subtype 2A correlate with postoperative somatostatin receptor ligand response in acromegaly: a large single center experience. Pituitary. 2013; 16(4):490–498

第十四章　放射治疗在垂体腺瘤治疗中的作用

Gabriella Paisan, Ching-Jen Chen, Jason Sheehan

摘要

　　垂体腺瘤是一种常见的颅内肿瘤。垂体腺瘤的治疗方法多种多样，每个患者的治疗过程在很大程度上取决于肿瘤的大小和内分泌情况。虽然需要治疗的肿瘤常以手术切除或药物作为一线治疗，但立体定向放射外科手术（SRS）在垂体腺瘤的治疗中也起着重要的作用。SRS 被推荐用于有大量残余肿瘤的患者或手术切除后肿瘤复发的患者，对于手术切除后激素控制不良的腺瘤患者也推荐使用，SRS 已被证明是垂体腺瘤的一种安全的治疗方法。在某些情况下，可以作为垂体腺瘤患者的前期治疗。SRS 后的神经功能障碍是罕见的，而垂体功能减退是最常见的并发症，可以用激素替代治疗。因此，SRS 具有合理的肿瘤控制率和可接受的不良反应，已成为垂体腺瘤治疗的主要手段。然而，随着 SRS 应用的增加，它在治疗垂体腺瘤中的一些问题仍然没有答案。在这一章中，我们将总结关于 SRS 治疗垂体腺瘤的文献，包括最佳治疗参数，如边缘剂量、靶区描绘和治疗时机。

　　关键词：垂体腺瘤，伽马刀，结局，放疗立体定向，放射治疗

14.1 引言

　　垂体腺瘤占所有颅内肿瘤的 10%~20%，根据肿瘤的大小和生化特征，这些病变的临床表现可能有很大差异。功能性腺瘤可引起一系列与激素分泌过剩相关的症状，而有症状的无功能腺瘤（Nonfunctioning Adenomas，NFA），虽然偶尔偶然发现，但通常由于相邻结构的压迫而出现。通常表现为视器压迫所致视野缺损，垂体压迫所致高催乳素血症或垂体功能减退，或经过海绵窦的颅神经受压所致局灶性神经功能缺损。

　　垂体腺瘤的治疗方法多种多样。根据肿瘤的临床表现和功能状态，治疗方案可能包括显微外科手术或内镜切除、药物治疗、放射治疗、立体定向放射外科手术（Stereotactic Radiosurgery，SRS）或随访观察。除了泌乳素瘤是常通过药物治疗外，手术切除仍是功能性腺瘤和 NFA（大到足以引起压迫性症状）的一线治疗方法。SRS 在有限的时间内（通常是 1 次，但有时最多 5 次）向目标发射集中的高剂量辐射。聚焦的辐射束在等剂量线上的急剧剂量下降，可最大限度地减少对邻近结构的辐射暴露，如视器、下丘脑、海绵窦及其内容物、正常脑垂体和脑实质。SRS 常被用作手术切除复发或残留垂体腺瘤的辅助治疗。随着 SRS 在世界各地的治疗中心越来越普及，越来越多的垂体腺瘤患者正在接受这种治疗。因此，SRS 在垂体腺瘤治疗中的作用值得重新探讨。尽管有关垂体腺瘤 SRS 的文献非常丰富，但其最佳治疗参数，包括边缘剂量、靶点定位、放射次数、关键结构剂量和治疗时机等，仍存在争议。在这一章中，我们总结并讨论了关于这些争议领域的最新文献。

14.2 专题讨论

14.2.1 SRS 治疗垂体腺瘤的疗效

　　支持 SRS 用于垂体腺瘤治疗的证据主要来自回顾性队列研究和系统回顾（Ⅲ级证据）。不幸的是，更严格的证据，如随机临床试验，并不存在。鉴于大量回顾性单中心和多中心研究的证据，SRS 在很大程度上被认为是治疗复发性或残留性垂体

腺瘤的首选方法。

无功能垂体腺瘤的预后

描述 NFA 放射学综述主要列于表 14.1。这些研究的平均 / 中位随访期为 33~98 个月。报道的肿瘤控制率（大多数系列定义为影像学随访时肿瘤的稳定大小或缩小）为 85%~100%（平均 96%）。在迄今为止规模最大的系列研究中，Sheehan 等（2013）对 512 例接受 SRS 治疗的 NFAs 患者进行了多中心回顾性分析，发现平均随访 36 个月后，SRS 患者的总体肿瘤控制率为 93%。肿瘤体积小（＜5cm）和无鞍上延伸的腺瘤患者更容易控制肿瘤。在最近的一项由 272 例接受 SRS 治疗的 NFA 患者组成的单中心研究中，Losa 等（2017）报告称，在平均 79 个月后，肿瘤控制率达到 90%。此外，作者观察到 79% 的患者 10 年无肿瘤进展，提示 SRS 能实现肿瘤的长期控制。

垂体功能减退仍然是 SRS 治疗 NFA 后最常见的不良反应。表 14.1 中列出的研究报告的平均发病率约为 7%（范围：0~27%）。由于放射外科的潜在效应，垂体功能减退的发生率随着随访时间的延长而增加。虽然垂体机能减退是一种相对严重的不良反应，但发病率与垂体机能减退有关，可以通过激素替代治疗来减轻。垂体机能减退常在 SRS 后延迟发生。在对 SRS 术后垂体功能减退的长期随访的单中心系列研究中，Xu 等发现 80/262（30%）患者在垂体腺瘤治疗后出现新的垂体功能减退。值得注意的是，在 5 年随访中，发生 SRS 术后垂体功能低下的风险为 31.5%，因此强调了 SRS 患者长期内分泌随访的重要性。严重的并发症，如视觉和颅神经缺损相对少见，在 Sheehan 等多中心研究中，发病率约为 9%。新的或恶化的颅神经缺损的预测因素包括较大的肿瘤体积、既往放疗病史和既往内分泌病史。

垂体腺瘤的预后

功能性腺瘤的肿瘤控制包括放射学肿瘤控制和内分泌缓解。描述库欣病、肢端肥大症和泌乳素瘤结果的主要 SRS 系列分别列于表 14.2~ 表 14.4。SRS 在库欣病的治疗中起着重要作用（图 14.1）。大约 53%（范围：22%~87%）的患者使用平均边缘剂量 24Gy（范围：18~35Gy）在 23~78 个月的平均 / 中位随访范围内获得内分泌缓解（表 14.2）。内分泌缓解通常定义为 24h 尿游离皮质醇和血清皮质醇的正常化。与其他功能性肿瘤一样，促肾上腺皮质激素（Adrenocorticotropic Hormone，ACTH）腺瘤通常需要更高的边缘剂量来达到内分泌缓解。在我们的机构中，我们对 96 名患者进行了 48 个月的中位随访，使用 22Gy 的平均边缘剂量，获得了 70% 的缓解率。从 SRS 到内分泌缓解的平均时间间隔约为 16 个月（范围：1~165 个月）。

肢端肥大症的 SRS 文献综述于表 14.3 内分泌缓解通常被定义为胰岛素样生长因子 -1（Insulin-Like Growth Factor-1，IGF-1）的正常化和抑制药物作用下生长激素水平的正常化（图 14.2）。在最近的研究中，大约 50% 的患者（范围：14%~75%）在平均 / 中位随访 36~120 个月后获得了内分泌缓解。由于肢端肥大症的隐匿性，这些肿瘤发现时往往比较大，常为浸润性生长，这可能使缓解率相比库欣病更低或延迟。与内分泌缓解相关的因素包括肿瘤体积小，生长抑素类似物在围手术期停止，以及较高的边缘辐射剂量。

泌乳素瘤的 SRS 文献总结了表 14.4 在最近的研究中，SRS 后泌乳素瘤的内分泌缓解率差异很大（范围：15%~100%）在最近的研究和比较文学相对稀疏的库欣病和肢端肥大症。由于催乳素瘤一般对药物治疗反应良好，因此 SRS 常被保留给那些对药物治疗有耐药性的患者，这可能代表一种更具侵袭性的肿瘤亚型。在迄今为止最大的系列研究中，Wan 等发现，在 176 例泌乳素瘤患者中，在中位随访 67 个月后，使用 35Gy 的中位边缘剂量，内分泌缓解率相对较低，为 23%。我们在中位随访 42 个月后，使用中位边缘剂量 25Gy，在 38 例泌乳素瘤患者中，内分泌缓解率为 50%。缓解的阴性预测因素包括海绵窦侵犯腺瘤和 SRS

表 14.1 无功能性垂体腺瘤放射外科文献概要

研究者	年份	SRS 类型	病例数	平均/中值随访时间（月）	平均/中值边缘剂量（Gy）	肿瘤控制（%）	SRS 后垂体功能减退（%）
Liscák 等	2007	GK	140	60	20	100	1
Pollock 等	2008	GK	62	64	16	97	27
Hoybye 等	2009	GK	23	78	20	100	0
Kobayashi 等	2009	GK	71	50	NR	97	8
Castro 等	2010	GK	14	42	13	100	0
Hayashi 等	2010	GK	43	36	18	100	0
Iwata 等	2011	GK	100	33	12Gy/3Fr，25Gy/5Fr	98	2
El-Shehaby 等	2012	GK	21	44	12	85	0
Runge 等	2012	LINAC	65	83	13	98	10
Wilson 等	2012	LINAC	51	50	14	100	NR
Sheehan 等	2013	GK	512	36	16	93	21
Hasegawa 等	2015	GK	16	98	15	100	0
Bir 等	2015	GK	57	46	15	89	20
Losa 等	2017	GK	272	79	15	90	NR

缩写：CK，CyberKnife，射波刀；GK，Gamma Knife，伽马刀；Gy，Gray；LINAC，Linear Accelerator，直线加速器；NR，Not Reported，未报告；SRS，Stereotactic Radiosurgery，立体定向放射外科

表 14.2 库欣病放射外科文献摘要

研究者	年份	SRS 类型	病例数	平均/中值随访时间（月）	平均/中值边缘剂量（Gy）	内分泌缓解（%）
Voges 等	2006	LINAC	17	59	16	53
Castinetti 等	2007	GK	40	55	30	43
Petit 等	2008	PBT	33	62	20	52
Pollock 等	2008	GK	8	73	20	87
Tinnel 等	2008	GK	12	37.2	5	50
Kobayashi 等	2009	GK	30	64	29	35
Wan 等	2009	GK	68	67	23	28
Hayashi 等	2010	GK	13	36	25	38
Wein 等	2012	LINAC	17	23	18	59
Sheehan 等	2013	GK	96	48	22	70
Grant 等	2014	GK	15	40	35	73
Wilson 等	2014	LINAC	36	66	20	22
Marek 等	2015	GK	26	78	NR	81

缩写：CK，CyberKnife，射波刀；GK，Gamma Knife，伽马刀；Gy，Gray；LINAC，Linear Accelerator，直线加速器；PBT，Proton-Beam Therapy，质子束治疗；SRS，Stereotactic Radiosurgery，立体定向放射外科

时使用多巴胺受体激动剂。

14.2.2 争议领域

隐性促肾上腺皮质激素腺瘤

隐性促肾上腺皮质激素腺瘤（Silent Corticotroph Adenomas，SCA）占 NFA 的 3%~19%。这些肿瘤虽然没有激素作用，但组织学上显示促肾上腺皮质激素细胞染色阳性。SRS 术后 SCA 的肿瘤控制率明显低于非 SCA。在国际伽马刀研究基金会最近的一项多中心研究中，Cohen-Inbar 等报道，SCA 患者的肿瘤控制率为 82%（41/50），

表14.3　肢端肥大症放射外科文献概要

研究者	年份	SRS 类型	病例数	平均/中值随访时间（月）	平均/中值边缘剂量（Gy）	内分泌缓解（%）
Jezkova 等	2006	GK	96	54	35	50
Voges 等	2006	LINAC	64	54	17	38
Pollock 等	2007	GK	46	63	20	50
Roberts 等	2007	CK	9	25	21	44
Vik-Mo 等	2007	GK	61	66	27	17
Tinnel 等	2008	GK	9	35	25	44
Castinetti 等	2009	GK	43	102	24	42
Ronchi 等	2009	GK	35	120	20	46
Wan 等	2009	LINAC	103	67	21	37
Hayashi 等	2010	GK	25	36	25	40
Iwai 等	2010	GK	26	84	20	38
Poon 等	2010	GK	40	74	20~35	75
Franzin 等	2012	GK	103	71	23	61
Liu 等	2012	GK	40	72	21	48
Wilson 等	2013	LINAC	86	66	20	14
Yan 等	2013	LINAC	22	95	15	68
Lee 等	2015	GK	176	62	25	67
Grant 等	2014	GK	13	40	35	61

缩写：CK, CyberKnife, 射波刀；GK, Gamma Knife, 伽马刀；Gy, Gray；LINAC, Linear Accelerator, 直线加速器；SRS, Stereotactic Radiosurgery, 立体定向放射外科

表14.4　催乳素瘤放射外科文献概要

研究者	年份	SRS 类型	病例数	平均/中值随访时间（月）	平均/中值边缘剂量（Gy）	内分泌缓解（%）
Voges 等	2006	LINAC	13	56	20	15
Tinnel 等	2008	GK	4	20	30	50
Castinetti 等	2009	GK	15	86	30	47
Jezkova 等	2009	GK	35	76	34	37
Kobayashi 等	2009	GK	27	37	18	44
Wan 等	2009	GK	176	67	35	23
Tanaka 等	2010	GK	22	60	25	17
Liu 等	2013	GK	22	36	15	27
Grant 等	2014	GK	2	40	35	100
Wilson 等	2015	LINAC	13	72	20	92
Cohen-Inbar 等	2015	GK	38	42	25	50

缩写：CK, CyberKnife, 射波刀；Gy, Gray；LINAC, Linear Accelerator, 直线加速器；SRS, Stereotactic Radiosurgery, 立体定向放射外科

而非 SCA 患者的肿瘤控制率为 94%（289/307）（P=0.006 5）。在同一项研究中，SCA 组显示了由肿瘤进展引起的 SRS 后视觉缺陷的显著更高的风险。作者还发现，在 SCA 亚组中，更高的边缘剂量（≥ 17Gy）与更好的肿瘤控制相关（P=0.003）。因此，SCA 是一种侵袭性 NFA，SRS 术后肿瘤复发率较高。因此，对这些肿瘤需谨慎的使用比一般用于 NFA 更高剂量的辐射。未来的研究需要证

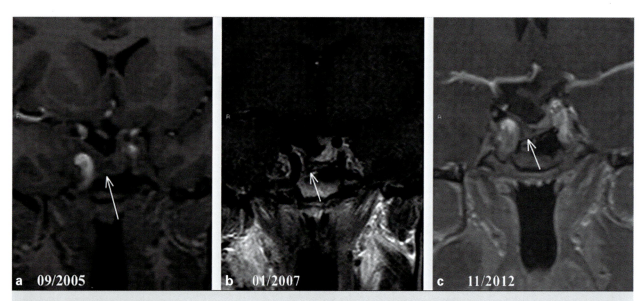

图 14.1 用 SRS 治疗库欣病病例。患者是 1 名 17 岁男性，接受了两次经蝶窦切除的促肾上腺皮质激素分泌大腺瘤，导致持续性库欣病。在 3 个月的随访中，他的 24h 尿游离皮质醇仍然升高，而且他仍然是库欣病的症状。他接受伽马刀放射外科手术（GKRS）治疗残余肿瘤。(a) 他的 GKRS 核磁共振成像计划，可见肿瘤浸润右海绵窦（箭头）。在 50% 剂量线处给予 22Gy 的边缘剂量。他在 6 个月内病情缓解，随访至 2013 年 5 月，从未出现库欣病复发。他最终出现了迟发性部分垂体功能减退（促性腺激素缺乏症），但没有经历 GKRS 的其他不良反应。(b，c) 随访影像学未见肿瘤复发迹象

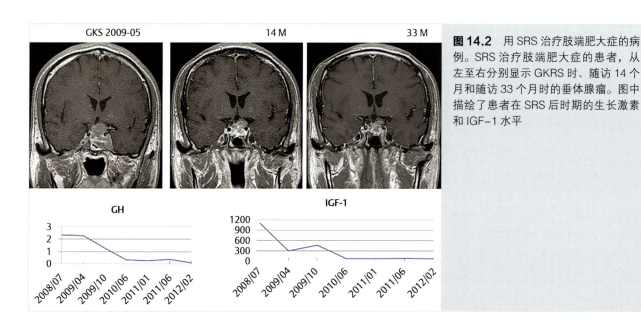

图 14.2 用 SRS 治疗肢端肥大症的病例。SRS 治疗肢端肥大症的患者，从左至右分别显示 GKRS 时、随访 14 个月和随访 33 个月时的垂体腺瘤。图中描绘了患者在 SRS 后时期的生长激素和 IGF-1 水平

实高辐射剂量治疗这些肿瘤的好处。

停止使用抗分泌药物

抗分泌药物对库欣病、肢端肥大症和泌乳素瘤的 SRS 结果的负面影响在过去 20 年已经有报道。然而，造成这种关系的原因仍然知之甚少。Landolt 等首先发现了奥曲肽对肢端肥大症患者

SRS 的负面影响，这与生长激素和 IGF-1 水平正常化的时间显著延长有关。在服用多巴胺受体激动剂治疗泌乳素瘤或酮康唑治疗库欣病的患者中也观察到类似的放射保护作用。事实上，在我们自己对 23 例泌乳素瘤患者的研究中，那些在 SRS 时服用多巴胺激动剂的患者更有可能无法达到内分泌缓解（32 例，总体为 50%）。同样，我们发

现，在我们的 96 例库欣病患者中，SRS 期间暂时停止使用酮康唑可以显著提高内分泌缓解的时间（使用酮康唑治疗 21.8 个月，暂时停用酮康唑治疗 12.6 个月，$P < 0.012$）。因此，只要有可能，在功能垂体腺瘤的 SRS 之前，建议暂时停止使用抗分泌药物。这项建议是根据现有的 Ⅲ 和 Ⅳ 证据，未来的试验需要评估在 SRS 之前暂时停止药物治疗的风险和好处。

全鞍辐射治疗 MRI 阴性的库欣病

虽然内分泌缓解和放射学肿瘤控制通常是相关的，激素过度分泌有时可能持续存在，尽管肿瘤在影像学上稳定。这在库欣病中尤为常见。尽管最近在使用 3T 或更高的磁共振成像（MRI）检测垂体腺瘤方面取得了进展，但小的促性腺瘤很难观察到，漏检率为 46%~64%。另外，分泌 ACTH 的腺瘤通常有显微镜下的浸润，在影像学上或手术上不易发现。因此，尽管手术切除后 MRI 阴性，这些患者仍可能存在激素活性疾病。

对于这些具有挑战性的腺瘤，建议采用垂体全切除或部分切除。然而，有学者建议全鞍区进行 SRS。最近，我们报道我们的机构 64 例患者接受全鞍区放射治疗的结果，对于影像学上未见肿瘤、肿瘤浸润的硬脑膜静脉窦以致肿瘤无法摘除或肿瘤切除术切除之前，SRS 的中位边缘剂量为 25Gy。28 例库欣病患者中有 20 例（71%）中位缓解时间达到 10 个月（范围：5~62 个月）。32 例肢端肥大症患者中有 22 例（69%）的 IGF-1 在 24 个月（范围：5~62 个月）的中位时间内恢复正常。泌乳素瘤患者的缓解率最低（2/4），平均缓解时间为 13 个月（范围：8~18 个月）。全鞍 SRS 后最常见的不良反应是新发垂体机能减退（44%），这与较高的边际剂量有关。1 例患者新发视力下降和 3 例患者出现颅神经缺损。因此，对于手术切除失败的侵袭性或 MRI 阴性的垂体腺瘤，采用全鞍 SRS 似乎能提供合理的内分泌缓解率，且安全性可接受。然而，全鞍 SRS 确实可能传递出更高的垂体功能减退的风险。

早期与晚期 SRS 治疗

尽管全切除，NFA 的肿瘤复发率接近 20%。因此，垂体腺瘤患者通常在手术切除后进行系列影像检查以监测肿瘤复发，而 SRS 常被用作肿瘤残留或复发的辅助手段。虽然 SRS 是一种有效且常用的垂体腺瘤治疗方法，但对于 SRS 是应该在术后早期使用还是在观察腺瘤生长一段时间后使用仍缺乏共识。国际伽马刀研究基金会（International Gamma Knife Research Foundation）最近进行的一项多中心配对队列研究比较了 NFA 患者手术切除后早期（6 个月内，$n=111$）和晚期（6 个月后，$n=111$）伽马刀放疗（Gamma Knife Radiosurgery, GKRS）。不出所料，在晚期队列中肿瘤复发率明显较高（$P=0.013$）。两组术后垂体功能低下率无差异（$P=0.68$）。然而，其他不利影响，如视野缺陷，没有包括在分析中。因此，尽管早期 SRS 确实在影像学上实现了更高的肿瘤控制率，但尚不清楚早期 SRS 是否比观察和随后的 SRS 对确诊的肿瘤生长有任何临床益处。

前期 SRS

SRS 常用于残留或复发的垂体腺瘤，但在某些情况下可考虑早期 SRS。特别是，前期 SRS 可以考虑用于那些不适合手术的患者，以及那些患有主要位于海绵窦的腺瘤的患者，因此不太可能实现显著的肿瘤体积缩小。Lee 等报告了在 3 个学术中心 569 例 NFA 患者中 41 例接受 SRS 前期治疗的患者的结果，患者因个人原因或手术原因接受了 SRS 代替手术切除。他们主要是并发症增加了手术的风险。在 4 年的随访中，研究人员报告了使用 12Gy 的中位边缘剂量的总体肿瘤控制率为 93%。因此，尽管手术切除仍应是大多数垂体腺瘤的一线治疗，但在选择的患者中，前期 SRS 在实现长期肿瘤控制方面似乎是安全有效的。

14.3 作者和机构偏倚

弗吉尼亚大学是垂体腺瘤的高容量 3 级转诊

中心，垂体腺瘤患者对转诊的偏倚和选择都可能影响我们的结果。此外，我们的 SRS 平台主要用于垂体腺瘤的伽马刀治疗，但也有部分患者使用直线加速器（LINAC）系统治疗。在过去的 30 年里，这些放射手术平台和放射手术相关的技术变得更加完善，这些方法的进展可能会影响垂体腺瘤患者的预后，作者所在医院放射外科技术的细微差别也可能影响最终的结果。在弗吉尼亚大学，我们通常将前视路的最大剂量限制在 8Gy。然而，根据我们的经验，如果以低分次 SRS 的形式提供，这些结构可以耐受增加的辐射剂量。例如，如果分成 5 个区间，我们可以在不造成视觉缺陷的情况下向视神经传递 25Gy 的能量。我们试图使用多中心计划和光束阻断来实现一个陡峭的辐射下降到下丘脑。最后，我们尽量减少对垂体柄的辐射，并尽可能避免海绵窦内的"热点"。

14.4 结论

SRS 在垂体腺瘤患者的治疗中起着重要的、不断扩大的作用，对于手术切除后肿瘤残留或复发的患者，推荐使用 SRS。SRS 也被推荐给那些在手术切除后不能实现激素控制的功能性腺瘤患者，SRS 后的神经功能障碍并不常见，而垂体功能减退是最常见的不良事件，通常可以通过激素替代治疗来控制。虽然手术切除后早期 SRS 对垂体腺瘤患者的益处尚不明确，但在某些患者中应考虑早期 SRS，由于其合理的肿瘤控制率和可接受的不良反应，SRS 已成为垂体腺瘤治疗的主要手段。

14.5 对未来研究的建议

·与其他亚型相比，某些垂体腺瘤似乎需要更高剂量的辐射来控制肿瘤，SCA 也是如此。未来的研究可能希望描述这些观察到的垂体腺瘤类型和亚型之间的放射敏感性差异的潜在原因。

·使用低分割 SRS 的较大垂体腺瘤的最佳剂量和分割方案是什么？

·到目前为止，我们关于垂体腺瘤手术切除后早期 SRS 应用的结果并没有显示出较晚期 SRS 明显的临床益处。然而，问题是手术切除垂体腺瘤后是否有最佳的 SRS 时机，以及是否有一部分患者可能受益于早期 SRS。

·鉴于垂体抑制药物对功能性腺瘤的内分泌缓解率和缓解时间有明显的负面影响，未来的研究应试图确定在 SRS 期间停止使用抑制药物的最佳时间。

参考文献

[1] Dekkers OM, Pereira AM, Romijn JA. Treatment and follow-up of clinically nonfunctioning pituitary macroadenomas. J Clin Endocrinol Metab. 2008; 93 (10):3717–3726
[2] Laurent J, Webb K, Jane J. Pituitary adenomas. In: Berger MS, Prados MD, eds. Textbook of Neuro-Oncology. Philadelphia: Elsevier; 2005:351–356
[3] Ostrom QT, Gittleman H, Farah P, et al. CBTRUS statistical report: primary brain and central nervous system tumors diagnosed in the United States in 2006–2010. Neuro-oncol. 2013; 15 Suppl 2:ii1–ii56
[4] Liscák R, Vladyka V, Marek J, Simonová G, Vymazal J. Gamma Knife radiosurgery for endocrine-inactive pituitary adenomas. Acta Neurochir (Wien). 2007; 149(10):999–1006, discussion 1006
[5] Pollock BE, Cochran J, Natt N, et al. Gamma Knife radiosurgery for patients with nonfunctioning pituitary adenomas: results from a 15-year experience. Int J Radiat Oncol Biol Phys. 2008; 70(5):1325–1329
[6] Iwata H, Sato K, Tatewaki K, et al. Hypofractionated stereotactic radiotherapy with CyberKnife for nonfunctioning pituitary adenoma: high local control with low toxicity. Neuro-oncol. 2011; 13(8):916–922
[7] Bir SC, Murray RD, Ambekar S, Bollam P, Nanda A. Clinical and radiologic outcome of Gamma Knife radiosurgery on nonfunctioning pituitary adenomas. J Neurol Surg B Skull Base. 2015; 76(5):351–357
[8] Castro DG, Cecílio SAJ, Canteras MM. Radiosurgery for pituitary adenomas: evaluation of its efficacy and safety. Radiat Oncol. 2010; 5:109
[9] Losa M, Spatola G, Albano L, et al. Frequency, pattern, and outcome of recurrences after Gamma Knife radiosurgery for pituitary adenomas. Endocrine. 2017; 56(3):595–602
[10] Sheehan JP, Starke RM, Mathieu D, et al. Gamma Knife radiosurgery for the management of nonfunctioning pituitary adenomas: a multicenter study. J Neurosurg. 2013; 119(2):446–456
[11] Hasegawa T, Shintai K, Kato T, Iizuka H. Stereotactic radiosurgery as the initial treatment for patients with nonfunctioning pituitary adenomas. World Neurosurg. 2015; 83(6):1173–1179
[12] Wilson PJ, De-Loyde KJ, Williams JR, Smee RI. A single centre's experience of stereotactic radiosurgery and radiotherapy for non-functioning pituitary adenomas with the Linear Accelerator (LINAC). J Clin Neurosci. 2012; 19(3): 370–374
[13] Runge MJR, Maarouf M, Hunsche S, et al. LINAC-radiosurgery for nonsecreting pituitary adenomas. Long-term results. Strahlenther Onkol. 2012; 188(4): 319–325
[14] Hayashi M, Chernov M, Tamura N, et al. Gamma Knife robotic microradiosur- gery of pituitary adenomas invading the cavernous sinus: treatment concept and results in 89 cases. J Neurooncol. 2010; 98(2):185–194
[15] El-Shehaby AMN, Reda WA, Tawadros SR, Abdel Karim KM. Low-dose Gamma Knife surgery for nonfunctioning pituitary adenomas. J Neurosurg. 2012; 117 Suppl:84–88

[16] Kobayashi T. Long-term results of stereotactic Gamma Knife radiosurgery for pituitary adenomas. Specific strategies for different types of adenoma. Prog Neurol Surg. 2009; 22:77–95

[17] Hoybye C, Rahn T. Adjuvant Gamma Knife radiosurgery in non-functioning pituitary adenomas; low risk of long-term complications in selected patients.Pituitary. 2009; 12(3):211–216

[18] Xu Z, Lee Vance M, Schlesinger D, Sheehan JP. Hypopituitarism after stereotactic radiosurgery for pituitary adenomas. Neurosurgery. 2013; 72(4):630–637, 636–637

[19] Voges J, Kocher M, Runge M, et al. Linear accelerator radiosurgery for pituitary macroadenomas: a 7-year follow-up study. Cancer. 2006; 107(6):1355–1364

[20] Castinetti F, Nagai M, Dufour H, et al. Gamma Knife radiosurgery is a successful adjunctive treatment in Cushing's disease. Eur J Endocrinol. 2007;156(1):91–98

[21] Petit JH, Biller BMK, Yock TI, et al. Proton stereotactic radiotherapy for persistent adrenocorticotropin-producing adenomas. J Clin Endocrinol Metab. 2008; 93(2):393–399

[22] Pollock BE, Brown PD, Nippoldt TB, Young WF, Jr. Pituitary tumor type affects the chance of biochemical remission after radiosurgery of hormone-secreting pituitary adenomas. Neurosurgery. 2008; 62(6):1271–1276, discussion1276–1278

[23] Tinnel BA, Henderson MA, Witt TC, et al. Endocrine response after Gamma Knife-based stereotactic radiosurgery for secretory pituitary adenoma.Stereotact Funct Neurosurg. 2008; 86(5):292–296

[24] Wan H, Chihiro O, Yuan S. MASEP Gamma Knife radiosurgery for secretory pituitary adenomas: experience in 347 consecutive cases. J Exp Clin Cancer Res. 2009; 28:36

[25] Sheehan JP, Xu Z, Salvetti DJ, Schmitt PJ, Vance ML. Results of Gamma Knife surgery for Cushing's disease. J Neurosurg. 2013; 119(6):1486–1492

[26] Wilson PJ, Williams JR, Smee RI. Cushing's disease: a single centre's experience using the linear accelerator (LINAC) for stereotactic radiosurgery and fractionated stereotactic radiotherapy. J Clin Neurosci. 2014; 21(1):100–106

[27] Marek J, Ježkova J, Hana V, et al. Gamma Knife radiosurgery for Cushing's disease and Nelson's syndrome. Pituitary. 2015; 18(3):376–384

[28] Grant RA, Whicker M, Lleva R, Knisely JPS, Inzucchi SE, Chiang VL. Efficacy and safety of higher dose stereotactic radiosurgery for functional pituitary adenomas: a preliminary report. World Neurosurg. 2014; 82(1–2):195–201

[29] Wein L, Dally M, Bach LA. Stereotactic radiosurgery for treatment of Cushing disease: an Australian experience. Intern Med J. 2012; 42(10):1153–1156

[30] Jezkova J, Marek J, Hana V, et al. Gamma Knife radiosurgery for acromegaly—long-term experience. Clin Endocrinol (Oxf). 2006; 64(5):588–595

[31] Pollock BE, Jacob JT, Brown PD, Nippoldt TB. Radiosurgery of growth hormone-producing pituitary adenomas: factors associated with biochemical remission. J Neurosurg. 2007; 106(5):833–838

[32] Roberts BK, Ouyang DL, Lad SP, et al. Efficacy and safety of CyberKnife radiosurgery for acromegaly. Pituitary. 2007; 10(1):19–25

[33] Vik-Mo EO, Oksnes M, Pedersen P-H, et al. Gamma knife stereotactic radiosurgery for acromegaly. Eur J Endocrinol. 2007; 157(3):255–263

[34] Castinetti F, Nagai M, Morange I, et al. Long-term results of stereotactic radiosurgery in secretory pituitary adenomas. J Clin Endocrinol Metab. 2009; 94(9):3400–3407

[35] Ronchi CL, Attanasio R, Verrua E, et al. Efficacy and tolerability of gamma knife radiosurgery in acromegaly: a 10-year follow-up study. Clin Endocrinol(Oxf). 2009; 71(6):846–852

[36] Iwai Y, Yamanaka K, Yoshimura M, Kawasaki I, Yamagami K, Yoshioka K.Gamma Knife radiosurgery for growth hormone-producing adenomas. J Clin Neurosci. 2010; 17(3):299–304

[37] Poon TL, Leung SCL, Poon CYF, Yu CP. Predictors of outcome following Gamma Knife surgery for acromegaly. J Neurosurg. 2010; 113 Suppl:149–152

[38] Franzin A, Spatola G, Losa M, Picozzi P, Mortini P. Results of Gamma Knife radiosurgery in acromegaly. Int J Endocrinol. 2012; 2012:342034

[39] Liu X, Kano H, Kondziolka D, et al. Gamma Knife radiosurgery for clinically persistent acromegaly. J Neurooncol. 2012; 109(1):71–79

[40] Wilson PJ, De-Loyde KJ, Williams JR, Smee RI. Acromegaly: a single centre's experience of stereotactic radiosurgery and radiotherapy for growth hormone secreting pituitary tumours with the linear accelerator. J Clin Neurosci. 2013; 20(11):1506–1513

[41] Yan J-L, Chang C-N, Chuang C-C, et al. Long-term follow-up of patients with surgical intractable acromegaly after linear accelerator radiosurgery. J Formos Med Assoc. 2013; 112(7):416–420

[42] Lee C-C, Vance ML, Lopes MB, Xu Z, Chen C-J, Sheehan J. Stereotactic radiosurgery for acromegaly: outcomes by adenoma subtype. Pituitary. 2015; 18(3):326–334

[43] Sheehan JP, Pouratian N, Steiner L, Laws ER, Vance ML. Gamma Knife surgery for pituitary adenomas: factors related to radiological and endocrine outcomes. J Neurosurg. 2011; 114(2):303–309

[44] Pouratian N, Sheehan J, Jagannathan J, Laws ER, Jr, Steiner L, Vance ML.Gamma knife radiosurgery for medically and surgically refractory prolactinomas.Neurosurgery. 2006; 59(2):255–266, discussion 255–266

[45] Jezkova J, Hana V, Kršek M, et al. Use of the Leksell Gamma Knife in the treatment of prolactinoma patients. Clin Endocrinol (Oxf). 2009; 70(5):732–741

[46] Tanaka S, Link MJ, Brown PD, Stafford SL, Young WF, Jr, Pollock BE. Gamma Knife radiosurgery for patients with prolactin-secreting pituitary adenomas.World Neurosurg. 2010; 74(1):147–152

[47] Cohen-Inbar O, Xu Z, Schlesinger D, Vance ML, Sheehan JP. Gamma Knife radiosurgery for medically and surgically refractory prolactinomas: longterm results. Pituitary. 2015; 18(6):820–830

[48] Wilson PJ, Williams JR, Smee RI. Single-centre experience of stereotactic radiosurgery and fractionated stereotactic radiotherapy for prolactinomas with the linear accelerator. J Med Imaging Radiat Oncol. 2015; 59(3):371–378

[49] Cooper O. Silent corticotroph adenomas. Pituitary. 2015; 18(2):225–231

[50] Xu Z, Ellis S, Lee C-C, et al. Silent corticotroph adenomas after stereotactic radiosurgery: a case-control study. Int J Radiat Oncol Biol Phys. 2014; 90(4):903–910

[51] Cohen-Inbar O, Xu Z, Lee C-C, et al. Prognostic significance of corticotroph staining in radiosurgery for non-functioning pituitary adenomas: a multicenter study. J Neurooncol. 2017; 135(1):67–74

[52] Landolt AM, Haller D, Lomax N, et al. Octreotide may act as a radioprotective agent in acromegaly. J Clin Endocrinol Metab. 2000; 85(3):1287–1289

[53] Ludecke DK, Flitsch J, Knappe UJ, Saeger W. Cushing's disease: a surgical view.J Neurosurg. 2001; 54(2):151–166

[54] Lee C-C, Chen C-J, Yen C-P, et al. Whole-sellar stereotactic radiosurgery for functioning pituitary adenomas. Neurosurgery. 2014; 75(3):227–237, discussion 237

[55] Dallapiazza RF, Grober Y, Starke RM, Laws ER, Jr, Jane JA, Jr. Long-term results of endonasal endoscopic transsphenoidal resection of nonfunctioning pituitary macroadenomas. Neurosurgery. 2015; 76(1):42–52, discussion 52–53

[56] Woollons AC, Hunn MK, Rajapakse YR, et al. Non-functioning pituitary adenomas: indications for postoperative radiotherapy. Clin Endocrinol (Oxf).2000; 53(6):713–717

[57] Sheehan J, Lee C-C, Bodach ME, et al. Congress of Neurological Surgeons Systematic Review and Evidence-Based Guideline for the management of patients with residual or recurrent nonfunctioning pituitary adenomas.Neurosurgery. 2016; 79(4):E539–E540

[58] Ding D, Starke RM, Sheehan JP. Treatment paradigms for pituitary adenomas:defining the roles of radiosurgery and radiation therapy. J Neurooncol. 2014;117(3):445–457

[59] Pomeraniec IJ, Kano H, Xu Z, et al. Early versus late Gamma Knife radiosurgery following transsphenoidal surgery for nonfunctioning pituitary macroadenomas:a multicenter matched-cohort study. J Neurosurg. 2017(October):1–10

[60] Lee CC, Sheehan JP. Advances in Gamma Knife radiosurgery for pituitary tumors. Curr Opin Endocrinol Diabetes Obes. 2016; 23(4):331–338

[61] Lee C-C, Kano H, Yang H-C, et al. Initial Gamma Knife radiosurgery for nonfunctioning pituitary adenomas. J Neurosurg. 2014; 120(3):647–654

[62] Nguyen JH, Chen C-J, Lee C-C, et al. Multisession Gamma Knife radiosurgery:a preliminary experience with a noninvasive,relocatable frame. World Neurosurg. 2014; 82(6):1256–1263

第十五章　经蝶垂体腺瘤手术中海绵窦探查是有效方法

Engelbert J. Knosp, Alexander S.G. Micko

摘要

鞍旁侵袭海绵窦是垂体腺瘤不完全切除和复发最重要的预后因素。垂体腺瘤向海绵窦腔的延伸和侵犯是一种生长速度较高的肿瘤类型，其向下的延伸尤为重要。垂体腺瘤组织包绕/侵犯海绵窦间隙，行海绵窦探查手术切除肿瘤是可行的，可提高内分泌缓解率，降低并发症发生率。

关键词：垂体腺瘤，海绵窦，鞍旁，内分泌缓解，全切除，扩大入路

15.1 扩大至海绵窦间隙的垂体腺瘤的手术治疗

垂体腺瘤是由垂体前叶实质细胞引起的内分泌肿瘤。在外科手术中，垂体腺瘤占颅内肿瘤总数的 10%~15%。虽然垂体腺瘤多为良性肿瘤，但也有一些肿瘤浸润性生长，可能导致术后复发。除了泌乳素细胞腺瘤（泌乳素分泌腺瘤）通常由多巴胺激动剂治疗外，主要的治疗方法通常是经蝶入路手术切除。

经蝶手术的目标是选择性切除垂体腺瘤，保留正常的腺体组织和神经结构。避免术中和术后并发症，同时必须有较高的总切除率和内分泌缓解率。

由于颈内动脉（ICA）破裂或颅神经Ⅲ~Ⅵ损伤的后果，海绵窦手术在过去一直被回避。只有在 Parkinson、Dolenc 和其他人的开创性研究之后，海绵窦硬膜内或经颅手术才成为可能。据报道，经蝶入路颈内动脉损伤的风险为 0.5%~1.6%。基于更广阔的视野和获得"转角"视野的可能性，内窥镜经蝶手术已经发展到超越鞍区，通过扩大的入路切除病变。此外，内镜下经蝶手术为海绵窦提供了一个易于接近的中线通道，其效果与经颅手术相当或优于经颅手术，尤其是垂体腺瘤（表 15.1）。

垂体瘤侵袭海绵窦是内分泌缓解失败和肿瘤复发的主要原因，海绵窦受累明显降低了肢端肥大症患者的生化缓解率。然而，根据我们的经验，这些肿瘤残余物通常是柔软的，在一定程度上可以切除。即使是海绵窦肿瘤的次全切除术也能减轻肿瘤的负荷，提高术后放射治疗的效果。

因此通过扩大经蝶入路，可以充分暴露海绵窦。海绵窦 ICA 与肿瘤组织的关系对手术计划至关重要。要达到这个区域，在多普勒超声探头的稳定控制下，必须小心地切除海绵窦和颈内动脉上的骨质。海绵窦的静脉出血必须用止血材料填塞来控制。如果肿瘤出现在颈内动脉外侧，血管本身必须缓慢移动，以实现全切除。扩大海绵窦入路可提高 Knosp 3 级和 4 级肿瘤的全切除率；然而，据报道，并发症的发生率高于标准的内镜手术。特别是这些手术中颈内动脉损伤的发生率相当高。作者认为，这一风险的一部分原因是再次手术患者 2 次手术时术区瘢痕组织粘连。然而，据报道，永久性颅神经损伤的风险很低，术前神经功能缺损术后很可能得到改善。此外，术中神经生理监测可能有助于减少颅神经受损发生率，特别是扩大经蝶入路手术。

如果计划切除的范围超过鞍区的上、下或外侧边界，则必须在扩大入路切除病变前，通过准备鼻中隔黏膜瓣，对可能的硬脑膜缺损进行颅底重建。

在过去的 10 年中，中颅窝和前颅窝肿瘤病理学，如颅咽管瘤和前颅窝底脑膜瘤，促进了内镜下扩大经蝶入路的应用。大体全切除率和视觉

表 15.1　海绵窦探查

研究者	年份	证据水平	研究设计	研究对象	测量结果	调查结果
Briceno 等	2017	Ⅲ	三级研究的系统回顾	14 项研究，270 例患者	生长激素分泌型垂体腺瘤伴和不伴 CS 浸润的 TSS 缓解	CS 参与导致肢端肥大症患者生化缓解率显著降低
Koutourousiou 等	2017	Ⅳ	案例系列	234 例，17 例（75%）垂体腺瘤	EES 治疗侵袭性垂体腺瘤及非腺瘤性病变	EES 为 CS 提供了一个容易到达的中线通道，其效果与经颅入路相当或优于经颅入路，尤其是在垂体腺瘤中
Ajlan 等	2017	Ⅲ	病例对照研究	176 例	CS 受累及肿瘤是否靠近颈内动脉内侧或外侧	内侧入路加侧方暴露治疗非功能性腺瘤疗效好，发病率低。涉及 CS 的功能性腺瘤与激素缓解率低相关，需要更高的额外治疗率
Micko 等	2015	Ⅲ	病例对照研究	137 例	ER 和 GTR 与肿瘤向鞍旁扩展的程度、术中发现海绵窦侵袭有关	随着鞍旁扩张程度的增加，手术观察到侵入的可能性增加，GTR 和 ER 的概率降低
Nishioka 等	2014	Ⅲ	病例对照研究	55 例	连续一系列的肢端肥大症患者接受 TSS 治疗，发现 CS 侵犯	CS 浸润被认为是不良预后的独立预测因素。直接切除侵袭性肿瘤，显示缓解的机会增加
Woodworth 等	2014	Ⅳ	案例系列	36 例	评估整个切除范围和切除范围	永久性颅神经缺损的风险较低，并且有很高的机会改善术前存在的功能障碍
Ceylan 等	2010	Ⅳ	案例系列	20 例	根据 Knosp 评分测量肿瘤的大小，评估肿瘤切除的程度	与经颅和显微镜下 TSS 相比，ESS 为到达 CS 内侧壁提供了广泛的照射，从而使肿瘤组织得以切除。伽马刀和药物治疗应作为辅助治疗选择

缩写：CS，Cavernous Sinus，海绵窦；EES，Endoscopic Endonasal Surgery，内窥镜鼻腔手术；ER，Endocrine Remission，内分泌缓解；GTR，Gross Total Resection，全切除；ICA，Internal Carotid Artery，颈内动脉；TSS，Transsphenoidal Surgery，经蝶窦手术

效果与经颅入路相似。然而与垂体腺瘤病例相比，术后脑脊液漏的发生率较高。

15.2　案例

一名 44 岁女性患者，突发性头痛及第 Ⅲ 颅神经麻痹。磁共振成像显示鞍上（Hardy 分级：B）和鞍旁（Knosp 分级：左侧：4；右侧：0）肿块，两个囊性病变显示肿瘤卒中。垂体腺瘤合并垂体功能低下。内镜下扩大经蝶入路探查左侧海绵窦（视频 15.1）。病理组织学检查显示一个沉默促肾上腺皮质激素（Adrenocorticotropic Hormone，ACTH）- 分泌腺瘤 - 亚型 2，MIB1 < 1% 阳性细胞。

图 15.1a 显示术前 MRI 冠状位 T1 增强，显示鞍上和鞍旁肿块；正常垂体向右侧移位。

图 15.1b 显示术前矢状位 MRI，显示视交叉移位和囊性肿瘤成分。

图 15.1c，d 为术后 3 个月的冠状位 MRI，右侧可见正常垂体及垂体柄。术后左侧可见囊性结构，内含止血材料。

15.3　结论

我们的结论是，切除侵犯海绵窦间隙的垂体腺瘤是可行的，尤其在年轻的肢端肥大症患者应予以考虑。此外，建议沿肿瘤生长方向从内侧到外侧切除肿瘤组织，因为直接入路更容易造成颅神经和 / 或颈内动脉损伤。

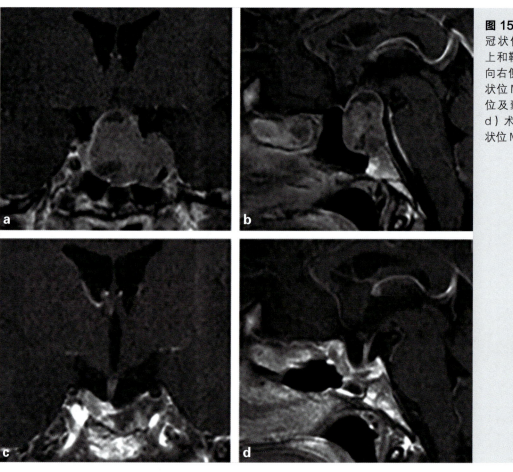

图 **15.1** （a）术前 MRI 冠状位 T1 增强，显示鞍上和鞍旁肿块，正常垂体向右侧移位。（b）术前矢状位 MRI，显示视交叉移位及囊性肿瘤成分。（c，d）术后 3 个月冠状和矢状位 MRI

参考文献

[1] Melmed S. Pathogenesis of pituitary tumors. Nat Rev Endocrinol. 2011; 7(5):257–266

[2] Fahlbusch R, Buchfelder M. Transsphenoidal surgery of parasellar pituitary adenomas. Acta Neurochir (Wien). 1988; 92(1–4):93–99

[3] Frank G, Pasquini E. Endoscopic endonasal cavernous sinus surgery, with special reference to pituitary adenomas. Front Horm Res. 2006; 34:64–82

[4] Di Maio S, Biswas A, Vézina JL, Hardy J, Mohr G. Pre- and postoperative magnetic resonance imaging appearance of the normal residual pituitary gland following macroadenoma resection: Clinical implications. Surg Neurol Int. 2012; 3:67

[5] Ammirati M, Wei L, Ciric I. Short-term outcome of endoscopic versus microscopic pituitary adenoma surgery: a systematic review and meta-analysis. J Neurol Neurosurg Psychiatry. 2013; 84(8):843–849

[6] Koutourousiou M, Vaz Guimaraes Filho F, Fernandez-Miranda JC, et al. Endoscopic endonasal surgery for tumors of the cavernous sinus: a series of 234 patients. World Neurosurg. 2017; 103:713–732

[7] Briceno V, Zaidi HA, Doucette JA, et al. Efficacy of transsphenoidal surgery in achieving biochemical cure of growth hormone-secreting pituitary adenomas among patients with cavernous sinus invasion: a systematic review and meta-analysis. Neurol Res. 2017; 39(5):387–398

[8] Hayashi M, Chernov M, Tamura N, et al. Gamma Knife robotic microradiosurgery of pituitary adenomas invading the cavernous sinus: treatment concept and results in 89 cases. J Neurooncol. 2010; 98(2):185–194

[9] Nishioka H, Fukuhara N, Horiguchi K, Yamada S. Aggressive transsphenoidal resection of tumors invading the cavernous sinus in patients with acromegaly: predictive factors, strategies, and outcomes. J Neurosurg. 2014;121(3):505–510

[10] Couldwell WT, Weiss MH, Rabb C, Liu JK, Apfelbaum RI, Fukusima T. Variations on the standard transsphenoidal approach to the sellar region, with emphasis on the extended approaches and parasellar approaches: surgical experience in 105 cases. Neurosurg. 2004; 55(3):539–547 discussion 547-550

[11] Kitano M, Taneda M, Shimono T, Nakao Y. Extended transsphenoidal approach for surgical management of pituitary adenomas invading the cavernous sinus. J Neurosurg. 2008; 108(1):26–36

[12] Bao X, Deng K, Liu X, et al. Extended transsphenoidal approach for pituitary adenomas invading the cavernous sinus using multiple complementary techniques. Pituitary. 2016; 19(1):1–10

[13] Ceylan S, Koc K, Anik I. Endoscopic endonasal transsphenoidal approach for pituitary adenomas invading the cavernous sinus. J Neurosurg. 2010; 112(1):99–107

[14] Zhao B, Wei YK, Li GL, et al. Extended transsphenoidal approach for pituitary adenomas invading the anterior cranial base, cavernous sinus, and clivus: a single-center experience with 126 consecutive cases. J Neurosurg. 2010; 112 (1):108–117

[15] Woodworth GF, Patel KS, Shin B, et al. Surgical outcomes using a medial-tolateral endonasal endoscopic approach to pituitary adenomas invading the cavernous sinus. J Neurosurg. 2014; 120(5):1086–1094

[16] Singh H, Vogel RW, Lober RM, et al. Intraoperative neurophysiological monitoring for endoscopic endonasal approaches to the skull base: a technical guide. Scientifica (Cairo). 2016; 2016:1751245

[17] Cappabianca P, Cavallo LM, de Divitiis O, de Angelis M, Chiaramonte C, Solari D. Endoscopic endonasal extended approaches for the management of large pituitary adenomas. Neurosurg Clin N Am. 2015; 26(3):323–331

[18] Kassam AB, Thomas A, Carrau RL, et al. Endoscopic

reconstruction of the cranial base using a pedicled nasoseptal flap. Neurosurgery. 2008; 63(1) Suppl1:ONS44–ONS52, discussion ONS52–ONS53

[19] Cappabianca P, Cavallo LM, Esposito F, De Divitiis O, Messina A, De Divitiis E.Extended endoscopic endonasal approach to the midline skull base: theevolving role of transsphenoidal surgery. Adv Tech Stand Neurosurg. 2008;33:151–199

[20] Cavallo LM, de Divitiis O, Aydin S, et al. Extended endoscopic endonasal transsphenoidal approach to the suprasellar area: anatomic considerations–part 1.Neurosurgery. 2008; 62(6) Suppl 3:1202–1212

[21] Cavallo LM, Prevedello DM, Solari D, et al. Extended endoscopic endonasal transsphenoidal approach for residual or recurrent craniopharyngiomas. JNeurosurg. 2009;111(3):578–589

[22] de Divitiis E, Cavallo LM, Cappabianca P, Esposito F. Extended endoscopic endonasal transsphenoidal approach for the removal of suprasellar tumors:Part 2. Neurosurgery. 2007; 60(1):46–58, discussion 58–59

[23] de Divitiis E, Cavallo LM, Esposito F, Stella L, Messina A. Extended endoscopic transsphenoidal approach for tuberculum sellae meningiomas. Neurosurgery.2008; 62(6) Suppl 3:1192–1201

[24] Gardner PA, Kassam AB, Thomas A, et al. Endoscopic endonasal resection of anterior cranial base meningiomas. Neurosurgery. 2008; 63(1):36–52, discussion 52–54

[25] Kitano M, Taneda M, Nakao Y. Postoperative improvement in visual function in patients with tuberculum sellae meningiomas: results of the extended transsphenoidal and transcranial approaches. J Neurosurg. 2007; 107(2):337–346

[26] Ajlan A, Achrol AS, Albakr A, et al. Cavernous sinus involvement by pituitary adenomas: clinical implications and outcomes of endoscopic endonasal resection. J Neurol Surg B Skull Base. 2017; 78(3):273–282

[27] Micko AS, Wohrer A, Wolfsberger S, Knosp E. Invasion of the cavernous sinus space in pituitary adenomas: endoscopic verification and its correlation with an MRI-based classification. J Neurosurg. 2015; 122(4):803–811

第十六章　手术与药物治疗：垂体卒中的一线治疗

Garni Barkhoudarian, Sheri Palejwala, Daniel F. Kelly

摘要

　　垂体卒中（Pituitary Apoplexy，PA）一直被认为是一种急性发作的外科急诊情况，患者可能出现的临床症状严重程度不一。评估 PA 的分级系统在回顾性研究中已经证明了它的实用性，区分了手术和保守治疗。Ⅲ 级循证推荐包括在急性期使用糖皮质激素治疗，对有急性神经功能障碍或视路损害的患者进行手术切除，对仅有轻度视路受损症状或内分泌功能障碍的患者进行保守治疗是合理的。

　　关键词：垂体卒中，垂体腺瘤，出血，内分泌病，经蝶手术

16.1　引言

　　垂体卒中（Pituitary Apoplexy，PA）是一种罕见且严重的疾病，由垂体腺瘤或 Rathke 囊肿出血或梗死引起。每年发病率在 0.2%~0.6% 之间，影响 2%~12% 的垂体腺瘤患者。PA 常伴有急性头痛、视力丧失、眼睑痉挛和 / 或内分泌功能障碍。Briet 等对包含 1202 例患者的文献进行了回顾，主要症状包括头痛（73%）、视力下降（68%）、垂体功能减退（64%）、视野下降（49%）、恶心（49%）、眼睑痉挛（48%），意识 / 昏迷水平改变（17%），1/4 的卒中患者已知有垂体腺瘤。然而，Arita 等的一项前瞻性自然史研究发现，在 42 例大腺瘤患者中，5 年随访的卒中率为 9.5%（4/42）。

　　需要注意的是，PA 的"经典"定义要求有症状的急性发作（通常是头痛、视力减退和 / 或内分泌功能障碍），以及垂体瘤或 Rathke 囊肿出血或梗死的证据。垂体"静默"或"亚临床"亚急性或慢性出血的患者，可以无症状，但影像学检查可发现出血。尽管一些作者认为所有出血性垂体瘤都被认

为是卒中，但就本章而言，腺瘤或 Rathke 囊肿内"无症状"出血的亚临床情况将不被视为卒中。

16.1.1　经典垂体卒中的外科治疗

　　经典 PA 的传统和广泛采用的治疗方法是紧急或亚紧急经蝶手术，切除出血性肿瘤或囊肿（图16.1）。所有患者都应接受围手术期内分泌评估，并应接受相应皮质类固醇替代治疗（如地塞米松或氢化可的松）。自从显微经蝶手术开始以来，特别是在内镜时代，手术变得越来越安全，并发症发生率也越来越低。根据患者症状的严重程度不同，手术的时机从出现后立即到出现后数周也不等。然而，大多数研究表明，如果在 PA 后的第一周内进行手术，则有临床益处。在神经外科委员会制定关于非功能性垂体腺瘤的治疗指南中，PA相应治疗原则都有体现。

　　在 Semple 等报道的 62 例 PA 患者中，85% 和94% 的患者视力和视野正常或改善，所有患者的眼球麻痹恢复正常或改善，但只有 12% 的患者内分泌功能正常，死亡率为 5%。Gondim 等报道的 39 例PA 患者中，视野缺损和眼球麻痹的改善率分别为74% 和 68%。垂体功能减退在 6 个月时从 86% 改善到 77%。本研究未发现手术并发症。考虑到现代经蝶手术的安全性和对这类患者群体的潜在益处，大多数外科医生将为大多数 PA 患者提供手术。

16.1.2　经典垂体卒中的保守治疗

　　20 世纪 70 年代，人们注意到患有 PA 的患者能够自发恢复，并且在某些病例中，可以导致激素过多分泌的缓解。因此，建议对选择性的 PA 患者进行保守治疗。Maccagnan 等首次发表了一项前瞻性研究，评估 PA 患者的保守治疗方法。12 例

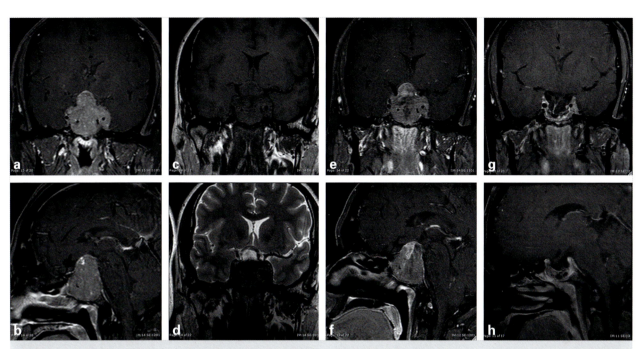

图 16.1　脑垂体冠状面和矢状面磁共振成像，一例 35 岁男性，已知泌乳素瘤（泌乳素 > 8000ng/mL），接受多巴胺激动剂治疗，出现急性头痛、视力下降和垂体功能减退。他在发病 24h 内接受了手术，视力完全恢复，但仍伴有垂体功能减退。（a，b）卒中前 MRI，垂体大腺瘤，信号不均匀。（c~f）卒中后 MRI。（c）MRI T1WI，信号不均匀。（d）MRI T2WI，肿瘤顶端可见出血信号。（e，f）T1 增强，可见冠状面和矢状面上信号异质性和液体平面。（g，h）术后 3 个月 MRI 显示肿瘤完全切除。目前催乳素水平为 7.5ng/mL

PA 患者，经验性给予静脉注射地塞米松治疗，并密切监测神经功能下降。只有在患者神经功能没有改善的情况下才进行手术，他们注意到这一策略在 7 例（58%）患者中的成功实施，这些患者的总体结果与最终接受手术的 5 例患者相似。

　　国际上许多脑垂体中心都采用了这种保守的 PA 治疗方法，尽管许多中心仍然坚持认为所有 PA 患者都需要紧急手术。人们普遍认为，卒中患者急性神经功能缺损（视力丧失或精神状态改变）应接受紧急手术切除肿瘤。相反，出血性垂体瘤的症状较轻的患者可以保守治疗，肿瘤切除作为将来的一种选择。然而，大多数 PA 患者都处于这两个极端之间，因此在确定最佳治疗方案方面仍存在争议。

16.2　垂体卒中分级量表

16.2.1　垂体卒中评分

　　鉴于 PA 表现的范围，确定"轻度"或"重度"卒中往往很难联系起来。鉴于这种困境，英国脑垂体卒中指南制定小组（表 16.1）提出了 PA 量表（PA Scale，PAS）。该量表着重强调意识水平（格拉斯哥昏迷量表）和视觉缺陷。通常情况下，视力和视野缺陷会伴随在一起，导致分数有些虚高。内分泌功能障碍并不能很好地被这个系统评价，除了严重的 Addisonian 危机会导致精神状态的改变。尽管如此，该量表已在至少一项已发表的研究中得到验证，Bujawansa 等对 55 例患者的回顾性研究，84% 患者进行了 PAS 分数，并注意到保守治疗卒中患者的平均分数为 1.8，而手术治疗组为 3.8，所有 PAS > 4 的患者均需手术切除。

16.2.2　垂体卒中分级系统

　　PAS 的局限性在于它不能辨别 PA 较轻微的表现，特别是那些单独有内分泌功能障碍的患者（图 16.2）。因此，Jho 等发表了一个垂体卒中分级系统，该系统解决了患者的敏锐性，而不是使用

表 16.1 垂体卒中量表

变量	结果
意识水平	
GCS 15	0
GCS 8~14	2
GCS 3~7	4
视力	
正常	0
单侧降低	1
双侧降低	2
视野缺损	
正常	0
单侧缺损	1
双侧缺损	2
眼轻瘫	
缺失	0
单侧	1
双侧	2

缩写：GCS, Glasgow Coma Scale, 格拉斯哥昏迷量表

加分系统（表 16.2）。很明显，Ⅰ～Ⅲ级不能进行 PAS 评分，Ⅳ级与 PAS 1 分或 2 分相关，Ⅴ级可能与更广泛的 PAS 范围（1~10 分）相关。然而，这个系统在卒中频谱的较低范围有较高的分辨率。然而，在 109 例患者的队列中，30% 的患者为Ⅲ级，24% 为Ⅳ级，43% 为Ⅴ级。与 PAS 相比，仅有 6 例患者的 PAS ≥ 4，大多数患者的 PAS 评分为 0。此外，PA 分级系统可以有子集修饰语（p=

催乳素瘤，r=Rathke 囊肿，s= 合并症增加的患者）。这项研究并非没有局限性，因为它们包括亚临床中风，这可能使数据偏向于低视力患者。然而，这些定性的修饰语有助于进一步修改关于手术或保守治疗的选择。

16.3 垂体卒中的保守与手术治疗

16.3.1 基于证据的文献回顾

使用 PubMed 和 Google Scholar 搜索用英语发表的文章。搜索词包括"垂体卒中""保守""手术""药物治疗""非手术"及其变体。研究评估 PA 治疗与适当的结果数据，1993—2014 年，共有 8 篇文章发表，评估了 267 例 PA 患者，其中 121 例保守治疗，146 例手术治疗。手术时间范围广泛，从 1 天到 3 年，尽管大多数时间都很早，除了 Maccagnan 等等到保守治疗失败。

在保守组中，对急性程度较低的患者有明显的偏见。应用分级系统的唯一研究是 Bujawansa 等（PAS）的研究，并确定保守组的平均值为 1.8，而外科组的平均值为 3.8。尽管 Jho 等提出的 PA 分级系统更细，作者指出，他们的研究有一个主要的局限性，因为通过外科数据库确定了这些患者，许多接受过药物治疗的患者没有被纳入。表 16.3

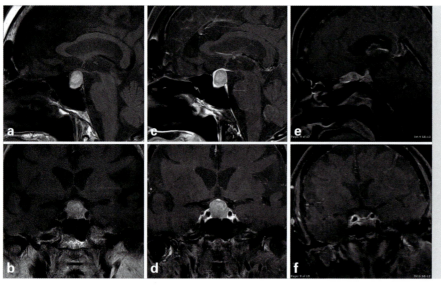

图 16.2 冠状位和矢状位垂体 MRI。74 岁女性，急性发作期精神状态改变、低钠血症（Na：122meq/L）和 Addisonian 危象。她被复苏，并回复正常，没有头痛或视力下降。4 天后完善垂体 MRI，结果显示出血性垂体大腺瘤。1 个月后手术切除，无并发症。她的内分泌病已经好转，她只需要更换氢化可的松。（a，b）T1MRI 显示垂体瘤的信号。（c，d）垂体明显增强，肿瘤低增强。（e，f）术后 3 个月 MRI 显示肿瘤全切除

表 16.2 垂体卒中分级系统

等级	说明
1	无症状
2	仅由内分泌病引起的症状
3	头痛（急性发作新发或慢性急性发作）
4	眼轻瘫（海绵窦颅神经）
5	视力或视野缺损（或 GCS 分数低，不允许测试）

缩写：GCS, Glasgow Coma Scale，格拉斯哥昏迷量表

对这些研究进行了比较，包括对证据水平的评估。

总的来说，两组的临床结果是相似的。视力恢复（接近或完全）在保守组和外科组分别为 87% 和 73%（没有统计差异，包括仅评估完全恢复时）。视野恢复也相似（79%：66%，不显著）。在保守组中，眼球麻痹确实显示出显著的改善或消退（100%：85%），这可能是由于这个患者组的灵敏度较低。内分泌功能恢复率无差异。有趣的是，

Sibal 等注意到，保守组和手术组的肿瘤复发 / 进展率分别为 22% 和 4%，这表明了连续影像学随访对这些患者的密切监测的重要性。这也支持了这样一种理论，即一些肿瘤可以从卒中事件中消失，而不需要对这些患者进行手术。

16.3.2 基于证据的建议

所审查的大多数研究都是 III 级和 IV 级证据。Maccagnan 等的一项前瞻性研究，是一项单侧研究，在保守治疗失败之前不进行手术。因此，这不是一个真正的队列比较，尽管它具有前瞻性。

皮质类固醇治疗： III 级证据

· 所有有 PA 急性症状的患者应立即给予应激剂量的皮质类固醇治疗

表 16.3 垂体卒中手术与保守治疗的循证对照研究

作者	年份	证据等级	病例数	保守患者	手术患者	结果	建议
Bonicki 等	1993	IV	40	24	16	手术结果显示优于观察组	所有垂体卒中患者手术切除
Maccagnan 等	1995	III [a]	33	17	14	除了脑垂体功能在卒中导致的肿瘤消失外，没有显著性差异	保守治疗对所有卒中患者来说都是安全的，因为对于任何严重的 PA，保守治疗都是一线治疗
Ayuk 等	2004	III	41	17	15	视野恢复、眼球麻痹恢复或垂体功能减退无显著性差异	视力稳定或改善的患者可以保守治疗
Sibal 等	2004	III	45	18	27	手术组（分别为 93%、94% 和 93%）和所有保守治疗患者的视力、视野缺损和眼痹均得到改善或恢复正常。19% 的手术组患者和 11% 的保守组患者内分泌功能正常	经典型垂体卒中患者无神经损害眼征或表现为轻度和非进展性征象，可在急性期保守治疗
Gruber 等	2006	III	30	20	10	手术队列在基线时有更严重的视觉症状。两组患者的视觉症状和眼压均有改善	大多数垂体卒中患者可能不需要早期神经外科干预
Dubuisson 等	2007	IV	24	21	3	92% 的患者视野改善，85% 的患者视力下降。92% 的患者需要长期的激素替代治疗。保守治疗的 3 例患者症状轻微，已过急性期，或拒绝手术	如果迅速获得诊断并及时开始适当的管理，完全恢复是可能的。大多数经蝶窦入路手术效果满意
Leyer 等	2011	III	44	25	19	21 个月时，这两组在内分泌和视力恢复方面没有显著差异	无严重神经眼功能缺损的垂体卒中患者行手术或不行手术治疗的结果似乎相同
Bujawansa 等	2014	III	55	22	33	手术组在基线检查时有更严重的视觉症状（平均 PAS 为 3.8，而保守组为 1.8）。两组的视力和内分泌恢复没有差异	无心室颤动或 VF 缺损稳定或改善的患者可以得到预期的治疗，而不会对预后产生负面影响。PAS ≥ 4 的临床严重程度可能影响急诊外科干预的管理

缩写：VF, Visual Field，视野
[a]：这项前瞻性研究的设计类似于单臂交叉研究，仅在保守治疗失败后才将患者纳入外科治疗队列。因此，它不符合 II 级证据的全部标准

外科治疗：Ⅲ级证据

·除非受患者合并症的限制，否则所有患有急性眼科或神经系统疾病的 PA 患者都应考虑进行手术治疗。

保守治疗：Ⅲ级证据

·轻度神经眼或内分泌功能障碍的患者可考虑保守治疗

垂体卒中分级系统：Ⅲ级证据

·垂体卒中量表和垂体卒中分级系统都回顾性地证明了手术和保守治疗之间的实用性区分。这些应该被用作帮助治疗团队确定治疗方案的工具。

16.4 结论

考虑到随机对照研究的难度，选择手术和保守治疗 PA 的指南依赖于Ⅲ级和Ⅳ级证据。对于有急性眼相关神经损害或神经症状的患者，手术仍然是公认的治疗选择。对于症状较轻或仅有内分泌障碍的患者，保守治疗当然是合理的。今后的研究应侧重于前瞻性的数据评估以及两个 PA 评分系统的利用和验证。不管是手术治疗还是保守治疗，及时评估内分泌功能和使用应激剂量的糖皮质激素应是标准治疗的一部分。

参考文献

[1] Fernandez A, Karavitaki N, Wass JA. Prevalence of pituitary adenomas: a community-based, cross-sectional study in Banbury (Oxfordshire, UK). Clin Endocrinol (Oxf). 2010; 72(3):377–382

[2] Raappana A, Koivukangas J, Ebeling T, Pirilä T. Incidence of pituitary adenomas in Northern Finland in 1992–2007. J Clin Endocrinol Metab. 2010; 95(9):4268–4275

[3] Randeva HS, Schoebel J, Byrne J, Esiri M, Adams CB, Wass JA. Classical pituitary apoplexy: clinical features, management and outcome. Clin Endocrinol(Oxf). 1999; 51(2):181–188

[4] da Motta LA, de Mello PA, de Lacerda CM, Neto AP, da Motta LD, Filho MF.Pituitary apoplexy. Clinical course, endocrine evaluations and treatment analysis. J Neurosurg Sci. 1999; 43(1):25–36

[5] Semple PL, Webb MK, de Villiers JC, Laws ER, Jr. Pituitary apoplexy. Neurosurgery. 2005; 56(1):65–72, discussion 72–73

[6] Briet C, Salenave S, Bonneville JF, Laws ER, Chanson P. Pituitary apoplexy.Endocr Rev. 2015; 36(6):622–645

[7] Arita K, Tominaga A, Sugiyama K, et al. Natural course of incidentally found nonfunctioning pituitary adenoma, with special reference to pituitary apoplexy during follow-up examination. J Neurosurg. 2006; 104(6):884–891

[8] Onesti ST, Wisniewski T, Post KD. Clinical versus subclinical pituitary apoplexy: presentation, surgical management, and outcome in 21 patients. Neurosurgery. 1990; 26(6):980–986

[9] Findling JW, Tyrrell JB, Aron DC, Fitzgerald PA, Wilson CB, Forsham PH. Silent pituitary apoplexy: subclinical infarction of an adrenocorticotropin-producing pituitary adenoma. J Clin Endocrinol Metab. 1981; 52(1):95–97

[10] Mohr G, Hardy J. Hemorrhage, necrosis, and apoplexy in pituitary adenomas.Surg Neurol. 1982; 18(3):181–189

[11] Jho DH, Biller BM, Agarwalla PK, Swearingen B. Pituitary apoplexy: large surgical series with grading system. World Neurosurg. 2014; 82(5):781–790

[12] Albani A, Ferraù F, Angileri FF, et al. Multidisciplinary management of pituitary apoplexy. Int J Endocrinol. 2016; 2016:7951536

[13] Lubina A, Olchovsky D, Berezin M, Ram Z, Hadani M, Shimon I. Management of pituitary apoplexy: clinical experience with 40 patients. Acta Neurochir (Wien). 2005; 147(2):151–157, discussion 157

[14] Gondim JA, de Albuquerque LAF, Almeida JP, et al. Endoscopic endonasal surgery for treatment of pituitary apoplexy: 16 years of experience in a specialized pituitary center. World Neurosurg. 2017; 108:137–142

[15] Barkhoudarian G, Kelly DF. Complications with Transsphenoidal Surgery: A Review. Transsphenoidal Surgery 2017:315–343

[16] Conger A, Zhao F, Wang X, et al. Evolution of the graded repair of CSF leaks and skull base defects in endonasal endoscopic tumor surgery: trends inrepair failure and meningitis rates in 509 patients. J Neurosurg. 2018; 11:1–15

[17] Rajasekaran S, Vanderpump M, Baldeweg S, et al. UK guidelines for the management of pituitary apoplexy. Clin Endocrinol (Oxf). 2011; 74(1):9–20

[18] Aghi MK, Chen CC, Fleseriu M, et al. Congress of Neurological Surgeons Systematic Review and Evidence-Based Guidelines on the management of patients with nonfunctioning pituitary adenomas: executive summary.Neurosurgery. 2016; 79(4):521–523

[19] Jeffcoate WJ, Birch CR. Apoplexy in small pituitary tumours. J Neurol Neurosurg Psychiatry. 1986; 49(9):1077–1078

[20] McFadzean RM, Doyle D, Rampling R, Teasdale E, Teasdale G. Pituitary apoplexy and its effect on vision. Neurosurgery. 1991; 29(5):669–675

[21] Pelkonen R, Kuusisto A, Salmi J, et al. Pituitary function after pituitary apoplexy. Am J Med. 1978; 65(5):773–778

[22] Vargas G, Gonzalez B, Guinto G, et al. Pituitary apoplexy in nonfunctioning pituitary macroadenomas: a case-control study. Endocr Pract. 2014; 20(12):1274–1280

[23] Bujawansa S, Thondam SK, Steele C, et al. Presentation, management and outcomes in acute pituitary apoplexy: a large single-centre experience from the United Kingdom. Clin Endocrinol (Oxf). 2014; 80(3):419–424

[24] Dubuisson AS, Beckers A, Stevenaert A. Classical pituitary tumour apoplexy: clinical features, management and outcomes in a series of 24 patients. Clin Neurol Neurosurg. 2007; 109(1):63–70

[25] Bonicki W, Kasperlik-Załuska A, Koszewski W, Zgliczyński W, Wisławski J. Pituitary apoplexy: endocrine, surgical and oncological emergency. Incidence, clinical course and treatment with reference to 799 cases of pituitary adenomas. Acta Neurochir (Wien). 1993; 120(3–4):118–122

[26] Sibal L, Ball SG, Connolly V, et al. Pituitary apoplexy: a review of clinical presentation, management and outcome in 45 cases. Pituitary. 2004; 7(3):157–163

[27] Leyer C, Castinetti F, Morange I, et al. A conservative management is preferable in milder forms of pituitary tumor apoplexy. J Endocrinol Invest. 2011; 34 (7):502–509

[28] Gruber A, Clayton J, Kumar S, Robertson I, Howlett TA, Mansell P. Pituitary apoplexy: retrospective review of 30 patients–is surgical intervention always necessary? Br J Neurosurg. 2006; 20(6):379–385

[29] Ayuk J, McGregor EJ, Mitchell RD, Gittoes NJ. Acute management of pituitary apoplexy–surgery or conservative management? Clin Endocrinol (Oxf). 2004;61(6):747–752

[30] Maccagnan P, Macedo CL, Kayath MJ, Nogueira RG, Abucham J. Conservative management of pituitary apoplexy: a prospective study. J Clin Endocrinol Metab. 1995; 80(7):2190–2197

第十七章　非典型和侵袭性垂体腺瘤的替代治疗策略

Gregory K. Hong

摘要

　　垂体腺瘤是常见的颅内肿瘤，具有广泛的临床表现；侵袭性垂体腺瘤的鉴别和治疗仍具有临床挑战性。垂体腺瘤起源于不同的细胞类型，在几个重要的临床变量上表现出异质性：侵袭性、生长率和复发。为了预测临床侵袭行为，世界卫生组织 2004 年的分类识别出 3 种不同类型的垂体瘤：（1）典型腺瘤；（2）非典型腺瘤；（3）垂体癌。非典型腺瘤是垂体腺瘤中的一个少数，其特征是肿瘤浸润性生长、Ki-67 标记指数升高、有丝分裂活性升高和 p53 广泛的核染色。不幸的是，这些标准被证明缺乏预测侵袭行为的能力，并不是所有符合非典型腺瘤标准的肿瘤都被证明具有临床侵袭性。首要的挑战仍然是确定和预测哪些腺瘤需要更深入的监测，以及当复发发生时，应采取何种最佳治疗。迫切需要进一步鉴定预测性生物标记。

　　关键词：非典型腺瘤，替莫唑胺，经蝶切除术

17.1 引言

　　垂体腺瘤（Pituitary Adenomas，PAs）是一种常见的肿瘤，其发病率约为 90/10 万。虽然 PAs 通常是良性的，但由于局部侵袭和 / 或破坏正常的垂体激素稳态，往往会导致严重的发病率。常见的治疗方式包括经蝶切除术（Transsphenoidal Resection，TSR）、药物治疗和放射治疗。人们认识到，对不同治疗方式的反应可能是高度不同的，多年来，许多研究试图确定肿瘤的特征，这些特征表明懒惰行为或预测对治疗的良好反应。

　　多年来，对 PAs 分类方案进行了修订，试图根据临床行为和特点对肿瘤进行分类。根据大小

（微腺瘤＜ 1cm，大腺瘤 1~4cm，巨大腺瘤＞ 4cm）和激素分泌能力（无功能，泌乳素瘤，库欣病，肢端肥大症，促甲状腺激素瘤）来区分 PAs。2004 年，世界卫生组织发表了一个基于免疫组化的分类系统；该系统将垂体瘤分为三大类：典型腺瘤、非典型腺瘤和垂体癌。垂体癌的定义是存在转移。非典型腺瘤呈浸润性生长，有丝分裂指数升高，Ki-67 标记指数＞ 3%，p53 核染色广泛。没有正式的标准来定义"升高"或"广泛"；同样，"侵略性"也没有系统的定义。当时，人们认为将 PAs 归类为"非典型"可以识别出一个具有攻击性行为倾向的 PAs 子集；这将有助于临床就监测强度和额外治疗（如放射治疗）的需要和时机作出决策。目前的序列显示所有肿瘤中 PAs 符合非典型标准的患病率为 2.7%~14.8%。

　　使用 2004 年世卫组织分类系统的数据回顾表明，使用非典型 PAs 表型预测临床侵袭性的实用性是有缺陷的。试图将非典型 PAs 的某些特征与侵袭性临床行为相关联的尝试已经取得了喜忧参半的成功。Ki-67 是一个通过 MIB-1 抗体被验证的细胞增殖标记物；一些（但不是全部）研究表明 Ki-67 升高与侵袭性临床行为之间存在相关性。例如，Ki-67 指数＞ 3% 与 PAs 的侵袭行为有关，一些人认为指数＞ 10% 是恶性潜能的危险因素，惰性肿瘤也可能显示 Ki-67 指数升高，且在不同组中 Ki-67 的评估方法中存在显著的变异，因此 Ki-67 指数在预测攻击性临床行为中的应用仍然存在争议。

　　p53 免疫反应作为临床侵袭性预测指标的应用也很有限。p53 表达异常是许多肿瘤的特征，一些研究将 p53 的表达与 PAs 侵袭性和 / 或侵袭性的行为联系起来。然而，其他研究表明 p53 表达与 PAs

侵袭或复发没有相关性。p53 目前仍然是 PAs 攻击行为的不可靠标记。

17.2 争议：如何最好地识别具有侵袭性潜力的 PAs？

临床医生面临的关键问题是确定哪些 PAs 有侵袭性行为的倾向。在理想的情况下，根据某些病理特征，可以在初次手术时预测未来的侵袭行为。然后，侵袭性肿瘤可以通过早期和强化治疗来减少未来的复发率。尽管非典型 PAs 有可能与侵袭性表型相关的特征，但这种联系是不完全的，许多非典型 PAs 表现出懒惰的行为。因此，大多数人认为 2004 年世卫组织对"非典型"的分类不能预测侵袭行为。因此，世卫组织从其 2017 年分类方案中完全删除了"非典型" PAs 的分类，肿瘤分级不再是 PAs 分类的一个因素（肿瘤细胞谱系 / 起源现在是首要因素）。

虽然肿瘤侵袭和增殖潜能是很重要的，但是没有具体的标准来系统地评估这些。2017 年的更新确实认识到，某些组织学亚型，无论是否符合非典型腺瘤的先前标准，都更有可能表现出侵袭性行为（表 17.1）。此外，虽然没有单一的生物标记物能够可靠地预测侵袭性，但多个提示性生物标记物的存在与侵袭程度相结合可能会引起对侵袭性表型的怀疑。最近提出的一个分类系统，其独立于 2017 年世卫组织系统，该系统定义了侵袭和增殖能力，已经在 213 例接受 TSR 的 PAs 患者的单中心队列中进行了前瞻性研究。这一提议的系统修改了 2004 年世卫组织对非典型腺瘤的分

表 17.1 按谱系划分的垂体腺瘤侵袭性组织学亚型

形态变异	腺瘤谱系
促肾上腺皮质激素腺瘤	促肾上腺皮质激素
克鲁克细胞腺瘤	促肾上腺皮质激素
稀疏颗粒状 GH 腺瘤	生长激素
PIT-1 腺瘤	多激素
密集颗粒状 PrL 腺瘤（尤其是男性）	催乳激素细胞

缩写：GH，Growth Hormone，生长激素；PrL，Prolactin，催乳素

类，增加了入侵的系统定义（世卫组织最初分类的一个明显缺陷）和增殖生物标记物的标准化定义。在这个分类系统下，术前通过磁共振成像评估侵犯情况，如果有海绵窦或蝶窦侵犯的证据，则认为是阳性。如果存在以下 3 个标准中的至少 2 个，PAs 被认为是增殖性的：每 10 HPF > 2 个有丝分裂；Ki-67 > 3%；每 10 HPF > 10 个 p53 强阳性核。在 3.6 年的平均随访中，与缺乏侵袭性和增殖性特征的 PAs 相比，具有侵袭性和增殖性特征的 PAs 的进展风险（放射性再生或功能性 PAs 的血浆激素水平升高）高 3.72 倍。虽然需要进一步的数据和更长的随访，但本研究提示在评估增殖能力的基础上增加系统的侵袭性评估可能有助于识别有复发倾向的 PAs 亚群。尽管 Ki-67 和 p53 方法的局限性仍然存在，但作者发现，与目前的 2017 年 WHO 分类相比，该分类系统对预后有好处，因为该分类系统没有系统地评估已知影响 PAs 行为的因素（侵袭、增殖能力）。鉴于世卫组织不再识别非典型腺瘤，本文将重点关注具有侵袭性行为的 PAs 患者的临床治疗，认识到这是世卫组织最初在 2004 年试图通过非典型标准定义的肿瘤的子集。

17.3 侵袭性腺瘤的替代治疗策略

一般来说，侵袭性 PAs 的初始治疗策略与普通 PAs 的治疗策略相似。使用多巴胺激动剂的药物治疗仍然是泌乳素腺瘤的初始治疗。TSR 通常代表其他功能性肿瘤（库欣病、肢端肥大症、TSH 瘤）或非功能性肿瘤的当前 / 即将发生的占位效应的首选初始治疗。很多时候，即使不能完全治愈，也会进行 TSR 治疗，因为它可以提高功能性肿瘤对药物治疗的反应性，同时可以立即缓解非功能性肿瘤的占位效应。TSR 也可以用于药物难治性催乳素瘤或对药物治疗有显著副作用的患者。

侵袭性 PAs 与常规 PAs 相比较，肿瘤残留或第一次复发的治疗也存在相似性。常用的治疗肿瘤残余或初始复发的方式是二次手术和 / 或放疗。

根据肿瘤残留 / 复发的位置，再次手术可能是一个可行的选择，尽管与初次切除相比，成功率较低，并发症发生率较高。放射治疗（Radiotherapy，RT）通常用于控制未来肿瘤的生长，并限制未来侵袭效应的可能性。虽然控制激素分泌的速率通常低于控制肿瘤生长的速率，但 RT 也可以有效（以延迟方式）控制激素高分泌。通常采用药物治疗，结合 RT 或二次手术，试图使功能性肿瘤中的激素高分泌正常化。虽然大多数非功能性肿瘤表达多巴胺受体，但的多巴胺受体激动剂治疗非功能性 PAs 的效用仍然不确定，因为迄今为止仅有小的未控制的研究。在最大的研究中（n=79 例），多巴胺激动剂的治疗导致 35% 的患者肿瘤缩小。有趣的是，多巴胺受体的表达与治疗反应之间没有相关性。值得注意的是，侵袭性组织学亚型被排除在本研究之外，除了几乎一致的低 Ki-67 染色外，所包括的肿瘤很可能具有随时间增长的程度而产生的惰性行为。很可能侵袭性 PAs 对多巴胺激动剂的反应率要低得多，许多内分泌学家（包括作者）并不认为多巴胺激动剂是侵袭性无功能 PAs 的可行治疗选择。

对 PAs 治疗的深入回顾超出了本章的范围；此外，最近的综述强调了常规治疗策略在治疗侵袭性 PAs 中的作用。因此，以下文章将着重介绍几种与侵袭性 PAs 治疗特别相关的替代治疗策略：（1）RT 时间、剂量和重复 RT 的作用；（2）替莫唑胺（TMZ）治疗；（3）有前途的研究性治疗。

17.4　侵袭性非典型垂体腺瘤的放射治疗

RT 通常用于 PA 的治疗，通常用于治疗初次手术切除后的残留和 / 或复发性肿瘤 RT 模式包括立体定向放射外科（Stereotactic Radiosurgery，SRS，通常以 12~30Gy 的单个部分传输）和分割 RT（45~54Gy，分割为 25~30 次，5~6 周内）虽然由于患者的便利，SRS 通常是首选，但当大的肿瘤块紧邻重要的神经结构（如视神经）时，分割 RT 可以是一个更安全的选择。RT 的总体目标是控制肿瘤

的进一步生长，如果是功能性肿瘤，则是控制激素的高分泌。迄今为止的大多数研究表明，与控制激素高分泌相比，在控制肿瘤生长方面的疗效更好。潜在的副作用包括新发的垂体功能减退症（30%~50%）和颅神经病变（< 5%）。一些研究表明，与分割 RT 相比，SRS 治疗 PAs 的垂体功能减退率更低，内分泌缓解时间更快；然而，SRS 是否真的更优越尚不确定。到目前为止，还没有前瞻性的研究专门研究 RT 在治疗侵袭性 PAs 中的作用；因此，以下讨论基于一般 PAs 文献。某些 RT 问题（时间、剂量和数量）将在其在侵袭性 PAs 治疗中的潜在用途的背景下进行讨论。大多数讨论将集中于 SRS，因为这是目前最常用的辐射方式。

17.5　早期放射治疗

目前对 PAs 初次手术后 RT 的最佳时机存在不确定性。一般而言，考虑到辐射引起的垂体功能低下，RT 往往被推迟数月 / 年，直到明显的肿瘤进展通过连续的影像学检查证明。这一策略很有吸引力，因为许多患者有生长缓慢的惰性 PAs。残存或复发性无功能 PAs 的患者在其一生中可能不会有明显的临床表现，因为残存 / 复发性肿瘤肿块的生长可能非常缓慢，以至于邻近结构永远不会受到肿块效应的威胁。然而，在侵袭性 PAs 的情况下（可能有很高的快速生长的可能性），用 RT 早期治疗残余（或复发）肿瘤（在被检查证明之前）似乎是有利的，以减少将来出现显著的占位效应或局部结构侵犯的机会。

到目前为止，还没有研究专门研究辐射时间在侵袭性 PAs 中的作用。最近的一项回顾性队列研究比较了 64 例无功能 PAs 患者早期（TSR 后 < 6 个月）和晚期（TSR 后 > 6 个月）SRS 的结果，中位随访时间为 68.5 个月，没有组织学细节染色结果，因此，有多少肿瘤具有提示侵袭行为的特征（Ki-67 升高）是未知的。然而，50% 的患者接受过 1 次以上的切除术，这表明至少有一些患者有临床上的侵袭性肿瘤。与早期 SRS 相比，晚期

SRS 增加了肿瘤进展和内分泌病变的机会；值得注意的是，内分泌病变的增加率是由于在接受 SRS 之前肿瘤生长所致。这项研究表明，在初次 TSR 后早期（6 个月内）RT 可能是有利的；需要进一步研究，特别是评估 RT 在侵袭性 PAs 中的作用。

17.6 SRS 的辐射剂量

选择 SRS 治疗 PAs 的最佳辐射剂量涉及平衡 RT（体积控制、生化控制或两者兼而有之）与潜在并发症（垂体功能减退、颅神经病变）的目标。一般而言，对于单组分 SRS，低剂量（12~16Gy）用于非功能性 PAs（其中目标是体积控制），而较高剂量（> 20Gy）用于功能性 PAs（其中目标是体积控制和激素分泌过多的控制）。关于最佳 SRS 剂量仍然不确定，几项回顾性研究表明，随着 SRS 剂量的增加，在体积和生化控制方面都有益处。然而，对于无功能性 PAs，这种益处在 20Gy 左右趋于停滞，而对于功能性 PAs，则在 25Gy 左右趋于停滞，尽管有研究表明，辐射剂量甚至高于 25Gy 与库欣病激素控制的改善有关。考虑到辐射剂量与疗效之间已证明的关系，人们可以假设，用相对"高"剂量的 SRS 治疗侵袭性 PAs 是有利的，以期在将来改善体积（和生化）控制（例如，对于无功能的侵袭性 PAs，> 20Gy）。侵袭性 PAs 患者是否会从"高"剂量 SRS 中获得总体益处，尚待在未来的研究中确定，将肿瘤控制与 RT 风险进行比较；注意，鉴于增加的辐射剂量与垂体功能低下 / 颅神经病变之间的已知关系，这是一个值得关注的问题。

17.7 挽救性放疗

重复照射先前照射过的 PAs（挽救性 RT）是治疗不能通过再次手术充分控制的侵袭性 PAs 的进行性生长（或持续性激素分泌亢进）的一种选择。考虑到放射性损伤，历史上很少使用挽救性放疗；早期研究发现，使用传统放疗技术进行重复挽救性放疗后，颞叶坏死（20%）和垂体功能减退（100%）的发生率相对较高。最近，SRS 被更频繁地用作挽救性放疗，因为其理论上的好处是对周围解剖结构的辐射毒性较小。迄今为止，已发表的最大病例报道涉及 29 例复发性 PAs 患者，这些患者以前曾接受过常规 RT 治疗，并接受过 SRS 重复治疗。其中许多患者曾接受过多次手术，表明其肿瘤可能具有侵袭性。然而，不包括增殖能力的病理标志物。与库欣病（25%，n=4）或泌乳素瘤（0，n=1）相比，肢端肥大症患者（88%，n=8）更容易实现生化控制。在无功能性 PAs 患者中（n=7），85% 的患者病情稳定或缩小。无颅神经病变或颞叶坏死并发症。尽管随访时间有限（约 12 个月），但对 21 例患者进行了 33 个月的类似随访研究，没有发现因挽救 SRS-RT 而导致的颅神经病变或颞叶坏死。在其他研究中应注意，接受多轮 SRS 治疗的患者颅神经病变的发生率相对较高，尽管绝对数字很小。挽救性放疗后颅神经病变发生率的差异可能与剂量（根据动物数据，通常认为在剂量之间等待几年是最安全的）和所用辐射总剂量之间的时间有关。总之，根据目前有限的数据，利用 SRS 挽救 RT 似乎是一种可行的治疗复发性 PAs 的方法，具有合理的安全性；在侵袭性 PAs 患者中是否能达到类似的生化或体积控制水平仍有待确定。

17.8 化疗

PAs 的化疗通常是指手术、放疗和常规药物治疗失败后的补救治疗。除了 TMZ，几乎没有公开的数据，对传统化疗方案的应答率一直不高。迄今为止尝试的药物（通常是联合用药）包括洛莫司汀、足叶乙苷、顺铂、环磷酰胺、5FU、阿霉素、长春新碱和博莱霉素（以及其他药物）。鉴于传统的化疗方案缺乏有效性，作者将只关注 TMZ，因为 TMZ 仍然是唯一一种有临床疗效的化疗药物。

TMZ 是一种公认的治疗侵袭性 PAs 的化学治疗药物，尽管有手术、放疗和其他传统的抗内分泌药物治疗。TMZ 烷基化 DNA 导致细胞衰老或凋亡，其在治疗恶性脑胶质瘤中的疗效已被证实。TMZ 是一种有吸引力的化疗剂，具有优异的口服生物利用度和最小限度的毒性（例如，骨髓抑制）；这些毒性通常以剂量减少来解决。虽然有关长期不良反应如骨髓增生异常综合征或急性髓性白血病的理论关注，但这些不良事件的发生率低于 0.1%。在过去的 10 年中，TMZ 已被用于治疗 PAs 和癌症。目前已有 150 多例患者被文献报道，所有接受 TMZ 治疗的肿瘤在接受 TMZ 治疗时都是对其他疗法无效的侵袭性肿瘤，在评价 TMZ 的疗效时应牢记这一点。

17.9 替莫唑胺的疗效

判断 TMZ 治疗垂体瘤的真正疗效是困难的。虽然已经使用了 10 多年，接受治疗的患者总数仍然相对较低（文献中发表的患者总数估计为 < 200 例，大多数研究代表小的回顾性分析）。缺乏标准化的治疗方案（剂量和周期数）和临床反应的可变定义（肿瘤缩小程度与疾病稳定性）导致公布的应答率有很大差异。表 17.2 总结了已发表的 5 例以上

患者的数据。有些人认为 TMZ 治疗的主要目标应该是稳定疾病 / 防止进一步的进展；当将此作为治疗的目标时，TMZ 的累积疗效约为 73%。

TMZ 治疗 PAs 的最佳策略尚待确定。大多数研究采用标准剂量（150~200mg/m^2 × 5 天 /28 天周期）；然而，最佳周期数仍有待确定（大多数已发表的研究使用 9~12 个周期），几个研究表明，在前 3 个周期内，对 TMZ 的反应通常是明显的；因此，在 3 个周期后没有反应的情况下继续治疗可能是不成功的。如果在 TMZ 治疗成功后复发 / 再生长（复发率为 27%~67%），对第二疗程 TMZ 的反应可能性极低。在胶质瘤中，通过在 TMZ 治疗中加入同步 RT 已经确定了明显的益处，在 PAs 中是否应与 TMZ 治疗同时进行 RT 尚不清楚。此外，脑胶质瘤对 TMZ 的反应与 O6- 甲基鸟嘌呤 DNA 甲基转移酶（MGMT）的表达呈负相关，该酶修复了 TMZ 诱导的 DNA 损伤；然而，研究 MGMT 表达与 MGMT 启动子甲基化之间的相关性的研究迄今为止一直是相互矛盾的，在具有 TMZ 反应性的 DNA 错配修复（如 MSH6）中起重要作用的蛋白质也产生了相互矛盾的结果。一些研究表明，与非功能性肿瘤相比，TMZ 在功能性肿瘤中的疗效

表 17.2　替莫唑胺数据

作者	数量	平均疗程	中位随访时间（月）	完全或部分反应	稳定	Dz 进展	信息
Lasolle 等	43（14PC）	7	16	51%（22/43）	23%（10/43）	26%（11/43）	与 MGMT 无相关性，非功能状态相关
Losa 等	31（6PC）	未获得（> 12）	43	36%（11/31）	45%（14/31）	19%（6/31）	与 MGMT 无相关性
Bengtsson 等	24（8PC）	10	33	46%（11/24）	17%（4/24）	38%（9/24）	+MGMT 相关
Hirohata 等	13（10PC）	11	未获得	31%（4/13）	15%（2/13）	8%（1/13）	与 MGMT 无相关性，+MSH6 相关性
Raverot 等	8（5PC）	9	未获得	38%（3/8）	25%（2/8）	38%（3/8）	与 MGMT 无相关性
Bush 等	7	9	未获得	43%（3/7）	43%（3/7）	14%（1/7）	与 MGMT 无相关性；使用低于正常 TMZ 剂量
Losa 等	6（1PC）	10	24	33%（2/6）	33%（2/6）	33%（2/6）	+MGMT 无相关性（？）
Bruno 等	6（1PC）	10	6	33%（2/6）	未获得	67%（4/6）	与 MGMT 无相关性
Ceccato 等	5	9	未获得	40%（2/5）	20%（1/5）	40%（2/5）	与 MGMT 无相关性
总计	143			42%（60/143）	27%（38/143）	27%（39/143）	

缩写：Dz, Disease, 疾病；MGMT, O6-Methylguanine-DNA Methyltransferase, O6- 甲基鸟嘌呤 DNA 甲基转移酶；PC, Pituitary Carcinoma, 垂体癌；TMZ, Temozolomide, 替莫唑胺

有所提高；然而，值得注意的是，在已发表的文献中，非功能性肿瘤的绝对数量相当低，无法得出任何明确的结论。目前，还没有办法充分预测哪种类型的 PAs 会对 TMZ 产生反应。

17.10 研究 / 试验性治疗

肽受体放射性核素治疗（Peptide Receptor Radionuclide Therapy, PRRT）通过将治疗性放射性核素与生长抑素类似物偶联，实现神经内分泌组织的特异性靶向治疗。该策略是表达高水平生长抑素受体的转移性肠神经内分泌肿瘤的有效治疗方式。鉴于 PAs 也表达高水平的各种生长抑素受体，PRRT 是治疗难治性 PAs 的一个有吸引力的治疗选择。不幸的是，在这一点上，证据是非常有限的，目前只有 4 个公布的病例，3 例的增殖特征与侵袭行为一致。在所有病例中，患者都有巨大的肿瘤负荷；其中两个病例曾接受过放疗。所有 4 例患者在预处理扫描中都有生长抑素摄取的证据，以评估生长抑素的亲和力。2 例患者（随访：2 年和 8 年）对肿瘤负荷稳定或改善的治疗有反应，而另 2 例患者疾病进展，最终导致死亡；值得注意的是，这两名患者由于临床条件迅速恶化，没有接受完整疗程的 PRRT。虽然 PRRT 在理论上具有吸引力，但其真正的疗效尚待确定，还需要更多的数据。

植入化学治疗剂卡莫司汀的聚合物薄片的外科手术植入可实现局部细胞毒性，同时将全身毒性降至最低；该策略已成功应用于胶质瘤患者，尽管有多种治疗方式，但 8 例侵袭性 PAs 逐渐进展；植入卡莫司汀薄片治疗 6 例肿瘤进展停止，3 例肿瘤完全消退（平均随访：19 个月）。虽然没有详细的病理描述，但应注意的是，一例治疗无效的患者 Ki-67 指数升高。此外，另一例 Ki-67 指数升高的垂体癌患者也未能对卡莫司汀薄片治疗产生反应。卡莫司汀薄片在高增殖能力的 PAs 中是否有效还有待于更大规模的研究（由 Ki-67 测定）。

17.11 识别和治疗侵袭性 PAs 的策略

具有侵袭性潜能的 PAs 的最佳识别和管理仍存在争议。之前的 2004 年世卫组织非典型性 PAs 分类存在缺陷，而当前的 2017 年分类系统并未规定系统评估临床行为重要预测因素（如肿瘤增殖能力）的方法。一些基于入侵和扩散的系统定义对 PAs 进行分类的尝试已经显示出希望；但是，绝对数字和总体临床经验都很小。在图 17.1 中概述了一种治疗潜在侵袭性 PAs 的建议方法。为了节省成本，作者倾向于评估某些病例的增殖能力（如 Ki67 染色），这些病例的侵犯在影像学上是明显的，而最初的组织学检查显示有丝分裂增加。组织学亚型肿瘤的侵袭性更强，或有侵袭和增殖能力增强的迹象，应在复发前考虑早期 RT，进行更严密的监测。一旦复发或进一步生长，要么重复 RT 或 TMZ 治疗作为重要的二线治疗。如果这两种方法不能阻止肿瘤的进一步生长，则应考虑进行实验性治疗，因为 TMZ 的重复疗程很少有效。

17.12 结论

对临床医生来说，侵袭性 PAs 的处理仍然是一个具有挑战性的问题。目前，还没有一个行之有效的系统可以在疾病的早期阶段自信地预测长期的肿瘤行为。迫切需要进一步研究，以确定具有良好预测性能的新生物标记物，并优化肿瘤的治疗方案，这些肿瘤在手术、常规药物治疗和放疗后仍在进展。在获得进一步的知识之前，最好由多学科临床（神经外科、内分泌学、放射治疗）进行治疗（肿瘤学）具有治疗侵袭性 PAs 患者的重要经验。

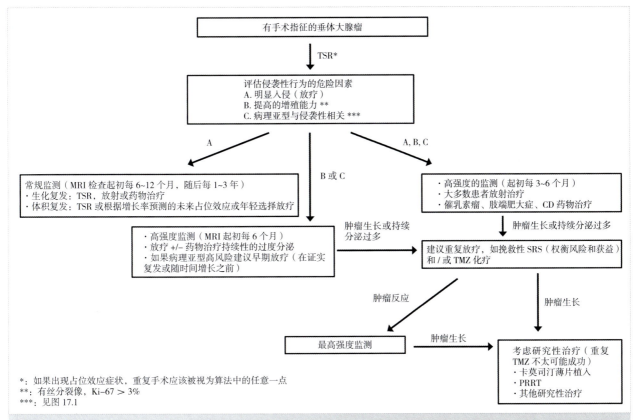

图 17.1 侵袭性垂体腺瘤的建议治疗方法。缩写：CD, Cushing Disease, 库欣病；PRRT, Peptide Receptor Radionuclide Therapy, 肽受体放射性核素治疗；SRS, Stereotactic Radiosurgery, 立体定向放射外科；TMZ, Temozolomide, 替莫唑胺；TSR, Transsphenoidal Resection, 经蝶窦切除术

参考文献

[1] Daly AF, Rixhon M, Adam C, Dempegioti A, Tichomirowa MA, Beckers A. High prevalence of pituitary adenomas: a cross-sectional study in the province of Liege, Belgium. J Clin Endocrinol Metab. 2006; 91(12):4769–4775

[2] Hong GK, Payne SC, Jane JA, Jr. Anatomy, physiology, and laboratory evaluation of the pituitary gland. Otolaryngol Clin North Am. 2016; 49(1):21–32

[3] Di Ieva A, Rotondo F, Syro LV, Cusimano MD, Kovacs K. Aggressive pituitary adenomas–diagnosis and emerging treatments. Nat Rev Endocrinol. 2014; 10(7):423–435

[4] Al-Shraim M, Asa SL. The 2004 World Health Organization classification of pituitary tumors: what is new? Acta Neuropathol. 2006; 111(1):1–7

[5] Miermeister CP, Petersenn S, Buchfelder M, et al. Histological criteria for atypical pituitary adenomas - data from the German pituitary adenoma registry suggests modifications. Acta Neuropathol Commun. 2015; 3:50

[6] Saeger W, Lüdecke DK, Buchfelder M, Fahlbusch R, Quabbe HJ, Petersenn S.Pathohistological classification of pituitary tumors: 10 years of experience with the German Pituitary Tumor Registry. Eur J Endocrinol. 2007; 156(2):203–216

[7] Zada G, Woodmansee WW, Ramkissoon S, Amadio J, Nose V, Laws ER, Jr. Atypical pituitary adenomas: incidence, clinical characteristics, and implications. J Neurosurg. 2011; 114(2):336–344

[8] Yildirim AE, Divanlioglu D, Nacar OA, et al. Incidence, hormonal distribution and postoperative follow up of atypical pituitary adenomas. Turk Neurosurg.2013; 23(2):226–231

[9] Tortosa F, Webb SM. Atypical pituitary adenomas: 10 years of experience in a reference centre in Portugal. Neurologia. 2016; 31(2):97–105

[10] Zaidi HA, Cote DJ, Dunn IF, Laws ER, Jr. Predictors of aggressive clinical phenotype among immunohistochemically confirmed atypical adenomas. J Clin Neurosci. 2016; 34:246–251

[11] Del Basso De Caro M, Solari D, Pagliuca F, et al. Atypical pituitary adenomas: clinical characteristics and role of ki-67 and p53 in prognostic and therapeutic evaluation. A series of 50 patients. Neurosurg Rev. 2017; 40(1):105–114

[12] Chiloiro S, Doglietto F, Trapasso B, et al. Typical and atypical pituitary adenomas: a single-center analysis of outcome and prognosis. Neuroendocrinology.2015; 101(2):143–150

[13] Chatzellis E, Alexandraki KI, Androulakis II, Kaltsas G. Aggressive pituitary tumors. Neuroendocrinology. 2015; 101(2):87–104

[14] Saeger W, Honegger J, Theodoropoulou M, et al. Clinical impact of the current WHO classification of pituitary adenomas. Endocr Pathol. 2016; 27(2):104–114

[15] Thapar K, Kovacs K, Scheithauer BW, et al. Proliferative activity and invasiveness among pituitary adenomas and carcinomas: an analysis using the MIB-1 antibody. Neurosurgery. 1996; 38(1):99–106, discussion 106–107

[16] Kovacs K. The 2004 WHO classification of pituitary tumors: comments. Acta Neuropathol. 2006; 111(1):62–63

[17] Sav A, Rotondo F, Syro LV, Scheithauer BW, Kovacs K. Biomarkers of pituitary neoplasms. Anticancer Res. 2012; 32(11):4639–4654

[18] Gejman R, Swearingen B, Hedley-Whyte ET. Role of Ki-67 proliferation index and p53 expression in predicting progression of pituitary adenomas. Hum Pathol. 2008; 39(5):758–766

[19] Lee EH, Kim KH, Kwon JH, Kim HD, Kim YZ. Results of immunohistochemical staining of cell-cycle regulators: the

prediction of recurrence of functioning pituitary adenoma. World Neurosurg. 2014; 81(3–4):563–575

[20] Wierinckx A, Auger C, Devauchelle P, et al. A diagnostic marker set for invasion, proliferation, and aggressiveness of prolactin pituitary tumors. Endocr Relat Cancer. 2007; 14(3):887–900

[21] Chiloiro S, Bianchi A, Doglietto F, et al. Radically resected pituitary adenomas: prognostic role of Ki 67 labeling index in a monocentric retrospective series and literature review. Pituitary. 2014; 17(3):267–276

[22] Salehi F, Agur A, Scheithauer BW, Kovacs K, Lloyd RV, Cusimano M. Ki-67 in pituitary neoplasms: a review–part I. Neurosurgery. 2009; 65(3):429–437,discussion 437

[23] Lopes MBS. The 2017 World Health Organization classification of tumors of the pituitary gland: a summary. Acta Neuropathol. 2017; 134(4):521–535

[24] Raverot G, Dantony E, Beauvy J, et al. Risk of recurrence in pituitary neuroendocrine tumors: a prospective study using a five-tiered classification.J Clin Endocrinol Metab. 2017; 102(9):3368–3374

[25] Melmed S, Casanueva FF, Hoffman AR, et al. Endocrine Society. Diagnosis and treatment of hyperprolactinemia: an Endocrine Society clinical practice guideline. J Clin Endocrinol Metab. 2011; 96(2):273–288

[26] Swearingen B. Update on pituitary surgery. J Clin Endocrinol Metab. 2012; 97(4):1073–1081

[27] Katznelson L, Laws ER, Jr, Melmed S, et al. Endocrine Society. Acromegaly: an endocrine society clinical practice guideline. J Clin Endocrinol Metab. 2014;99(11):3933–3951

[28] Laws ER, Jr, Fode NC, Redmond MJ. Transsphenoidal surgery following unsuccessful prior therapy. An assessment of benefits and risks in 158 patients. J Neurosurg. 1985; 63(6):823–829

[29] Ding D, Starke RM, Sheehan JP. Treatment paradigms for pituitary adenomas: Defining the roles of radiosurgery and radiation therapy. J Neurooncol.2013; 117(3):445–457

[30] Pivonello R, Matrone C, Filippella M, et al. Dopamine receptor expression and function in clinically nonfunctioning pituitary tumors: comparison with the effectiveness of cabergoline treatment. J Clin Endocrinol Metab. 2004; 89(4):1674–1683

[31] Greenman Y, Cooper O, Yaish I, et al. Treatment of clinically nonfunctioning pituitary adenomas with dopamine agonists. Eur J Endocrinol. 2016; 175(1):63–72

[32] Brada M, Jankowska P. Radiotherapy for pituitary adenomas. Endocrinol Metab Clin North Am. 2008; 37(1):263–275, xi

[33] Minniti G, Osti MF, Niyazi M. Target delineation and optimal radiosurgical dose for pituitary tumors. Radiat Oncol. 2016; 11(1):135

[34] Li X, Li Y, Cao Y, et al. Safety and efficacy of fractionated stereotactic radiotherapy and stereotactic radiosurgery for treatment of pituitary adenomas: A systematic review and meta-analysis. J Neurol Sci. 2017; 372:110–116

[35] Sheehan JP, Xu Z, Lobo MJ. External beam radiation therapy and stereotactic radiosurgery for pituitary tumors. Neurosurg Clin N Am. 2012; 23(4):571–586

[36] Pomeraniec IJ, Kano H, Xu Z, et al. Early versus late gamma knife radiosurgery following transsphenoidal surgery for nonfunctioning pituitary macroadenomas: A multicenter matched-cohort study. J Neurosurg. 2018; 129(3):648–657

[37] Sheehan JP, Starke RM, Mathieu D, et al. Gamma Knife radiosurgery for the management of nonfunctioning pituitary adenomas: a multicenter study. J Neurosurg. 2013; 119(2):446–456

[38] Jagannathan J, Sheehan JP, Pouratian N, Laws ER, Steiner L, Vance ML. Gamma Knife surgery for Cushing's disease. J Neurosurg. 2007;106(6):980–987

[39] Schoenthaler R, Albright NW, Wara WM, Phillips TL, Wilson CB, Larson DA.Re-irradiation of pituitary adenoma. Int J Radiat Oncol Biol Phys. 1992; 24(2):307–314

[40] Swords FM, Allan CA, Plowman PN, et al. Stereotactic radiosurgery XVI: a treatment for previously irradiated pituitary adenomas. J Clin Endocrinol Metab. 2003; 88(11):5334–5340

[41] Sheehan JP, Xu Z, Salvetti DJ, Schmitt PJ, Vance ML. Results of gamma knife surgery for Cushing's disease. J Neurosurg. 2013; 119(6):1486–1492

[42] Ang KK, Price RE, Stephens LC, et al. The tolerance of primate spinal cord to re-irradiation. Int J Radiat Oncol Biol Phys. 1993; 25(3):459–464

[43] Lin AL, Sum MW, DeAngelis LM. Is there a role for early chemotherapy in the management of pituitary adenomas? Neuro-oncol. 2016; 18(10): 1350–1356

[44] Halevy C, Whitelaw BC. How effective is temozolomide for treating pituitary tumours and when should it be used? Pituitary. 2017; 20(2):261–266

[45] Stupp R, Hegi ME, Mason WP, et al. European Organisation for Research and Treatment of Cancer Brain Tumour and Radiation Oncology Groups, National Cancer Institute of Canada Clinical Trials Group. Effects of radiotherapy with concomitant and adjuvant temozolomide versus radiotherapy alone on survival in glioblastoma in a randomised phase III study: 5-year analysis of the EORTC-NCIC trial. Lancet Oncol. 2009; 10(5):459–466

[46] Dixit S, Baker L, Walmsley V, Hingorani M. Temozolomide-related idiosyncratic and other uncommon toxicities: a systematic review. Anticancer Drugs.2012; 23(10):1099–1106

[47] Bengtsson D, Schroder HD, Andersen M, et al. Long-term outcome and MGMT as a predictive marker in 24 patients with atypical pituitary adenomas and pituitary carcinomas given treatment with temozolomide. J Clin Endocrinol Metab. 2015; 100(4):1689–1698

[48] Ceccato F, Lombardi G, Manara R, et al. Temozolomide and pasireotide treatment for aggressive pituitary adenoma: expertise at a tertiary care center. J Neurooncol. 2015; 122(1):189–196

[49] Losa M, Mazza E, Terreni MR, et al. Salvage therapy with temozolomide in patients with aggressive or metastatic pituitary adenomas: experience in six cases. Eur J Endocrinol. 2010; 163(6):843–851

[50] Raverot G, Sturm N, de Fraipont F, et al. Temozolomide treatment in aggressive pituitary tumors and pituitary carcinomas: a French multicenter experience.J Clin Endocrinol Metab. 2010;95(10):4592–4599

[51] Hirohata T, Asano K, Ogawa Y, et al. DNA mismatch repair protein (MSH6) correlated with the responses of atypical pituitary adenomas and pituitary carcinomas to temozolomide: the national cooperative study by the Japan Society for Hypothalamic and Pituitary Tumors. J Clin Endocrinol Metab.2013; 98(3):1130–1136

[52] Losa M, Bogazzi F, Cannavo S, et al. Temozolomide therapy in patients with aggressive pituitary adenomas or carcinomas. J Neurooncol. 2016; 126(3):519–525

[53] Lasolle H, Cortet C, Castinetti F, et al. Temozolomide treatment can improve overall survival in aggressive pituitary tumors and pituitary carcinomas. Eur J Endocrinol. 2017; 176(6):769–777

[54] Bruno OD, Juarez-Allen L, Christiansen SB, et al. Temozolomide therapy for aggressive pituitary tumors: results in a small series of patients from argentina. Int J Endocrinol. 2015; 2015:587893

[55] Bush ZM, Longtine JA, Cunningham T, et al. Temozolomide treatment for aggressive pituitary tumors: correlation of clinical outcome with O(6)-methylguanine methyltransferase (MGMT) promoter methylation and expression.J Clin Endocrinol Metab. 2010; 95(11):E280–E290

[56] Campdera M, Palacios N, Aller J, et al. Temozolomide for aggressive ACTH pituitary tumors: failure of a second course of treatment. Pituitary. 2016; 19(2):158–166

[57] Raverot G, Castinetti F, Jouanneau E, et al. Pituitary carcinomas and aggressive pituitary tumours: merits and pitfalls of temozolomide treatment. Clin Endocrinol (Oxf). 2012; 76(6):769–775

[58] Dash A, Chakraborty S, Pillai MR, Knapp FF, Jr. Peptide receptor radionuclide therapy: an overview. Cancer Biother Radiopharm. 2015; 30(2):47–71

[59] Hofland LJ, Feelders RA, de Herder WW, Lamberts SW. Pituitary tumours: the sst/D2 receptors as molecular targets. Mol Cell Endocrinol. 2010; 326(1–2):89–98

[60] Baldari S, Ferrau F, Alafaci C, et al. First demonstration of the effectiveness of peptide receptor radionuclide therapy (PRRT) with 111 In-DTPA-octreotide in a giant PRL-secreting pituitary adenoma resistant to conventional treatment.Pituitary. 2012; 15 Suppl 1:S57–S60

[61] Maclean J, Aldridge M, Bomanji J, Short S, Fersht N. Peptide receptor radionuclide therapy for aggressive atypical pituitary adenoma/carcinoma: variable clinical response in preliminary evaluation. Pituitary. 2014; 17(6):530–538

[62] Komor J, Reubi JC, Christ ER. Peptide receptor radionuclide therapy in a patient with disabling non-functioning pituitary adenoma. Pituitary. 2014;17(3):227–231

[63] Subach BR, Witham TF, Kondziolka D, Lunsford LD, Bozik M, Schiff D. Morbidity and survival after 1,3-bis(2-chloroethyl)-1-nitrosourea wafer implantation for recurrent glioblastoma: a retrospective case-matched cohort series.Neurosurgery. 1999; 45(1):17–22, discussion 22–23

第四部分
颅咽管瘤

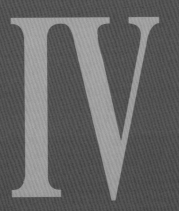

第十八章　颅咽管瘤根治性切除术与次全切术联合放疗的比较

Taylor J. Abel, James T. Rutka

摘要

颅咽管瘤的最佳治疗策略是根治性切除术还是次全切术联合放疗还存在争议。根治性切除术治疗颅咽管瘤在过去很多年都作为治疗方案而被采用，过去 10 年的研究指出在肿瘤控制上手术全切治疗同次全切除联合放疗具有相似的作用，但意味着更高的内分泌疾病和神经功能损伤发生率，这些发现基于系统的前瞻性和回顾性队列研究。到目前为止，还没有评估根治性切除术与次全切除联合放射治疗的相对疗效和与治疗相关的并发症发生率的随机对照试验，因此未来的工作有必要为颅咽管瘤患者的初步治疗提供决策方案。Kranioquantogeom（丹麦语，译颅咽管瘤）是一项针对颅咽管瘤患者的国际性前瞻性试验，但其结果尚未公布，可能有助于解决该领域的争议。

关键字：内分泌疾病，放疗，儿童颅咽管瘤，发病率，肿瘤控制，根治性切除

18.1 引言

颅咽管瘤是发生于鞍上区的组织学良性肿瘤，被认为起源于 Rathke 囊和颅咽管的外胚层残留。颅咽管瘤是相对少见的脑肿瘤，约占所有颅内肿瘤的 3%（儿童颅内肿瘤的 6%~13%），总发病率为 0.13/10 万（人·年）。颅咽管瘤虽然组织学上是良性的，但通常位于鞍上区和鞍区，可累及颈内动脉和基底动脉、垂体、下丘脑和视神经等重要结构。由于邻近这些重要的结构，颅咽管瘤的根治切除手术具有挑战性，往往可能造成不可接受的并发症发生。颅咽管瘤切除术的神经系统并发症包括神经内分泌疾病、认知障碍、视力障碍、分流管依赖等。因此，虽然颅咽管瘤的根治性手术（Gross Total Resection，GTR）可能会导致良好的肿瘤预后，但它可能与不良的并发症发生有关，这在初次治疗时必须考虑。考虑到根治性手术切除的相关并发症发生率，能优化控制肿瘤相关症状和长期生活质量的治疗方案现在得到充分考虑。

在控制肿瘤的同时优化生活质量的最佳治疗方案目前仍是一个激烈争论的话题。目前采用的手术方法有：（1）积极手术切除（尝试 GTR）；（2）计划性次全切除（Subtotal Resection，STR）；（3）计划性 STR 加术后放疗（STR+XRT）；（4）活检加术后放疗（BX+XRT）；（5）为长期控制肿瘤囊性病灶行囊内植入贮液囊，通常采用放疗［囊液引流（Cyst Drainage，CD）］。迄今为止还没有前瞻性随机对照试验比较这些不同的治疗方法，目前可用的证据大多来自回顾性队列研究、病例系列和专家意见。在这章中，我们将回顾积极手术切除（GTR）和计划次全切联合放疗（STR+XRT）的有效证据研究。

18.2 证据现状

迄今为止还没有前瞻性的随机对照试验来评估颅咽瘤不同初始治疗方式的疗效、并发症发生率或生活质量。表 18.1 总结了最近的研究结果，主要是比较 GTR 和 STR+XRT 的系统回顾和回顾性队列研究。许多研究已经通过主要以回顾性队列研究的方式对不同的治疗方法进行了评估，Ali 等和 Clark 等对此进行了综述分析；然而，没有研究提供 I 级证据和 II 级证据，主要证据都为 III 或 IV 级证据。

2012 年，Clark 等系统性地回顾了文献，研究了不同小儿颅咽管瘤切除策略对治疗相关并发症发病率的影响。作者通过 GTR 组、STR（或

表 18.1 近期评价根治性手术或次全切手术联合放疗的研究综述

作者（年份）	证据等级	设计方式	治疗方法	结果
Clark 等（2013）	Ⅲ	系统回顾	GTR STR STR+XRT	1.GTR 和 STR+XRT 之间的 PFS 相似 2.STR+XRT 的 PFS 比 STR 的要长
Clark 等（2012）	Ⅲ	系统回顾	GTR STR STR+XRT	1.GTR 比 STR 有更高的神经功能缺损和尿崩症发生率 2.STR 和 GTR 与活检术比有更高的垂体功能障碍发生率
Ali 等（2014）	Ⅲ	系统回顾	GTR STR 活检术 +XRT	1. 作者使用了一种结合生活质量和生活时限的测量方法"QALY" 2. 活检术 +XRT 在 5 岁和 10 岁的随访中获得最高的 QALY 评分相关
Elowe-Gruau 等（2013）	Ⅲ	前瞻性队列	GTR HSS	1.HSS 降低长期肥胖率 2.HSS 有较低的内分泌功能障碍发生率 3.HSS 与较高的原位复发发生率
Rao 等（2017）	Ⅲ	回顾性队列	GTR 活检术 或 STR	有限手术（活检术或 STR）与 GTR 的 5 年生存率相当
Wijnen 等（2017）	Ⅲ	回顾性队列	GTR STR STR+XRT 囊液引流	1. 不同的初始治疗方式具有相似的长期健康影响率 2. 初始囊液引流可显著降低无进展生存率
Lo 等（2014）	Ⅲ	回顾性队列	GTR STR STR+XRT 囊液引流	STR+XRT 和囊液引流 +XRT 有最高的无进展生存率

缩写：GTR, Gross Total Resection, 根治性手术；HSS, Hypothalamic-Sparing Surgery, 保留下丘脑的次全切术；QALY, Quality-Adjusted Life Years, 质量调整寿命年；STR, Subtotal Resection, 次全切除术；XRT, Radiotherapy, 放疗

STR+XRT）组或 BX 组对结果进行分类，并发现与单纯 BX 组相比 GTR 组与更高的垂体前叶功能障碍和全垂体功能减退相关，GTR 组还与较高的神经功能缺损和尿崩症的发生率相关。当与 BX 组相比，STR 组还与垂体前叶功能障碍和全垂体功能减退的发生率增加有关。然而，与 GTR 组相比 STR 组与术后神经功能缺损或尿崩症发病率增加无关。作者还将 STR 组与 STR+XRT 组进行了比较，结果表明 STR+XRT 组全垂体功能减退症的发生率高于 STR 组。因此，这项研究表明 GTR 组和 STR 组与内分泌疾病发生率增加有关，而 GTR 组也与神经功能缺损和尿崩症的风险增加有关。

鉴于这些并发症发生率的差异，2013 年 Clark 等发表了系统回顾，试图进一步研究这些不同的治疗方式对小儿颅咽管瘤控制的影响。通过比较 GTR 组、STR 组和 BX 组的结果，他们发现

GTR 组肿瘤复发率与 STR 组（未行 XRT）相比有"小但明显的统计学意义"。然而当 GTR 组与 STR+XRT 组比较时，随访 1 年和 5 年无进展生存期（PFS）没有差异。因此该系统回顾表明 GTR 组与 STR+XRT 组有相似的肿瘤控制率。

总之 Clark 等研究表明 STR+XRT 组的肿瘤控制率与 GTR 组相似，但可以降低神经功能缺损和尿崩症的风险。然而在 Clark 等的研究中，GTR 组和 STR+XRT 组垂体前叶功能障碍和全垂体功能减退的发生率相似，在开始治疗前应仔细考虑。

最近 Ali 等发表了一篇系统的综述和荟萃分析，评估 GTR、STR+XRT、BX+XRT 和内镜下颅咽管瘤切除术的疗效。作者使用了一个综合的测量方法，结合生存率和质量调整寿命年（Quality-Adjusted Life Years, QALY）来评估预后。在 5 年和 10 年的随访时间点，BX+XRT 的 QALY 评分显

著高于 GTR 或 STR+XRT。结合 Clark 等的工作，为反对 GTR 作为初始治疗策略提供了进一步的证据。值得注意的是，STR+XRT 的 QALY 评分也低于 BX+XRT。

Elou Gruau 等于 2013 年发表的文章中提倡保留下丘脑的次全切术（Hypothalamic-Sparing Surgery, HSS）来替代 GTR，文中提出与行根治性切除术的回顾性对照组相比，局部肿瘤复发的发生率相同，但长期肥胖和内分泌失调的发生率较低。

综合来看，现有文献表明与 STR 或 BX 相比，GTR 的手术相关并发症发生率更高，并且有些文献表明 STR+XRT、BX+XRT 与 GTR 相比可以提供等效或仅适度降低的肿瘤控制率。GTR 与更为有限的手术方式具有类似的肿瘤控制率这一发现也得到了近期其他回顾性队列研究的支持。不幸的是大部分证据都为 Ⅲ 级或更低级别，需要未来的研究来证实和补充这一发现。

通过仔细分析颅咽管瘤患者术前磁共振成像扫描（MRI），有助于估计 GTR 的潜在手术相关并发症的发生率。Puget 等详细总结了 66 例儿童颅咽管瘤患者的 MRI 图像，他们根据下丘脑受累程度对扫描结果进行分级。对于严重并双侧下丘脑受累的患者，他们推荐 STR 和 XRT；但是对于没有下丘脑受累的患者，推荐 GTR。在同一研究中，对 22 例颅咽肿瘤患者进行了前瞻性队列研究，以下丘脑的受累程度来决定手术方法。作者声称自从使用这个术前分级标准以后，术后没有发生任何贪食症、病理性肥胖或行为障碍的病例。

18.3 病例分析

18.3.1 根治性手术病例

一名 10 岁女性患者，有 2 个月进行性头痛和视力模糊的病史。计算机断层扫描显示鞍上区钙化肿瘤。核磁共振扫描显示颅咽管瘤位于视交叉后方，囊性病变扩张至第三脑室（图 18.1）。MRI 冠状位显示肿瘤可能附着右侧下丘脑（图 18.2）。行单侧额下入路切除病灶，可以完全切除（图

18.3）。垂体柄无法保留，术后需要完全的内分泌激素替代治疗，康复后返校和并正常生活。在随后的 8 年里，患者出现体重不断增加，演变为病理性肥胖。患者已进入大学，认知功能良好。颅

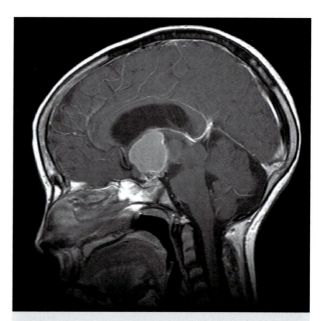

图 18.1 MRI T1 加权增强矢状位显示鞍区实性钙化肿块，囊性病变扩张至第三脑室

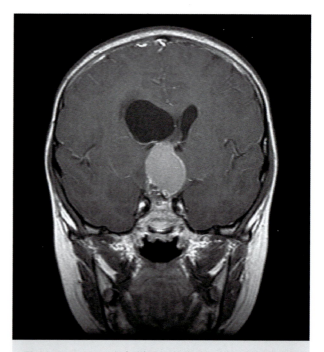

图 18.2 MRI T1 加权增强冠状位显示第三脑室囊性肿块，脑室不对称。右侧下丘脑有轻微水肿，提示其起源和附着部位

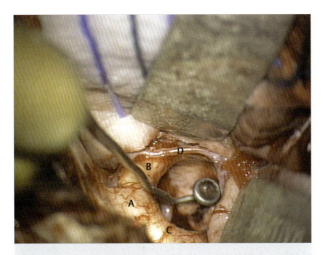

图18.3　术中显微影像显示进入第三脑室的视交叉后间隙。在这幅图中可以看到右侧大脑前动脉（D）、视交叉（A）和左右视束（分别为B，C）

咽管瘤没有复发，也不需要其他治疗（图18.4）。

18.3.2 囊液引流和脑积水治疗病例

一名9岁女性患者，有严重头痛、恶心及呕吐的病史。CT显示一个鞍区巨大的囊性肿瘤伴钙化。MRI显示因囊性肿块压迫第三脑室导致梗阻性脑积水伴脑室周围水肿（图18.5）。行脑室–腹腔分流术降低颅内压，择期行囊液引流并Ommaya囊植入。病理学诊断与颅咽管瘤相符，然后行2周期囊内注射干扰素–α治疗。在6年随访时间中，囊肿一直处于萎缩状态且病变没有生长（图18.6）。除了颈段分流管断裂造成的分流阻塞外，患儿状态良好，未出现内分泌功能损伤。

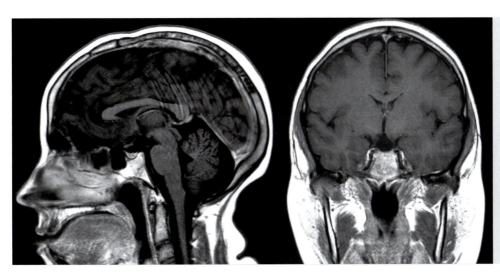

图18.4　左：术后矢状位MRI T1加权像显示颅咽管瘤完全切除，术后数年无复发。右：术后冠状位MRI T1加权像显示鞍上区未见肿瘤复发，右侧下丘脑的肿瘤也被完全切除

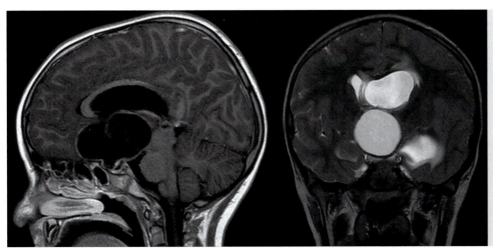

图18.5　左：矢状位MRI T1加权像显示巨大的囊性颅咽管瘤，延伸至额下蝶骨平台。右：冠状位MRI T2加权像显示囊性肿块完全累及第三脑室。脑室呈中度扩张状态

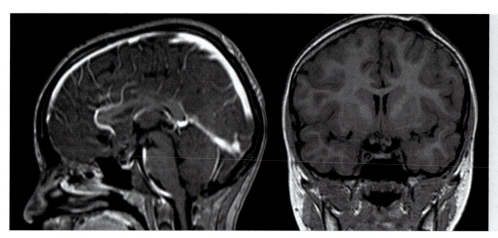

图 18.6 左：矢状位 MRI T1 加权像显示垂体柄正常，植入 Ommaya 囊并引流囊液后囊性病变消失。右侧：冠状位 MRI T1 加权像显示 Ommaya 囊位于左额旁中线区。未见囊性肿块

18.4 结论

目前可用的证据表明，不可能就治疗策略提出明确建议（GTR 还是 STR+XRT）。现有文献表明，限制性手术方式可能是提高肿瘤控制和生活质量的最佳策略。侵袭性手术的益处尚不明确，因为 GTR 术后仍可能发生局部复发，目前的文献显示 GTR 和 STR+XRT（部分 BX+XRT）的控制率相似。鉴于目前的证据水平，应个体化治疗以最大限度地提高生活质量和肿瘤控制。

18.5 对未来研究的建议

比较 GTR、STR+XRT 和 BX+XRT 的前瞻性随机对照试验对提高颅咽管瘤患者最佳治疗策略的认知具有必要性，这些研究应该评估肿瘤控制、手术相关并发症发生率、生存率和生活质量。2007 年 Kranioquantogeom（丹麦语，译颅咽管瘤）是一项针对颅咽管瘤患者的国际性前瞻性试验，其结果尚未公布，可能有助于澄清该领域的争议。

参考文献

[1] Ali ZS, Bailey RL, Daniels LB, et al. Comparative effectiveness of treatment options for pediatric craniopharyngiomas. J Neurosurg Pediatr. 2014; 13(2):178–188
[2] Bunin GR, Surawicz TS, Witman PA, Preston-Martin S, Davis F, Bruner JM. The descriptive epidemiology of craniopharyngioma. J Neurosurg. 1998; 89(4):547–551
[3] Carmel PW, Antunes JL, Chang CH. Craniopharyngiomas in children. Neurosurgery.1982; 11(3):382–389
[4] Crom DB, Smith D, Xiong Z, et al. Health status in long-term survivors of pediatric craniopharyngiomas. J Neurosci Nurs. 2010; 42(6):323–328, quiz329–330
[5] Clark AJ, Cage TA, Aranda D, Parsa AT, Auguste KI, Gupta N. Treatment-related morbidity and the management of pediatric craniopharyngioma: a systematic review. J Neurosurg Pediatr. 2012; 10(4):293–301
[6] Clark AJ, Cage TA, Aranda D, et al. A systematic review of the results of surgery and radiotherapy on tumor control for pediatric craniopharyngioma.Childs Nerv Syst. 2013; 29(2):231–238
[7] Elowe-Gruau E, Beltrand J, Brauner R, et al. Childhood craniopharyngioma: hypothalamus-sparing surgery decreases the risk of obesity. J Clin Endocrinol Metab. 2013; 98(6):2376–2382
[8] Lo AC, Howard AF, Nichol A, et al. Long-term outcomes and complications in patients with craniopharyngioma: the British Columbia Cancer Agency experience.Int J Radiat Oncol Biol Phys. 2014; 88(5):1011–1018
[9] Rao YJ, Hassanzadeh C, Fischer-Valuck B, et al. Patterns of care and treatment outcomes of patients with Craniopharyngioma in the national cancer database. J Neurooncol. 2017; 132(1):109–117
[10] Wijnen M, van den Heuvel-Eibrink MM, Janssen JAMJL, et al. Very long-term sequelae of craniopharyngioma. Eur J Endocrinol. 2017; 176(6):755–767
[11] Puget S, Garnett M, Wray A, et al. Pediatric craniopharyngiomas: classification and treatment according to the degree of hypothalamic involvement. J Neurosurg. 2007; 106(1) Suppl:3–12

第十九章　颅咽管瘤的开放性和内镜手术

Neil Majmundar, Jean Anderson Eloy, James K. Liu

摘要

　　最大限度地手术切除肿瘤以减少复发和进展的风险，仍然是颅咽管瘤的主要治疗目的。经颅显微手术和内镜经鼻手术均用于治疗本病。然而关于手术方法选择的争论仍然存在，手术入路的选择对获得根治性切除，减少手术并发症具有重要意义。颅咽管瘤可以表现为不同大小、位置和质地，每个肿瘤都有其独有的特征，需要特定的手术入路来解决。在这一章中，我们将回顾经颅显微手术和经鼻内镜手术入路，并讨论肿瘤特征对入路选择的影响，我们还将讨论比较这些方法及结果的关键研究。

　　关键词：颅咽管瘤，经鼻内镜手术入路，显微外科，经蝶窦，颅底手术

19.1 引言

　　颅咽管瘤是一种少见、生长缓慢的肿瘤，被认为起源于垂体柄旁从蝶鞍一直延伸到下丘脑和第三脑室底部的 Rathke 囊的胚胎残留物。肿瘤发病年龄呈双峰型，主要发生于 5~14 岁的儿童和 55~65 岁的成人。尽管组织学上是良性肿瘤，但是由于它们靠近重要的神经血管结构往往导致神经功能缺损。由于与视神经、视交叉、垂体漏斗部和腺垂体，以及下丘脑和第三脑室有着密切的联系，手术切除可导致极高的手术相关并发生率，尽管如此，手术切除仍然是一线治疗方式，为根治性切除和肿瘤治愈提供了最好的机会。

　　尽管在颅咽管瘤的治疗方面取得了进展，但治疗方式上仍有一些争论的话题。这些包括手术入路的选择，切除的范围，复发的处理，放射治疗的作用，分子生物学包括靶向治疗。在这一章

中，我们重点讨论开放式手术和内镜手术在颅咽管瘤治疗中的作用。颅底的手术入路、神经影像学、激素替代疗法、现代显微外科和内镜技术等方面的重大进展，使得颅咽管瘤的全切除或近全切除更为安全，全切除率 72.7%~90%。当肿瘤附着于关键结构时，为了保留功能行最大安全切除或接近完全切除（＞95%），外科医生必须考虑到与每个肿瘤相关的众多因素，以选择一种专为患者定制的治疗方案，有时可能需要经颅和内镜相结合的手术方案进行治疗。

19.2 手术入路的选择

　　颅咽管瘤的最佳手术入路可以通过短而直接的通路达到最大的暴露和最小的神经血管并发症风险的目的。肿瘤大小、肿瘤位置、肿瘤的质地、外科医生的偏好以及以往的手术史都对手术入路有很大影响。尤其是肿瘤与视交叉和视束、垂体漏斗部和腺垂体、下丘脑和第三脑室等关键神经血管结构的关系，是选择最佳手术入路的重要因素。必须将患者的年龄和病史纳入考虑范围内，最后两个因素也会影响全切除的程度，对于可能有多发病的老年患者，必要时可行保守性的神经减压术。外科医生擅长或习惯的手术入路也决定了患者的"最佳"手术方式。

　　已经根据颅咽管瘤的位置、与垂体漏斗部和下丘脑的关系、沿垂体纵轴的位置以及累及第三脑室的程度，设计了许多分类系统来对其进行分型。虽然这些分类系统有助于发展手术治疗和入路选择的分析评估，但重要的是要认识到颅咽管瘤在鞍区和鞍上区内延伸、分隔成几个不同部分，从而增加了手术的复杂性，需要一种基于多种因

素的个性化、量身定制的入路方式。

可以通过多种不同的颅底入路到达鞍区和鞍上区，每种入路都有其独特的优点和局限性。传统的开放式入路包括中线入路（额下入路、额底前纵裂入路）、前外侧入路（翼点入路、眶翼入路、眶颧入路、额外侧入路和眶上外侧入路）和外侧入路（颞下入路、联合经岩骨入路），经蝶入路（显微手术）提供了经鼻进入鞍区及鞍上间隙的通道来切除颅底中线部位的肿瘤。在过去的 10 年中，经鞍结节和蝶骨平台的扩大内镜经鼻入路（Endoscopic Endonasal Approach，EEA）已经发展成为暴露鞍内 / 鞍膈下、鞍膈上和突入第三脑室的视交叉后颅咽管瘤的直接手术入路。最后，经皮质或经胼胝体入路可用于幕上脑室内肿瘤。

除了选择暴露肿瘤最直接的手术入路外，还必须考虑一种能更好地显示肿瘤与周围重要神经血管结构交界的入路方式，以免损伤神经。颅咽管瘤常累及垂体、垂体柄、视神经和视交叉、下丘脑和重要的动脉分支，尽管在选择开放式经颅入路和扩大 EEA 之间存在争论，但对于鞍上和视交叉后颅咽管瘤，EEA 的接受度在逐渐提高。

19.2.1 前外侧入路

经颅前外侧入路通过经侧裂或单侧额下通路显露鞍上区，通常包括翼点（额颞）、眶颧、眶上外侧（额外侧）入路。可以通过发际线内的弧形切口进行翼点入路和眶颧入路，可以通过眉弓或眼睑切口进行眶上外侧入路。我们中心更喜欢使用整体改良的眶颧入路治疗向外侧延伸至外侧裂的鞍上肿瘤。这种手术入路的优点在于增加通路的暴露，缩短目标距离，提高手术器械的可操作性，同时减少对脑组织的牵拉。前外侧入路治疗累及第三脑室的视交叉后型颅咽管瘤，特别是在视交叉前置的情况下，需要行经终板的暴露，这个区域中关键结构间狭窄的通道增加了操作造成神经血管损伤的风险。该手术入路在提供同侧下丘脑侧壁，具有丰富穿支血管供应的视交叉下表面的视野暴露方面有局限性。对这两个区域肿瘤

的盲目解剖可能会对这些关键结构造成潜在损伤。因此 EEA 被认为是治疗视交叉后肿瘤的最佳途径，可以直接暴露视交叉下表面及其分支血管。

19.2.2 中线入路

中线经颅入路（双 - 额下入路，额底前纵裂入路）提供了直接到终板的通路，对第三脑室侧壁、下丘脑和脚间池有更好的视野暴露。与前外侧入路相比，中线入路具有明显的优势，在前外侧入路中，视野中终板是斜的，并且只能充分显示第三脑室的对侧壁。中线入路还可以直接显示和进入视交叉前间隙，颈内动脉动眼神经池和视视神经颈内动脉池。可以打开终板显露累及第三脑室的视交叉后间隙肿瘤，中线入路有利于垂体垂直轴上向上延伸至第三脑室的巨大视交叉后型颅咽管瘤。在鞍隔和视交叉之间的视交叉下通道狭窄的情况下，中线经颅入路可能比 EEA 更适合采用。然而中线经颅入路的主要缺点是不能直接看到视交叉的底面，视交叉的地面有供应视交叉血供的垂体上动脉分支。我们中心采用改良的扩大经额底入路，行包括双侧额窦前壁的双额叶开颅手术。该入路可以获得垂直方向上沿着前颅底尽可能低地的视野暴露，从而避免了眶上骨缘截骨术。通过该入路可以通过额下或前纵裂的通路进入终板切除肿瘤。

19.2.3 脑室内入路

对于延伸至第三脑室和侧脑室的肿瘤，经胼胝体和经皮层入路的脑组织牵拉最小。如果肿瘤引起脑积水或累计单侧脑室可考虑经皮层造瘘脑室入路。这种入路多用于在肿瘤是完全位于脑室内，未累及第三脑室底部。我们中心更喜欢跨中线的经胼胝体入路，这种入路提供了通向双侧脑室的中线区域，不必穿过脑皮层从而降低了癫痫发作的风险。尽管可以很好显露侧脑室，但直接线路鞍上区，并有损伤穹隆、胼胝体周围动脉和包括桥静脉和脑内静脉在内的主要静脉的危险。虽然此类入路在主体位于鞍区和鞍上区的肿瘤中

应用有限，但可以联合其他手术入路来切除累计侧脑室的肿瘤。

19.2.4 外侧入路

外侧入路包括经岩骨和颞下入路，外侧入路很少用于颅咽管瘤手术，通常只有少数病例需要采用。

经岩骨入路的视野可覆盖视交叉、第三脑室底和下丘脑的前、后、下方区域。次入路可以避免垂体移位，并可用于向后累及鞍后和斜坡的漏斗后颅咽管瘤手术切除。该入路的一个主要缺点是手术通道狭窄，对动眼神经、后交通动脉及其分支的损伤风险较高。这种方法的其他缺点包括静脉梗死（Labbe 静脉、岩上窦）、颞叶回缩和手术时间长。此外在儿童患者中，乳突气房没有发育完全，因此在技术上进行乳突切除比较困难。

颞下入路经颞部开颅，与经岩骨入路相比不需要进行岩部切除或乳突切除，从而缩短了手术时间。颞下入路最主要的缺点是由于有限的暴露降低了全切的可能性，颞下入路同经岩骨入路相比，不能完全显露小脑幕下空间，这样就无法获得观察视交叉后方的通道。

19.2.5 内镜经鼻蝶入路

在过去的 10 年里，经鼻内镜技术有了很大的发展。前面提到的传统经颅入路都需要一定程度的脑组织牵拉，为显微外科手术提供狭窄的操作通道，并且缺乏直观的视野和安全进入视交叉后方的路径。传统的基于显微镜的经蝶入路为鞍内和鞍膈下肿瘤提供了一条位于中线的手术通道，但由于视野有限和操作灵活度较低而受到限制。因不存在开放式经颅和显微镜经蝶入路的许多局限性。扩大的内镜经鼻蝶手术入路在某些情况下具有明显的优势，扩大的内镜经鼻蝶手术入路为鞍内/鞍膈下、鞍隔上和视交叉后突入第三脑室的颅咽管瘤提供了无须牵拉脑组织的手术通道。单纯鞍内颅咽管瘤可以通过经蝶鞍入路切除，大多数鞍膈上颅咽管瘤需要通过扩大的 EEA 经鞍结节

和蝶骨平台通道显露。如肿瘤累及多个颅底间隙，需要采用开放式经颅入路和 EEA 相结合的分期手术策略。有些中心在特定病例中采用 EEA 联合锁孔入路的方式切除肿瘤。此外 EEA 应用在复发病例中起着重要作用，特别是当首次手术为开放式经颅手术时，该入路提供了一条崭新且未被触及的通道。

EEA 对累及第三脑室的视交叉后颅咽管瘤的主要优势在于能直接获得观察视神经、视交叉、下丘脑下表面的视野。以上组织结构的下表面是开放式经颅入路的盲区，EEA 可以由下方进入，允许双手同时操作，在直接观察垂体上动脉分支的情况下切除视交叉和下丘脑肿瘤。这种能够直接观察视交叉和下丘脑下表面以及保留关键神经血管结构的能力显著降低了下丘脑和视力功能损伤的发生率。

导致 EEA 不理想的因素包括蝶窦发育不全、双侧颈内动脉间距狭窄和视交叉下间隙狭窄。EEA 不适用于向外侧延伸至侧裂（肿瘤外侧边缘距颈动脉外侧距离＞1cm）和向上延伸至纵裂的肿瘤。此外 EEA 有较高的术后脑脊液漏的风险。然而随着使用鼻中隔带血管蒂黏膜瓣的多层重建颅底技术的发展，脑脊液漏的发生率显著降低。EEA 的另一个局限性在于当动脉损伤的情况下不能直接进行血管修复或搭桥。

19.3 关键研究的讨论

内镜和显微手术技术的直接比较是很难实现的，因为某些肿瘤可能更适合通过一种方式进行治疗，例如向外侧累及外侧裂的肿瘤不适合采用 EEA 治疗。因此，大多数关键研究都是回顾性分析比较分析各种结果，下面我们将总结一些最新和最全面的研究。这些研究解释经颅和内镜手术入路的主要用途，但证据等级一般为Ⅲ级或更低（表 19.1）。

Komotar 等对 88 篇已发表的文献进行了系统的回顾，对 EEA、显微经蝶入路和经颅入路进行

表 19.1 相关临床研究概述

证据等级	研究名称	说明
IV级：病例分析	Yasargil 等 1990，颅咽管瘤全切除术	回顾性分析 1967—1989 年 144 例行显微外科切除术的患者（经颅 130 例，经蝶 14 例）。90% 完全切除，7% 复发
IV级：病例分析	Fahlbusch 等 1999，颅咽管瘤 168 例手术治疗经验	148 例开放性经颅、经蝶肿瘤切除术的回顾性分析
IV级：病例分析	Gardner 等 2008，鞍上颅咽管瘤内镜扩大经鼻切除术的结果：病例分析	1999—2006 年 16 例 EEA 患者回顾性分析。91% 的 NTR 或 GTR，93% 的视力障碍改善或恢复，18% 的垂体功能减退，8% 的永久性 DI，58% 的脑脊液漏发生率
III级：系统回顾	Komotar 等 2012，内镜下经鼻入路和显微经蝶、开放式经颅颅咽管瘤切除术的比较	1995—2010 年成人和儿童颅咽管瘤开放性和内镜手术的系统评价
III级：回顾性队列研究	Jeswani 等 2016，经颅入路和扩大内镜下经鼻蝶窦入路切除颅咽管瘤及相关肿瘤的疗效分析：一项单中心研究	回顾性分析 2000—2013 年在单中心接受鞍上病变切除术的患者中，EEA 与开放经颅入路的比较。两组的切除率、无进展生存率相似，开放性经颅入路增加了 CN 损伤的风险，EEA 增加了脑脊液漏的风险
III级：病例对照研究	Moussazadeh 等 2016，内镜下经鼻与经颅开放切除颅咽管瘤：一个病例匹配的单中心分析	单中心 26 例（21 例 EEA，5 例经颅入路）患者的回顾性分析。更高的 GTR（90%：40%），更好的视力障碍恢复（63 对 0），较低的复发率，较少的并发症
III级：回顾性队列研究	Wannemuehler 等 2016，经颅显微手术与扩大内镜下经鼻入路一期切除成人颅咽管瘤的疗效比较	21 例经颅（12）和 EEA（9）入路的回顾性分析。切除范围相似。2 例 EEA 患者脑脊液漏。术后视力障碍改善：EEA 为 89%，经颅为 25%
IV级：病例分析	Shi 等 2017，保留下丘脑的颅咽管瘤根治术的疗效分析：1054 例单中心回顾性研究	1054 例经颅手术的回顾性分析。GTR 为 89.6%，视力障碍改善为 47.1%，新发 DI 为 29.7%
IV级：病例分析	Patel 等 2017，内镜下经鼻切除儿童颅咽肿瘤的结果分析	回顾性分析 1995—2016 年 16 例接受 EEA 的儿童患者。GTR 93.8%，视力正常或改善 69.2%，新发 DI 或全垂体功能减退 46.7%，新发病理性肥胖 28.6%，脑脊液漏 18.8%，主要并发症发生率 12.5%
IV级：病例分析	Lauretti 等 2018，神经内镜治疗囊性颅咽管瘤：病例分析并文献系统回顾	神经内镜联合 EVD 治疗成人囊性/混合性颅咽管瘤 8 例
IV级：病例分析	Alalade 等 2018，鞍上和复发性儿童颅咽管瘤：扩大内镜下经蝶窦入路的适应证	2007—2016 年间 11 例 EEA 患者回顾性分析。50% 的 GTR，63.3% 的 DI，74% 的视力功能稳定或改善

缩写：CN，Cranial Nerve，颅神经；GTR，Gross Total Resection，全切除；NTR，Near Total Resection，次全切除；CSF，Cerebrospinal Fluid，脑脊液；EEA，Endoscopic Endonasal Approach，内镜经鼻入路；TC，Transcranial，经颅；TS，Transsphenoidal，经蝶

比较。他们发现与经颅入路队列相比，EEA 队列具有更低的术后复发率、更高的切除率、更好的视力障碍恢复效果和更低的死亡率，而经颅入路队列有较高的癫痫和永久性尿崩症的发病率，EEA 组的脑脊液漏发生率较高。但是这项分析存在有一个重大缺陷，在决定合适的手术入路时存在着先前所述的选择偏差，研究中选择开放性经颅入路患者的平均肿瘤直径较大，而选择 EEA 患者的肿瘤位于中线部位且肿瘤直径相对较小。

Jeswani 等单中心回顾性研究，对 53 例经内镜或经颅入路鞍上中线部位病变的治疗结果进行了比较，发现两组间的切除范围相似，两组间无

进展生存曲线且复发率也相似。经颅入路组颅神经损伤（视神经、动眼神经、滑车神经、嗅神经、面神经额支）的发生率较高，内镜组脑脊液漏发生率较高。作者的结论是在他们中心外科医生的偏好是决定手术入路的唯一因素。

Moussazadeh 等最近发表了一篇单中心回顾性研究，在 26 例成人中线颅咽管瘤样本中，比较 21 例 EEA 和 5 例经颅入路的治疗结果。作者认为 EEA 具有更高的全切除率，较好的视力障碍恢复效果，较低的复发率和较少的并发症。与其他研究类似，经颅入路通常用于直径较大的肿瘤。

大多数文献认为 EEA 和经颅入路有相似的切

除率。EEA 具有较高的视力障碍改善率和较高的脑脊液漏发生率，经颅入路术后癫痫发生率较高。虽然这些研究提供了对疗效的普遍认识，但它们也强化了不同肿瘤需要相对应的手术入路的个体化治疗概念。

19.4　并发症的预防

正确的入路选择是避免并发症的关键。在讨论任何避免并发症的技术前，必须先讨论术前计划。如上所述，某些肿瘤特征决定特定的手术入路方式。

EEA 的主要并发症包括血管损伤、视神经损伤、下丘脑损伤、颅神经损伤和脑脊液漏。在显露过程中，我们常规使用神经导航（结合 CT 血管成像和磁共振成像），以确定经蝶骨暴露的前部范围。此外在暴露腹侧颅底时，微型多普勒探头可用于标记颈内动脉的位置。硬脑膜窗必须能充分显示肿瘤、视神经和颈内动脉。同样重要的是要创造足够的操作空间，允许对肿瘤进行双手囊外剥离，以实现最大限度地安全切除。如果

肿瘤呈囊性，早期囊内减压有助于囊外剥离。必须特别注意保护并极力避免损伤任何位于视交叉下表面的垂体上动脉分支，以避免术后视力损伤。保持 Liliequist 膜的完整性对保护基底动脉和 P1 段很重要。应用带血管蒂的鼻中隔黏膜瓣进行细致的多层颅底重建是避免术后脑脊液漏的关键。

颅咽管瘤经颅手术的并发症往往发生于肿瘤切除过程中。当肿瘤累及邻近的重要神经血管结构使得切除过程特别困难，尤其是在布满神经和血管的狭窄间隙中操作时。应避免在难以观察的区域（如下丘脑和视交叉下表面）盲目切除肿瘤，以尽量减少损伤这些结构的风险。

19.5　病例分析

19.5.1　病例 1：经颅底和 EEA 入路分期治疗

19 岁女性，表现为进行性头痛和视力下降。MRI 显示一个巨大多囊的颅咽管瘤延伸至鞍上区、大脑纵裂、左外侧裂和视交叉后区至第三脑室并导致阻塞性脑积水（图 19.1a，b）。因为肿瘤包裹

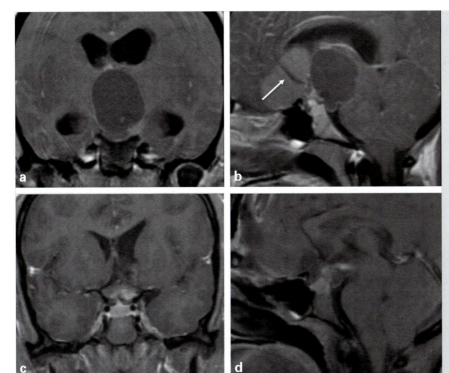

图 19.1（a，b）病例 1 患者术前增强磁共振成像（MRI）显示 1 个巨大多囊的颅咽管瘤位于鞍上和大脑半球之间，同时累及视交叉后第三脑室区域，伴有梗阻性脑积水。肿瘤包裹位于前纵裂内的胼胝体周围动脉（b，白色箭头所指），并包裹左侧大脑中动脉向外侧延伸。（c，d）术后磁共振显示约 95% 的肿瘤被切除。肿瘤仅残留于视交叉后方、下丘脑底面和胼胝体周围动脉表面

胼胝体周围动脉并造成明显的移位，并包裹左侧大脑中动脉向外侧延伸，我们认为，最安全的切除肿瘤的方法是通过额底前纵裂入路，并经终板入路切除视交叉后第三脑室部分肿瘤。在胼胝体周围动脉被包裹的情况下，小心地切除纵裂池内的囊肿（图 19.2a~d）。纵裂内的囊肿几乎被完全切除，留下附着在胼胝体周围动脉的微小残留。视交叉后的囊性病变经终板入路减压切除。但因操作空间异常狭窄，位于下丘脑和视交叉下表面的肿瘤未被切除。

术后 MRI 显示肿瘤切除率达 95% 以上，视交叉减压良好，脑积水消失（图 19.1c，d）。患者视力恢复正常，垂体功能正常。然而，在术后第 3 个月，因视交叉后肿瘤复发并延伸至第三脑室而出现进行性头痛和视力障碍（图 19.3a，b）。通过经鞍结节和蝶骨平台的扩大内镜经鼻入路切除交叉后间隙复发的肿瘤，该入路提供了更好的观察视交叉、下丘脑和第三脑室下表面的视野（图 19.4a~d）。垂体柄被肿瘤挤压变形，无法保留。几乎完全切除肿瘤，仅留下附着在视交叉的下表面的一个密集钙化的残余物（图 19.3c，d）。术后视力恢复正常，给予激素替代治疗。术后患者接受了分次放射治疗，治疗残留在视交叉和胼胝体周围动脉的肿瘤，术后 2 年没有复发。

该病例说明在颅咽管瘤治疗中采用多种手术入路的重要性，最初选择经额底前纵裂入路是因为能够安全分离胼胝体周围动脉和左侧大脑中动脉周围的肿瘤。经终板入路的有限空间导致视交叉后残余肿瘤的复发，然而使用扩大的 EEA 入路能充分解决了这一限制。

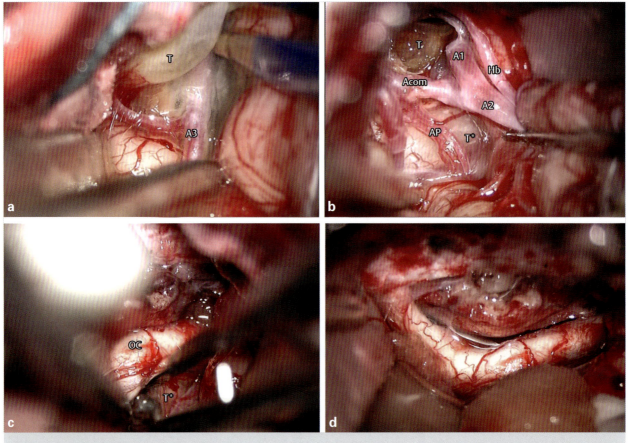

图 19.2 病例 1 患者经颅底前纵裂入路术中照片。（a）纵裂解剖显示囊性肿瘤（T）包裹胼胝体周围动脉 A3 段。（b）肿瘤（T）被仔细地从前交通动脉（Acom）、分支动脉（AP）、A1 段、A2 段和 Heubner 回返动脉（HB）上剥离，其余的视交叉后肿瘤隐藏在终板（T*）后方。（c）打开终板，显露位于视交叉（OC）后方的肿瘤（T*）。（d）视神经和视交叉充分减压后图像

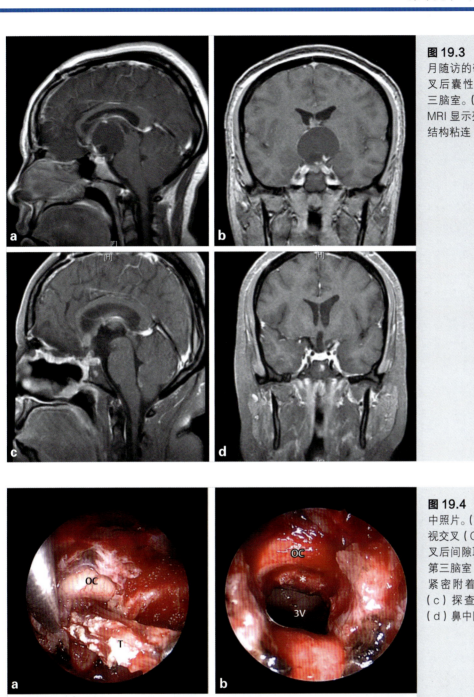

图 19.3　（a，b）病例 1 患者术后 3 个月随访的磁共振成像（MRI）显示视交叉后囊性颅咽管瘤复发，并延伸至第三脑室。（c，d）经鼻内镜术后 3 个月 MRI 显示残余肿瘤明显强化，并与关键结构粘连

图 19.4　病例 1 患者经鼻内镜入路术中照片。（a）囊内减压后将肿瘤（T）自视交叉（OC）的下表面剥离，并从视交叉后间隙取出。（b）肿瘤切除后，可见第三脑室（3V）。残余钙化肿瘤（星号）紧密附着于视交叉（OC）的下表面。（c）探查第三脑室可见双侧室间孔。（d）鼻中隔黏膜瓣（NSF）重建颅底

19.5.2 病例2：EEA治疗巨大复杂颅咽管瘤的局限性及优越性

56岁女性，表现为进行性头痛、精神错乱、记忆力减退和双颞侧视野减退。MRI提示视交叉后间隙内一实性肿块压迫视交叉，并右上方一巨大囊性病变引起显著占位效应（图19.5a~c）。仔细考虑过多种手术入路包括额下前纵裂入路、右眶颧入路、EEA和显微镜+EEA联合入路后，我们认为经EEA入路，并行额叶囊肿减压对视交叉的功能保留最好。如果囊肿壁不能通过内镜入路完全切除，待肿瘤复发后行第二阶段经颅手术治疗。

在手术中，很容易地将肿瘤实性部分从视交叉和下丘脑中剥离下来。垂体柄位于肿瘤底部，解剖结构上得以保留。微小的钙化残余附着于视交叉和前交通动脉的顶部。减压肿瘤囊性部分，但囊肿壁与额叶及前交通动脉粘连紧密，未能完全切除。肿瘤实体部分完全切除，视交叉减压良好，垂体柄保留完好（图19.6a~f）。决定保留垂体柄的原因是，垂体柄在解剖结构上完整，且不可能完整的切除肿瘤。

术后视力恢复正常，垂体功能正常，无须激素替代治疗，无脑脊液漏。随访3个月，MRI显示实体瘤未复发、右额叶囊肿未复张（图19.5d~f）。患者接受了残余肿瘤的放射治疗。术后放疗后随访2年，影像学提示鞍上区强化的残留囊壁及残留肿瘤消失。这个病例说明当肿瘤向上累及并附着在关键结构上时，通过EEA完全切除肿瘤的是存在局限性的。然而我们认为这是一个合理的第一手术选择，因为它可以完全去除视交叉后间隙的实体部分，并保留良好的视觉和内分泌功能。本病例也证明了辅助放射在治疗次全切除后残余肿瘤的有效性。

19.6 结论

有很多种显微外科和内镜手术入路可用于颅咽管瘤的手术切除。虽然每种方法都有其优点和局限性，但基于多个因素的个体化治疗对于确定最佳治疗策略至关重要。传统的显微外科技术和鼻内镜技术对颅咽管瘤手术治疗都很重要。

19.7 对未来研究的建议

由于颅咽管瘤的罕见性以及肿瘤大小、质地和累及范围的变异性，开放和内镜手术治疗颅咽

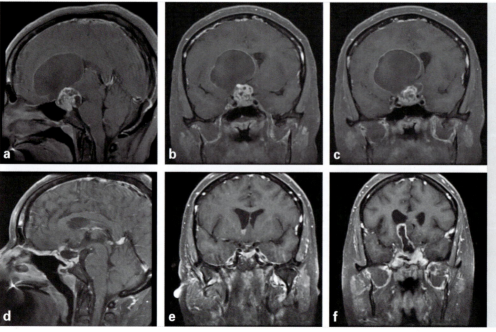

图19.5（a~c）病例2患者术前MRI显示视交叉后实性颅咽管瘤合并巨大右额叶囊性病灶。切除视交叉后区域内的实性部分，囊液引流并囊肿造瘘至鞍上池。（d~f）术后3个月随访MRI显示额叶囊肿塌陷，视交叉减压良好，垂体功能正常，垂体柄保留完好

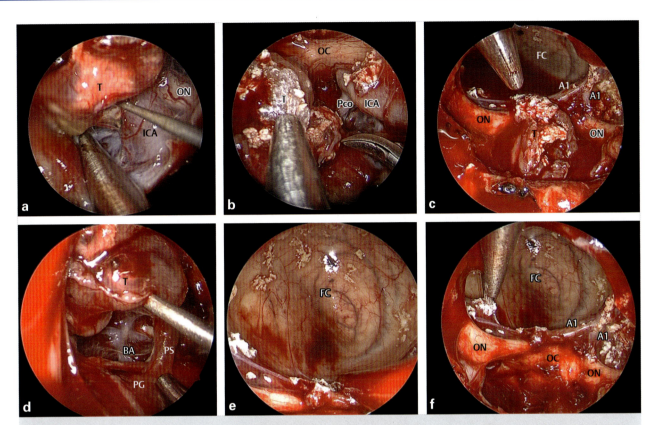

图19.6 病例2患者内镜下经鼻入路切除视交叉后颅咽管瘤合并巨大右额叶囊肿的术中照片。（a，b）左颈内动脉（ICA）、左后交通动脉（Pco）、左视神经（ON）和视交叉（OC）周围肿瘤的囊外剥离术。（c）右侧额叶囊肿（FC）向鞍上池造瘘。肿瘤（T）与视交叉粘连紧密。（d）肿瘤自腺垂体（PG）顶部向上延伸，提示垂体柄（PS）可以被保留。显示基底动脉（BA）和左动眼神经。（e，f）次全切除术后的图像。视交叉减压良好，两个A1段血管上都有残留。额叶囊肿（FC）与额叶脑组织和A1段血管粘连紧密

管瘤间进行一项前瞻性随机临床试验是不可能的。重要的是要继续对这些肿瘤进行长期的影像学和临床随访，并提供具有一致性的随访结果，包括术后视神经功能、内分泌功能、体重指数、生活质量和肿瘤复发率。进一步的研究应包括术后早期放疗在颅咽管瘤次全切除或根治性次全切除中的作用，以及研究确定化疗药物靶点的分子途径。

参考文献

[1] Bunin GR, Surawicz TS, Witman PA, Preston-Martin S, Davis F, Bruner JM. The descriptive epidemiology of craniopharyngioma. J Neurosurg. 1998; 89(4):547–551

[2] Prabhu VC, Brown HG. The pathogenesis of craniopharyngiomas. Childs Nerv Syst. 2005; 21(8–9):622–627

[3] Yaşargil MG, Curcic M, Kis M, Siegenthaler G, Teddy PJ, Roth P. Total removal of craniopharyngiomas. Approaches and long-term results in 144 patients. J Neurosurg. 1990; 73(1):3–11

[4] Van Effenterre R, Boch AL. Craniopharyngioma in adults and children: a study of 122 surgical cases. J Neurosurg. 2002; 97(1):3–11

[5] Hoffman HJ, De Silva M, Humphreys RP, Drake JM, Smith ML, Blaser SI.Aggressive surgical management of craniopharyngiomas in children. J Neurosurg.1992; 76(1):47–52

[6] Fahlbusch R, Honegger J, Paulus W, Huk W, Buchfelder M. Surgical treatment of craniopharyngiomas: experience with 168 patients. J Neurosurg. 1999; 90(2):237–250

[7] Fahlbusch R, Hofmann BM. Surgical management of giant craniopharyngiomas.Acta Neurochir (Wien). 2008; 150(12):1213–1226

[8] Elliott RE, Hsieh K, Hochm T, Belitskaya-Levy I, Wisoff J, Wisoff JH. Efficacy and safety of radical resection of primary and recurrent craniopharyngiomas in 86 children. J Neurosurg Pediatr. 2010; 5(1):30–48

[9] Elliott RE, Wisoff JH. Successful surgical treatment of craniopharyngioma in very young children. J Neurosurg Pediatr. 2009; 3(5):397–406

[10] Elliott RE, Wisoff JH. Surgical management of giant pediatric craniopharyngiomas.J Neurosurg Pediatr. 2010; 6(5):403–416

[11] Dhandapani S, Singh H, Negm HM, et al. Endonasal endoscopic reoperation for residual or recurrent craniopharyngiomas. J Neurosurg. 2017; 126(2):418–430

[12] Gardner PA, Kassam AB, Snyderman CH, et al. Outcomes following endoscopic,expanded endonasal resection of suprasellar craniopharyngiomas: a case series. J Neurosurg. 2008; 109(1):6–16

[13] Gerganov V, Metwali H, Samii A, Fahlbusch R, Samii M. Microsurgical resection of extensive craniopharyngiomas using a frontolateral approach: operative technique and outcome. J Neurosurg. 2014; 120(2):559–570

[14] Liu JK, Sevak IA, Carmel PW, Eloy JA. Microscopic versus endoscopic approaches for craniopharyngiomas: choosing the optimal surgical corridor for maximizing extent of resection and

complication avoidance using a personalized,tailored approach. Neurosurg Focus. 2016; 41(6):E5

[15] Kassam AB, Gardner PA, Snyderman CH, Carrau RL, Mintz AH, Prevedello DM.Expanded endonasal approach, a fully endoscopic transnasal approach for the resection of midline suprasellar craniopharyngiomas: a new classification based on the infundibulum. J Neurosurg. 2008; 108(4):715–728

[16] Pascual JM, Gonzalez-Llanos F, Barrios L, Roda JM.Intraventricular craniopharyngiomas:topographical classification and surgical approach selection based on an extensive overview. Acta Neurochir (Wien). 2004; 146(8):785–802

[17] Pascual JM, Carrasco R, Prieto R, Gonzalez-Llanos F, Alvarez F, Roda JM. Craniopharyngioma classification. J Neurosurg. 2008; 109(6):1180–1182, author reply 1182–1183

[18] Pascual JM, Prieto R, Carrasco R. Infundibulo-tuberal or not strictly intraventricular craniopharyngioma: evidence for a major topographical category.Acta Neurochir (Wien). 2011; 153(12):2403–2425, discussion 2426

[19] Liu JK, Christiano LD, Gupta G, Carmel PW. Surgical nuances for removal of retrochiasmatic craniopharyngiomas via the transbasal subfrontal translamina terminalis approach. Neurosurg Focus. 2010; 28(4):E6

[20] Liu JK, Das K,Weiss MH, Laws ER, Jr, CouldwellWT. The history and evolution of transsphenoidal surgery. J Neurosurg. 2001; 95(6):1083–1096

[21] Samii M, Tatagiba M. Surgical management of craniopharyngiomas: a review.Neurol Med Chir (Tokyo). 1997; 37(2):141–149

[22] Cappabianca P, Cavallo LM. The evolving role of the transsphenoidal route in the management of craniopharyngiomas. World Neurosurg. 2012; 77(2):273–274

[23] Cavallo LM, Cappabianca P. Craniopharyngiomas: infradiaphragmatic and supradiaphragmatic type and their management in modern times. World Neurosurg. 2014; 81(5–6):683–684

[24] Cavallo LM, Frank G, Cappabianca P, et al. The endoscopic endonasal approach for the management of craniopharyngiomas: a series of 103 patients. J Neurosurg.2014; 121(1):100–113

[25] Cavallo LM, Prevedello DM, Solari D, et al. Extended endoscopic endonasal transsphenoidal approach for residual or recurrent craniopharyngiomas. J Neurosurg. 2009; 111(3):578–589

[26] Cavallo LM, Solari D, Esposito F, Villa A, Minniti G, Cappabianca P. The role of the endoscopic endonasal route in the management of craniopharyngiomas.World Neurosurg. 2014; 82(6) Suppl:S32–S40

[27] Gardner PA, Prevedello DM, Kassam AB, Snyderman CH, Carrau RL, Mintz AH.The evolution of the endonasal approach for craniopharyngiomas. J Neurosurg.2008; 108(5):1043–1047

[28] Jane JA, Jr, Kiehna E, Payne SC, Early SV, Laws ER, Jr. Early outcomes of endoscopic transsphenoidal surgery for adult craniopharyngiomas. Neurosurg Focus. 2010; 28(4):E9

[29] Kenning TJ, Beahm DD, Farrell CJ, Schaberg MR, Rosen MR, Evans JJ. Endoscopic endonasal craniopharyngioma resection. J Neurosurg. 2012; 32 Suppl:E5

[30] Komotar RJ, Starke RM, Raper DM, Anand VK, Schwartz TH. Endoscopic endonasal compared with microscopic transsphenoidal and open transcranial resection of craniopharyngiomas.World Neurosurg. 2012; 77(2):329–341

[31] Koutourousiou M, Gardner PA, Fernandez-Miranda JC, Tyler-Kabara EC, Wang EW, Snyderman CH. Endoscopic endonasal surgery for craniopharyngiomas: surgical outcome in 64 patients. J Neurosurg. 2013; 119(5):1194–1207

[32] Leng LZ, Greenfield JP, Souweidane MM, Anand VK, Schwartz TH. Endoscopic, endonasal resection of craniopharyngiomas: analysis of outcome including extent of resection, cerebrospinal fluid leak, return to preoperative productivity,and body mass index. Neurosurgery. 2012; 70(1):110–123, discussion 123–124

[33] Liu JK, Christiano LD, Patel SK, Eloy JA. Surgical nuances for removal of retrochiasmatic craniopharyngioma via the endoscopic endonasal extended transsphenoidal transplanum transtuberculum approach. Neurosurg Focus. 2011;30(4):E14

[34] Liu JK. Modified one-piece extended transbasal approach for translamina terminalis resection of retrochiasmatic third ventricular craniopharyngioma.Neurosurg Focus. 2013; 34(1) Suppl:1

[35] Chamoun R, Couldwell WT. Transcortical-transforaminal microscopic approach for purely intraventricular craniopharyngioma. Neurosurg Focus.2013; 34(1) Suppl:4

[36] Liu JK, Cole CD, Kestle JR, Brockmeyer DL, Walker ML. Cranial base strategies for resection of craniopharyngioma in children. Neurosurg Focus. 2005; 186A:E9

[37] Al-Mefty O, Ayoubi S, Kadri PA. The petrosal approach for the resection of retrochiasmatic craniopharyngiomas. Neurosurgery. 2008; 62(5) Suppl 2:ONS331–ONS335, discussion ONS335–ONS336

[38] Al-Mefty O, Ayoubi S, Kadri PA. The petrosal approach for the total removal of giant retrochiasmatic craniopharyngiomas in children. J Neurosurg. 2007;106(2) Suppl:87–92

[39] Kunihiro N, Goto T, Ishibashi K, Ohata K. Surgical outcomes of the minimum anterior and posterior combined transpetrosal approach for resection of retrochiasmatic craniopharyngiomas with complicated conditions. J Neurosurg.2014; 120(1):1–11

[40] Hakuba A, Nishimura S, Inoue Y. Transpetrosal-transtentorial approach and its application in the therapy of retrochiasmatic craniopharyngiomas. Surg Neurol. 1985; 24(4):405–415

[41] Jane JA, Jr, Prevedello DM, Alden TD, Laws ER, Jr. The transsphenoidal resection of pediatric craniopharyngiomas: a case series. J Neurosurg Pediatr.2010; 5(1):49–60

[42] Couldwell WT, Weiss MH, Rabb C, Liu JK, Apfelbaum RI, Fukushima T. Variations on the standard transsphenoidal approach to the sellar region, with emphasis on the extended approaches and parasellar approaches: surgical experience in 105 cases. Neurosurgery. 2004; 55(3):539–547, discussion 547–550

[43] Nagata T, Watanabe T, Nagatani T, Takeuchi K, Chu J, Wakabayashi T.Fully endoscopic combined transsphenoidal and supraorbital keyhole approach for parasellar lesions. J Neurosurg. 2018; 128(3):685–694

[44] Turel MK, Tsermoulas G, Gonen L, et al. Management and outcome of recurrent adult craniopharyngiomas: an analysis of 42 cases with long-term follow-up. Neurosurg Focus. 2016; 41(6):E11

[45] Strickland BA, Lucas J, Harris B, et al. Identification and repair of intraoperative cerebrospinal fluid leaks in endonasal transsphenoidal pituitary surgery: surgical experience in a series of 1002 patients. J Neurosurg. 2018; 129:425–429

[46] Hadad G, Bassagasteguy L, Carrau RL, et al. A novel reconstructive technique after endoscopic expanded endonasal approaches: vascular pedicle nasoseptal flap. Laryngoscope. 2006; 116(10):1882–1886

[47] Jeswani S, Nuno M, Wu A, et al. Comparative analysis of outcomes following craniotomy and expanded endoscopic endonasal transsphenoidal resection of craniopharyngioma and related tumors: a single-institution study. J Neurosurg.2016; 124(3):627–638

[48] Moussazadeh N, Prabhu V, Bander ED, et al. Endoscopic endonasal versus open transcranial resection of craniopharyngiomas: a case-matched singleinstitution analysis. Neurosurg Focus. 2016; 41(6):E7

[49] Wannemuehler TJ, Rubel KE, Hendricks BK, et al. Outcomes in transcranial microsurgery versus extended endoscopic endonasal approach for primary resection of adult craniopharyngiomas. Neurosurg Focus. 2016; 41(6):E6

[50] Park HR, Kshettry VR, Farrell CJ, et al. Clinical outcome after extended endoscopic endonasal resection of craniopharyngiomas: two-institution experience.World Neurosurg. 2017; 103:465–474

[51] Shi X, Zhou Z, Wu B, et al. Outcome of radical surgical resection for craniopharyngioma with hypothalamic preservation: a single-center retrospective study of 1054 patients.World Neurosurg. 2017; 102:167–180

[52] Patel VS, Thamboo A, Quon J, et al. Outcomes after endoscopic endonasal resection of craniopharyngiomas in the pediatric population. World Neurosurg.2017; 108:6–14

[53] Lauretti L, Legninda Sop FY, Pallini R, Fernandez E, D'Alessandris QG. Neuroendoscopic Treatment of Cystic Craniopharyngiomas: A Case Series with Systematic Review of the Literature.World Neurosurg. 2018; 110:e367–e373

[54] Alalade AF, Ogando-Rivas E, Boatey J, et al. Suprasellar and recurrent pediatric craniopharyngiomas: expanding indications for the extended endoscopic transsphenoidal approach. J Neurosurg Pediatr. 2018; 21(1):72–80

第二十章　颅咽管瘤的分子发病机制及潜在治疗靶点

Douglas A. Hardesty

摘要

　　大量研究阐明造釉细胞型颅咽管瘤（Adamantinomatous Craniopharyngioma，aCp）和乳头型颅咽管瘤（Papillary Craniopharyngioma，pCp）在 DNA 水平上的分子学基础。与大多数良性肿瘤类似，颅咽管瘤的发病机制为单基因突变。尽管临床表现及术中肿瘤大体表现相似，但 aCp 和 pCp 具有完全不同的分子起源。aCp 的 β - 连环蛋白途径中出现异常信号，而 pCp 的驱动突变发生在 BRAF 途径，这些确定的突变类型为颅咽管瘤的靶向治疗创造可能。据报道，此前商业化生产的用于治疗转移性黑色素瘤的 BRAF 抑制剂同样个体化用于治疗那些难以治愈的 pCp，而正式的临床试验正在进行中。aCp 的分子靶向疗法仍没有正式化，但可能在未来几年实现。一旦这些肿瘤的靶向化疗药物被证明是有效的，无疑将改变目前关于手术切除范围和放疗的模式。

　　关键词：β - 连环蛋白，BRAF，化疗，颅咽管瘤，分子生物学，乳头状瘤，发病机制，靶向治疗

20.1 引言

　　颅咽管瘤在组织学上是良性的肿瘤，由于靠近视神经和下丘脑，临床上常伴有恶性预后。这些肿瘤倾向于与邻近的正常结构粘连，特别是在次全切除后经常在随访后期复发或进展。如本章其他作者所讨论的，目前颅咽管瘤的治疗模式包括开放式经颅入路或经鼻内镜手术，有时还包括放射治疗。大多数治疗这种严重疾患的外科医生都会乐意看到新颖的、改进的治疗方式，并认为这对患者还是对外科医生都将是一个福音。

　　颅咽管瘤在组织学上分为造釉细胞型（aCp）和乳头型（pCp）两种亚型，世界卫生组织定义为 I 级良性肿瘤。pCp 大部分只在成人中发现，而 aCp 在儿童和中年人中常见，流行病学分布呈双峰型，在整体人群中 aCp 比 pCp 更为常见。许多病例分析合并了这两种组织学诊断，因为这两种亚型在手术入路、发病率和复发率方面表现出相似的临床特征。尽管这些临床特征上具有很高的相似性，但过去 10 年的分子学研究表明，aCp 和 pCp 显示出迥异的基因突变类型。随着对颅咽管瘤生物学特性的研究，特别是随着对 pCp 生物学特性认识的加深，对传统治疗方式难以有效治疗的分子靶向治疗的报道也越来越多。在本章的剩余部分，我们回顾了有关颅咽管瘤分子生物学的文献，并总结了迄今为止对这些难以治疗的病变进行靶向治疗的临床报告。

20.2 关键研究和证据等级

　　迄今为止，还没有使用分子靶向治疗相关的随机临床试验。本文回顾的临床研究皆由 IV 级证据所构成，因此获得结论时必须谨慎（表 20.1）。尽管在证据水平上没有严格分类，但支持我们对颅咽管瘤分子知识的转化研究的质量相对较高。

20.2.1 颅咽管瘤的驱动基因突变与分子发病机制

　　21 世纪初，首次发表了有关 aCp 中 β - 连环蛋白基因突变（CTNNB1）的正式报告，此研究纳入了 10 组 aCp 和 6 组 pCp 样本。此研究的作者已经证实 aCp 和 pCp 的基因突变位点是不同的，因为他们分析的 pCp 样本中没有一个含有 CTNNB1 突变，但是所有 aCp 样本都含有 CTNNB1 突变，

表 20.1 颅咽管瘤分子靶向治疗的有效证据及关键研究

作者（年份）	研究类型	证据等级	病例数量	重要论点
Sekine 等（2002）	转化科学	不适用	16 例肿瘤	β–连环蛋白（CTNNB1）突变在 aCp 中被发现，而在 pCp 中没有发现
Brastianos 等（2014）	转化科学	不适用	92 例肿瘤	检测全外显子序列证实 aCp 中的 β–连环蛋白（CTNNB1）突变；首次提出 BRAF 突变与 pCp 有关
Brastianos 等（2016）	病例报告	IV 级	1 例病例	首次在人类中使用 BRAF 和 MEK 抑制剂（分别为达布非尼和曲美替尼）治疗进行性 pCp；临床疗效良好
Aylwin 等（2016）	病例报告	IV 级	1 例病例	BRAF 抑制剂（威罗非尼）单药治疗 pCp；患者反应良好，但最终病情恶化
Roque 和 Odia（2017）	病例报告	IV 级	1 例病例	BRAF 和 MEK 抑制剂（分别为达布非尼和曲美替尼）用于治疗进行性 pCp；临床疗效良好

缩写：aCp, Adamantinomatous Craniopharyngioma, 造釉细胞型颅咽管瘤；BRAF, B–Raf Protooncogene, Serine/Threonine Kinase, BRAF 原癌基因，丝氨酸/苏氨酸激酶；MEK, Mitogen–Activated Protein, 丝裂原激活蛋白；pCp, Papillary Craniopharyngioma, 乳头型颅咽管瘤

且表达的 β–连环蛋白在 aCp 中的定位存在明显异常，出现显著的核聚积。Kato 等和 Buslei 等研究强化了 aCp（非 pCp）中 CTNNB1 突变和蛋白质终产物 β–连环蛋白异常核聚集的概念。此外还发现 β–连环蛋白的表达可导致靶基因过度激活和细胞行为异常，例如 aCp 中的细胞迁移。然而对 pCp 的分子发病机制的认识却寥寥无几。

2014 年 Brastianos 等在这些早期报告的基础上发表了具有里程碑意义的文章，阐述了 aCp 和 pCp 之间存在分子差异。这项有影响力的工作是美国和埃及多中心合作的产物。aCp 和 pCp 的全外显子基因组测序显示，几乎所有的 aCp 样本中都有 CTNNB1 突变，并首次报告在几乎所有的 pCp 样本中存在 BRAF 的致病性突变。Brastianos 等研究中 CTNNB1 和 BRAF 突变的互斥性表明，单纯免疫组化可用于区分颅咽管瘤的两种亚型。随后的一项研究表明，CTNNB1 突变的 aCp 中偶尔会出现 BRAF 突变，但 pCp 中不会出现 CTNNB1 突变。其他两项研究表明两种基因突变间存在排他性，正好与 Brastianos 等研究结果相符。这些单基因突变似乎是颅咽管瘤发病的病因，而高级别肿瘤中广泛存在的基因突变，在颅咽管瘤的发病机制中的驱动作用则未见报道。与 aCp 的既往报道相似，颅咽管瘤与其他低度恶性肿瘤和儿童肿瘤并无较大程度的染色体异常。从这些数据中衍生

出的一个令人兴奋的概念即针对 pCp 的靶向药物（未标识用途）治疗，因为 BRAF 抑制剂已经用于治疗 BRAF 突变的转移性黑色素瘤，这些抑制剂在 pCp 的后期临床应用将另行讨论。

颅咽管瘤的后基因组发现时代以来完成的研究进一步阐明除了简单的 CTNNB1 和 BRAF 突变外，aCp 和 pCp 的其他分子发病机制。例如，因 BRAF 突变诱导的经典肿瘤途径 MAPK 和 Sox2+ 干细胞参与了 pCp 的增殖。除 DNA 水平外，aCp 和 pCp 间不同的 DNA 甲基化与传统的组织学亚型完美契合。通过基因芯片表达分析，对 15 例儿童 aCp 的 RNA 转录组进行分析发现许多小分子和抗体抑制剂的高表达分子途径，这有可能成为未来化疗的靶点。

20.2.2 乳头型颅咽管瘤分子靶向治疗的早期报道

在发现异常 BRAF 突变介导的 pCp 时，商业化的 BRAF 抑制剂已经在临床应用。尽管颅咽管瘤的标准的治疗方式仍然是手术切除和/或放射治疗，但在难治性 pCp 患者中使用 BRAF 抑制剂进行挽救治疗符合患者的切身利益。目前为止，还没有针对 pCp 的分子靶向治疗的临床试验甚至病例分析；发表的 3 份病例报告仅仅是世界上 3 个不同中心的单个患者。因此在提出更高水平的证

据之前任何关于安全性和有效性的结论都是暂时性的。然而，在某些难治性 pCp 患者中，使用 BRAF 抑制剂后的显著效果提示我们分子靶向治疗的远大前景。在美国最初发表的 pCp 外显子组测序研究中的 1 名 pCp 患者具有 BRAF V600E 突变，并首次对该患者进行了靶向治疗。该患者既往在很短时间内经历多次手术治疗临床上少见的侵袭型 pCp，并使用 BRAF 抑制剂（Dabrafenib：达布拉芬尼）和具有协同作用的 MEK 途径抑制剂（Trametinib：曲美替尼）进行后续治疗。在初始化疗后 1 个月进行了后续手术切除和辅助放疗后，影像学上（图 20.1）展现了快速且戏剧性的结果：肿瘤明显缩小。在文章发表后 18 个月内肿瘤病变无进展。该团队正在组织一个更大的使用 BRAF-MEK 抑制剂联合治疗 pCp 的临床试验（NCT0324767，ClinicalTria-ls. gov），目前该试验正在招募患者。

英国的一个研究团队报道了使用单一的 BRAF 抑制剂（Vemurafenib，威罗非尼）治疗 1 名临床上具有类似侵袭性的 pCp 患者。在治疗后 3 个月，患者的视力障碍明显缓解且复发的肿瘤明显缩小，但患者因鞍区颅底缺损出现脑脊液漏继发脑膜炎。尽管再次手术治疗，肿瘤还是在随访的第一年复发进展。该报告的患者数量显然不足以得出任何明确的结论，但这可能预示使用 BRAF 和 MEK 抑制剂的联合治疗方案要优于单药治疗。

最后，美国的一个研究团队报道了迄今为止第 3 个采用靶向治疗的患者，该研究小组采用 BRAF-MEK 抑制剂（Dabrafenib，达布非尼；Trametinib，曲美替尼）的联合治疗方案。该患者同样患有难治、侵袭性的 pCp，在临床和影像学上（磁共振成像和 PET）显示出良好的治疗效果，且毒副作用很轻，在靶向药物治疗后 6 个月仍然稳定。

20.2.3 缺乏有效的靶向药物限制造釉细胞型颅咽管瘤的进展

不幸的是，目前仍无法将 pCp 靶向治疗研究的兴起和发展复制到更为常见的 aCp 中。与 pCp 的 BRAF 抑制剂不同，目前为止还没有生产出一种针对 β-连环蛋白的商用抑制剂。通过 Wnt/β-连环蛋白途径的正常细胞信号传导对生命是必不可少的，在多种癌症的临床前模型中不加选择地靶向抑制该途径并不总能带来成功。尽管如此，β-连环蛋白信号传导的下游靶点仍在开发研究中，可能终将应用于 aCp 的治疗并产生疗效。然而这些药物可能提早进入市场，用于治疗更常见、资金更充足的其他癌症类型，并被借来超说明书使用于 aCp 的治疗。

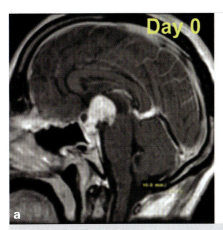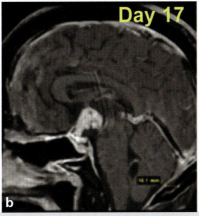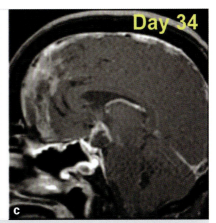

图 20.1 Massachusetts General Hospital 治疗的 39 岁 BRAF V600E 突变的乳头型颅咽管瘤患者的增强磁共振成像。（a）在短时间内多次手术后，MRI 显示实体增强肿瘤复发 / 进展，患者开始靶向化疗（分子治疗第 0 天）。（b）口服 BRAF 抑制剂达布非尼 17 天后，肿瘤体积减小 52%。（c）在加用 MEK 抑制剂（曲美替尼）的达布非尼治疗 14 天后，分子治疗开始后 34 天的 MRI 显示强化的肿瘤最终体积减小了 85%。患者后续进行手术切除，并接受放射治疗，在 18 个月的随访中没有复发

20.3 结论

近 20 年来颅咽管瘤分子发病机制的研究取得了广泛而急需的进展。多个高质量的研究表明，aCp 背后的驱动突变位于 CTNNB1，β – 连环蛋白途径；不太常见的 pCp 是由 BRAF 突变驱动的。使用 BRAF 抑制剂联合或不联合 MEK 抑制剂治疗 pCp 的靶向治疗目前尚处于初级阶段，有一些成功的病例报告和临床试验正在进行中。随着时间的推移和对下游途径的进一步了解，我们希望 aCp 也能通过分子靶向治疗获益。

20.4 对未来研究的建议

持续的基础科学和转化科学工作将更好地揭示颅咽管瘤中 β – 连环蛋白和 BRAF 突变释放的下游效应分子，并解释这些肿瘤在单个组织学亚群中的异质性。在未来几年中，规模更大的临床研究将证明或排除 BRAF/MEK 抑制剂在 pCp 治疗中的应用。最终针对 aCp 的靶向治疗可能实现，但有效和安全的治疗方法尚未出现，充其量仍处于早期临床试验阶段。

参考文献

[1] Koutourousiou M, Gardner PA, Fernandez-Miranda JC, Tyler-Kabara EC, Wang EW, Snyderman CH. Endoscopic endonasal surgery for craniopharyngiomas:surgical outcome in 64 patients. J Neurosurg. 2013; 119(5):1194–1207

[2] Cavallo LM, Frank G, Cappabianca P, et al. The endoscopic endonasal approach for the management of craniopharyngiomas: a series of 103 patients. J Neurosurg.2014; 121(1):100–113

[3] Omay SB, Chen YN, Almeida JP, et al. Do craniopharyngioma molecular signatures correlate with clinical characteristics? J Neurosurg. 2018; 128(5):1473–1478

[4] Sekine S, Shibata T, Kokubu A, et al. Craniopharyngiomas of adamantinomatous type harbor beta-catenin gene mutations. Am J Pathol. 2002; 161(6):1997–2001

[5] Brastianos PK, Taylor-Weiner A, Manley PE, et al. Exome sequencing identifies BRAF mutations in papillary craniopharyngiomas. Nat Genet. 2014; 46(2):161–165

[6] Brastianos PK, Shankar GM, Gill CM, et al. Dramatic response of BRAF V600E mutant papillary craniopharyngioma to targeted therapy. J Natl Cancer Inst.2015; 108(2)

[7] Aylwin SJ, Bodi I, Beaney R. Pronounced response of papillary craniopharyngioma to treatment with vemurafenib, a BRAF inhibitor. Pituitary. 2016; 19(5):544–546

[8] Roque A, Odia Y. BRAF-V600E mutant papillary craniopharyngioma dramatically responds to combination BRAF and MEK inhibitors. CNS Oncol. 2017; 6(2):95–99

[9] Kato K, Nakatani Y, Kanno H, et al. Possible linkage between specific histological structures and aberrant reactivation of the Wnt pathway in adamantinomatous craniopharyngioma. J Pathol. 2004; 203(3):814–821

[10] Buslei R, Nolde M, Hofmann B, et al. Common mutations of beta-catenin in adamantinomatous craniopharyngiomas but not in other tumours originating from the sellar region. Acta Neuropathol. 2005; 109(6):589–597

[11] Holsken A, Buchfelder M, Fahlbusch R, Blumcke I, Buslei R. Tumour cell migration in adamantinomatous craniopharyngiomas is promoted by activated Wnt-signalling. Acta Neuropathol. 2010; 119(5):631–639

[12] Holsken A, Kreutzer J, Hofmann BM, et al. Target gene activation of the Wnt signaling pathway in nuclear beta-catenin accumulating cells of adamantinomatous craniopharyngiomas. Brain Pathol. 2009; 19(3):357–364

[13] Yoshimoto K, Hatae R, Suzuki SO, et al. High-resolution melting and immunohistochemical analysis efficiently detects mutually exclusive genetic alterations of adamantinomatous and papillary craniopharyngiomas.Neuropathology. 2017(Aug):25

[14] Larkin SJ, Preda V, Karavitaki N, Grossman A, Ansorge O. BRAF V600E mutations are characteristic for papillary craniopharyngioma and may coexist with CTNNB1-mutated adamantinomatous craniopharyngioma. Acta Neuropathol.2014; 127(6):927–929

[15] Holsken A, Sill M, Merkle J, et al. Adamantinomatous and papillary craniopharyngiomas are characterized by distinct epigenomic as well as mutational and transcriptomic profiles. Acta Neuropathol Commun. 2016; 4:20

[16] Yoshimoto M, de Toledo SR, da Silva NS, et al. Comparative genomic hybridization analysis of pediatric adamantinomatous craniopharyngiomas and a review of the literature. J Neurosurg. 2004; 101(1) Suppl:85–90

[17] Haston S, Pozzi S, Carreno G, et al. MAPK pathway control of stem cell proliferation and differentiation in the embryonic pituitary provides insights into the pathogenesis of papillary craniopharyngioma. Development. 2017; 144(12):2141–2152

[18] Gump JM, Donson AM, Birks DK, et al. Identification of targets for rational pharmacological therapy in childhood craniopharyngioma. Acta Neuropathol Commun. 2015; 3:30

[19] Martinez-Gutierrez JC, D'Andrea MR, Cahill DP, Santagata S, Barker FG, II,Brastianos PK. Diagnosis and management of craniopharyngiomas in the era of genomics and targeted therapy. Neurosurg Focus. 2016; 41(6):E2

[20] Zhang X, Hao J. Development of anticancer agents targeting the Wnt/β-catenin signaling. Am J Cancer Res. 2015; 5(8):2344–2360

[21] Tai D,Wells K, Arcaroli J, et al. Targeting the WNT signaling pathway in cancer therapeutics. Oncologist. 2015; 20(10):1189–1198

[22] Zhan T, Rindtorff N, Boutros M. Wnt signaling in cancer. Oncogene. 2017; 36(11):1461–1473

[23] Kahn M. Can we safely target the WNT pathway? Nat Rev Drug Discov. 2014;13(7):513–532

[24] Kim YM, Kahn M. The role of the Wnt signaling pathway in cancer stem cells: prospects for drug development. Res Rep Biochem. 2014; 4:1–12

[25] Apps JR, Martinez-Barbera JP. Molecular pathology of adamantinomatous craniopharyngioma:review and opportunities for practice. Neurosurg Focus.2016; 41(6):E4

第五部分
Rathke 囊肿和其他鞍状病变

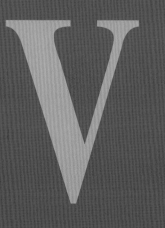

第二十一章　切除与囊肿开窗术：Rathke 囊肿的最佳治疗方法

Michelle Lin, Gabriel Zada

摘要

Rathke 囊肿（Rathke Cleft Cysts，RCC）是发生于鞍区的良性上皮细胞病变。这些囊肿患者常伴有头痛、视野缺损和内分泌异常等特点。对于出现 RCC 症状的患者，手术减压可以减轻头痛和视野缺损。虽然外科手术是治疗有症状患者的主要方法，但早期手术干预的目标仍存在一定的差异和争议。尽管 RCC 是良性的，但手术开窗和引流术后的复发率还是相当高的。如果囊肿和垂体粘连紧密，试图完全切除囊壁时，术后患者可能有内分泌功能障碍的风险。因此，手术目标必须平衡复发风险和减少医源性内分泌疾病或其他手术并发症（包括脑脊液漏）的发生。更广泛的 RCC 壁切除是否能减少复发，这是一个问题，某些机构观察到，与次全切除或囊肿开窗引流减压术相比，全切除后的复发率有所下降。其他作者报告称，在更积极的切除术后复发率没有差异。尽管还存在一些争论，但有可靠的证据表明，完全切除 Rathke 囊肿会导致较高的术后内分泌疾病发生率，尤其是永久性尿崩症。在儿童患者或那些没有术前内分泌疾病的患者，不可接受的术后内分泌疾病的风险可能会促使外科医生选择开窗手术，特别是第一次手术。无论手术切除的程度如何，所有患者术后都应谨慎监测内分泌病和延迟囊肿复发。

关键词：Rathke 囊肿，手术治疗，手术目的，囊肿开窗术，头痛

21.1 引言

Rathke 囊肿（RCC）是一种良性上皮细胞性囊肿，最常见于垂体的中间部。组织病理学显示纤毛状立方上皮，提示这些病变可能来自外胚层，

RCC 被认为是起源于 Rathke 囊的残留物，它是胚胎口咽部和间脑之间的交叉点。在影像学上，RCC 常表现为鞍区和 / 或鞍上间隙的非增强均匀扩张，无海绵窦侵犯（图 21.1）。尸检的患病率为 11.3%，这些病变通常是偶然发现的。然而，患有这些病变的患者可能会出现头痛、继发于视神经系统肿块影响的视野缺陷和内分泌疾病。

有症状患者的一线治疗是微创手术减压，关于 RCC 治疗的主要争议之一是囊肿壁切除的最佳范围。虽然 RCC 是良性上皮增生，但已知有相当一部分复发，作者报告的复发率高达 31%，通常很大程度上取决于随访时间。在组织病理学分析中，RCC 复发率的增加与囊壁中以鳞状上皮化生为特征的特定亚型有关。目前有一些讨论是关于应采用何种手术目标和策略来努力实现对症状的持久效果和尽量减少复发的危险。虽然一些医生提倡全切除（Gross Total Resections，GTR），但另一些医生则支持更为保守的囊肿开窗术 / 囊袋化和引流术，包括或不包括最大安全的囊肿壁切除术。在本章中，我们将回顾目前关于 RCC 手术治疗的文献，重点是积极切除与开窗和引流。

21.2 重点研究综述

21.2.1 重点研究及证据质量

如前所述，RCC 术后有明显的复发风险。由于这种复发的风险，大多数外科医生以前尝试过完整的囊壁切除术，他们认为切除囊壁可以减少液体的产生和积聚，减少复发的可能性。现在有文献表明，扩大切除范围在降低复发率方面没有明显的获益。在迄今为止评估 RCC 的最大的外科系列中，Aho 等报告称，接受 GTR 的患者与仅

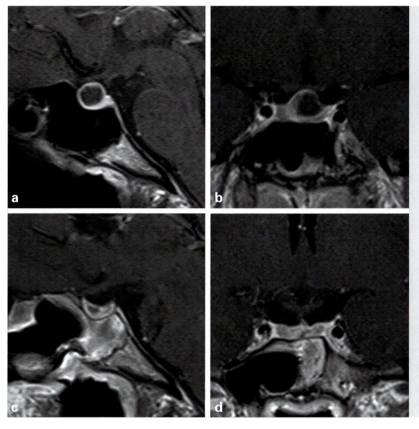

图 21.1　鞍区 MRI，Rathke 囊肿，患者表现为头痛和溢乳症状。（a）矢状面和（b）冠状面 T1 加权薄层 MRI。影像显示一个 10mm×9mm 的囊状结构，伴有鞍上延伸和视神经受压。开窗术及囊壁活检术后 3 个月影像学显示囊肿完全消失。（c）矢状面和（d）冠状面 T1 加权薄层 MRI

接受减压的患者之间的复发率没有差异。同样，Higgins 等和 Wait 等发现囊壁切除术后的复发率与囊肿开窗术无差异。

　　然而，有证据对这些发现提出了质疑。Kim 等发现单纯行开窗引流术的患者复发率增加（$P=0.012$）。同样，在 62 例患者中，Benveniste 等发现减压患者 RCC 复发率（18.5%）高于行囊壁切除术患者（0），但无统计学意义（$P=0.317$）。Laws 和 Kanter 考虑到在他们的中心接受根治性囊壁切除术的患者复发率有 2 倍的下降，他们也主张尽可能尝试囊壁切除术。

　　尽管对于切除范围和复发率之间的关系缺乏明确的共识，但有可靠的文献表明，在更积极的囊壁切除术后，术后并发症的发生率增加。此外，研究机构已经报告在尝试 GTR 后发生不可接受的术后内分泌疾病的高风险。由于囊性囊肿壁靠近垂体后叶，文献报道 GTR 术后永久性尿崩症（Diabetes Insipidus，DI）的发生率高达 50%。在 2005 年，Aho 等报告了在侵袭性切除术后 42% 的永久 DI 发

生率，随着手术目标的改变，包括囊壁和蛛网膜剥离的减少，这一比率下降到 9%。尽管这种方法不太积极，但 97% 的患者在术后薄层（2~3mm）磁共振图像上发现囊肿囊膜缺失。在另一组 61 例病例中，Higgins 等报道了术后并发症发生率的增加（$P=0.03$），包括 DI、脑脊液（Cerebrospinal Fluid，CSF）漏、视力恶化、GTR 术后出血（与减压术相比）。在他们的系列手术中，减压包括囊肿壁次全切除或囊肿开窗术，并伴有囊壁活检。

　　随后，多个机构采取了更为保守的治疗理念，外科医生主要进行囊肿开窗引流术，同时进行囊壁活检或次全切除。上述系列中，Fukui 等最近报道了开窗术后 5~87 个月随访期内复发率为 0，这表明切除的范围可能与复发的风险无关。

　　由于缺乏更积极的手术减少 RCC 复发率的确切证据，并且有明确证据表明接受更积极的手术的患者术后内分泌疾病的发生率增加，囊肿开窗术似乎是首选和推荐的一线手术目标。

　　考虑到有症状的 RCC 复发需要再次手术并非

没有风险，一些外科医生已经提出了替代技术，以减少囊肿开窗时的复发风险。一些作者主张将 RCC 有袋化至蛛网膜下腔。然而，这项技术必须侵犯蛛网膜间隙，因此考虑到脑脊液漏的风险，不建议常规使用。其他外科医生曾尝试将酒精注射到囊肿中，以化学方法烧灼囊肿壁的立方细胞和杯状细胞。虽然这种做法在一些机构继续根据轶事证据进行，但酒精滴注在减少复发方面的效果仍然没有得到证实。据报道，使用自体脂肪移植物和蝶鞍填塞进行脑脊液漏修补也与囊肿复发率的增加有关（$P < 0.001$）。因此，在 2010 年，Wait 等报道了一种机构选择，即尽量减少积极的切除，以避免脑脊液漏的发生，从而允许外科医生放弃鞍底填塞，以便持续引流至蝶窦。无论手术技术如何，为确保早期发现复发，所有患者均应长期随访，进行连续的磁共振成像（MRI）检查（表 21.1）。

21.2.2 作者和机构偏见

在我们的家乡机构，University of Southern California，所有初次手术的患者都要进行囊肿开窗术，包括囊壁活检和前壁次全切除（如可能）。洛杉矶儿童医院（Children's Hospital Los Angeles，CHLA）对儿童患者采用了相同的保守手术理念，在这些患者中，医源性内分泌疾病的临床后遗症风险太高，无法超过根治性囊肿切除术可能带来的益处。

这一策略与 University of Virginia Health Science Center 形成了鲜明的对比。在那里，如果外科医生

认为可以在不损伤周围结构的情况下完成手术，就会进行彻底的切除。同样地，如果术中发现囊壁与周围脑垂体或垂体柄粘连，Barrow Neurological Institute 也不会尝试积极切除。此外，若没有观察到脑脊液漏，则不填实蝶鞍底，以便继续向蝶窦引流。在我们的机构，对于复发的 RCC，采取更积极和完整的 RCC 壁切除术，通常采用扩大的内镜方法和复杂的颅底重建，通常包括带蒂鼻中隔黏膜瓣和使用阔筋膜和 / 或脂肪自体移植。

21.3 病例

一例 33 岁男性患者，表现为 RCC 继发的性腺功能减退和易疲劳。患者经蝶窦囊肿开窗术成功，症状改善。此后的 15 年里，他一直接受临床检查和薄层磁共振成像（Thin-Section MRI）的随访。尽管囊肿在 MRI 上复发（图 21.2a~d），但由于囊肿稳定且无症状，无须额外手术。因此，认识到复发不一定转化为再手术的需求是至关重要的。

相比之下，一例 54 岁的女性患者，1 年前在别的医院行鞍上囊肿开窗术，导致了进行性的视野缺损（图 21.3a，b）。她随后在我们的中心通过内镜扩大经鞍结节入路进行治疗。然而，由于患者初次手术后出现明显的术后粘连，手术受到限制。因此，随后采用右侧眶上 / 额下开颅术到达囊肿，以确保成功和安全地开窗（图 21.3c，d）。不幸的是，患者的视力逐渐恶化，在上述治疗后 3

表 21.1 RCC 最佳切除范围的关键研究

证据等级	研究者	患者数量	总计比解压 [a]	酒精滴注法 [b]	脂肪和筋膜包裹 [c]	并发症发生率 [d]
Ⅲ	Aho 等	118	不（$P=0.473$）	不适用	是（$P < 0.001$）	是
Ⅲ	Benveniste 等	62	是（$P=0.317$）	不（$P=1.000$）	不（$P=0.608$）	是（$P=0.033$）
Ⅲ	Higgins 等	61	不（$P=0.36$）	不适用	不适用	是（$P=0.03$）
Ⅲ	Kim 等	53	是（$P=0.012$）	不适用	不适用	不适用
Ⅳ	Lillehei 等	82	不适用	不（$P=0.2$）	不适用	不适用
Ⅲ	Wait 等	73	不（$P=1.000$）	不适用	不适用	不（$P=1.000$）
Ⅴ	Laws 等	不适用	是	不适用	不适用	是

[a]：手术切除与减压术后复发率有显著差异
[b]：在囊肿床内发现酒精灌注后复发率的差异
[c]：脂肪或筋膜填塞术后复发率的差异
[d]：全切除与次全切除或减压术后并发症发生率的差异

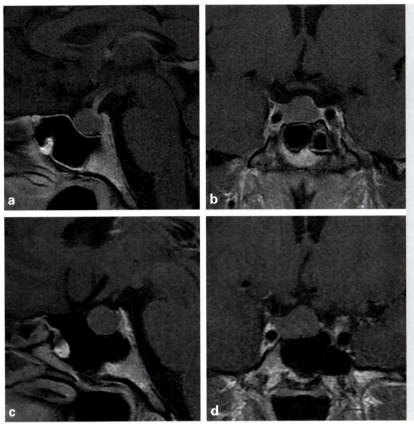

图 21.2　Rathke 囊肿初次手术后 14 年的 MRI 显示无症状影像学复发。1 个 13mm×10mm×13mm 的囊肿，可见蝶鞍扩大。(a) 矢状面和 (b) 冠状面 T1 加权薄层 MRI。无明显视交叉受压，临床无明显改变。1 年后影像学随访：(c) 矢状面和 (d) 冠状面 T1 加权薄层 MRI 证实了占位的稳定性，囊肿外观和大小没有变化

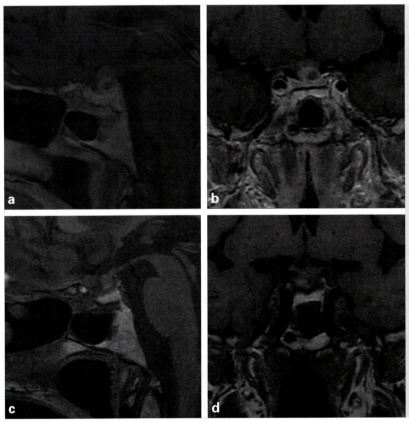

图 21.3　1 例复发性 Rathke 囊肿患者，曾在其他医院接受治疗。1 个 15mm×10mm×13mm 的复杂囊肿，鞍上延伸，周围强化。(a) 矢状面和 (b) 冠状面 T1 加权薄层 MRI。囊肿在眶上切除术后 6 个月 MRI（术中粘连明显，手术受限），(c) 矢状面和 (d) 冠状面 T1 加权薄层 MRI

年在我们的机构随访被发现有多重复发性RCC。鉴于此恶性肿瘤的非典型侵袭性和复发性,再次行右额眶上开颅次全切术。患者继续接受随访,到目前为止,症状稳定,无复发。因此,尽管我们的机构偏向于囊肿开窗术,对于复杂的、多次复发的、非典型侵袭性的RCC患者,外科医生应考虑在可能的情况下尝试分次或全部切除囊肿,以尽量减少此类患者再次手术的需要。

21.4 结论

对于RCC复发风险中切除程度的贡献有不同的观点。对于大多数初次手术的患者,囊壁活检或次全切除囊肿开窗术是足够的,并提供持久的改善。保守的手术目标可以显著降低术后内分泌疾病(如DI)和包括脑脊液漏在内的手术并发症的风险。对于有症状复发的患者,再次的手术会带来显著的累加风险。然而,无论选择何种手术方式,只要进行明智的放射学和临床随访,复发的发病率都可以得到缓解。

21.5 对未来研究的建议

近几十年来,我们对RCC手术治疗的理解有了相当大的进步。然而,由于复发的定义没有标准化,各研究的随访时间也不一致,因此这些病灶的长期随访的良好数据仍有限。酒精灼烧的疗效仍未得到充分的研究。同样,持续引流至蝶窦的益处也没有得到充分的探索或理解。未来的研究旨在检查一些拟议的手术操作及其对复发的影响,这将进一步加深我们的理解,并可能有助于改善患者的预后。

参考文献

[1] Harrison MJ, Morgello S, Post KD. Epithelial cystic lesions of the sellar and parasellar region: a continuum of ectodermal derivatives? J Neurosurg. 1994; 80(6):1018–1025
[2] Teramoto A, Hirakawa K, Sanno N, Osamura Y. Incidental pituitary lesions in 1,000 unselected autopsy specimens. Radiology. 1994; 193(1):161–164
[3] Aho CJ, Liu C, Zelman V, Couldwell WT, Weiss MH. Surgical outcomes in 118 patients with Rathke cleft cysts. J Neurosurg. 2005; 102(2):189–193
[4] Fukui I, Hayashi Y, Kita D, et al. Significant improvement in chronic persistent headaches caused by small Rathke cleft cysts after transsphenoidal surgery. World Neurosurg. 2017; 99:362–368
[5] Benveniste RJ, King WA, Walsh J, Lee JS, Naidich TP, Post KD. Surgery for Rathke cleft cysts: technical considerations and outcomes. J Neurosurg. 2004; 101(4):577–584
[6] el-Mahdy W, Powell M. Transsphenoidal management of 28 symptomatic Rathke cleft cysts, with special reference to visual and hormonal recovery. Neurosurgery. 1998; 42(1):7–16, discussion 16–17
[7] Kasperbauer JL, Orvidas LJ, Atkinson JL, Abboud CF. Rathke cleft cyst: diagnostic and therapeutic considerations. Laryngoscope. 2002; 112(10):1836–1839
[8] Fager CA, Carter H. Intrasellar epithelial cysts. J Neurosurg. 1966; 24(1):77–81
[9] Kim JE, Kim JH, Kim OL, et al. Surgical treatment of symptomatic Rathke cleft cysts: clinical features and results with special attention to recurrence. J Neurosurg. 2004; 100(1):33–40
[10] Higgins DM, Van Gompel JJ, Nippoldt TB, Meyer FB. Symptomatic Rathke cleft cysts: extent of resection and surgical complications. Neurosurg Focus. 2011; 31(1):E2
[11] Lillehei KO, Widdel L, Astete CA, Wierman ME, Kleinschmidt-DeMasters BK, Kerr JM. Transsphenoidal resection of 82 Rathke cleft cysts: limited value of alcohol cauterization in reducing recurrence rates. J Neurosurg. 2011; 114(2): 310–317
[12] Wait SD, Garrett MP, Little AS, Killory BD, White WL. Endocrinopathy, vision, headache, and recurrence after transsphenoidal surgery for Rathke cleft cysts. Neurosurgery. 2010; 67(3):837–843, discussion 843
[13] Laws ER, Kanter AS. Rathke cleft cysts. J Neurosurg. 2004; 101(4):571–572, discussion 572
[14] Mendelson ZS, Husain Q, Elmoursi S, Svider PF, Eloy JA, Liu JK. Rathke cleft cyst recurrence after transsphenoidal surgery: a meta-analysis of 1151 cases. J Clin Neurosci. 2014; 21(3):378–385
[15] Oyama N, Tahara S, Oyama K, Ishii Y, Teramoto A. Assessment of pre- and postoperative endocrine function in 94 patients with Rathke cleft cyst. Endocr J. 2013; 60(2):207–213
[16] Mukherjee JJ, Islam N, Kaltsas G, et al. Clinical, radiological and pathological features of patients with Rathke cleft cysts: tumors that may recur. J Clin Endocrinol Metab. 1997; 82(7):2357–2362
[17] Madhok R, Prevedello DM, Gardner P, Carrau RL, Snyderman CH, Kassam AB. Endoscopic endonasal resection of Rathke cleft cysts: clinical outcomes and surgical nuances. J Neurosurg. 2010; 112(6):1333–1339
[18] Kim E. Symptomatic Rathke cleft cyst: clinical features and surgical outcomes. World Neurosurg. 2012; 78(5):527–534
[19] Ross DA, Norman D, Wilson CB. Radiologic characteristics and results of surgical management of Rathke cysts in 43 patients. Neurosurgery. 1992; 30(2):173–178, discussion 178–179
[20] Xie T, Hu F, Yu Y, Gu Y, Wang X, Zhang X. Endoscopic endonasal resection of symptomatic Rathke cleft cysts. J Clin Neurosci. 2011; 18(6):760–762
[21] Zada G, Ditty B, McNatt SA, McComb JG, Krieger MD. Surgical treatment of Rathke cleft cysts in children. Neurosurgery. 2009; 64(6):1132–1137, author reply 1037–1038
[22] Frank G, Sciarretta V, Mazzatenta D, Farneti G, Modugno GC, Pasquini E. Transsphenoidal endoscopic approach in the treatment of Rathke cleft cyst. Neurosurgery. 2005; 56(1):124–128, discussion 129
[23] Marcincin RP, Gennarelli TA. Recurrence of symptomatic pituitary cysts following transsphenoidal drainage. Surg Neurol. 1982; 18(6):448–451
[24] Ogawa Y, Watanabe M, Tominaga T. Prognostic factors of operated Rathke cleft cysts with special reference to re-accumulation and recommended surgical strategy. Acta Neurochir (Wien). 2011; 153(12):2427–2433, discussion 2433
[25] Han SJ, Rolston JD, Jahangiri A, Aghi MK. Rathke cleft cysts: review of natural history and surgical outcomes. J Neurooncol. 2014; 117(2):197–203
[26] Shin JL, Asa SL, Woodhouse LJ, Smyth HS, Ezzat S. Cystic lesions of the pituitary: clinicopathological features distinguishing craniopharyngioma, Rathke cleft cyst, and arachnoid cyst. J Clin Endocrinol Metab. 1999; 84(11):3972–3982

第二十二章　Rathke 囊肿患者的头痛

Justin L. Hoskin, Kevin C. J. Yuen, Kerry L. Knievel

摘要

　　本章将讨论鞍区 Rathke 囊肿患者的头痛的病理生理学、临床背景、目前的治疗方法以及医疗保健专业人员治疗鞍区 Rathke 囊肿的相关影响因素等。我们探讨在已知囊肿大小、位置和影像学表现的背景下出现头痛的预期频率、部位和严重程度。评估颅底手术的现有资料和术后头痛的解决方法，并讨论了囊肿手术后复发的风险。最后，我们将讨论进一步的随机对照研究的必要性和鞍区 Rathke 囊肿头痛患者治疗的未来。

　　关键词：头痛，垂体，鞍区 Rathke 囊肿，复发，治疗方法。

22.1　引言

　　Rathke 囊肿（RCC）是一种良性的鞍内上皮细胞性囊肿。当 Rathke 囊的胚胎裂隙，即口腔外胚层的背部内陷，无法退化时，就会出现这种囊性病变。其他有关 RCC 发病机制的理论认为，RCC 的起源细胞来自神经上皮细胞、内胚层细胞或化生的垂体前叶细胞。囊肿的上皮细胞可能包括纤毛细胞和杯状细胞，因此可能含有不同黏度的黏液物质。无论其起源如何，RCC 都是一种常见病，占总人口的 2%~26%。这些囊肿通常是在无症状的患者在磁共振成像（MRI）（图 22.1）、计算机断层扫描或者在其死后尸检中偶然发现的。

　　通常情况下，RCC 在临床上是非症状性的。据报道，RCC 在所有年龄段均有发生，平均发病年龄在 40~50 岁之间，女性居多。据估计，只有 5.4% 的 RCC 大小将会逐渐增大，而其余会保持不变或随着时间的推移渐渐缩小。尽管这些囊肿的自发缩小退化的报道很少，在无症状时保守治疗和随访观察是较合理的治疗方法。一项小型研究发现，保守治疗的患者 100%（*n*=9）随着时间的推移会自发退化。然而，RCC 在一些患者中可能持续存在，一些囊肿甚至会增大到导致严重的、医学上难以解决的头痛。

　　目前存在争议的是如果 RCC 的唯一的临床表现是头痛，是否需要对其进行手术干预（表 22.1）。同样值得商榷的是，头痛是否与 RCC 的大小、RCC 的内容物类型、病变部位和其在 MRI 上的表现有关。

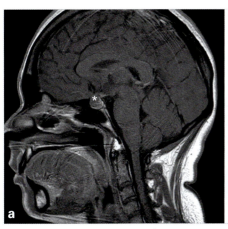
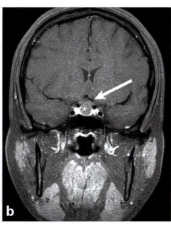

图 22.1　鞍区 Rathke 囊肿矢状面（a）和冠状面（b）磁共振图像对比，在这例病例中，脑垂体向下移位。囊肿已接触视交叉（箭头位置）

表 22.1 鞍区 Rathke 囊肿头痛手术切除前后的证据总结

作者（年份）	研究类型	证据等级	患者数量	RCC 大小	注释
Voelker 等（1991）	病例分析	IV	155［137（88%）手术治疗］；60（39%）开颅手术；59（38%）蝶窦入路	—	72 例（49%）出现头痛；术后信息有限，15 例患者头痛"缓解"，2 例患者头痛"改善"，0 例患者报告头痛"没有变化"或"恶化"
Shin 等（1999）	病例分析	IV	26	16.3 ± 1.2mm	术前头痛 17 例（65%）；82% 的患者头痛缓解，12% 的患者没有变化
Benveniste 等（2004）	病例分析	IV	62［56（90%）蝶窦囊肿减压和活检；6（10%）囊肿开窗术］	1.63 ± 1.68mL（0.06~5.5lmL）	44 例（71%）出现头痛；术后头痛 23 例（52%）得到缓解，17 例（39%）得到改善，2 例（4.5%）不变，2 例（4.5%）状态待定
Kim 等（2004）	病例分析	IV	53［（100%）手术治疗］	17.0mm；SD：N/A	术前头痛 43 例（81%）；40 例（93%）症状有所改善
Nishioka 等（2006）	病例分析	IV	37［27（73%）手术治疗］	17.9 ± 7.6mm（10~38mm）	18 例（49%）术前出现头痛；15 例患者行蝶窦入路手术，15 例（80%）中有 12 例术后头痛有所改善
Nishioka 等（2006）	病例分析	IV	46［33（72%）手术治疗］	10~38mm（17.9 ± 7.6mm）	27 例（59%）出现头痛（23）［85%］有非脉动性头痛，11 例（41%）突然发作性头痛；术后 21 例中有 17 例（81%）头痛有所改善
Raper 和 Besser（2009）	病例分析	IV	12	6~20mm（75%）> 10mm；SD：N/A	8 例（67%）出现头痛；术后数据：N/A
Amhaz 等（2010）	病例分析	IV	9（未治疗）	—	7 例（78%）出现头痛；5 例（56%）有症状减轻
Kim（2012）	病例分析	IV	40［33（83%）经蝶窦入路手术］	19.6mm；SD：N/A（18~43mm）	30 例（75%）出现头痛；23 例（77%）术后头痛得到改善或解决
Oyama 等（2013）	病例分析	IV	94［91（97%）经蝶窦入路手术］	—	36 例（38%）出现头痛；术后数据：N/A
Mendelson 等（2014）	META 分析	IV	1,151（96% 经蝶窦入路手术）	14.9mm SD：N/A	55% 出现头痛（例数：N/A）；术后数据：N/A
Chotai 等（2015）	病例分析	IV	87［（100%）手术治疗］	2.4 ± 0.9mL（0.36~4.9mL）	术前头痛 66 例（76%）；术后头痛的改善程度在除去鞍内囊肿后高达 92%，在除去鞍上囊肿后为 66%
Cote 等（2015）	病例分析	IV	23［（100%）经蝶窦入路手术］	20（87%）> 1cm；均值：N/A	19 例（83%）出现头痛；12 例（52%）术后头痛
Fukui 等（2017）	病例分析	IV	13［（100%）经蝶窦入路手术］	7.0 ± 1.8mm	13 例（100%）出现疼痛；平均 HIT6 评分：术前 63.9：术后 37.2

缩写：HIT，Headache Impact Tes，头痛冲击试验；N/A，Not Available，未获得；RCC，Rathke Cleft Cyst，Rathke 囊肿；SD，Standard Deviation，标准差

22.2 临床表现

RCC 最常见的症状包括头痛、内分泌疾病和视力障碍。不常见的症状和表现包括垂体卒中、垂体炎、无菌性脑膜炎、囊内脓肿、蝶窦炎和空泡蝶鞍综合征。目前为止，RCC 患者最常见的症状是头痛，据估计有 44%~81% 的患者受到头痛的影响。多达 35%~40% 的 RCC 患者的唯一症状是头痛。然而，头痛也可能与其他临床表现有关，包括视觉障碍、垂体功能减退、高泌乳素血症和尿崩症。患者头痛持续时间各不相同，目前的数据有限，Benveniste 等发现头痛的平均持续时间为 12.0 ± 25.2 个月（范围：1 周至 12 年）。相比之下，Fukui 等发现，从头痛开始到 RCC 患者被诊断之间的平均时间则要长得多（41.8 个月）。此外，患者的头痛表现也可能不同，但它通常被描述为双额或额颞部、进行性、搏动性疼痛，并伴有眶后疼痛。Nishioka 等发现，在 27 例

头痛患者中，85% 的患者出现非搏动性头痛。部分研究者试图确定头痛是持续的、慢性的还是间歇性的，但其结果混杂的。在 Nishioka 等对 46 例 RCC 患者的回顾性研究中，患者表现的头痛大部分为非搏动性、双侧额部的疼痛。他们的特征与垂体腺瘤患者表现的头痛特征相似，而且头痛与其他症状无关，包括垂体功能减退的严重程度。Nishioka 等还发现，约 40% 的患者表现为突发性头痛，类似于垂体卒中和急性窦性头痛。目前为止，16%~43% 的头痛患者表示为阵发性头痛。

术后比较显示，RCC 患者中突然发作性头痛似乎比慢性头痛患者症状改善得多。因此，阵发性头痛患者可以考虑作为手术候选人。患者的慢性头痛在手术后可能没有得到充分改善，并且有极个别发表的文献表示，RCC 患者头痛在手术后实际上会进一步恶化。考虑到慢性和阵发性头痛的高发病率（分别为 1%~2% 和 11%~15%），很难证明与其因果关系，因为 RCC 可能在常规的头痛评估过程中偶然发现的。然而，在 Cote 等最近对 43 例患者的回顾性分析中发现，如果仔细选择患者，经蝶入路 RCC 手术可能有降低头痛频率和头痛严重程度的潜能。

22.3 Rathke 囊肿相关性头痛的病理生理学

突然发作性头痛的机制仍不清楚，这种类型的头痛可能由梗死、出血或囊肿内容物的渗出引起。RCC 引起的鞍内压力升高也有可能导致头痛的发生，故 RCC 的大小与头痛之间存在普遍的相关性。然而，头痛的存在与 RCC 的大小无关，因为在 T1WI 表现为高信号和等信号的 RCC 患者比在 MRI 上低信号的 RCC 患者更容易观察到头痛，这表明较高的蛋白质含量可能是导致头痛的原因之一。

另一种可能性是 RCC 的病理生理学与垂体腺瘤相似。垂体腺瘤患者的头痛可能是由肿瘤的鞍上延伸引起的鞍膈牵拉和移位引起的。此外，垂体腺瘤的患者受到腺瘤对疼痛相对敏感结构的刺激，包括海绵窦、硬膜动脉、颈内动脉和蝶鞍三叉神经的第一分支等。

囊肿的压迫和占位是头痛的病因，另外囊肿内的黏液物质也可能导致头痛的原因之一。黏液是组织的强刺激剂，可引起异物的炎症反应，进而导致垂体腺的破坏，导致通常不可逆的垂体功能减退。无菌性脑膜炎也可能是由于囊性内容物破裂进入蛛网膜下腔或炎症向周围组织的延伸的结果。相反，突然发作性头痛以前被认为是由囊肿内出血引起的，类似于垂体卒中。

22.4 大小差异

病理检查中发现，囊肿的大小从 2mm 到 40mm 不等，平均大小为 17mm。大多数囊肿是偶然发现的，大部分直径小于 20mm，只有 18% 的囊肿直径大于 20mm。有报道称，有慢性头痛的患者更倾向于直径小于 10mm 的小 RCC。到目前为止，对于头痛的和囊肿的大小还没有明确的结论。

22.5 位置差异

一项对 155 例症状性的 RCC 患者的回顾性研究报道，71% 的患者囊肿位于鞍内和鞍上，80% 的患者囊肿显著增大。更近期的 Meta 分析发现，52% 的 RCC 为鞍内向鞍上延伸，鞍上囊肿 42% 为鞍内所延伸，6% 为纯鞍上生长。囊肿的增大可能是由于囊肿内容物的分泌和再吸收之间的不平衡。虽然一些证据表明囊肿的位置可能在视觉障碍或高泌乳素血症的发展中发挥作用，但解剖位置似乎在头痛的发展中并没有发挥显著作用。术后头痛的改善程度在除去鞍内囊肿后高达 92%，在除去鞍上囊肿后为 66%。

22.6 MRI 表现

一些研究完善了 RCC 的 MRI 检查，因为它们可能决定治疗方式和与术后的预后有关。很少有研究涉及头痛症状和特定的 MRI 征象的联系。Nishioka 等发现，相比 MRI T1 加权中囊肿呈低强度的患者，头痛在其呈高信号和等信号患者中更常见。且这些患者常把他们的头痛描述为阵发性的。其他研究发现，MRI 的信号强度变化差异，与囊液中的蛋白、胆固醇和黏多糖浓度有关。一般来说，RCC 的 MRI 特征是可变的，但是迄今为止，在囊肿内容物、组织学特征和术后结果方面还没有定论，更不用说头痛的特征了。

22.7 治疗

对于 RCC 患者头痛的非手术治疗，几乎没有肯定证据。非甾体抗炎药和曲坦类药物似乎不足以缓解疼痛，但可通过增加地塞米松剂量缓解症状。密切监测和随访只有头痛症状的 Rathke 囊肿是可选的。Nishioka 等在一篇文献中报道了 10 例因各种原因（如囊肿消退、拒绝手术、头痛为唯一主诉或无症状）而未接受手术治疗的患者。Amhaz 等发现，随着囊肿的自发缩小退化，一些患者的头痛得到了缓解。RCC 复发的可能性尚未被很好地量化，现有的小型研究显示，在选择保守治疗的患者中，有 31% 的患者复发。此外，复发的机制也没有被很好地理解。

当需要手术治疗时，最常见的手术入路是经蝶窦入路，虽然偶尔也需要其他入路。对于能减轻症状的最有效的入路及切除方法还没有一致的意见。通过手术，多达 52%~82% 的患者可以缓解头痛。术后的头痛症状改善明显，估计有 66%~94% 的患者突发的发作性头痛和双侧额叶搏动性头痛患者几乎完全好转，而非额叶性慢性头痛患者的好转率较低（32.5%）。而另一些研究者发现突发性头痛患者与慢性头痛患者的改善率并无差异。

目前为止，很少有研究对术前和术后头痛的频率、严重程度和持续时间进行前瞻性研究。在一项回顾性研究中，研究人员对 23 例患者进行了术后电话随访，调查关于头痛的具体情况。这些研究人员发现头痛患者的数量明显减少

（19 → 12，P=0.02），头痛的严重程度在 1~10 范围内有所下降（6.4 → 3.4，P=0.006），和头痛的频率下降（每月 18.1 → 3.7，$P < 0.001$）。虽然对于 RCC 引起的头痛患者来说这是一个很好的结果，但是研究中仍然缺乏足够证据，需要进行关于改善头痛评分的对照试验。

22.8 Rathke 囊肿的复发

有些患者在 RCC 初次手术切除或开窗术后会复发，复发率 5%~33%。囊肿复发的影响因素可包括 MRI 上的 RCC 增强程度、术中囊肿清除的程度、囊肿的位置，以及病理学上鳞状上皮的存在等。然而，相关的研究一直无法确定复发的具体预测因素。目前为止，还没有发现积极手术和非积极手术在复发率上的差异。头痛似乎不能很好地预测 RCC 是否复发。在需要再次手术治疗的患者中，80% 的患者在第二次手术后头痛得到改善或缓解。

22.9 结论

近 90% 有症状的 RCC 患者在手术干预后头痛有所改善。Nishioka 等发现，突然发作性头痛在手术干预后会显著改善。纵观文献，几乎没有争论手术将改善 RCC 导致的突发性发作性头痛。因此，手术也被广泛接受，尤其当患者合并其余症状，如垂体缺陷和视力障碍。争论的领域是当慢性头痛是患者唯一的症状时，此时患者从手术治疗中是否获益。要解决这个问题，还需要以随机对照研究的形式进行研究，比较接受药物治疗的患者的头痛严重程度和接受手术的患者的头痛严重程度。然而，这样的研究很难进行，因为不能做到双盲，而且需要密切的随访，以确保在监测期间不会出现其他问题。但这类研究可发展出一种 RCC 治疗法则，其中包括一个最佳等待期，在此期间，如果保守治疗没有效果，可建议进行手术切除 RCC。

22.10 对未来研究的建议

未来专门关于头痛和 RCC 相关的前瞻性研究可以帮助描述术前和术后头痛的严重程度和频率。另外必须考虑的因素是 RCC 是否与该患者的头痛有关，其只能通过医学观察来解决。为了区分 RCC 导致的头痛，应该用一种预防原发性头痛的药物（如用于预防偏头痛和紧张性头痛所使用的药物），特别是对于存在这些原发性头痛特征的患者。虽然还没有与 RCC 相关头痛的研究，将来介入治疗，如周围神经阻滞（枕支和三叉神经分支），肉毒杆菌素和蝶腭骨的神经节阻断等可能会是另一种治疗选择。

其他应与头痛评分进行比较并密切研究的因素包括复发风险、MRI 特征、囊肿大小、位置和 RCC 切除的最佳程度等。最后进一步了解复发的机制可能有助于预测囊肿复发的风险。

参考文献

[1] Raper DM, Besser M. Clinical features, management and recurrence of symptomatic Rathke cleft cyst. J Clin Neurosci. 2009; 16(3):385–389

[2] Voelker JL, Campbell RL, Muller J. Clinical, radiographic, and pathological features of symptomatic Rathke cleft cysts. J Neurosurg. 1991; 74(4):535–544

[3] Naik VD, Thakore NR. A case of symptomatic Rathke cyst. BMJ Case Rep. 2013; 2013:2013

[4] Mendelson ZS, Husain Q, Elmoursi S, Svider PF, Eloy JA, Liu JK. Rathke cleft cyst recurrence after transsphenoidal surgery: a meta-analysis of 1151 cases.J Clin Neurosci. 2014; 21(3):378–385

[5] Aho CJ, Liu C, Zelman V, Couldwell WT, Weiss MH. Surgical outcomes in 118 patients with Rathke cleft cysts. J Neurosurg. 2005; 102(2):189–193

[6] Amhaz HH, Chamoun RB, Waguespack SG, Shah K, McCutcheon IE. Spontaneous involution of Rathke cleft cysts: is it rare or just underreported.J Neurosurg. 2010; 112(6):1327–1332

[7] Cote DJ, Besasie BD, Hulou MM, Yan SC, Smith TR, Laws ER. Transsphenoidal surgery for Rathke cleft cyst can reduce headache severity and frequency. Pituitary. 2016;19(1):57–64

[8] Fukui I, Hayashi Y, Kita D, et al. Significant improvement in chronic persistent headaches caused by small Rathke cleft cysts after transsphenoidal surgery. World Neurosurg. 2017; 99:362–368

[9] Kim JE, Kim JH, Kim OL, et al. Surgical treatment of symptomatic Rathke cleft cysts: clinical features and results with special attention to recurrence. J Neurosurg. 2004; 100(1):33–40

[10] Sanno N, Oyama K, Tahara S, Teramoto A, Kato Y. A survey of pituitary incidentaloma in Japan. Eur J Endocrinol. 2003; 149(2):123–127

[11] Zada G, Lin N, Ojerholm E, Ramkissoon S, Laws ER. Craniopharyngioma and other cystic epithelial lesions of the sellar region: a review of clinical, imaging, and histopathological relationships. Neurosurg Focus. 2010; 28(4):E4

[12] Zada G. Rathke cleft cysts: a review of clinical and surgical management. Neurosurg Focus. 2011; 31(1):E1

[13] Jahangiri A, Wagner JR, Chin AT, et al. Incidence of headache as a presenting complaint in over 1000 patients with sellar lesions and factors predicting postoperative improvement. Clin Neurol Neurosurg. 2015; 132:16–20

[14] Jung JE, Jin J, Jung MK, et al. Clinical manifestations of Rathke cleft cysts and their natural progression during 2 years in children and adolescents. Ann Pediatr Endocrinol Metab. 2017; 22(3):164–169

[15] Shin JL, Asa SL, Woodhouse LJ, Smyth HS, Ezzat S. Cystic lesions of the pituitary: clinicopathological features distinguishing craniopharyngioma, Rathke cleft cyst, and arachnoid cyst. J Clin Endocrinol Metab. 1999; 84(11):3972–3982

[16] Benveniste RJ, King WA, Walsh J, Lee JS, Naidich TP, Post KD. Surgery for Rathke cleft cysts: technical considerations and outcomes. J Neurosurg. 2004; 101(4):577–584

[17] Nishioka H, Haraoka J, Izawa H, Ikeda Y. Magnetic resonance imaging, clinical manifestations, and management of Rathke cleft cyst. Clin Endocrinol (Oxf).2006; 64(2):184–188

[18] Nishioka H, Haraoka J, Izawa H, Ikeda Y. Headaches associated with Rathke cleft cyst. Headache. 2006; 46(10):1580–1586

[19] Kim E. Symptomatic Rathke cleft cyst: clinical features and surgical outcomes. World Neurosurg. 2012; 78(5):527–534

[20] Oyama N, Tahara S, Oyama K, Ishii Y, Teramoto A. Assessment of pre- and postoperative endocrine function in 94 patients with Rathke cleft cyst. Endocr J. 2013; 60(2):207–213

[21] Chotai S, Liu Y, Pan J, Qi S. Characteristics of Rathke cleft cyst based on cyst location with a primary focus on recurrence after resection. J Neurosurg. 2015; 122(6):1380–1389

[22] Eguchi K, Uozumi T, Arita K, et al. Pituitary function in patients with Rathke cleft cyst: significance of surgical management. Endocr J. 1994; 41(5):535–540

[23] Ward TN, St Germain DL, Comi RJ, Cromwell LD. Rathke cleft cyst as a secondary cause of headache: a case report. Cephalalgia. 2001; 21(9):921–923

[24] Katsarava Z, Buse DC, Manack AN, Lipton RB. Defining the differences between episodic migraine and chronic migraine. Curr Pain Headache Rep. 2012; 16(1):86–92

[25] Adams AM, Serrano D, Buse DC, et al. The impact of chronic migraine: The Chronic Migraine Epidemiology and Outcomes (CaMEO) Study methods and baseline results. Cephalalgia. 2015; 35(7):563–578

[26] Kanter AS, Sansur CA, Jane JA, Jr, Laws ER, Jr. Rathke cleft cysts. Front Horm Res. 2006; 34:127–157

[27] Harrison MJ, Morgello S, Post KD. Epithelial cystic lesions of the sellar and parasellar region: a continuum of ectodermal derivatives. J Neurosurg. 1994; 80(6):1018–1025

[28] Abe T, Matsumoto K, Kuwazawa J, Toyoda I, Sasaki K. Headache associated with pituitary adenomas. Headache. 1998; 38(10):782–786

[29] Hama S, Arita K, Nishisaka T, et al. Changes in the epithelium of Rathke cleft cyst associated with inflammation. J Neurosurg. 2002; 96(2):209–216

[30] Mrelashvili A, Braksick SA, Murphy LL, Morparia NP, Natt N, Kumar N. Chemical meningitis: a rare presentation of Rathke cleft cyst. J Clin Neurosci. 2014; 21(4):692–694

[31] Chaiban JT, Abdelmannan D, Cohen M, Selman WR, Arafah BM. Rathke cleft cyst apoplexy: a newly characterized distinct clinical entity. J Neurosurg.2011; 114(2):318–324

[32] Neidert MC, Woernle CM, Leske H, et al. Ruptured Rathke cleft cyst mimicking pituitary apoplexy. J Neurol Surg A Cent Eur Neurosurg. 2013; 74 Suppl 1: e229–e232

[33] Binning MJ, Liu JK, Gannon J, Osborn AG, Couldwell WT. Hemorrhagic and nonhemorrhagic Rathke cleft cysts mimicking pituitary apoplexy. J Neurosurg. 2008; 108(1):3–8

[34] Steinberg GK, Koenig GH, Golden JB. Symptomatic Rathke cleft cysts. Report of two cases. J Neurosurg. 1982; 56(2):290–295

[35] Rasmussen Z, Abode-Iyamah KO, Kirby P, Greenlee JD. Rathke cleft cyst: a case report of recurrence and spontaneous involution. J Clin Neurosci. 2016; 32:122–125

第二十三章 Rathke 囊肿手术治疗：适应证、结果和并发症

David L. Penn, Edward R. Laws Jr.

摘要

随着高分辨率成像技术对多种症状日益广泛的应用，通过影像检查判断 Rathke 囊肿（RCC）是否有症状以及是否需要手术治疗变得越来越有争议。RCC 是存在于垂体中间部的良性胚胎残留物，这些良性囊肿可以在蝶鞍内生长，也可延伸到鞍上间隙，产生占位效应，压迫鞍隔导致头痛，压迫视交叉导致视力降低或视野缺损，压迫周围的正常垂体造成不同程度的垂体功能减退。尽管 RCC 是良性的，但仍会长得很大，并能够产生需要紧急外科干预的严重症状。囊肿的囊液是多样的，可以是像脑脊液样的浆液性稀薄分泌物，也可是黏稠状、脓性内容物。由于囊肿内容物的不同，RCC 在 MRI 上的表现不同，这导致明确诊断具有挑战性。术前评估应包括全面的内分泌和眼科检查。尽管经蝶窦手术和经颅手术均可以成功治疗这些病变，但由于经蝶窦手术有许多优势而受到青睐，其中包括并发症发生率低、康复速度快、提高患者生活质量。尽管有许多研究对无症状性 RCC 的自然史进行了研究，证明了 RCC 生长和自然消退的动态特性，但关于症状性 RCC 的自然史的数据却非常有限。

关键词：Rathke 囊肿，经蝶手术，自然病史，手术结果，并发症

23.1 引言

Rathke 囊肿（RCC）是一种鞍区或鞍上区的良性胚胎残留物，德国解剖学家 Martin Heinrich Rathke 最早进行了描述。Rathke 通过发展胚胎学的"向后蜕变"理论（该理论假设早期结构被重新吸收以产生其他结构）以及随后发现 Rathke 囊袋（该囊可产生腺垂体），在描述这些囊肿方面发挥了重要作用。再后来的研究中，Luschka 和 Goldzieher 在 19 世纪和 20 世纪初，分别描述了在尸检中偶然发现的第一批 RCC 病例。尽管最初被认为是罕见的，但进一步的尸检研究显示小 RCC 的发生率在 3.7%~22%。随着先进成像技术的不断使用，尤其是磁共振成像（MRI），由于症状过多，围绕 RCC 手术治疗的争议变得更加复杂。本章将回顾 RCC 的病理生理、临床表现和检查、自然病史，以期改善该良性病变的外科治疗策略。

23.1.1 Rathke 囊肿的胚胎学

RCC 来源于 Rathke 囊的残余，Rathke 囊在胚胎的第 24 天出现，出现于原始口腔背侧的表皮气孔或憩室。Rathke 囊壁由简单的纤毛柱状上皮细胞组成。囊袋沿颅骨方向延伸，形成颅咽管，从中脑向下生长神经上皮细胞形成漏斗。在妊娠的第 5 周左右，Rathke 囊袋和漏斗接触，在第 6 或第 7 周左右，它与口腔分离。在妊娠的第 3 个月和第 5 个月之间，Rathke 囊前壁中的细胞增殖形成正常垂体的前壁，而后壁成为中间壁。中线隆起，垂体柄和垂体后叶均来自漏斗。这些正常的垂体结构形成时，颅咽管闭塞，导致囊袋卷入。当对合出错时，该导管的内腔会持续存在，并且在远端部和神经部之间会形成肿胀的囊肿，从而形成一系列的囊性病变，尤其是 RCC。

23.1.2 Rathke 囊肿的病理

如前所述，RCC 是良性囊性病变，通常较小，但据报道最大直径达 4cm。囊肿的壁通常是纤维状的、坚硬的，而内容物变化很大，从稀薄而透明（类似脑脊液）到凝胶状或黏液状，含蛋

白质、浆液性或棕色，再到浑浊的、乳白色的脓性外观。

组织学分析，囊肿壁具有简单的立方或柱状上皮，有或没有纤毛。有时会发现黏液分泌的杯状细胞散布在囊壁细胞中。虽然 RCC 的较早的描述是陈旧观念，但可以发现假复层、柱状和 / 或纤毛呼吸型上皮细胞。也有鳞状上皮化生的报道，使 RCC 难以与颅咽管瘤相鉴别。其他病理发现包括胆固醇裂隙、坏死碎片和角蛋白。和许多其他垂体病变一样，RCC 会发生出血，在这种情况下，组织学分析可能会发现血液成分或含铁血黄素。这些组织学发现表明，RCC 可能是颅咽管疾病谱的一部分，与颅咽管瘤一起发生。

23.2 临床表现和检查

23.2.1 临床表现

与鞍区和垂体的其他病变类似，RCC 通常表现为头痛、视力下降或内分泌疾病。此外，随着 MRI 等先进成像技术的日益广泛应用，所有垂体病变，包括 RCC，可引起多种症状，可能与病变无关。随着囊肿的增大，对周围结构产生越来越大的影响，症状也会随之出现。RCC 引起的头痛可归因于病变对鞍隔的牵拉，刺激硬脑膜内的疼痛纤维，这些头痛通常发生在额叶或枕叶。然而，越来越多的头痛患者应用 MRI 检查，使得区分偶然性病变和引起头痛的病变变得更加困难。压迫视神经可导致不同类型的视觉缺陷，最常见的是由视交叉压迫引起的双眼颞侧偏盲，甚至视力或色觉下降。最后，内分泌疾病往往是由于正常垂体受压导致垂体功能减退，如性腺机能减退、皮质激素分泌不足。有一个例外是高催乳素血症，它是由垂体柄受压和下丘脑多巴胺能抑制信号减少引起的。

RCC 的另一种临床表现是脑膜炎的体征和症状。有病例报告详细介绍了 RCC 患者发生无菌性和细菌性脑膜炎，认为这与 RCC 的存在有关。无菌性脑膜炎的发病机制被认为是由于囊肿破裂或囊液渗漏到蛛网膜下腔。垂体病变（包括 RCC、腺瘤）与垂体脓肿和脑膜炎有关。但是，这种联系的机制尚不清楚。RCC 的其他罕见表现包括淋巴细胞性垂体炎和囊内出血。

23.2.2 影像学检查

有垂体病变的患者应接受适当的影像学检查，包括 MRI 平扫、增强扫描和高分辨率垂体 MRI。虽然计算机断层扫描（CT）在急性情况下可用于排除鞍内出血和制订手术计划，但对于 RCC 的明确诊断，不能提供足够的软组织细节。CT 表现为低密度囊性肿块，可出现在鞍区或鞍上区域，有时由于非感染性炎症可见囊肿边缘增强。如前所述，RCC 的内容物差异很大，因此在 MRI 序列上其信号特征也会有很大变化（图 23.1）。含有浆液性液体的囊肿在 T1 加权像上呈低信号，在 T2 加权像上表现为高信号，而黏液囊肿在 T1 加权序列上呈高信号，在 T2 加权序列上表现为等－低信号（图 23.2）。钆造影剂可以显示囊肿壁非常轻微的强化。在 MRI 上鉴别 RCC 的影像学征象通常基于解剖位置。例如，在垂体前叶和垂体后叶之间的中间部常可见小的 RCC。较大的 RCC 常位于垂体和鞍隔上。随着囊肿变得越来越大，对周围结构产生占位效应越明显，这种细微的解剖定位可能很难识别。

23.2.3 眼科检查

亚急性视力丧失的患者，如果没有出现急性视力变化，不需要紧急手术的患者，则应进行全面的眼科评估。这有助于建立术前基线，并有助于在永久性缺陷的情况下接受适当的治疗。完整的评估应包括视力和色觉的评估，汉弗莱自动视野评估，瞳孔反应和眼外肌麻痹的评估以及光学相干断层扫描以评估视网膜神经纤维层的结构变化。

23.2.4 内分泌检查

与鞍区和鞍上区域的所有病变一样，RCC 患者应接受完整的内分泌检查，并通过实验室检

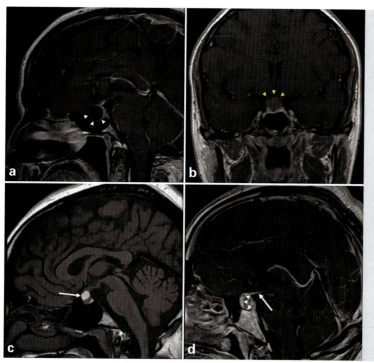

图 23.1 病理证实 Rathke 囊肿。（a）患者表现为头痛，T1 增强显示鞍区低信号囊性病变，占位效应明显，正常垂体后移。白色箭头显示蝶鞍增大，说明囊肿张力较高，导致垂体窝骨质重塑和伸展。（b）患者表现为右眼视力模糊，在 T1 增强可见一个等信号囊性病变。病变位于正常腺体上方，导致上方视交叉受压（黄色箭头）。（c）急性发作、剧烈头痛和垂体功能减退的患者，在 T1 增强可见高信号病变（箭头）。临床表现、影像学及手术结果均提示该患者为 Rathke 囊肿卒中。（d）患者表现为衰弱性头痛、视力下降和易疲劳，T1 增强可见垂体中间部有囊性病变。囊肿与前移位腺垂体之间边界清楚（白色箭头），垂体柄有受牵拉延伸（箭头所示），说明囊肿张力高，导致头痛和垂体功能减退

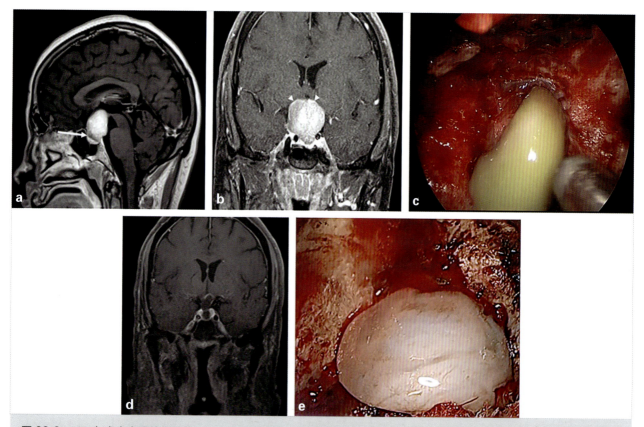

图 23.2 MRI 与术中表现的相关性。（a~c）患者表现为双颞侧偏盲和垂体功能减退，发现有一个巨大的鞍区囊肿压迫视交叉。（a）矢状位 T1 增强显示囊肿高信号。囊肿的下半部分（箭头）所示的内容物信号不均一。（b）增强扫描显示囊肿不均匀强化，周边轻微强化，很可能代表正常垂体（箭头）;（c）显示术中可见黏稠脓性囊肿内容物。（d，e）患者表现为头痛，发现鞍区囊肿延伸到鞍上区域。（d）冠状位增强扫描显示低信号的囊性病变从鞍区延伸到鞍上区域;（e）显示术中发现稀薄的黏液样囊肿内容物在轻压力下被挤出

查垂体激素水平。在这项检查中发现的亚临床缺陷应在术前予以替代，尤其是甲状腺功能减退和低皮质激素血症。甲状腺功能低下的患者接受左甲状腺素治疗，肾上腺功能不全的患者在围手术期接受氢化可的松治疗，术后可逐渐降低至生理剂量。

23.3 外科治疗

23.3.1 适应证和方法

对于先前描述的许多症状，手术治疗 RCC 是有意义的，尤其是对于囊肿的肿块效应引起的症状有效。有两种主要的方法可以用来切除 RCC：经蝶窦和经颅。经蝶窦入路可在手术显微镜下进行，然而，鼻内镜手术越来越受欢迎。任何外科手术都有其利弊，任何手术技术都有其利弊，手术显微镜的优点包括可以双手操作，提高了对深度的感知能力，并且在鼻窥器所形成的空间里有一条明亮的通道。然而，缺点包括视野较小，仪器和手的照明有限，光线在手术视野之外的位置，以及手术器械与显微镜的碰撞。经蝶鼻内镜入路的主要优点包括增加照明和将内镜放置在手术区域内的全景视野，而缺点包括使用二维内窥镜时深度知觉的丧失。

虽然这两种方法对于切除 RCC 都是安全有效的，但是因为多个分析结果不一致，并且缺乏对外科医生使用各种工具的经验的控制，因此很难分析有关一种手术是否能改善预后的数据。尽管使用经蝶窦手术难以切除囊肿，但仍可实现对囊肿的充分减压、减轻占位效应。由于尝试从经蝶窦入路取出囊壁，可能会对垂体造成牵拉，而无法充分观察到与周围正常结构的粘连。这会导致严重的垂体功能低下，特别是尿崩症和肾上腺功能不全。

有许多经颅手术入路可有效切除 RCC，包括经外侧裂入路和额下入路，可以根据囊肿的具体形态及其与周围正常解剖的关系来选择。RCC 经颅手术的主要优点是它可以更仔细地从周围的神经血管结构，尤其是视交叉处分离囊壁。此外，当囊肿被完全切除时，囊肿复发率的可能降低。尽管经颅手术有这些优点，但与更大创伤和更长手术时间相关的风险增加，必须考虑为患者提供最佳治疗。

与选择合适的手术适应证一样重要的是适当地确定手术目标。在许多情况下，外科手术的主要目的是减轻囊肿的占位效应，以减轻头痛、视力下降和垂体功能减退等症状。通过引流囊肿内容物可以很容易地达到这一目的；但是，如果不切除囊肿壁，复发的风险更高。如果仅为排除囊肿内容物，那么考虑到这一过程的简单性和低风险性，经蝶入路可能更合适，可通过注射过氧化氢的方法尝试消灭囊肿壁。此外，如果在手术过程中未遇到脑脊液漏，则可将鞍区缺损打开，使囊肿内容物流入蝶窦，防止再积聚和复发性占位效应。在许多复发病例中，基于这种方法的简便性和低风险，再次经蝶窦引流术可能适合治疗症状性病变；但是，对于先前有手术并发症的患者，存在难以修复的脑脊液漏或多次复发的极高风险，经颅手术可能更合适，因为它显著降低脑脊液漏的风险，并且可以更容易地切除囊肿，从而避免了再次复发。

23.3.2 手术结果

RCC 的手术切除最能成功治疗占位效应引起的症状，例如头痛，视力减退和垂体功能低下（表 23.1）。目前的文献表明，经蝶窦手术治疗 RCC 可以成功治疗头痛，有研究详细介绍了术前头痛的改善率为 57%~91%。RCC 的视觉结果改善率为 75%~98%。尽管切除 RCC 成功治疗了头痛和视力丧失，但内分泌转归并不那么成功。考虑到所有激素轴，垂体功能低下的改善范围为 14%~100%。新发的垂体前叶激素缺乏症和尿崩症的发生率分别为 7.5%~21% 和 4%~19%。Benveniste 等研究了减压术与积极性囊肿切除术相比，术后内分泌病的影响，后者发生垂体前叶和后叶功能障碍风险明显增加，需要再次手术的复

表 23.1 Rathke 囊肿经蝶手术后症状改善情况

研究者（年份）	证据水平	头痛	视力	垂体功能减退
Benveniste 等（2004）	IV	90.9%	70.0%	28.0%
Kim 等（2004）	IV	93.0%	59%~68%	17%~77%
Aho 等（2005）	IV	—	98.0%	14%~18%
Fleseriu 等（2009）	IV	90.9%	—	
Wait 等（2010）	IV	89.1%	96.4%	38.0%~100%
Kim（2012）	IV	76.7%	87.0%	16.7%~56.3%
Cote 等（2016）	IV	60.9%	—	

发率为 5.0%~11.0%。复发的风险已被证明与许多因素有关，包括囊壁强化、慢性炎症或复层上皮的存在、鳞状上皮化生的存在、囊肿壁切除的程度以及腹部脂肪的植入。

在我们最近的 865 例患者中，总共进行了 948 次经蝶窦手术，其中经病理证实的 99 例 RCC 进行了 108 次经蝶窦手术。在这些手术中，头痛 80.6%（$n=87$），视力障碍 32.4%（$n=35$），垂体机能减退 22.2%（$n=24$）。术前头痛和视觉症状的改善分别达到了 77.0% 和 77.1%，并且 12.6% 的患者术后头痛稳定，32.6% 的患者术后视力稳定。只有一例患者的术前视力恶化。短暂性和永久性术后尿崩症的发生率分别为 15.7%（$n=17$）和 10.2%（$n=11$）。在检查的 99 例患者中，有 9.1%（$n=9$）经历了症状性囊肿复发，需要再次手术。

23.3.3 并发症

RCC 经蝶窦手术的报告并发症发生率相对较低。据报道，脑脊液漏发生率为 0~2.5%。术后视野缺损的报道也很低。一项研究报告称，蝶鞍脂肪移植物填塞过多会导致视野丧失，另一项报告是术后血肿引起视力丧失。也有与腹部脂肪切取相关的轻微并发症的报道。没有颈动脉损伤和外科手术直接相关死亡率的报道。在我们自己的系列文章中，需要再次手术的持续性术后脑脊液漏发生率为 0.9%（$n=1$），脑膜炎发生率为 1.9%（$n=2$），术后血肿发生率为 1.9%（$n=2$）。术后迟发性鼻出血发生率为 4.6%（$n=5$），没有患者经历颈内动脉损伤或死亡。

23.4 自然史与手术

当决定对任何病变或疾病过程进行手术时，重要的是与手术本身相关的临床恶化或发病率和死亡率的风险低于病理学造成的风险。随着高分辨率成像技术（如 CT 和 MRI）的日益广泛应用，包括 RCC 在内的偶发和无症状垂体肿块正在以更高的频率被发现，需要对无症状 RCC 的自然病史进行仔细研究。在日本检查的 248 个垂体偶然性肿块中，包括 94 例无症状的 RCC，随后在 6~93 个月的时间内进行 MRI，平均随访 38.9 个月。随访的患者中，有 76.5%（$n=72$）证明病变稳定，15.9%（$n=15$）证明病变缩小，仅有 5.3%（$n=5$）的随访者在 MRI 上显示出囊肿增大。2 例患者在连续影像学检查中表现出囊肿的增加和减少，表明这些病变具有动态的自然病史。其中 5 例接受经蝶窦囊肿切除术。另一项关于 61 例无症状性 RCC 的报道，在该组中，观察到 69%（$n=42$）的患者在 9 年的时间内临床和影像学上保持稳定。除了改变这些病变的大小外，还有许多病例报告详细介绍了假定的 RCC 自发退化的患者。

23.5 结论

缺乏有关症状性 RCC 的自然病史的数据，大概是因为这些患者在更短、更快速的时间段内接受了手术，导致无法进行更长的观察。由于缺乏这些数据，加上高分辨率成像技术的频繁使用，很难评估哪些 RCC 是临床症状（尤其是头痛）的直接原因。我们的 1 例患者患有衰弱性头痛和一个假定的 RCC，我们打算切除，该患者在手术前一天进行了 MRI 检查，以进行神经导航，并且囊肿自发消退，而头痛仍然持续，这种情况使手术决策成为一个挑战。尽管通过症状缓解的成功率很高，但对这些病灶相关的自然病史和症状的因果关系的更多了解对于改善手术患者的选择是必要的。尽管症状缓解率很高，但对这些病灶相关的自然病史和症状的因果关系的更多了解对于改善手术患者的选择是必要的。

参考文献

[1] Chun IKH, Ojumah N, Loukas M, Oskouian RJ, Tubbs RS. Martin Heinrich Rathke (1793–1860) and his pouch and cyst. Childs Nerv Syst. 2018; 34(3): 377–379

[2] Rathke H. Ueber die Entstehung der Glandula pituitaria. Archiv für Anatomie. Physiologie und Wissenschaftliche Medicin. 1838; 40:482–485

[3] Trifanescu R, Ansorge O, Wass JA, Grossman AB, Karavitaki N. Rathke's cleft cysts. Clin Endocrinol (Oxf). 2012; 76(2):151–160

[4] Goldzieher M. Über Sektionsbefunde bei Diabetes insipidus. Verh Dtsch Ges Pathol. 1913; 16:281–287

[5] Bayoumi ML. Rathke's cleft and its cysts. Edinburgh Med J. 1948; 55(12):745–749

[6] Shanklin WM. On the presence of cysts in the human pituitary. Anat Rec. 1949; 104(4):379–407

[7] Shanklin WM. The incidence and distribution of cilia in the human pituitary with a description of microfollicular cysts derived from Rathke's cleft. Acta Anat (Basel). 1951; 11(2–3):361–382

[8] Teramoto A, Hirakawa K, Sanno N, Osamura Y. Incidental pituitary lesions in 1,000 unselected autopsy specimens. Radiology. 1994; 193(1):161–164

[9] Fager CA, Carter H. Intrasellar epithelial cysts. J Neurosurg. 1966; 24(1):77– 81

[10] Voelker JL, Campbell RL, Muller J. Clinical, radiographic, and pathological features of symptomatic Rathke's cleft cysts. J Neurosurg. 1991; 74(4):535–544

[11] Chuang CC, Chen YL, Jung SM, Pai PC. A giant retroclival Rathke's cleft cyst. J Clin Neurosci. 2010; 17(9):1189–1191

[12] Scangas GA, Laws ER, Jr. Pituitary incidentalomas. Pituitary. 2014; 17(5):486–491

[13] Rizzoli P, Iuliano S, Weizenbaum E, Laws E. Headache in patients with pituitary lesions: a longitudinal cohort study. neurosurgery. 2016; 78(3):316–323

[14] Berlit P, Keyvani K, Herring A, Krämer M. Recurrent bacterial meningitis perpetuated by an infected Rathke's cleft cyst. Fortschr Neurol Psychiatr. 2015;83(10):e14–e16

[15] Maniec K, Watson JC. Spontaneous rupture, disappearance, and reaccumulation of a Rathke's cleft cyst. Case Rep Endocrinol. 2011; 2011:549262

[16] Mrelashvili A, Braksick SA, Murphy LL, Morparia NP, Natt N, Kumar N. Chemical meningitis: a rare presentation of Rathke's cleft cyst. J Clin Neurosci.2014; 21(4):692–694

[17] Domingue JN, Wilson CB. Pituitary abscesses. Report of seven cases and review of the literature. J Neurosurg. 1977; 46(5):601–608

[18] Jain KC, Varma A, Mahapatra AK. Pituitary abscess: a series of six cases. Br J Neurosurg. 1997; 11(2):139–143

[19] Nishikawa T, Takahashi JA, Shimatsu A, Hashimoto N. Hypophysitis caused by Rathke's cleft cyst. Case report. Neurol Med Chir (Tokyo). 2007; 47(3):136–139

[20] Zada G. Rathke cleft cysts: a review of clinical and surgical management. Neurosurg Focus. 2011; 31(1):E1

[21] Nishioka H, Ito H, Miki T, Hashimoto T, Nojima H, Matsumura H. Rathke's cleft cyst with pituitary apoplexy: case report. Neuroradiology. 1999; 41(11):832–834

[22] Okamoto S, Handa H, Yamashita J, Ishikawa M, Nagasawa S. Computed tomography in intra- and suprasellar epithelial cysts (symptomatic Rathke cleft cysts). AJNR Am J Neuroradiol. 1985; 6(4):515–519

[23] Pisaneschi M, Kapoor G. Imaging the sella and parasellar region. Neuroimaging Clin N Am. 2005; 15(1):203–219

[24] Nakasu Y, Isozumi T, Nakasu S, Handa J. Rathke's cleft cyst: computed tomographic scan and magnetic resonance imaging. Acta Neurochir (Wien). 1990;103(3–4):99–104

[25] Sumida M, Uozumi T, Mukada K, Arita K, Kurisu K, Eguchi K. Rathke cleft cysts: correlation of enhanced MR and surgical findings. AJNR Am J Neuroradiol. 1994; 15(3):525–532

[26] Aho CJ, Liu C, Zelman V, Couldwell WT, Weiss MH. Surgical outcomes in 118 patients with Rathke cleft cysts. J Neurosurg. 2005; 102(2):189–193

[27] Barkhoudarian G, Zada G, Laws ER. Endoscopic endonasal surgery for nonadenomatous sellar/parasellar lesions. World Neurosurg. 2014; 82(6) Suppl:S138–S146

[28] Benveniste RJ, King WA, Walsh J, Lee JS, Naidich TP, Post KD. Surgery for Rathke cleft cysts: technical considerations and outcomes. J Neurosurg. 2004;101(4):577–584

[29] Kim E. Symptomatic Rathke cleft cyst: clinical features and surgical outcomes. World Neurosurg. 2012; 78(5):527–534

[30] Kim JE, Kim JH, Kim OL, et al. Surgical treatment of symptomatic Rathke cleft cysts: clinical features and results with special attention to recurrence. J Neurosurg. 2004; 100(1):33–40

[31] Wait SD, Garrett MP, Little AS, Killory BD, White WL. Endocrinopathy, vision, headache, and recurrence after transsphenoidal surgery for Rathke cleft cysts. Neurosurgery. 2010; 67(3):837–843, discussion 843

[32] Cote DJ, Besasie BD, Hulou MM, Yan SC, Smith TR, Laws ER. Transsphenoidal surgery for Rathke's cleft cyst can reduce headache severity and frequency. Pituitary. 2016; 19(1):57–64

[33] Jahangiri A, Wagner JR, Chin AT, et al. Incidence of headache as a presenting complaint in over 1000 patients with sellar lesions and factors predicting postoperative improvement. Clin Neurol Neurosurg. 2015; 132:16–20

[34] Fleseriu M, Yedinak C, Campbell C, Delashaw JB. Significant headache improvement after transsphenoidal surgery in patients with small sellar lesions. J Neurosurg. 2009; 110(2):354–358

[35] Kasperbauer JL, Orvidas LJ, Atkinson JL, Abboud CF. Rathke cleft cyst: diagnostic and therapeutic considerations. Laryngoscope. 2002; 112(10):1836–1839

[36] Lillehei KO, Widdel L, Astete CA, Wierman ME, Kleinschmidt-DeMasters BK, Kerr JM. Transsphenoidal resection of 82 Rathke cleft cysts: limited value of alcohol cauterization in reducing recurrence rates. J Neurosurg. 2011; 114(2):310–317

[37] Sanno N, Oyama K, Tahara S, Teramoto A, Kato Y. A survey of pituitary incidentaloma in Japan. Eur J Endocrinol. 2003; 149(2):123–127

[38] Al Safatli D, Kalffff R, Waschke A. Spontaneous involution of a presumably Rathke's cleft cyst in a patient with slight subclinical hypopituitarism: a case report and review of the literature. Case Rep Surg. 2015; 2015:971364

[39] Cheng L, Guo P, Jin P, Li H, Fan M, Cai E. Spontaneous involution of a Rathke cleft cyst. J Craniofac Surg. 2016; 27(8):e791–e793

[40] Kim CW, Hwang K, Joo JD, Kim YH, Han JH, Kim CY. Spontaneous involution of Rathke's cleft cysts without visual symptoms. Brain Tumor Res Treat. 2016;4(2):58–62

[41] Rasmussen Z, Abode-Iyamah KO, Kirby P, Greenlee JD. Rathke's cleft cyst: a case report of recurrence and spontaneous involution. J Clin Neurosci. 2016;32:122–125

第二十四章　组织细胞增多症和黄色肉芽肿治疗中的争议

Christina E. Sarris, Ruth E. Bristol

摘要

组织细胞增多症是一类涉及抗原提呈细胞恶性增殖的疾病。虽然组织细胞增多症在儿童患者中比成人患者更为常见，但其诊断和治疗应为所有神经外科医生所熟悉。Langerhans 细胞组织细胞增多症、Erdheim-Chester 病和幼年性黄色肉芽肿都是组织细胞疾病。颅底外科医生选择合适的手术入路进行活检，并在必要时切除这些病变，这一点至关重要。经颅开放活检一度是治疗的标准，但经蝶窦入路和经脑室入路经内窥镜检查越来越常见并可能更可取。一旦诊断出上述组织细胞增多症之一，根据诊断和病情范围，治疗策略是可变的和有争议的。

关键词：尿崩症，Erdheim-Chester 病，组织细胞增多症，幼年黄色肉芽肿，Langerhans 细胞，垂体柄

24.1 引言

组织细胞增多症是一种由巨噬细胞或树突状细胞产生的细胞增殖障碍，它陈胜并向淋巴细胞提供抗原。虽然成年组织细胞增多症患者很少被神经外科医生发现，但神经外科医生应熟悉其临床表现、评估和管理。然而，小儿神经外科医生可能经常遇到组织细胞增多症患者。作为一个疾病组，组织细胞增多症是可变的，而且其范围从孤立的没有不良临床结果皮肤病变，到播散性多系统病理。组织细胞增多症可分为 Langerhans 细胞和非 Langerhans 细胞疾病。最近，我们重新讨论了这个分类方案。然而，在本章中，我们将根据它们之间的关系讨论下列组织细胞增多症。中枢神经系统：Langerhans 细胞组织细胞增多症

（LCH）、Erdheim-Chester 病（ECD）和幼年性黄色肉芽肿（JXG）。当用磁共振成像（MRI）检查这些组织细胞时，许多组织细胞增多症病变位于鞍区，表现为垂体柄增厚和其他特征性的神经影像学特征。颅底外科医生选择合适的手术入路进行活检，并在必要时切除这些病变，这一点至关重要。经颅开放活检曾是治疗的标准，但经蝶窦入路和经脑室入路经内窥镜检查越来越常见，可能更可取。一旦确诊为 LCH、ECD 或 JXG，针对特定组织细胞增生症的治疗策略是可变的，并根据疾病的诊断和程度进行讨论。

24.2 Langerhans 细胞组织细胞增多症

24.2.1 概述

LCH 主要见于儿童患者。其组织学特征是网状内皮系统的 Langerhans 细胞恶性增殖，其功能是抗基因呈递细胞。由于 LCH 的表现具有很大的变异性，它可以从临床上显著的影响许多不同的器官系统的疾病，到小的自分解损伤。LCH 累及中枢神经系统可导致衰弱的后果。虽然 LCH 通常是在多器官受累的情况下被发现，但也有一些 LCH 与孤立的中枢神经系统病变有关。垂体或下丘脑的浸润和功能障碍发生在 10%~40% 的患者中。尿崩症是该病最常见的神经系统症状。在高达 10% 的病例中，大脑的其他区域也会受到影响，包括小脑、大脑半球和脉络丛。

24.2.2 影像学特征

虽然 LCH 的影像学表现并没有特异性，但在没有 LCH 病史或颅外疾病史，诊断不明确的情况下，这些影像学表现是有价值的。一般来说，除

非有临床症状，包括神经症状或内分泌疾病，否则不进行神经影像学检查。大脑表面病变是最常见的影像学表现，50%~80% 的患者有颅骨、颅底和颌面骨等病变。在颅内，中枢神经系统 LCH 患者的典型影像学表现包括鞍区增大、漏斗增厚，以及垂体后叶磁共振信号强度的缺失。Laurencikas 等回顾了儿童 LCH 患者的病历，发现最常见的 MRI 表现是苍白球和小脑齿状核的受累，其次是低眼压垂体异常，如脑干增厚、垂体后叶"亮点"缺失等，本组所有出现 DI 的患者均有下丘脑-垂体轴 MRI 改变。在 31 例患者的队列中，Porto 等发现 LCH 最常见的 MRI 改变是骨病变 17 例（55%），其次是松果体增大 14 例（45%），垂体柄增厚 10 例（32%），齿状核信号改变 9 例（29%）。在对 98 例 LCH 患者的另一次大规模回顾性研究中，研究人员试图研究 LCH 和 DI 患者随时间的 MRI 变化。这些患者共有两个影像学表现：漏斗增厚约占 84%，垂体后叶高信号缺失约占 10%。值得注意的是，随访的影像学检查结果显示在治疗期间和治疗后的变化有变异，一些患者出现进行性垂体萎缩，而另一些患者的影像学检查结果是正常的。医生必须了解这些患者中提示 DI 的临床和影像学检查结果。Prosch 等建议所有患者使用 DIobtain 专用垂体 MRI 序列。LCH 患者也可出现全垂体功能减退或部分垂体功能减退，但无 DI 的。

24.2.3 描述

LCH 可影响许多不同的器官系统，因此 LCH 患者的表现极为多变（表 24.1）。大多数患者通常会出现骨骼受累，这可能导致疼痛、畸形或骨折。皮肤损伤是第二常见的症状。然而，这些患者通常被神经外科医生发现，除非发现明显的颅骨损伤或神经或内分泌症状，并伴有相关的神经影像学表现。大多数显示中枢神经系统受累的 LCH 患者已经有多器官疾病。然而，一些患者可能最初出现神经症状。症状包括内分泌疾病（如 DI、生长激素缺乏、全垂体功能减退）、认知缺陷、共济失调、构音障碍和心理投诉等。在 30 年中，在对洛杉矶儿童医院治疗的 LCH 患者的回顾，Davidson 等确定并评估了 44 例儿童患者的病变部位、治疗和评价预后。最常见的表现是局部的颅骨肿块，触诊时通常很软。仅有两名患者（5%）表现为下丘脑-垂体轴孤立性受累，影像学变现为能强化。尸检显示，5%~50% 的 LCH 患儿存在下丘脑-垂体轴受累，最常见的内分泌疾病为 DI。LCH 患者 DI 的发生率在 10%~50% 之间。生长素缺乏和促性腺激素缺乏最常见。LCH 患者可能最初出现激素水平的异常，或这些问题可能出现在 LCH 诊断数月或数年后。

24.2.4 诊断

当患者出现明显的颅骨病变或神经或内分泌缺陷，以及令人担忧的影像学表现时，颅底外科医生很可能参与 LCH 的诊断。例如，在影像学上表现为中央性 DI 和垂体柄增厚的患者的诊断和治疗，对医生提出了挑战。在没有已知 LCH 诊断的情况下，组织取样是必要的。医学文献表明，大多数伴有 DI 的 LCH 患者在诊断的第一年内可能会发生颅外病变，这就不需要进行这种活检，医生应该从甲胎蛋白和 β-人绒毛膜促性腺激素的脑脊液（CSF）研究开始，以评估可能的生殖细胞瘤，特别是因为这种诊断更可能发生在儿童患

表 24.1　组织细胞增多症和黄色肉芽肿诊断和治疗的关键研究综述

作者（年份）	证据级别	患者数量	关键发现
Davidson 等（2008）	IV	44	最常见的 LCH 表现为局限性颅骨肿块，只有 5% 表现为孤立的 H-P 轴受累
Varan 等（2008）	IV	98	84% 的 LCH 和 DI 患者的漏斗增厚
Laurencikas 等（2011）	IV	29	LCH 最常见的 MRI 表现是 GP 和齿状突受累，其次是下丘脑或垂体异常
Jinguji 等（2013）	IV	11	内镜下垂体活检与垂体功能进一步恶化无关

缩写：DI，尿崩症；GP，苍白球；H-P，下丘脑-垂体；LCH，Langerhans 细胞组织细胞增多症；MRI，磁共振成像

者身上。脑脊液细胞学检查也有助于鉴别淋巴瘤。最近，对外周血或脑脊液中 BRAF-V600E 突变的分子检测进行了研究，阳性结果可以支持 LCH 的诊断。一些作者认为，如果该检测结果为阴性，并且患者在其他方面是稳定的，每 3~6 个月行 MRI，随访 5 年，确诊 LCH 后，根据病情分期确定治疗方案。

分期

确诊 LCH 后，根据疾病分期确定治疗方案。LCH 的传统分期取决于患者是否患有单系统疾病或多系统疾病。患者应接受正电子发射断层扫描或计算机断层扫描以确定疾病的严重程度。

治疗

治疗方案的讨论将仅限于中枢神经系统 LCH 患者的管理。对于中枢神经系统肿块性病变（如脑膜、脉络丛、下丘脑 - 垂体轴、脑实质）的患者，孤立性病变通常采用切除治疗。相比之下，多灶性病变用长春碱和泼尼松治疗。回顾性研究表明，颅底、鼻窦和眼眶的病变使患者更容易发生 DI，而全身化疗有助于降低这种风险，在制订鞍区或下丘脑 - 垂体轴 LCH 的最佳治疗方案方面，仍存在相当大的争议。在这一区域出现单灶性 LCH 的患者已经接受了完全切除治疗，活检和放射治疗，或先是活检，随后进行了放射治疗和皮质类固醇治疗。考虑到这些病变有时占据有害位置，通常与周围脑组织有大量粘连，提供者必须仔细决定如何最好地治疗患者。

24.2.5 糖尿病的治疗

尿崩症

其中最具挑战性的争论之一是由 LCH 引起的 DI 的管理。在接受下丘脑 - 垂体轴放射治疗的患者中发现了混合结果。一些研究表明，开始化疗可能有助于防止 DI 的发展，而其他研究发现接受化疗的儿童 DI 没有改善。手术切除可改善 DI。

Nishio 等切除了垂体 LCH 病变，患者术前 DI 有部分改善。然而，考虑到该疾病与垂体后叶的外科邻近性，任何外科治疗也可能导致病情恶化或新发 DI。

案例展示

1 例 11 岁男童，无明显临床病史，因数月口渴和排尿增多而就诊。这些症状最初被他的父母注意到，他们发现，当孩子骑在摩托车越野赛道上时，他大约每 10min 就要停下来小便和喝水。他最终接受了内分泌评估，并开始使用去氨加压素、甲状腺替代治疗和皮质类固醇治疗。随后的脑部核磁共振显示一个增强的，主要是直径约 1.0cm 的漏斗状肿块（图 24.1 和图 24.2）患者接受了病变的经蝶穿刺活检。病理报告与 LCH 一致。

24.3 Erdheim-Chester 病（ECD）

ECD 是一种影响多个器官并累及骨骼的非 LCH 疾病。在儿童人群中，它不如 LCH 常见。与 LCH 一样，它的临床进程是可变的，其结果在很大程度上取决于疾病的严重程度。本病的病理学特征是骨骼对称性硬化和泡沫组织细胞的组织学表现，可将本病与 LCH 区分开来。中枢神经系统病变多变，但常影响垂体和下丘脑。与 LCH 患者一样，CNS 病变患者也可能出现 DI 和垂体功能减退。中枢神经系统受累通常与预后不良有关。医学文献中至少有 60 例报道。内分泌症状可能先于诊断，但神经影像学往往无法发现疾病的任何迹象。在已记录的病例中，影像学表现是可变的，有时可能涉及垂体柄增厚、肿瘤样肿块或垂体后叶信号缺失。在治疗 ECD 患者时，即使神经系统明显受累，医生一般可以根据非中枢神经系统组织活检来诊断，但也有孤立的鞍区病变的报道，在接受垂体活检而无颅外受累的患者中与 ECD 一致。在医学文献中很少有进行神经外科活检以作初步诊断的病例，而且通常在这种情况下，其他器官系统（通常是骨骼）的疾病表现不

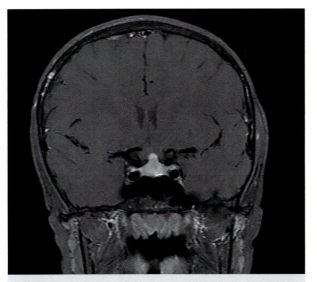

图 **24.1** 冠状位 T1 加权磁共振成像与大脑对比，显示鞍区肿块增强。经蝶窦活检与 Langerhans 细胞组织细胞增多症一致

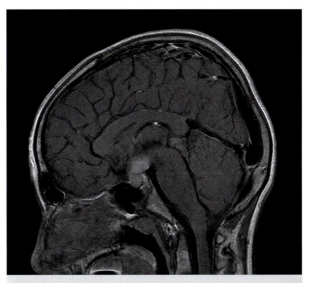

图 **24.2** 矢状位 T1 加权磁共振成像（与图 24.1 同一患者），显示主要为漏斗状肿块

被识别。神经外科医生应该认识到，如果活检诊断为 ECD，必须进行进一步的全身检查，包括长骨显像。也有文献记载，患有阻塞性脑积水和脊髓硬膜外肿块的 ECD 患者需要更多的神经外科干预，鉴于 ECD 的罕见性，没有统一的最佳治疗方法。治疗方法包括双膦酸盐、酪氨酸激酶抑制剂、干扰素 –α、克拉屈滨，甚至干细胞移植。Arnaud 等发现，中枢神经系统受累是 53 例活检证实的 ECD 患者研究中生存率低的唯一独立预测因素。该组的数据还表明，用干扰素 –α、聚乙二醇干扰素 –α 或两者同时治疗 ECD 患者可以提高生存率，干扰素 –α 被认为是一线治疗

24.4 幼年黄色肉芽肿

JXG 是另一种通常影响 4 岁儿童的非 LCH 疾病。儿童通常表现为黄色或棕色的皮肤小丘疹。CNS 是最常见的皮外表现部位之一。JXG 在中枢神经系统的真实发病率尚不清楚，因为如果该病的发病过程与经常自发消退的皮损相似，许多患者可能从未出现神经症状。JXG 患者可能在许多部位出现单一或多个病变，包括鞍区和垂体。神经外科治疗 JXG 的一线方法是对有症状的患者进

行外科切除，偶尔对残留的病灶进行辅助化疗或放疗。

24.5 手术注意事项组织细胞增多症

颅底外科医生经常会遇到一些病因不明的垂体柄增厚的儿童患者，他们可能会被要求通过活检来进行诊断。除了以这种方式出现的组织细胞增多症 LCH、ECD 和 JXG 外，该区域的病变还包括颅咽管瘤、淋巴瘤、生殖细胞瘤、淋巴细胞性垂体炎、结节病和结核病。传统上，当垂体柄直径＞ 6.5mm 时，尽管手术有可能破坏，穿过这一关键区域的神经束，也有可能增加脑脊液漏和垂体前叶功能障碍的风险，但仍提倡垂体柄活检。然而，延迟或避免活检可能导致临床上有意义的神经、内分泌和系统疾病进展。经颅入路曾是垂体柄活检的常见方法，最近经蝶入路或脑室内入路越来越受欢迎，经蝶入路 7 例，脑室内入路 4 例，经内镜下垂体柄增厚活检 11 例。这些患者在活检后垂体功能没有进一步恶化。作者建议采用经蝶入路对鞍内病变或局限于垂体柄的病变进行活检，对漏斗部突出的病变采用脑室入路。Kinoshita 等考虑到垂体后叶与柄部是连续的，最

近报道了一系列 11 例患者，他们接受了垂体后叶活检而不是柄部活检，以期获得诊断并防止激素功能的发展或恶化。他们的数据显示垂体后叶标本在所有病例中都提供了组织学诊断。11 例患者中有 10 例出现 DI，而无 DI 的患者在活检后没有出现疾病症状或体征。他们建议在有垂体后叶肿胀和 T1 图像亮点消失的 MRI 证据的病例中进行垂体后叶活检，这表明有一个异常的后叶。

24.6 结论

组织细胞增多症是一种罕见的、有多种变异的疾病，主要见于儿童。虽然组织细胞增多症并不常见，但神经外科医生很可能最终会遇到有中枢神经系统疾病表现的患者，适当的系统检查和诊断方法将有助于适当的处理，并有助于避免对这组患者造成不必要的伤害。从业者必须熟悉与中枢神经系统组织细胞增多症相关的特殊影像学表现；活检和必要时切除的选择；以及随后可能需要的多学科治疗策略。

参考文献

[1] Henter JI, Tondini C, Pritchard J. Histiocyte disorders. Crit Rev Oncol Hematol.2004; 50(2):157–174

[2] Emile JF, Abla O, Fraitag S, et al. Histiocyte Society. Revised classification of histiocytoses and neoplasms of the macrophage-dendritic cell lineages.Blood. 2016; 127(22):2672–2681

[3] Beni-Adani L, Sainte-Rose C, Zerah M, et al. Surgical implications of the thickened pituitary stalk accompanied by central diabetes insipidus. J Neurosurg.2005; 103(2) Suppl:142–147

[4] Jinguji S, Nishiyama K, Yoshimura J, et al. Endoscopic biopsies of lesions associated with a thickened pituitary stalk. Acta Neurochir (Wien). 2013; 155(1):119–124, discussion 124

[5] Davidson L, McComb JG, Bowen I, Krieger MD. Craniospinal Langerhans cell histiocytosis in children: 30 years' experience at a single institution. J Neurosurg Pediatr. 2008; 1(3):187–195

[6] Laurencikas E, Gavhed D, Stålemark H, et al. Incidence and pattern of radiological central nervous system Langerhans cell histiocytosis in children: a population based study. Pediatr Blood Cancer. 2011; 56(2):250–257

[7] Chaudhary V, Bano S, Aggarwal R, et al. Neuroimaging of Langerhans cell histiocytosis: a radiological review. Jpn J Radiol. 2013; 31(12):786–796

[8] Porto L, Schöning S, Hattingen E, Sörensen J, Jurcoane A, Lehrnbecher T. Central nervous system imaging in childhood Langerhans cell histiocytosis - areference center analysis. Radiol Oncol. 2015; 49(3):242–249

[9] Varan A, Cila A, Akyüz C, Kale G, Kutluk T, Büyükpamukçu M. Radiological evaluation of patients with pituitary Langerhans cell histiocytosis at diagnosis and at follow-up. Pediatr Hematol Oncol. 2008; 25(6):567–574

[10] Prosch H, Grois N, Prayer D, et al. Central diabetes insipidus as presenting symptom of Langerhans cell histiocytosis. Pediatr Blood Cancer. 2004; 43(5):594–599

[11] Balaguruswamy S, Chattington PD. Partial hypopituitarism and Langerhans cell histiocytosis. BMJ Case Rep. 2011 pii: bcr0720103203

[12] Donadieu J, Rolon MA, Thomas C, et al. French LCH Study Group. Endocrine involvement in pediatric-onset Langerhans' cell histiocytosis: a populationbased study. J Pediatr. 2004; 144(3):344–350 Controversies in the Management of Histiocytosis and Xanthogranulomas

[13] Haupt R, Nanduri V, Calevo MG, et al. Permanent consequences in Langerhans cell histiocytosis patients: a pilot study from the Histiocyte Society-Late Effects Study Group. Pediatr Blood Cancer. 2004; 42(5):438–444

[14] Mittheisz E, Seidl R, Prayer D, et al. Central nervous system-related permanent consequences in patients with Langerhans cell histiocytosis. Pediatr Blood Cancer. 2007; 48(1):50–56

[15] Van't Hooft I, Gavhed D, Laurencikas E, Henter JI. Neuropsychological sequelae in patients with neurodegenerative Langerhans cell histiocytosis. Pediatr Blood Cancer. 2008; 51(5):669–674

[16] Kurtulmus N, Mert M, Tanakol R, Yarman S. The pituitary gland in patients with Langerhans cell histiocytosis: a clinical and radiological evaluation.Endocrine. 2015; 48(3):949–956

[17] Aricò M, Egeler RM. Clinical aspects of Langerhans cell histiocytosis. Hematol Oncol Clin North Am. 1998; 12(2):247–258

[18] Grois N, Flucher-Wolfram B, Heitger A, Mostbeck GH, Hofmann J, Gadner H.Diabetes insipidus in Langerhans cell histiocytosis: results from the DAL-HX 83 study. Med Pediatr Oncol. 1995; 24(4):248–256

[19] Dunger DB, Broadbent V, Yeoman E, et al. The frequency and natural history of diabetes insipidus in children with Langerhans-cell histiocytosis. N Engl J Med. 1989; 321(17):1157–1162

[20] Sims DG. Histiocytosis X; follow-up of 43 cases. Arch Dis Child. 1977; 52(6):433–440

[21] Dean HJ, Bishop A, Winter JS. Growth hormone deficiency in patients with histiocytosis X. J Pediatr. 1986; 109(4):615–618

[22] Yeh EA, Greenberg J, Abla O, et al. North American Consortium for Histiocytosis. Evaluation and treatment of Langerhans cell histiocytosis patients with central nervous system abnormalities: current views and new vistas. Pediatr Blood Cancer. 2018; 65(1)

[23] Mootha SL, Barkovich AJ, Grumbach MM, et al. Idiopathic hypothalamic diabetes insipidus, pituitary stalk thickening, and the occult intracranial germinoma in children and adolescents. J Clin Endocrinol Metab. 1997; 82(5):1362–1367

[24] Grois N, Fahrner B, Arceci RJ, et al. Histiocyte Society CNS LCH Study Group.Central nervous system disease in Langerhans cell histiocytosis. J Pediatr. 2010; 156(6):873–881. e1

[25] Grois N, Prayer D, Prosch H, Minkov M, Pötschger U, Gadner H. Course and clinical impact of magnetic resonance imaging findings in diabetes insipidus associated with Langerhans cell histiocytosis. Pediatr Blood Cancer. 2004; 43(1):59–65

[26] Czech T, Mazal PR, Schima W. Resection of a Langerhans cell histiocytosis granuloma of the hypothalamus: case report. Br J Neurosurg. 1999; 13(2):196–200

[27] d'Avella D, Giusa M, Blandino A, Angileri FF, La Rosa G, Tomasello F. Microsurgical excision of a primary isolated hypothalamic eosinophilic granuloma.Case report. J Neurosurg. 1997; 87(5):768–772

[28] Ober KP, Alexander E, Jr, Challa VR, Ferree C, Elster A. Histiocytosis X of the hypothalamus. Neurosurgery. 1989; 24(1):93–95

[29] Tibbs PA, Challa V, Mortara RH. Isolated histiocytosis X of the hypothalamus.Case report. J Neurosurg. 1978; 49(6):929–934

[30] Broadbent V, Gadner H. Current therapy for Langerhans cell histiocytosis. Hematol Oncol Clin North Am. 1998; 12(2):327–338

[31] Minehan KJ, Chen MG, Zimmerman D, Su JQ, Colby TV, Shaw EG. Radiation therapy for diabetes insipidus caused by Langerhans cell histiocytosis. Int J Radiat Oncol Biol Phys. 1992; 23(3):519–524

[32] Rosenzweig KE, Arceci RJ, Tarbell NJ. Diabetes insipidus secondary to Langerhans' cell histiocytosis: is radiation therapy indicated? Med Pediatr Oncol.1997; 29(1):36–40

[33] Broadbent V, Pritchard J. Diabetes insipidus associated with Langerhans cell histiocytosis: is it reversible? Med Pediatr Oncol. 1997; 28(4):289–293

[34] Ceci A, de Terlizzi M, Colella R, et al. Langerhans cell histiocytosis in childhood: results from the Italian Cooperative AIEOP-CNR-H.X '83 study. Med Pediatr Oncol. 1993; 21(4):259–264

[35] Nishio S, Mizuno J, Barrow DL, Takei Y, Tindall GT. Isolated histiocytosis X of the pituitary gland: case report. Neurosurgery. 1987; 21(5):718–721

[36] Oweity T, Scheithauer BW, Ching HS, Lei C, Wong KP. Multiple system Erdheim-Chester disease with massive hypothalamic-sellar involvement and hypopituitarism. J Neurosurg. 2002; 96(2):344–351

[37] Arnaud L, Hervier B, Néel A, et al. CNS involvement and treatment with interferon-α are independent prognostic factors in Erdheim-Chester disease: a multicenter survival analysis of 53 patients. Blood. 2011; 117 (10):2778–2782

[38] Sharma M, Vettiyil B, Bartlett E, Yu E. Suprasellar non-Langerhans cell histiocytosis (Erdheim-Chester disease)–a case report. Clin Imaging. 2013; 37(2):354–357

[39] Miyachi S, Kobayashi T, Takahashi T, Saito K, Hashizume Y, Sugita K. An intrcranial mass lesion in systemic xanthogranulomatosis: case report. Neurosurgery. 1990; 27(5):822–826

[40] Babu RP, Lansen TA, Chadburn A, Kasoff SS. Erdheim-Chester disease of the central nervous system. Report of two cases. J Neurosurg. 1997; 86(5):888–892

[41] Mossetti G, Rendina D, Numis FG, Somma P, Postiglione L, Nunziata V. Biochemical markers of bone turnover, serum levels of interleukin-6/interleukin-6 soluble receptor and bisphosphonate treatment in Erdheim-Chester disease. Clin Exp Rheumatol. 2003; 21(2):232–236

[42] Janku F, Amin HM, Yang D, Garrido-Laguna I, Trent JC, Kurzrock R. Response of histiocytoses to imatinib mesylate: fire to ashes. J Clin Oncol. 2010; 28(31): e633–e636

[43] Haroche J, Amoura Z, Charlotte F, et al. Imatinib mesylate for platelet-derived growth factor receptor-beta-positive Erdheim-Chester histiocytosis. Blood.2008; 111(11):5413–5415

[44] Myra C, Sloper L, Tighe PJ, et al. Treatment of Erdheim-Chester disease with cladribine: a rational approach. Br J Ophthalmol. 2004; 88(6):844–847

[45] Boissel N, Wechsler B, Leblond V. Treatment of refractory Erdheim-Chester disease with double autologous hematopoietic stem-cell transplantation.Ann Intern Med. 2001; 135(9):844–845

[46] Ashley WW, Jr, Narayan P, Park TS, Tu PH, Perry A, Leonard JR. Incidental pediatric intraparenchymal xanthogranuloma: case report and review of the literature. J Neurosurg. 2005; 102(3) Suppl:307–310

[47] Jian F, Bian L, Sun S, et al. Surgical biopsies in patients with central diabetes insipidus and thickened pituitary stalks. Endocrine. 2014; 47(1):325–335

[48] Leger J, Velasquez A, Garel C, Hassan M, Czernichow P. Thickened pituitary stalk on magnetic resonance imaging in children with central diabetes insipidus. J Clin Endocrinol Metab. 1999; 84(6):1954–1960

[49] Kinoshita Y, Yamasaki F, Tominaga A, et al. Transsphenoidal posterior pituitary lobe biopsy in patients with neurohypophysial Lesions. World Neurosurg. 2017; 99:543–547

第六部分
其他颅内肿瘤

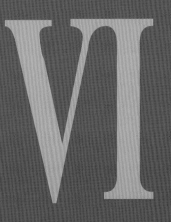

第二十五章　颅底部脊索瘤手术入路选择

Paul A. Gardner, Ahmed Jorge, Juan C. Fernandez-Miranda, Eric W. Wang, Carl H. Snyderman

摘要

对于脊索瘤最主要和最有效的手术治疗方法是完全切除。在脊柱的某些部位可以整块切除肿瘤，在颅底手术中切除最小的脊索瘤是不可能的。这些肿瘤通常与颈内动脉岩骨段和海绵窦段、外展神经、腺垂体、斜坡硬脑膜，甚至椎－基底动脉系统中的一个或两个有着密切的联系。因此在不损伤神经和血管结构的情况下实现完整的切除，就需要分段切除。许多研究都将全切除（GTR）与改善预后联系起来。真正的 GTR 应该包括切除累及骨或硬脑膜的最大范围。这可能有很多种方法来实现。无论何种手术入路，目前面临的重要挑战是硬脑膜切除后的重建及其并发症的来源。然而这并不会改变手术的目标。传统的开颅方法，如扩大额下、眶颧、经颅和远侧开颅，为脊索瘤切除术提供了参考标准。然而，内镜经鼻入路以对神经和血管的操作较少并且可以直接通路中线肿瘤的优势成为切除肿瘤的首选方法。最终外科医生的经验影响着肿瘤的完全切除和手术入路的选择。

关键词：手术入路，脑脊液漏，脊索瘤，并发症，切除术，颅底

25.1　引言

全切除（GTR）是脊索瘤患者无肿瘤生存的关键因素。因此，完全切脊索瘤应该是任何手术入路的目标。这一目标常因涉及关键的神经血管结构而备受挑战，最常见的是外展神经、颈内动脉（ICA）、后组颅神经和椎基底动脉。肿瘤的位置往往为手术切除增加风险，这些风险包括对垂体功能、嗅觉、听觉及颅颈区稳定性的影响。在选择手术入路时，在考虑最大切除的同时必须考虑到这些风险。

为了给每位患者提供最佳方案，脊索瘤的切除要求手术团队熟练掌握多种方法。当然，外科医生会因为他们的训练程度和对某些手术方法的熟悉程度而产生偏见，术者的经验和能力决定了能否以最低的风险提供最佳手术。然而，已发表的可行的手术方法由该领域的专家进行评估，也将推动未来外科医生的培训，使这些具有挑战性的肿瘤得到理想的治疗。

25.2　回顾

研究方法

我们在 PubMed 网站上以入路、手术、管理、治疗或预后等为关键词搜索了 881 篇颅底脊索瘤相关文献。所有文章发表的时间限制在最近 10 年（2008—2018 年）内，此外 1997 年以后发表的文章只与颅底脊索瘤相关。动物研究和涉及生化途径、药物治疗、社会经济、政策问题等的文章由于对外科手术方法或入路没有提出建议或结论，将基于标题或摘要信息被排除。因为已经有多个更高水平的证据病例系列和队列研究在调查脊索瘤治疗方法，并且有足够的样本量来提供更有力的建议和结论，所以病例报告从我们的研究中被剔除。非英文文章也被排除在外。最后，我们发现 49 项研究符合上述纳入和排除标准。我们在表 25.1 里基于 Fisher 等给出的定义组编了这些研究的证据等级栏。

多数大型病例研究结果表明：肿瘤全切远期预后最佳。这在各种研究和治疗方法中都是一致的，并且得到了一些荟萃分析的证实。

文献并没有提供直接切除脊索瘤的方法。因此，个别案例系列文献会对单个手术方式进行对比。目前最大的荟萃分析比较了各种手术入路，

表25.1　以"方法"部分所述的检索方法获取的探讨颅底部脊索瘤手术入路的相关文章

作者	年份	例	证据级别	手术方式和肿瘤切除率	手术并发症(%)	复发率和生存率	结论/推荐
Al-Mefty和Borba	1997	23	IV	多种手术入路 全切除:43% 次全切除:48% 部分切除:9%	脑脊液漏(4%),脑膜炎(9%),口鼻瘘(13%),颅神经功能缺损(26%)	复发率24% 平均无病间期14.4月	建议根治性切除和术后放疗
Almefty等	2007	67	IV	手术入路:未提供 全切除:45% 次全切除:未提供 部分切除:未提供	未提供	10年总生存率59%	根治性手术切除和放射治疗是脊索瘤的最佳治疗方式
Amit等	2014	196	IV	开颅手术(114例) 经蝶入路(4例) 经内镜(68例) 全切除:未提供 次全切除:未提供 部分切除:未提供	开颅手术:脑脊液漏(12%),脑膜炎(10%),颅神经功能缺损(20%),内分泌紊乱(7%) 经蝶入路:脑膜炎(7%),脑脊液漏(7%),内分泌紊乱(7%) 经内镜:脑脊液漏(11%),脑积水(4%),颅神经功能缺损(4%)	不同手术方式全切肿瘤后5年无病生存率为94% 不同手术方式组的分析结果未提供	肿瘤全切预后较好,辅助放疗可提高肿瘤部分切除的患者生存率
Arbolay等	2009	2	IV	内镜下经鼻蝶手术 全切除:50% 部分切除:50%	未报道	未提供	经内镜手术是治疗斜坡肿瘤很有前途的技术
Carrabba等	2010	60	IV	内镜下经鼻手术(17例) 开颅手术(前或外侧,43例) 内镜 全切除:59%,部分切除:41% 开颅 全切除:84%,部分切除:16% 注:因选择偏倚,开颅组和内镜组之间未进行比较	内镜:脑脊液漏(24%),张力性气颅(6%),颅内血肿(6%),颅神经麻痹(47%),血肿(6%) 开颅:并发症发生率33%	内镜组: 中位随访时间为16个月,无复发 开颅组:平均随访时间为5年,死亡率24%	开颅方式并发症发生率和全切除率较高(后者可能与选择偏倚有关),作者倾向于内镜手术
Chibbaro等	2013	54	IV	内镜下经鼻手术 全切除:65% 次全切除:17% 部分切除:19%	脑脊液漏(8%),脑膜炎(14%)	复发率11%	扩大鼻内入路是中心部位病变治疗方式或可作为一种辅助方式。对所有患者进行系统的放疗
Cho等	2008	19	IV	多种手术方式(如经蝶入路,眶颧入路,翼点入路) 全切除:16% 次全切除:58% 部分切除:26%	颅神经功能缺损(42%)	无进展生存率40%	与软骨肉瘤相比,脊索瘤更具侵袭性,生存率较低

表 25.1（续）

作者	年份	例	证据级别	手术方式和肿瘤切除率	手术并发症（%）	复发率和生存率	结论/推荐
Colli 和 Al-Mefty	2001	53	IV	多种手术方式（如眶颧入路，上颌骨切开术，经蝶入路）	脑脊液漏（9%），脑积水（4%），脑膜炎（2%），颅神经功能受累（45%），气颅（2%），基底节区梗死（2%），四肢瘫痪（2%）	死亡率 14% 5年复发率 51%	肿瘤全切和辅助放疗对患者预后相对较好。脊索瘤组织学和患者年龄对预后无显著影响
Couldwell 等	2004	18	IV	经蝶入路 全切除：12例 次全切除：未提供 部分切除：未提供	脑脊液漏（6%），颈内动脉出血（17%），偏瘫（6%），颅神经功能缺损（11%）	未提供	大多数脊索瘤可通过扩大经蝶入路顺利到达
Dehdashti 等	2008	12	IV	内镜下扩大经鼻蝶入路 全切除：58% 次全切除：42%	脑脊液漏（33%），张力性气颅（8%），偏瘫（8%），脑积水（8%）	中位随访时间 16 个月 复发率 0	对于位于中心部位的斜坡脊索瘤可选择内镜下经鼻入路
Di Maio 等	2012	95	IV	多种手术方式（如额下入路，眶额入路，经岩前和岩后入路），没有内镜下经鼻入路 全切除：71% 次全切除：未提供 部分切除：未提供	1988—1999年：颅神经功能受累（48%），血管并发症（14%），脑脊液漏（2%），全身并发症（2%）或切口并发症（2%）2000—2011年：颅神经功能受累（10%），血管并发症（3%），脑脊液漏或切口并发症（16%），全身并发症（0）	第二个时间段的5年总生存率明显更高（93%：64%）	采用现代颅底入路的肿瘤切除策略有着本质上的不同，其手术结果与起码与传统术式是相似的
Di Maio 等	1999—2011	807	IV（Meta 分析）	多种手术入路 全切除：0~74% 次全切除：未提供 部分切除：未提供	未提供	平均无病生存期 45 个月 复发率 68%	肿瘤全切可提高生存率
Eid 等	2011	7	IV	手术方式未提供 次全切除：86% 活检：14%	未提供	平均随访时间 88 个月 复发率 71% 死亡率 14%	次全切后放疗或放射外科治疗可改善预后
Fatemi 等	2008	14	IV	内镜下经鼻蝶入路 全切除：43% 次全切除：43% 部分切除：14%	脑脊液漏（57%），颅神经功能缺损（71%），肾上腺功能不全（7%），脑膜炎（7%），暂时性尿崩症（7%）	中位随访时间 20 个月 复发率 14%	内镜是肿瘤切除和评估手术的一个很好的工具
Fraser 等	2010	7	IV	经鼻入路 切除程度＞95%：71% 部分切除：29%	无脑脊液漏，肺栓塞（14%），复视（14%），颅神经功能缺损（57%）	复发率 29% 剩下患者平均无病生存期至少 18 个月	肿瘤大小与成功全切有显著关系。体积大于 80cm³ 或直径大于 4cm 的肿瘤经鼻切除难度较大
Gazaro 等	2016	9	IV	3D-内镜下经鼻蝶入路手术 全切除：67% 次全切除：11% 部分切除：22%	脑脊液漏（22%），颅神经麻痹（11%）	未提供	3D 视觉有助于分离阶段内镜操作和颅底重建难度加大

表25.1（续）

作者	年份	例	证据级别	手术方式和肿瘤切除率	手术并发症（%）	复发率和生存率	结论/推荐
Gui等	2016	161	IV	内镜下经鼻入路（124例），经颅底开颅（11例），分阶段采用两种方式（26例） 全切除：24% 次全切除：53% 部分切除：18%	脑脊液漏（7%），感染（2%），颅神经功能缺损（11%），颈内动脉破裂（1%），脑干梗死（1%），脑积水（1%）	全切组复发率16% 其余两组复发率64% 随访时间39个月	作者提出了一种新的分类方法以选择手术入路。该方法可提高肿瘤切除程度
Holzmann等	2010	13	IV	经鼻－经斜坡手术 全切除或次全切除：92% 部分切除：8%	海绵窦出血（15%），脑脊液漏（8%）	肿瘤全切的患者无病生存率100%，随访时间18个月	经鼻－经斜坡入路是很好的手术入路，但大范围硬膜修补难度大
Hong Jiang等	2009	12	IV	经鼻中隔－鼻蝶入路（9例）和内镜下经口咽入路（3例） 全切除：58% 次全切除：33% 部分切除：8%	无严重出血，感染，无运动或视力障碍，硬膜缺损（8%），鼻腔干燥症（75%），干眼症（42%）	所有全切或次全切＋术后放疗的患者在6月~3年的随访时间内无肿瘤复发	内镜手术结合术后放疗
Ito等	2010	19	IV	多种手术入路（如经蝶入路，眶颧入路，经岩骨入路，经枕髁入路）和内镜下经鼻入路 全切除：74% 次全切除：21% 部分切除：5%	脑脊液漏（16%），颅神经功能缺损（26%）	复发率58% 5年无进展生存率48%	实现了长期治疗，21%的患者接受了放射外科治疗
Jahangiri等	2015	50	IV	多种手术入路（如经鼻入路，经口入路，开颅方式） 全切除：52% 次全切除：未提供 部分切除：未提供	脑膜炎（12%），脑脊液漏（12%），颅神经麻痹（6%），尿崩症（4%）	49%的患者在41个月的随访时间内无病变或保持稳定	肿瘤全切可降低复发率
Kano等	2011	71	IV	立体定向放射外科作为主要、辅助或挽救治疗措施。放射外科治疗后： 全切除：3% 部分切除：32% 稳定：32% 进展：32%	辐射不良反应（9%），外展神经麻痹（3%），面神经麻痹（1%），三叉神经和外展神经功能障碍（3%）	随访10年生存率为73% 中位生存时间为14年	立体定向放射外科治疗是一些小脊索瘤可行的治疗方式
Kim等	2017	37	IV	内镜下经鼻－斜坡入路结合经海绵窦入路（91%） 全切除：67%[a] 次全切除：33%[a]	脑脊液漏（17%），脑膜炎（2%）	复发率19%，平均随访时间33个月	中央型（无偏侧）肿瘤与较高的全切率有相关性

表 25.1（续）

作者	年份	例	证据级别	手术方式和肿瘤切除率	手术并发症（%）	复发率和生存率	结论/推荐
Komotar 等	2011	766（系统性分析）	III	内镜辅助（127例）比开颅显微镜辅助（639例）内镜 全切除：61% 次全切除：27% 开颅 全切除：48% 次全切除：48%	内镜：颅神经功能缺损（1%），脑脊液漏（5%），肺炎（0），尿崩症（1%），感染（1%），脑积水（1%） 开颅：颅神经麻痹（24%），脑脊液漏（11%），肺炎（2%），尿崩症（6%），感染（4%），脑积水（2%）	死亡率：内镜5%：22%开颅，开颅患者的5年生存率为66%（内镜患者生存情况未报道）。复发率：开颅40%：17%内镜	内镜手术方式全切率高，并发症少，复发率低
Koutourousiou 等	2012	60	IV	内镜下经鼻入路 全切除：67% 次全切除：15% 部分切除：18%	脑脊液漏（20%），脑膜炎（3%），颅神经麻痹（7%），颈动脉损伤（3%），脑桥出血（2%），血肿（2%），抗利尿激素分泌异常综合征（2%），感染（2%），肺栓塞（2%）	复发率33% 平均复发时间14个月 平均随访时间18个月	肿瘤体积较大、肿瘤部位和既往治疗史是影响预后的重要因素
Labidi 等	2016	1050（荟萃分析）	III	单纯前中线（6项研究，116例，如内镜、显微镜、经鼻中隔（10项研究，495例，额下入路、翼点入路，如翼点入路）与单纯前中线 全切除：61% 联合方式：未提供 全切除：42%	单纯前中线，脑脊液漏（22%），中枢神经系统感染（2%），颅神经损伤（8%） 联合方式：脑脊液漏（10%），中枢神经系统感染（6%），颅神经功能缺损（16%）	复发率38% 总生存率74% 平均随访时间52个月	前正中入路与较高的全切率和较低的并发症发生率有相关性
Ouyang 等	2014	77	IV	鼻内入路，翼点入路，乙状窦后入路，枕下入路 全切除：33% 次全切除：48% 部分切除：12%	脑脊液漏（5%），血肿（5%），偏瘫（5%），脑梗死（4%），脑膜炎（3%），癫痫（2%），颅神经功能缺损（5%），颅神经麻痹（2%）	5年总生存率 全切：93% 次全切：61% 部分切除：16% 32%的患者死于肿瘤复发	肿瘤切除程度与预后相关
Rachinger 等	2014	47	IV	主要为经蝶入路（40%），经面部入路（17%），乙状窦后入路（17%） 全切除：15%	"并发症发生率在下端"，只有一种别提及：颅神经功能缺损（17%）	中位无进展生存期7.3年 复发率55%	完全切除提高生存率
Rahme 等	2017	17	IV	内镜下经鼻入路 全切除：53% 次全切除：未提供 部分切除：未提供	脑脊液漏（35%），脑膜炎（29%），颅神经麻痹（18%），术后卒中（12%）	复发率29% 平均随访时间63个月	肿瘤全切加辅助放疗可改善预后

表 25.1（续）

作者	年份	例数	证据级别	手术方式和肿瘤切除率	手术并发症（%）	复发率和生存率	结论/推荐
Ramm-Pettersen 等	2017	10	Ⅲ	内镜下经鼻蝶入路（6例），未治疗随访（4例）内镜 全切除：67% 次全切除：未提供 部分切除：未提供	脑脊液漏（17%），颅神经麻痹（83%）	在平均94个月的随访时间内3/4的患者保持无病状态	内镜下经鼻蝶入路是治疗脊索瘤可选择的手术方式，而对于一些特殊患者"观察"可以是一种选择
Saito 等	2011	6	Ⅳ	内镜下经鼻入路 全切除：50% 次全切除：17% 部分切除：33%	脑脊液漏（67%），暂时性尿崩症（17%），脑膜炎（17%），脑梗死（17%）	未提供	采取内镜下经鼻入路大部分患者完成肿瘤的全切，并发症少
Samii 等	2007	49	Ⅳ	多种手术入路（如经筛窦入路，翼点入路，乙状窦后入路） 全切除：49% 次全切除：51%	脑脊液漏（5%），脑膜炎（5%），术后出血（5%），脑积水（5%），脑水肿（5%）	5年生存率65%	虽然根治性手术增加了术后并发症发生率，同时也延长了无复发间期
Sekhar 等	2001	42	Ⅳ	多种手术入路（如额下入路，经额颞入路，经岩骨入路）但没有内镜手术 全切除：59% 次全切除：28% 部分切除：11%	脑脊液漏（26%），血管损伤（12%），颅神经功能缺损（33%），严重的卒中（5%），死亡（12%）	5年复发率35%	根治性切除和残留肿瘤的放疗是可选择的治疗方法。死亡的主要原因是血管并发症
Sen 等	2010	71	Ⅳ	多种手术入路（如额下入路，经上颌入路，经颈入路）和内镜下经鼻入路 全切除：58% 非全切除：42%	脑积水（13%），偏瘫（8%），脑梗死（3%），血肿（1%），脑脊液漏（20%）	5年生存率75% 复发率49%	根治性切除提高生存率
Shidoh 等	2014	18	Ⅲ	经口入路（9例）比内镜下经鼻入路（9例） 经口入路 全切除：11% 部分切除：44% 内镜下经鼻入路 全切除：33% 次全切除：22% 部分切除：44%	经口入路：脑脊液漏（22%），咽瘘（11%） 经鼻入路：脑脊液漏（33%），脑膜炎（22%），尿崩症（11%），脑梗死（11%）	未提供	经鼻入路手术肿瘤全切率较高，而经鼻入路并发症更高，主要是因为硬膜下侵犯部分的处理更复杂

表 25.1（续）

作者	年份	例	证据级别	手术方式和肿瘤切除率	手术并发症（%）	复发率和生存率	结论／推荐
Solares 等	2010	4	IV	内镜下经鼻入路 全切除：75% 次全切除：未提供 部分切除：未提供	未提供	平均随访 32 个月[b]，68%[b] 的患者无病生存	内镜下经鼻入路是可以到达蝶－斜坡区域的
Stippler 等	2009	20	IV	内镜下经鼻入路 全切除：67% 次全切除：17% 部分切除：17%	脑脊液漏（25%），脑干出血（5%），暂时性偏瘫（10%）	肿瘤全切组复发率 10%，平均随访时间为 13 个月	肿瘤进展复发与肿瘤切除率显著相关
Takahashi 等	2009	32	IV	多种手术入路（如经岩骨入路，经口入路，经蝶入路） 全切除：41% 部分切除：59%	偏瘫（7%），脑膜炎（7%），颅神经功能缺损（5%），切口感染（2%），术后出血（2%）	平均随访时间 36 个月，生存率：放疗组：86% 非放疗组：76%	手术切除和术后放疗提高了生存率
Tamura 等	2014	24	IV	多种手术入路（如经蝶入路，颅面部入路，眶颧入路）和内镜下经鼻入路 全切除：67% 次全切除：25% 部分切除：8%	脑脊液漏（2%），颅神经麻痹（25%），垂体功能减退（4%），尿崩症（4%）	5 年生存率和无进展生存率为 47%	积极手术治疗，应用多种技术可提高预后
Tan 等	2012	14	IV	经鼻入路 全切除：50% 部分切除：50%	脑脊液漏（21%），脑积水（7%），颅神经功能缺损（7%）	无病生存率：首次手术 71%（5/7）翻修手术 29%（2/7）	内镜下切除斜坡脊索瘤是可替代开颅手术的安全可行的手术方式
Taniguchi 等	2012	4	IV	侧视内镜下经蝶入路 全切除：100%	脑脊液漏（25%），颅神经麻痹（25%）	平均随访时间 21 个月，无症状生存率 100%	经蝶入路应考虑使用侧视内镜
Tzortzidis 等	2006	74	IV	多种手术入路（如额下入路，额颞颅经海绵窦入路） 全切除：72% 次全切除：28%	脑脊液漏（1%），脑积水（1%），颅神经功能缺损（4%），深静脉血栓（3%），肺栓塞（1%），卒中（1%），窦的感染（1%），死亡（3%）	10 年无复发生存率为 31%	建议积极切除肿瘤，可延长无瘤生存期
Vellutini 等	2014	26	IV	所有患者均采用经蝶入路，经蝶－翼状肌－咽后入路（7 例），经蝶入路（2 例）翼状肌入路 全切除：50% 次全切除：27% 部分切除：23%	瘘（23%），脑膜炎（12%），内分泌紊乱（4%），卒中（8%），死亡（12%），气颅（4%），卒中－（8%），鼻出血（4%），肺栓塞（1%）	未提供	脊索瘤向侧方延伸和有既往手术史的患者预后较差

表 25.1（续）

作者	年份	例数	证据级别	手术方式和肿瘤切除率	手术并发症（%）	复发率和生存率	结论/推荐
Wang 等	2017	238	III	前正中线入路（51例，如显微镜下和内镜下经鼻，经上颌入路）和外侧入路（187例，如经岩骨入路，经颞骨） 前正中线入路： 全切除：8% 近全切除：41% 次全切除：35% 部分切除：16% 外侧入路： 全切除：13% 近全切除：58% 次全切除：23% 部分切除：6%	脑膜炎（8%），脑脊液漏（4%），卒中（3%），脑积水（2%），死亡（0.4%）（仅提及上述并发症）	两种手术方式，全切组和次全切组总生存期分别为111个月和99个月	外侧入路肿瘤全切率相对较高
Wu 等	2010	106	IV	主要为硬膜下入路 全切除：10% 次全切除：48% 部分切除：16%	未提供	5年复发率53% 10年复发率88%	与次全切相比，肿瘤全切者预后较好
Yasuda 等	2012	40	IV	多种手术入路（经内镜5例），有些患者联合采用多种方式 全切除：43% 次全切除：48% 部分切除：10%	脑脊液漏（11%）	肿瘤进展发生率： 全切组：18% 次全切组：11% 部分切除组：75% 平均随访时间分别为48个月，40个月，68个月	多种方式治疗和质子治疗改善了预后
Yoneoka 等	2008	13	IV	手术入路：未提供 次全切除：62% 部分切除：38%	未提供	5年生存率83%	手术后局部放疗或立体定向放射治疗与质子治疗效果相当
Zhang 等	2008	7	IV	内镜下经鼻入路 全切除：86% 次全切除：14%	未提供	无病生存率为86%，平均随访时间21个月	内镜下经鼻入路有利于深层解剖结构的可视化
Zoli 等	2018	65	IV	内镜下经鼻蝶入路 全切除：59% 次全切除：35% 部分切除：6%	脑脊液漏（3%），颅神经功能缺损（6%），颈内动脉损伤（3%）	复发率26% 5年生存率为77% 10年生存率为57% （Kaplan-Meyer生存分析）	扩大经鼻入路是治疗脊索瘤可选择的方式

肿瘤切除程度的定义：全切除，完全切除肿瘤；次全切除，切除程度 > 90%~95% 的肿瘤；部分切除，切除程度 < 90%~95% 的肿瘤

a：该报道中脊索瘤37例，软骨肉瘤5例

b：这些数据包含了蝶窦内的其他病变

并得出结论，前中线入路，如内镜经鼻入路，提高 GTR，减少并发症的发生率。Ⅲ级证据支持主要使用内镜经鼻入路手术（EES）治疗脊索瘤。这类综述未能考虑到手术入路的选择偏倚和治疗方法的时间变化，因为最近有大量关于斜坡脊索瘤鼻内入路的文献。不管怎样，由于这些位于颅底深处的中线病变在解剖学上的可到达性较好，大多数专家已经接受了内镜经鼻入路的方法。手术入路很少被讨论，因为每种技术的相关学习曲线存在差异。在腹腔镜胆囊切除术中，唯一影响手术结果的重要因素是术者的手术经验。Koutourousiou 等在使用 EES 治疗脊索瘤时表现出了清晰的学习曲线，在 60 多例患者中，GTR 的水平在一直提高，然而并发症发生率并未随着提高。Di Maio 等通过比较 95 例通过"开放"的方法治疗晚期肿瘤患者的结果，发现随着时间的推移，患者的病情也得到了改善。考虑到同样的学习曲线存在于任何手术入路和肿瘤中，外科医生的经验和对手术入路的熟悉程度是在考虑最佳手术入路时不易量化的关键因素。因此，最近的文献有利于许多脊索瘤的内镜经鼻入路手术（EES）治疗，但这并没有考虑到一个外科医生的个人经验与方法。从文献中可以得出一个推论，即没有一种单一的方法对所有肿瘤都是最好的。Koutourousiou 等发现，下侧的肿瘤在 EES 术后有更大的肿瘤残留 / 复发风险，因此可以从联合治疗中获益。许多联合显露包括中线入路，不管是经口还是经蝶入路（显微镜下，内镜下）。这种异质性不仅反映了外科医生的偏好和经验，也反映了多种方法的互补优势。

最后，外科医生必须选择一种或几种最佳方法来达到 GTR 目标。相似的结果可能会因中心而有所不同。希望随着时间的推移，所有手术方法的训练都能标准化，以便根据肿瘤范围、解剖关系和重建方案等来决定最佳手术方法。

25.3 回顾案例分析

传统的斜坡入路的基础是根据神经孔将斜坡分成 3 份。上 1/3，包括三叉神经和 Meckel's 腔以上的任何部位都可以通过眶颧骨入路进入。中间 1/3 部分的肿瘤（在三叉神经孔和颈静脉孔之间）需要经岩骨入路（前路或后路，取决于正中和外侧）。下 1/3 的肿瘤位于颈静脉孔下方，采用远外侧入路或极外侧入路治疗。自然地，这可以结合或分期跨越这些边界的肿瘤，而额下入路可以给大部分的斜坡部位提供中线入路。鼻内入路利用不同的界标来划分斜坡。上、中斜坡被蝶鞍的底部分开；中、下斜坡被蝶窦底分开。鼻内入路提供了进入这 3 个区域的途径；进入上斜坡需要垂体移位。

25.3.1 病例 1：上斜坡脊索瘤

一名 11 岁的小女孩出现长期复视，左侧外展神经麻痹和轻微的头痛。磁共振成像显示上斜坡肿瘤，大部分是硬膜内的，其影像特征可怀疑为脊索瘤（图 25.1）。她接受了内镜经鼻入路手术（EES），包括经硬膜间双侧后斜坡切除、经海绵窦垂体移位、硬脑膜的广泛切除，以及血管化鼻中隔皮瓣多层重建。术后影像显示完全切除，无复发迹象（图 25.2）。如术中外展神经没有电刺激，尽管外展神经解剖完整，建议术后 3 个月做斜视手术。

25.3.2 病例 2：颅颈交界区脊索瘤

一位 26 岁男性患者，因右侧舌下神经麻痹而出现枕部疼痛及构音障碍。影像显示广泛的颅颈交界脊索瘤延伸至右侧舌下管外侧，包括髁突和乳突、齿状突和寰枢韧带（图 25.3）。他完成了联合两阶段切除手术，先由 EES 将中线肿瘤切除至髁突及双侧舌下管，再由右侧远外侧入路切除髁突剩余的肿瘤，切除至舌下管外侧，再由后路枕颈固定。术后影像显示肿瘤完整切除（图 25.4），舌下麻痹症状部分改善的同时予以吞咽功能保留。

25.3.3 病例 3：斜坡脊索瘤

一位 27 岁男性患者，因部分动眼神经及外展神经麻痹而导致复视及头痛。影像显示一个巨

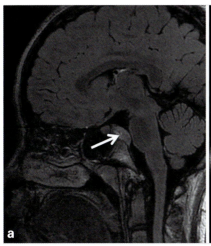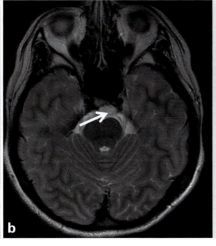

图 25.1　矢状位 FLAIR（液体衰减反转恢复序列）(a) 和轴位 T2 加权 (b) MRI 显示一个体积小、主要分布在硬脊膜间的脊索瘤（箭头），导致这位患者的外展神经麻痹。考虑到其大部分位于蝶窦的中线位置和直接进入蝶窦后方，选择内镜经鼻入路切除

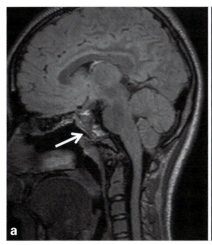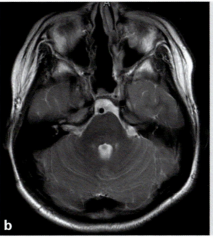

图 25.2　术后，矢状位 FLAIR (a) 和轴位 T2 加权 (b) MRI 显示内镜经鼻入路完全切。图中可见 1 个粗大的鼻翼皮瓣（箭头所示），支撑着因切除边缘过宽而造成的颅底缺损

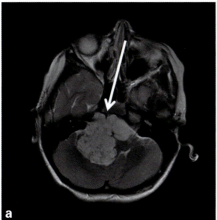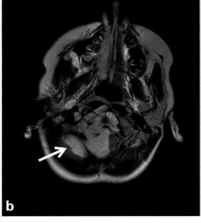

图 25.3　轴向 T2 加权 MRI 显示广泛的颅颈交界脊索瘤，累及下斜坡、寰枢椎韧带和髁突，需经内镜经鼻入路（EEA）（箭头，a）和远侧及跨乳突入路（箭头，b）两阶段切除

大的脊索瘤，以上斜坡为中心，但涉及整个斜坡（图 25.5）。通过 EES 切除包括侵犯的鞍底硬脑膜、鞍背和整个斜坡来实现 GTR。他一开始表现良好，但在手术后 2 周出现延迟性鼻翼皮瓣坏死并伴有脑膜炎。治疗方法包括清创、置入带血管蒂的下鼻甲 / 外鼻壁皮瓣以及静脉抗生素治疗。治疗后恢复良好，质子束照射后没有伤口破裂或肿瘤复发的迹象（图 25.6）。

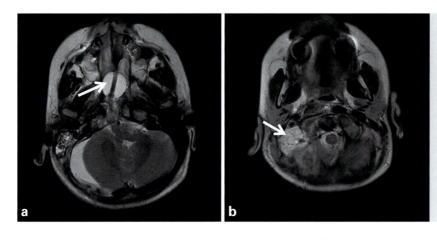

图 25.4 术后 T2 加权轴向 MRI 序列显示肿瘤完全切，如图 25.3 所示。患者有一个 Foley 球囊（箭头，a）来支持多层鼻内重建，包括鼻中隔皮瓣和脂肪移植物来填充远侧入路切除肿瘤造成的乳突缺损（箭头，b）

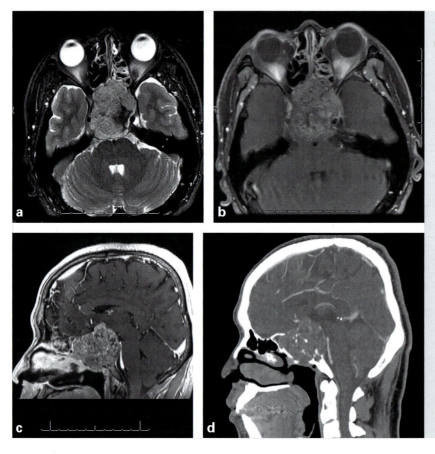

图 25.5 轴位 T2（a）和术后对比（b），轴位 T1 加权 MRI 图像显示一个巨大的斜坡脊索瘤。矢状面、造影剂 T1 加权 MRI（c）和矢状面 CT 血管造影重建（d）显示斜坡受累的程度。上、中斜坡被肿瘤覆盖，垂体不易识别。考虑到中线位置和斜坡受累的程度，我们选择了内镜经鼻入路

25.4 结论

目前缺乏 I 级证据指导颅底脊索瘤的治疗。然而，在大型案例系列中，人们一致认为 GTR 在提高生存率方面有明显的优势。此外，早期的一些 III 级证据以荟萃分析的形式表明，EES 可能提供更大程度的切除和更低的致残率。然而，这必须通过病例选择的偏倚和证据来调节，即使在大型 EES 系列中，也有病例需要联合切除。把 GTR 和内镜经斜坡入路的学习曲线结合，可以得出这样的结论：对于斜坡脊索瘤可考虑 EES 为第一选择治疗方案，但没有一个独立方法可以作为推荐项目，而只有完整切除才是所有外科手术治疗的目标。由于这些手术的复杂性和 GTR 与经验的相关性，脊索瘤应该在有丰富经验的治疗中心来实施治疗。无论采用何种方法，当没有足够的资源

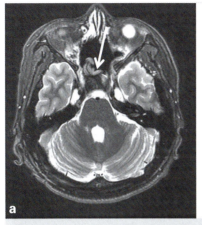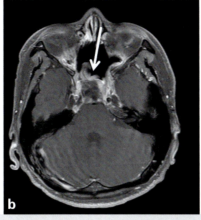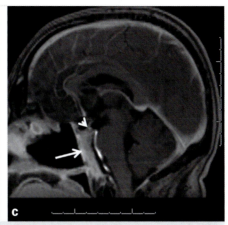

图 25.6 轴位 T2（a）、术后对比、（b）轴位和矢状位（c）T1 加权 MRI 图像。有一个强化的下鼻甲皮瓣（箭头）取代了以前没有强化和坏死的鼻中隔皮瓣。另外，可以清晰地看到完整的腺垂体和垂体柄（箭头，c）

或经验时，转诊治疗是恰当的选择。

25.5 对未来研究的建议

为了避免回顾性研究的偏倚，有必要进行多中心前瞻性随机对照试验来直接比较研究方法。因为脊索瘤较为罕见，所以这是不切实际的。权威中心之间的病例对照比较（前瞻性或回顾性）结果研究是最合理的选择，可提供更大程度的信息以指导方法选择。此外，专家意见、解剖研究和临床研究显示定位肿瘤残留位置将有助于详细说明每种手术入路的解剖和技术限制，以便治疗医生能够确定哪种方法适合哪种肿瘤。培训计划应包括所有手术入路的教学，以便下一代外科医生能够具备最强的能力来治疗脊索瘤患者。

参考文献

[1] Fisher CG, Wood KB. Introduction to and techniques of evidence-based medicine. Spine. 2007; 32(19) Suppl:S66–S72
[2] Al-Mefty O, Borba LAB. Skull base chordomas: a management challenge. J Neurosurg. 1997; 86(2):182–189
[3] Almefty K, Pravdenkova S, Colli BO, Al-Mefty O, Gokden M. Chordoma and chondrosarcoma: similar, but quite different, skull base tumors. Cancer.2007; 110(11):2457–2467
[4] Amit M, Na'ara S, Binenbaum Y, et al. Treatment and outcome of patients with skull base chordoma: a meta-analysis. J Neurol Surg B Skull Base. 2014;75(6):383–390
[5] Arbolay OL, González JG, González RH, Gálvez YH. Extended endoscopic endonasal approach to the skull base. Minim Invasive Neurosurg. 2009; 52(3):114–118
[6] Carrabba G, Dehdashti AR, Gentili F. Surgery for clival lesions: open resection versus the expanded endoscopic endonasal approach. Neurosurg Focus.2008; 25(6):E7
[7] Chibbaro S, Cornelius JF, Froelich S, et al. Endoscopic endonasal approach in the management of skull base chordomas–clinical experience on a large series, technique, outcome, and pitfalls. Neurosurg Rev. 2014; 37(2):217–224,discussion 224–225
[8] Cho YH, Kim JH, Khang SK, Lee J-K, Kim CJ. Chordomas and chondrosarcomas of the skull base: comparative analysis of clinical results in 30 patients. Neurosurg Rev. 2008; 31(1):35–43, discussion 43
[9] Colli B, Al-Mefty O. Chordomas of the craniocervical junction: follow-up review and prognostic factors. J Neurosurg. 2001; 95(6):933–943
[10] Couldwell WT, Weiss MH, Rabb C, Liu JK, Apfelbaum RI, Fukushima T. Variations on the standard transsphenoidal approach to the sellar region, with emphasis on the extended approaches and parasellar approaches: surgical experience in 105 cases. Neurosurgery. 2004; 55(3):539–547, discussion 547–550
[11] Dehdashti AR, Karabatsou K, Ganna A, Witterick I, Gentili F. Expanded endoscopic endonasal approach for treatment of clival chordomas: early results in 12 patients. Neurosurgery. 2008; 63(2):299–307, discussion 307–309
[12] Di Maio S, Rostomily R, Sekhar LN. Current surgical outcomes for cranial base chordomas: cohort study of 95 patients. Neurosurgery. 2012; 70(6):1355–1360, discussion 1360
[13] Di Maio S, Temkin N, Ramanathan D, Sekhar LN. Current comprehensive management of cranial base chordomas: 10-year meta-analysis of observational studies. J Neurosurg. 2011; 115(6):1094–1105
[14] Eid AS, Chang UK, Lee SY, Jeon DG. The treatment outcome depending on the extent of resection in skull base and spinal chordomas. Acta Neurochir(Wien). 2011; 153(3):509–516
[15] Fatemi N, Dusick JR, Gorgulho AA, et al. Endonasal icroscopic removal of clival chordomas. Surg Neurol. 2008; 69(4):331–338
[16] Fraser JF, Nyquist GG, Moore N, Anand VK, Schwartz TH. Endoscopic endonasal transclival resection of chordomas: operative technique, clinical outcome, and review of the literature. J Neurosurg. 2010; 112(5):1061–1069
[17] Garzaro M, Zenga F, Raimondo L, et al. Three-dimensional endoscopy in transnasal transsphenoidal approach to clival chordomas. Head Neck. 2016;38 Suppl 1:E1814–E1819
[18] Gui S, Zong X, Wang X, et al. Classification and surgical approaches for transnasal endoscopic skull base chordoma resection: a 6-year experience with 161 cases. Neurosurg Rev. 2016; 39(2):321–332, discussion 332–333
[19] Holzmann D, Reisch R, Krayenbühl N, Hug E, Bernays RL. The transnasal transclival approach for clivus chordoma. Minim Invasive Neurosurg. 2010;53(5–6):211–217
[20] Hong Jiang W, Ping Zhao S, Hai Xie Z, Zhang H, Zhang J, Yun Xiao J. Endoscopic resection of chordomas in different clival regions. Acta Otolaryngol.2009; 129(1):71–83
[21] Ito E, Saito K, Okada T, Nagatani T, Nagasaka T. Long-term

control of clival chordoma with initial aggressive surgical resection and gamma knife radiosurgery for recurrence. Acta Neurochir (Wien). 2010; 152(1):57–67, discussion 67

[22] Jahangiri A, Chin AT, Wagner JR, et al. Factors predicting recurrence after resection of clival chordoma using variable surgical approaches and radiation modalities. Neurosurgery. 2015; 76(2):179–185, discussion 185–186

[23] Kano H, Iqbal FO, Sheehan J, et al. Stereotactic radiosurgery for chordoma: a report from the North American Gamma Knife Consortium. Neurosurgery.2011; 68(2):379–389

[24] Kim YH, Jeon C, Se Y-B, et al. Clinical outcomes of an endoscopic transclival and transpetrosal approach for primary skull base malignancies involving the clivus. J Neurosurg. 2017(June):1–9

[25] Komotar RJ, Starke RM, Raper DMS, Anand VK, Schwartz TH. The endoscope-assisted ventral approach compared with open microscope-assisted surgery forclival chordomas. World Neurosurg. 2011; 76(3–4):318 327, discussion 259–262

[26] Koutourousiou M, Gardner PA, Tormenti MJ, et al. Endoscopic endonasal approach for resection of cranial base chordomas: outcomes and learning curve. Neurosurgery. 2012; 71(3):614–624, discussion 624–625

[27] Labidi M, Watanabe K, Bouazza S, et al. Clivus chordomas: a systematic review and meta-analysis of contemporary surgical management. J Neurosurg Sci. 2016; 60(4):476–484

[28] Ouyang T, Zhang N, Zhang Y, et al. Clinical characteristics, immunohisto-chemistry, and outcomes of 77 patients with skull base chordomas. World Neurosurg. 2014; 81(5–6):790–797

[29] Rachinger W, Eigenbrod S, Dützmann S, et al. Male sex as a risk factor for the clinical course of skull base chordomas. J Neurosurg. 2014; 120(6):1313–1320

[30] Rahme RJ, Arnaout OM, Sanusi OR, Kesavabhotla K, Chandler JP. Endoscopic approach to clival chordomas: the northwestern experience. World Neurosurg. 2018; 110:e231–e238

[31] Ramm-Pettersen J, Frič R, Berg-Johnsen J. Long-term follow-up after endoscopic trans-sphenoidal surgery or initial observation in clivus chordomas.Acta Neurochir (Wien). 2017; 159(10):1849–1855

[32] Saito K, Toda M, Tomita T, Ogawa K, Yoshida K. Surgical results of an endoscopic endonasal approach for clival chordomas. Acta Neurochir (Wien).2012; 154(5):879–886

[33] Samii A, Gerganov VM, Herold C, et al. Chordomas of the skull base: surgical management and outcome. J Neurosurg. 2007; 107(2):319–324

[34] Sekhar LN, Pranatartiharan R, Chanda A, Wright DC. Chordomas and chondrosarcomas of the skull base: results and complications of surgical management. Neurosurg Focus. 2001; 10(3):E2

[35] Sen C, Triana AI, Berglind N, Godbold J, Shrivastava RK. Clival chordomas:clinical management, results, and complications in 71 patients. J Neurosurg.2010; 113(5):1059–1071

[36] Shidoh S, Toda M, Kawase T, et al. Transoral vs. endoscopic endonasal approach for clival/upper cervical chordoma. Neurol Med Chir (Tokyo). 2014;54(12):991–998

[37] Solares CA, Grindler D, Luong A, et al. Endoscopic management of sphenoclival neoplasms: anatomical correlates and patient outcomes. Otolaryngol Head Neck Surg. 2010; 142(3):315–321

[38] Stippler M, Gardner PA, Snyderman CH, Carrau RL, Prevedello DM, Kassam AB. Endoscopic endonasal approach for clival chordomas. Neurosurgery.2009; 64(2):268–277, discussion 277–278

[39] Takahashi S, Kawase T, Yoshida K, Hasegawa A, Mizoe JE. Skull base chordomas: efficacy of surgery followed by carbon ion radiotherapy. Acta Neurochir(Wien). 2009; 151(7):759–769

[40] Tamura T, SatoT, Kishida Y, et al. Outcome of clival chordomas after skull base surgeries with mean follow-up of 10 years. Fukushima J Med Sci. 2015; 61(2):131–140 Surgical Approach Selection for Skull Base Chordoma165 © 2019 Thieme Medical Publishers, Inc.

[41] Tan NCW, Naidoo Y, Oue S, et al. Endoscopic surgery of skull base chordomas.J Neurol Surg B Skull Base. 2012; 73(6):379–386

[42] Taniguchi M, Kohmura E. Endoscopic endonasal removal of laterally extended clival chordoma using side-viewing scopes. Acta Neurochir (Wien). 2012; 154(4):627–632

[43] Tzortzidis F, Elahi F, Wright D, Natarajan SK, Sekhar LN. Patient outcome at long-term follow-up after aggressive microsurgical resection of cranial base chordomas. Neurosurgery. 2006; 59(2):230–237, discussion 230–237

[44] Vellutini EA, Balsalobre L, Hermann DR, Stamm AC. The endoscopic endonasal approach for extradural and intradural clivus lesions. World Neurosurg.2014; 82(6) Suppl:S106–S115

[45] Wang L, Wu Z, Tian K, et al. Clinical features and surgical outcomes of patients with skull base chordoma: a retrospective analysis of 238 patients. J Neurosurg. 2017; 127(6):1257–1267

[46] Wu Z, Zhang J, Zhang L, et al. Prognostic factors for long-term outcome of patients with surgical resection of skull base chordomas-106 cases review in one institution. Neurosurg Rev. 2010; 33(4):451–456

[47] Yasuda M, Bresson D, Chibbaro S, et al. Chordomas of the skull base and cervical spine: clinical outcomes associated with a multimodal surgical resection combined with proton-beam radiation in 40 patients. Neurosurg Rev. 2012;35(2):171–182, discussion 182–183

[48] Yoneoka Y, Tsumanuma I, Fukuda M, et al. Cranial base chordoma–long term outcome and review of the literature. Acta Neurochir (Wien). 2008; 150(8):773–778, discussion 778

[49] Zhang Q, Kong F, Yan B, Ni Z, Liu H. Endoscopic endonasal surgery for clival chordoma and chondrosarcoma. ORL J Otorhinolaryngol Relat Spec. 2008; 70(2):124–129

[50] Zoli M, Milanese L, Bonfatti R, et al. Clival chordomas: considerations after 16 years of endoscopic endonasal surgery. J Neurosurg. 2018; 128(2):329–338

[51] Zucker KA, Bailey RW, Gadacz TR, Imbembo AL. Laparoscopic guided cholecystectomy. Am J Surg. 1991; 161(1):36–42, discussion 42–44

[52] Fernandez-Miranda JC, Gardner PA, Rastelli MM, Jr, et al. Endoscopic endonasal transcavernous posterior clinoidectomy with interdural pituitary transposition. J Neurosurg. 2014; 121(1):91–99

第二十六章 脊索瘤的遗传学和肿瘤表型的描述

William L. Harryman, Anne E. Cress

摘要

　　脊索瘤遗传学和肿瘤表型的研究是治疗这种高复发性肿瘤的有效方法的一种新领域。脊索瘤是一种相对罕见的（1.4%的原发性恶性骨肿瘤），生长缓慢，有局部侵袭性，经常转移的骨肿瘤，见于骶骨、脊柱和颅底（斜坡）等部位。多达48%的患者的脊索瘤表现为肺、肝、骨和淋巴结等部位的远处转移。目前初期的治疗方法是手术加电离辐射（IR）。然而，肿瘤具有耐辐射性，剂量受周围组织耐受的限制，经常复发或转移，并且由于低增殖率（< 10% Ki-67 染色），对常规化疗药物难以耐受。自 2007 年以来，已经发表了几项脊索瘤基因组变化的研究，调查结果可以解释脊索瘤的发生、发展过程。遗传改变包括在 Brachyury（T）的外显子中发现数组单核苷酸多态性（SNP）的遗传危险因素，Brachyury（T）是一种对脊索发育至关重要的转录因子。总的来说，脊索瘤的拷贝数变异（CNV）反映了基因组不稳定的一般模式，进一步表现为染色体丢失、非整倍体、染色体碎裂和基因融合等。由于还未出现一种主要的模式，因此 DNA 损伤反应（DDR）缺陷可能会发挥作用，并为手术和放射治疗中的佐剂提供一种综合的、有杀伤力的方法。由于脊索瘤中存在 DDR 异质性，采用一种综合的方法来定义肿瘤亚型将大大提高对复发性疾病的预防。

　　关键词：脊索瘤，Brachyury，PTEN，单核苷酸多态，拷贝数变异，内聚簇表型，电离辐射，耐辐射表型

26.1 引言

　　脊索瘤占原发性骨恶性肿瘤的 1.4%，占所有颅内肿瘤的 0.4%，占颅底肿瘤的 0.2%，占脊柱原发性骨肿瘤的 17%，其中最常见的是 C1~C2 水平。脊索瘤最初被认为主要发生在骶骨，它平均分布在 3 个主要部位：骶骨 29.2%，颅底 32%，脊柱（颈椎、胸椎、腰椎）32.8%。其他研究人员认为"热点"在上脊柱（颅底：20%~30%）和下脊柱（骶尾部：50%~60%），或者，在骶尾部区域（50%）、颅底（35%）、椎体（15%）。脊索瘤常被报道为起源于椎骨间软组织内的轴外分布。从组织学上看，脊索瘤属于低度恶性肿瘤，然而，与其他恶性肿瘤不同的是，脊索瘤生长缓慢，耐辐射，局部侵袭和侵袭性强，且极易复发。脊索瘤常表现为内聚簇表型（图 26.1）且临床进展为典型的恶性肿瘤的表现。尽管认为脊索瘤是低转移风险的，但已经在多达 48% 的患者中表现出肺、肝、骨和淋巴结的远处转移。目前的治疗方法是

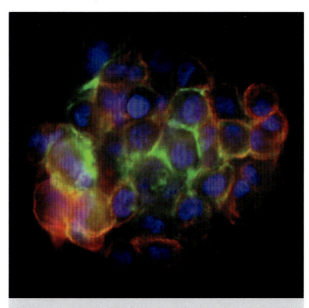

图 26.1　脊索瘤细胞 α6 整合素和肌动蛋白的三维图像。脊索瘤三维内聚簇固定和染色 F- 肌动蛋白（绿色）固定和染色，α6 整合素（红色）和 DNA（蓝色）

手术加电离辐射（IR）。虽然最初的反应率可能是好的，但肿瘤是耐辐射的，受周围组织耐受的剂量限制，而且经常复发或转移。

26.2 病因学

人类脊索瘤被认为是起源于原始的脊索残留（NC），一种沿胚胎中线发现的瞬态结构，由 Sonic Hedgehog（SHH）分节和引导。在胚胎形态发生过程中，Brachyury 所触发的 NC 分化形成原始椎骨的节段。NC 进一步分化为髓核（NP）；椎间盘的凝胶状内芯，纤维环（AF），围绕 NP 的纤维包膜，由胶原纤维的同心圆片构成；和上、下软骨终板，位于椎间盘和相邻椎骨的关节面。Brachyury 转录因子仅在脊索瘤中表达，并出现在任何来源于 NC 的组织或病变中。未成熟的 NP 包含大于 NP 的 NC 细胞，既包含大的、高度空泡化的软骨细胞，也包含从 NC 遗传的小的成软骨细胞。这些 NC 细胞由一个广泛的肌动蛋白细胞骨架网络组成。当小 NP 细胞分离通过荧光激活细胞分类（FACS），排序类 NC 细胞表达 mRNA 水平较低的 I 型胶原蛋白、二聚糖、TIMP1、HSP70、c-FOS 或通过量化白介素（IL）-1β 通过逆转录-聚合酶链反应（RT-PCR），并没有表达明显的核心蛋白聚糖、光蛋白聚糖、几个基质金属蛋白酶 mRNA 水平。与小 NP 细胞相比，更多的这些类 NC 细胞也表达了更高水平的 α6、α1、β1 整合素亚基。

在开始和引导脊柱形成后，NC 消失，有时在 NP 中留下细胞残余。大多数的脊索瘤发生模型表明，NC 细胞残体是脊索瘤发生的原因。然而，NC 残体在人体内出现的频率远远高于脊索瘤的发生，研究人员认为，NC 残体往往处于休眠状态，只有在受到突变、环境因素或其他事件的刺激时才会变为恶性。研究人员报告的病例表明，良性脊索细胞瘤（BNCT）有可能成为恶性肿瘤的 NC 残余-和脊索瘤之间存在联系。BNCT 与脊索瘤位置完全重叠。这些发现间接支持了 BNCT 是脊索瘤前体的假设。

26.3 综述

26.3.1 脊索瘤的遗传标记物

自 2007 年以来，已经发表了许多研究（表 26.1）和调查可能导致脊索瘤发展的基因组变化。基因改变包括在 Brachyury（T）的外显子中发现了几组单核苷酸多态性（SNP），这是一种对 NC 发育至关重要的转录因子。研究表明，SNP 与脊索瘤风险增加有关。目前尚不清楚这些是否与散发性脊索瘤有关。

因为一种主要的模式或模板还没有出现，热点突变或突变驱动因素的研究变得没有那么引人注目了，尽管如此仍有一些独立研究者去尝试利用各种基于分子的方法和新颖的手术样本来研究（表 26.2）。相反，基因组不稳定的模式是通过拷贝数变异（CNV）作为一个共同的主题被观察到的。CNV 表现为染色体丢失、非整倍体、染色体碎裂和基因融合。在一些研究中，PTEN 和 CDKN2A 和 CDKN2B 作为染色体丢失的一部分被报道。CNV 在生长缓慢但致命的脊索瘤中占主导地位，这与在生长缓慢的前列腺癌中观察到的模式相似，其占主导地位的包含染色体碎裂和基因融合。在其他肿瘤中，遗传物质的复杂变化与有缺陷的 DNA 损伤反应（DDR）有关，这是一种可操作的治疗靶点。

26.3.2 DNA 损伤反应和内聚簇表型

我们目前的工作重点是 DDR 放射治疗，以及如何使放射治疗成为一种更有效的方式。Eke 等的研究表明，在组织培养中，脊索瘤细胞具有侵袭性，但生长缓慢，并含有作为细胞单层的内聚簇。由于细胞黏附可能在上皮肿瘤细胞群中起保护作用，而脊索瘤表现出上皮特征，我们检查了脊索瘤人群的上皮黏附特征，并确定 DDR 在人群中是否一致。内聚簇表型促进了转移，并且由于细胞黏附的中介作用能提高单细胞的抗辐射能力，包括细胞角蛋白 8 和 18 在肿瘤细胞簇中的表达，以及 α6 整合蛋白和肌动蛋白（图 26.1）。其他人

表 26.1　脊索瘤的基因组改变

分析	技术	样本	研究概要
细胞遗传学异常	分子细胞遗传学对 p53，TGF-β，VEGF，和 bFGF/FGF2 等的基因位点应用荧光免疫染色原位杂交技术	7 例原发肿瘤，11 例复发肿瘤	在原发肿瘤和复发肿瘤中发生了 Chr1、Chr2、Chr7 的改变，而 Chr6 只在原发肿瘤中发生改变
生殖细胞系拷贝数变异 CNV（Copy Number Variation）	高分辨率微阵列比较基因组杂交 Array-CGH（Array-Based Cpmparative Genomic Hybridization）技术	4 个家族中至少 3 例脊索瘤	Chr6 上的单一重复；复杂的基因重组
周期性拷贝数变异	qRT-PCR 验证的微阵列比较基因组杂交技术	21 例散发的脊索瘤	在 Chr9 上的 CDKN2A，CDKN2B 的拷贝数缺失（80% 的病例）；Chr10 上的 PTEN 一组拷贝缺失（80% 的病例）
T 的全外显子组测序及相关性研究	T 外显子的 Sanger 测序与脊索瘤和祖先匹配的个体对照	40 个脊索瘤和 358 个对照组	SNP rs2305089 和脊索瘤风险的强关联度；SNP 位于 DNA 黏合的 T 结构域
全基因组 SNP 芯片	快速冷冻手术标本；经免疫组化法（HIC）证实	21 例斜坡脊索瘤和 1 例 C1、C2 椎体水平的脊索瘤	CDKN2A，CDKN2B，MTAP 在 Chr9 上的缺失；Chr3 非整倍性；Chr21 和 Chr7 染色体碎裂
111 个致癌基因的 865 个热点突变	测序 iPLEX 基因分型与测序 hME 基因分型验证	45 个脊索瘤样本	45 个中有 7 个至少含有 1 个突变。CDKN2A 发生突变并 PTEN 发生在 Chr 缺失区
T 的全外显子组测序及相关性研究	比较家族性脊索瘤与散发性脊索瘤	24 例家族性病例；103 例散发病例；160 例对照病例	3 个与风险显著相关的 SNP：rs2305089、rs1056048、rs3816300
筛查 48 个癌基因的突变	癌症热点小组（Illumina 公司），深度测序	9 例脊索瘤	3 个基因（KIT、KDR 和 TP53）中发现 11 点突变。所有样本均未检测到突变
全外显子组和全转录组测序		颅底脊索瘤 13 例	Chr1、7、10、13 和 17 发生畸变；SNP rs2305089；MUC4、NBPF1、NPIPB15 的周期性突变和基因融合（SAMD5-SASH1）

之前的工作结果表明，由于其相关的下游信号通过局灶性黏附激酶和整合素连接激酶等妨碍 β1 整合素功能从而使 β1 整合素成为抗辐射的决定性因素。确定层粘连蛋白和 β1 整合蛋白黏合物（α3、β1、α6、β1）是否参与在脊索瘤对电离辐射的应答，可以允许通过针对特定的分子途径抑制 DDR 和增加电离辐射效果。

在我们最近的研究中，在单个细胞和细胞簇中确定了人 U-CH1 脊索瘤细胞对 IR 的 DDR（图 26.2）。一个整合素配体模拟试验，用 HYD1，一种抑制集群体和 AIIB2，一种功能阻止特殊 β1 整合素抗体来进行测试并确定 IR 应答和生存效应。DDR 的估计将取决于在 U-CH1 细胞中检测 3 个时间依赖性 DDR 指标（γH2AX、pKAP1 pATM）。如果与共存的单细胞单层相比，脊索瘤内聚团簇对 IR 表现出弱的 DDR，那么针对整合素介导的黏附复合物可以提高 IR 的有效性，并可能减少脊索瘤的复发。免疫荧光显微镜证实，只有 15% 的 U-CH1 成簇细胞在行 2-GyIR 2h 后对 γH2AX 或 pKAP1 阳性（非聚集细胞阳性率 80%）。相反，两种肿瘤细胞系在 pATM 反应中均有缺陷。HYD1，一种合成的 ECM 配体，通过一个无法解释的 γH2AX 应答来抑制 DDR。β1 阻止整合素抗体（AIIB2）将细胞存活率降低 50%，在治疗后 2 周和 4 周观察到的所有 IR 剂量下，IR 诱导的细胞死亡数量大约翻了 1 倍。这些结果表明，在脊索瘤群体中存在着 DDR 对 IR 的异质性，改变黏附表型可以使脊索瘤对 IR 敏感。在制定治疗策略时，一个重要的考虑因素是需要把所有相关的表型作为目标。单独阻断整合素功能和 / 或作为 IR 的佐剂将可以根除包含内聚簇表型的脊索瘤。

表26.2 脊索瘤生长、增殖和转移的基因产物

基因产物	人体组织	细胞系	概要
T（Brachyury）	是	U-CH2	"在 Brachyury 高表达肿瘤中，PI3K/Akt 通路基因表达上调；抑制 PI3K 信号可以降低 Brachyury 的表达，抑制细胞的生长"
STAT3	是	U-CH1 GB60 CH8	STAT3 磷酸化表达水平与生存和病情严重程度相关……SD-1029 处理抑制了所有脊索瘤细胞系中 STAT3 信号级联放大的表达（一种新的 STAT3 抑制剂）
	是	CH8 GB60 U-CH1	Src/STAT3 信号级联的关键成分，包括 STAT3、pSTAT3、Src、pSrc、Bcl-xL 和髓细胞白血病基因 -1 均在脊索瘤中高度表达
EGFR	是	未获得	在脊索瘤中，表皮生长因子受体（EGFR）是最常被激活的 RTK
	是	未获得	脊索瘤主要表面为表皮生长因子受体（EGFR）的强表达，弥漫性胞质膜阳性……145 例中有 134 例 EGFR 免疫阳性（92.4%）……
	是	U-CH1	EGFR 抑制剂 Tyrphostin（AG 1478）在体外抑制了脊索瘤细胞系 U-CH1 的增殖，并且以剂量依赖性的方式减少了 EGFR 的磷酸化，这一发现得到了 Erk1/2 磷酸化的抑制的支持。在这些实验中，p-Akt 被抑制的程度要小得多。这些数据提示在脊索瘤的发病机制中存在异常的 EGFP 信号
PTEN	是	未获得	"PTEN 在骶骨脊索瘤中的表达明显低于邻近正常组织……PTEN 的阴性表达……与肿瘤侵入周围肌肉有关"
	是	U-CH1 U-CH2	在脊索瘤的一个亚群中可见，PTEN 基因的杂合性缺失与更积极的体外行为相关（比野生型 PTEN）并与 Ki-67 增殖指数的增加密切相关
UCHL3、ALG11、2PP2BC	否	MUG-CHOR1 U-CH1	表型特异性分析显示，特定基因分型的基因组和转录差异与脊索瘤细胞的发育有关

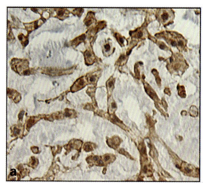
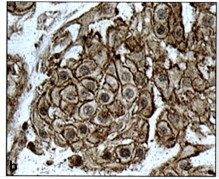

图26.2 黏着性脊索瘤在质膜上表达层粘连整合素。采用 AA6NT 抗体对 23 例不同患者的 42 例脊索瘤（去识别）进行了染色。深色染色（α6 整合素）在 98% 的情况下是（a）质膜不内聚集群或（b）的质膜内聚集群

26.4 基因产物与肿瘤表型

研究人员观察脊索瘤，软组织肉瘤、软骨肉瘤之间的基因表达差异（至少有两个变化），发现脊索瘤表达 α3 和 β4 整合蛋白（其中必然包括 α6）以及 Brachyury 和其他基因，而其他 2 个不表达（小样本问题）。Ⅱ型胶原、纤连蛋白、基质金属蛋白酶 9（MMP-9）和 19，以及聚集蛋白聚糖——在许多其他类型中——同时由脊索瘤和软骨肉瘤（与软组织肉瘤相比）表达。

基质金属蛋白酶（MMP）是细胞外基质（ECM）在许多生理和病理组织重塑过程中降解所必需的主要分泌蛋白酶，包括创伤愈合、胚胎植入、肿瘤侵袭、转移和血管生成。MMP-9（Gelatinase-B）是一种能够降解肿瘤细胞侵袭的 ECM 和基底膜的内肽酶，可能与血管内皮生长因子（VEGF）一起作为血管生成的介质。Schwab 等认为 MMP-9 和 MMP-19 都参与了基质代谢和降解。影响基质金属蛋白酶的两个转录因子分别是 IL-1β 和转化生长因子（TGF）-β。IL-1β 刺激，而 TGF-β 抑制 MMP

基因表达。Chen 等发现，骶骨脊索瘤中 VEGF 和 MMP-9 的表达明显高于邻近正常组织（P=0.05）。MMP-9 表达的患者预后较 MMP-9 阴性患者差（中位数：24∶70.5 个月，P=0.019），而 VEGF 阳性组与 VEGF 阴性组持续无病生存率差异无统计学意义（39.5∶28.5 个月，P=0.938）。

另一种较少检测的蛋白，聚集蛋白聚糖，也被证明在肿瘤的侵袭和转移中起作用，通常作为肿瘤的抑制因子。聚集蛋白聚糖是一种蛋白聚糖，也称为软骨特异性蛋白聚糖核心蛋白（CSPCP）或硫酸软骨素蛋白聚糖 –1。编码的蛋白是软骨组织中 ECM 的重要组成部分，能够承受软骨的压迫。聚集蛋白聚糖通过与透明质酸结合的能力，在介导软骨细胞 – 软骨细胞和软骨细胞 – 基质相互作用中发挥重要作用。未成熟 NP 中聚集蛋白聚糖水平较高，而成熟椎间盘内聚集蛋白聚糖水平也较高，外层聚集蛋白聚糖主要是装饰蛋白和纤维调节蛋白。人类成熟的 NP 细胞体积小，产生富含聚集蛋白聚糖的基质，与关节软骨具有不同的基因表达谱和代谢活性。

与其他结缔组织肿瘤相比，脊索瘤中 Ⅱ 型胶原、聚集蛋白聚糖、纤维调节蛋白、软骨连接蛋白和软骨寡聚基质蛋白的基因表达量更高，是 ECM 和透明软骨的特征。脊索瘤还表现出软骨性转录因子 SOX9、纤连蛋白、MMP9 和 MMP19 的高表达。脊索瘤表现出雌激素受体 α 和黄体酮受体 β，它们与肿瘤的进展有关。在另一项研究中，高水平的 TGF–α 和碱性成纤维细胞生长因子的表达与较高的复发率联系在一起并提出纤连蛋白的高表达可能是一个侵略性的生物行为的标志。

STAT3 是一种由细胞因子和生长因子受体激活的细胞质转录因子。在一项研究中，我们检测了 70 个脊索瘤样本中 STAT3 的表达。所有样本核染色均显示 STAT3 磷酸化，较高水平的 STAT3 磷酸化表达与生存率降低和疾病严重程度相关（高染色死亡率＜50%）。Yang 等发现，磷酸化和总 STAT3、磷酸化和总 Src（一种编码酪氨酸激酶的原癌基因）均在脊索瘤组织和脊索瘤细胞系中表达，以及抗凋亡蛋白 Bcl–xL 和 MCL–1 也受活化的 STAT3 的调控。与脊索瘤细胞系和组织相比，正常椎间盘中没有磷酸化和总 STAT3，或磷酸化和总 Src 的表达。

Src（c–Src）是一种原癌基因（一种非受体酪氨酸激酶），通过其表达和活性来提高多种人类癌症的恶性程度及降低生存率。另外还有 9 种与 Src 具有同源性的酶被鉴定为 Src 家族激酶（SFK）。SFK 直接作用受体酪氨酸激酶（RTK），G– 蛋白耦合受体，类固醇受体，信号传感器，和转录的活化剂和分子参与细胞黏附和迁移，相互作用，导致许多多样的生物功能，比如：增殖，细胞生长、分化、细胞形状、能动性、迁移、血管生成和生存。与邻近的正常组织相比，Src 水平在人类肿瘤组织中经常升高，这些水平被认为随着疾病的发展而增加。类似地，在许多来源于这些肿瘤的人类癌细胞株中被观察到 Src 蛋白激酶活性的增加。Src 的活性可能通过与 RTK 的直接或间接相互作用而增加，如表皮生长因子受体（EGFR）、血小板衍生生长因子受体（PDGFR）、成纤维细胞生长因子受体（FGFR）、集落刺激因子 –1 受体（CSF–1R）、HER2/neu 和肝细胞生长因子受体（c–Met）。例如，研究人员发现，与单独表达 EGFR 或 Src 相比，EGFR 和 Src 在成纤维细胞中的联合表达可导致增效作用。

Dewaele 等发现，在脊索瘤中，EGFR 是一个频繁（且最显著）激活的 RTK。此外，随着 EGFR 的激活，肿瘤通常显示选择性 RTK 的共激活 –AKT 的持续激活，肿瘤抑制基因 PTEN 等位基因的频繁丢失，以及上游 RTK 和下游效应因子［如哺乳动物雷帕霉素靶蛋白（mTOR）］的反复激活。总之，这些数据表明，磷脂酰肌醇 3– 激酶（PI3K）/AKT 通路是脊索瘤转化的重要介质。

在对 145 例斜坡（颅底）脊索瘤的一项研究中（71 例来自首发脊索瘤，74 例来自复发脊索瘤），Akhavan–Sigari 等发现 PDGFR–α，表皮生长因子受体，c–Met，CD–34 等分别被检测出 100%，92%，100%，59% 的情况。PDGFR–α 和 c–Met 染色强度在所有情况下在中到高强度，与此同时总 EGFR 染色强度在变化［免疫阳性率提示：145 例中阳性为 134 例，（92.4%）；11 例肿瘤没有表达（7.6%），15 例轻度表达，（评分：1，10.3%），33 例中度表达（评分：2，22.7%），和 86 例高度表达（评分：3~6；59.3%）］。在他们的研究中，所有的脊索瘤样本阳性 PDGFR-α，中度（评分：2）（27；19%），高度（评分：3）（118；81%）染色。c-Met 在所有脊索瘤中也有表达，从中度（评分：2）（26；18%）到高度（评分：3~6）（119；82%）染色。研究人员得出结论，表皮生长因子受体表达与 PDGFR-α、c-Met 和 CD-34 之间的关系可被检测到。

Shalaby 等研究了 EGFR 在脊索瘤发病机制中的可能作用，他们从 160 例患者的 173 个样本中选取选取了 44 个样本，（160 例原发肿瘤，13 例复发和 / 或转移），取自骶尾骨（94 例）、脊柱（16 例）和颅底（50 例）。在颅底脊索瘤中，52/68（76%）表现出免疫反应，同时 27/46（59%）的非颅底脊索瘤表现出免疫反应，两者结合产生 79/114（69%）的整体免疫反应。这些研究人员还注意到 PTEN 的表达，在 147 例脊索瘤中，19 例（13%）缺失了 PTEN 的表达［其中 16 例（84%）为 EGFR，FISH 阴性，只有 1 例 EGFR FISH 阳性，2 个例无信息］。Akhavan-Sigari 等发现 EGFR、诱导型一氧化氮合酶（iNOS）和 Ki-M1P 在颅底脊索瘤 92.40%、82.0% 和 98.6% 的原发病变和 98.0% 的复发病变中表达。EGFR 表达水平越高，患者年龄越小。与低 iNOS 表达的病变相比，高 iNOS 表达的病变在原发病变和复发病变中均表现出明显的 Ki-M1P 评分升高。在复发性皮损中，EGFR 表达水平越高，预后越差（P=0.031）。此外，高水平 iNOS 和 Ki-M1P 表达的病变预后明显差于低水平 iNOS 和 Ki-M1P 表达的病变。

第 10 号染色体上缺失的磷酸酶和紧张素同源基因（PTEN）是位于第 10q23 号染色体上的抑癌基因，编码调节各种信号转导途径的蛋白，调节细胞生长、迁移和凋亡。Lee 等补充说，在脊索瘤的一个亚群中发现的 PTEN 基因的杂合性缺失与更强的体外行为（比野生型 PTEN）相关，

并与 Ki-67 增殖指数的增加密切相关。同样的，Choy 等发现 21 个脊索瘤样本中有 17 个在 PTEN 上出现拷贝缺失，由此推断杂合性 PTEN（以及 SMARCB1 和 CDKN2A）的缺失可能在脊索瘤发生中起重要作用。Dewaele 等报道 PTEN 是 AKT/mTOR 通路的重要负调控因子，当 PTEN 被抑制时，可以促进 AKT 的磷酸化和下游效应物的激活。他们指出，在脊索瘤中也经常发现 PTEN 缺失。

Chen 等发现 PTEN 在骶骨脊索瘤中的表达显著低于邻近正常组织，而 mTOR 在骶骨脊索瘤中的表达显著高于邻近正常组织（P=0.000，P=0.030）。此外，在骶骨脊索瘤中，mTOR 阳性表达与 PTEN 阴性表达相关（P=0.021），PTEN 阴性表达与 mTOR 阳性表达与肿瘤侵袭周围肌肉相关（P=0.038，P=0.014）。PTEN 是 PI3K 信号转导通路的负调控因子。位于 PI3K 下游的是 mTOR，它磷酸化一系列涉及蛋白质生物合成、核糖体生物发生和对细胞生长至关重要的基因转录的下游效应因子。PI3K AKT-mTOR 通路是参与细胞生长、肿瘤发生、细胞侵袭和药物反应的重要细胞通路。PTEN 的阴性表达可能导致 mTOR 活性增加，如前所述，mTOR 活性增加了脊索瘤肿瘤的侵袭和转移。

26.5 编者偏倚

这里使用的参考文献仅限于在分析中使用细胞系和组织的同行审稿案件。与脊索瘤生物学相关的研究文献是通过了解其他上皮性人类肿瘤（如前列腺和某些膀胱肿瘤）的特征来看待的，这些肿瘤生长缓慢，但具有侵袭性表型。此外，还提出了需要对肿瘤的基因型、表型和肿瘤微环境进行整合的观点，以及 DDR 异质性的概念。

26.6 结论

脊索瘤起源于原始 NC 的未分化残基，表现出上皮型特征和低生长分数，表明疾病生长缓慢。脊索瘤侵犯存在于斜坡、脊椎和骶骨区域并影响

关键神经功能，并可局部侵犯周围富含椎板的肌肉。虽然脊索瘤生长缓慢，等级较低，但具有高度的复发性、侵袭性、局部侵袭性，易转移到肺、骨和肝脏。目前的治疗包括手术切除肿瘤和术后放疗，但肿瘤经常复发，限制了该方法的疗效。

脊索瘤由于增殖率低（＜10% Ki-67 染色），对常规化疗药物不敏感。自 2007 年以来，已经发表了几项研究，调查可能导致脊索瘤发展的基因组变化。基因改变包括在 Brachyury（T）的外显子中发现数组 SNP 的遗传危险因子，Brachyury（T）是一种对 NC 发育至关重要的转录因子。总的来说，脊索瘤在 CNV 中表现出一种基因组不稳定的模式，进一步表现为染色体丢失、非整倍体、染色体碎裂和基因融合。这些遗传物质的复杂重排表明出现，如 DDR 或修复（在其他生长缓慢的癌症亚型中检测到的缺陷）维持染色体顺序的结构要求或细胞器的主要缺陷。

在脊索瘤的分子遗传学相对独立的，发展有效治疗策略的一个关键障碍是缺乏对耐辐射表型的了解。由于报道的脊索瘤内的复杂表型，DDR 可能存在潜在的异质性。用特定的谱系标记复用活检组织将有助于我们理解需要专门联合治疗的肿瘤损伤修复亚型。而整合素 β1- 依赖细胞黏附在肿瘤上皮细胞是一种建立克服对辐射阻力的机制，可以利用 IR 根除肿瘤，理解 DDR 在肿瘤的异质性将大大增加使用已知的 DDR 抑制剂，有利于创造对肿瘤有杀伤力的方法。为了防止复发，很可能需要联合使用不同的药物来早期定位相关的 DDR 通路。目前的研究使用单一活检的多重方法来定义 DDR 亚型，有望为手术和放射治疗选择最佳辅助治疗方法。

参考文献

[1] Walcott BP, Nahed BV, Mohyeldin A, Coumans JV, Kahle KT, Ferreira MJ. Chordoma: current concepts, management, and future directions. Lancet Oncol.2012; 13(2):e69–e76

[2] McMaster ML, Goldstein AM, Bromley CM, Ishibe N, Parry DM. Chordoma:incidence and survival patterns in the United States, 1973–1995. Cancer Causes Control. 2001; 12(1):1–11

[3] George B, Bresson D, Herman P, Froelich S. Chordomas: a review. Neurosurg Clin N Am. 2015; 26(3):437–452

[4] Scheil-Bertram S, Kappler R, von Baer A, et al. Molecular profiling of chordoma. Int J Oncol. 2014; 44(4):1041–1055

[5] Bell D, Raza SM, Bell AH, Fuller GN, DeMonte F. Whole-transcriptome analysisof chordoma of the skull base. Virchows Arch. 2016; 469(4):439–449

[6] Ruosi C, Colella G, Di Donato SL, Granata F, Di Salvatore MG, Fazioli F. Surgical reatment of sacral chordoma: survival and prognostic factors. Eur Spine J.2015; 24 Suppl 7:912–917

[7] Mitchell A, Scheithauer BW, Unni KK, Forsyth PJ, Wold LE, McGivney DJ. Chordoma and chondroid neoplasms of the spheno-occiput. An immunohistochemical study of 41 cases with prognostic and nosologic implications.Cancer. 1993; 72(10):2943–2949

[8] Harryman WL, Hinton JP, Rubenstein CP, et al. The cohesive metastasis henotype in human prostate cancer. Biochim Biophys Acta. 2016; 1866(2):221–231

[9] Harryman WL, Gard JMC, Pond KW, et al. Targeting the cohesive cluster henotype in chordoma via β1 integrin increases ionizing radiation efficacy.Neoplasia. 2017; 19(11):919–927

[10] Gulluoglu S, Turksoy O, Kuskucu A, Ture U, Bayrak O. The molecular aspects of hordoma. Neurosurg Rev. 2015:1–12

[11] Catton C, O'Sullivan B, Bell R, et al. Chordoma: long-term follow-up after adical photon irradiation. Radiother Oncol. 1996; 41(1):67–72

[12] Young VA, Curtis KM, Temple HT, Eismont FJ, DeLaney TF, Hornicek FJ. Characteristics and patterns of metastatic disease from chordoma. Sarcoma. 2015;2015(11):517657

[13] Chugh R, Tawbi H, Lucas DR, Biermann JS, Schuetze SM, Baker LH. Chordoma:the nonsarcoma primary bone tumor. Oncologist. 2007; 12(11):1344–1350

[14] Rohatgi S, Ramaiya NH, Jagannathan JP, Howard SA, Shinagare AB, Krajewski M. Metastatic chordoma: report of the two cases and review of the literature. Eurasian J Med. 2015; 47(2):151–154

[15] Fernandez-Miranda JC, Gardner PA, Snyderman CH, et al. Clival chordomas: apathological, surgical, and radiotherapeutic review. Head Neck. 2014; 36(6):892–906

[16] Bjornsson J, Wold LE, Ebersold MJ, Laws ER. Chordoma of the mobile spine. Aclinicopathologic analysis of 40 patients. Cancer. 1993; 71(3):735–740

[17] Choi K-S, Harfe BD. Hedgehog signaling is required for formation of the notochord sheath and patterning of nuclei pulposi within the intervertebral discs.Proc Natl Acad Sci U S A. 2011; 108(23):9484–9489

[18] Vujovic S, Henderson S, Presneau N, et al. Brachyury, a crucial regulator of otochordal development, is a novel biomarker for chordomas. J Pathol.2006; 209(2):157–165

[19] Hsieh AH, Twomey JD. Cellular mechanobiology of the intervertebral disc:new directions and approaches. J Biomech. 2010; 43(1):137–145

[20] Setton LA, Chen J. Cell mechanics and mechanobiology in the intervertebraldisc. Spine. 2004; 29(23):2710–2723

[21] Choi K-S, Cohn MJ, Harfe BD. Identification of nucleus pulposus precursorcells and notochordal remnants in the mouse: implications for disk degeneration and chordoma formation. Dev Dyn. 2008; 237(12):3953–3958

[22] Chen J, Yan W, Setton LA. Molecular phenotypes of notochordal cells purifiedfrom immature nucleus pulposus. Eur Spine J. 2006; 15 Suppl 3:S303–S311

[23] Aguiar DJ, Johnson SL, Oegema TR. Notochordal cells interact with nucleuspulposus cells: regulation of proteoglycan synthesis. Exp Cell Res. 1999; 246(1):129–137

[24] Sun X, Hornicek F, Schwab JH. Chordoma: an update on the pathophysiologyand molecular mechanisms. Curr Rev Musculoskelet Med. 2015; 8(4):344–352

[25] Chauvel A, Taillat F, Gille O, et al. Giant vertebral notochordal rest: a newentity distinct from chordoma. Histopathology. 2005; 47(6):646–649

[26] Kreshak J, Larousserie F, Picci P, et al. Difficulty distinguishing benign notochordal cell tumor from chordoma further suggests a link between them.Cancer Imaging. 2014; 14(1):4–4

[27] Pillay N, Plagnol V, Tarpey PS, et al. A common single-nucleotide variant in Tis strongly associated with chordoma. Nat Genet. 2012; 44(11):1185–1187

[28] Bayrakli F, Guney I, Kilic T, Ozek M, Pamir MN. New candidate chromosomalregions for chordoma development. Surg Neurol. 2007; 68(4):425–430, discussion 430

[29] Yang XR, Ng D, Alcorta DA, et al. T (brachyury) gene duplication confers majorsusceptibility to familial chordoma.

Nat Genet. 2009; 41(11):1176–1178

[30] Le LP, Nielsen GP, Rosenberg AE, et al. Recurrent chromosomal copy numberalterations in sporadic chordomas. PLoS One. 2011; 6(5):e18846

[31] Choy E, MacConaill LE, Cote GM, et al. Genotyping cancer-associatedgenes in chordoma identifies mutations in oncogenes and areas of chromosomal loss involving CDKN2A, PTEN, and SMARCB1. PLoS One. 2014;9(7):e101283

[32] Kelley MJ, Shi J, Ballew B, et al. Characterization of T gene sequence variantsand germline duplications in familial and sporadic chordoma. Hum Genet.2014; 133(10):1289–1297

[33] Fischer C, Scheipl S, Zopf A, et al. Mutation analysis of nine chordoma specimens by targeted next-generation cancer panel sequencing. J Cancer. 2015; 6(10):984–989

[34] Sa JK, Lee IH, Hong SD, Kong DS, Nam DH. Genomic and transcriptomic characterization of skull base chordoma. Oncotarget. 2017; 8(1):1321–1328

[35] Jahangiri A, Aghi MK, Carbonell WS. 1Integrin: critical path to antiangiogenictherapy resistance and beyond. Cancer Res. 2014; 74(1):3–7

[36] Eke I, Deuse Y, Hehlgans S, et al. β1Integrin/FAK/cortactin signaling is essential for human head and neck cancer resistance to radiotherapy. J Clin Invest.2012; 122(4):1529–1540

[37] Fraser M, Sabelnykova VY, Yamaguchi TN, et al. Genomic hallmarks of localized, non-indolent prostate cancer. Nature. 2017; 541(7637):359–364

[38] Wang X, Qiao Y, Asangani IA, et al. Development of peptidomimetic inhibitors of the ERG gene fusion product in prostate cancer. Cancer Cell. 2017; 31(4):532–548.e7

[39] Otani R, Mukasa A, Shin M, et al. Brachyury gene copy number gain and activation of the PI3K/Akt pathway: association with upregulation of oncogenicBrachyury expression in skull base chordoma. J Neurosurg. 2018; 128(5):1428–1437

[40] Yang C, Hornicek FJ, Wood KB, et al. Blockage of Stat3 with CDDO-Me inhibits tumor cell growth in chordoma. Spine. 2010; 35(18):1668–1675

[41] Yang C, Schwab JH, Schoenfeld AJ, et al. A novel target for treatment of chordoma: signal transducers and activators of transcription 3. Mol Cancer Ther.2009; 8(9):2597–2605

[42] Dewaele B, Maggiani F, Floris G, ct al. Frcqucnt activation of EGFR in advanced chordomas. Clin Sarcoma Res. 2011; 1(1):4

[43] Akhavan-Sigari R, Abili M, Gaab MR, et al. Immunohistochemical expression of receptor tyrosine kinase PDGFR-, c-Met, and EGFR in skull base chordoma. Neurosurg Rev. 2015; 38(1):89–98, discussion 98–99

[44] Shalaby A, Presneau N, Ye H, et al. The role of epidermal growth factor receptor in chordoma pathogenesis: a potential therapeutic target. J Pathol. 2011;223(3):336–346

[45] Chen K, Mo J, Zhou M, et al. Expression of PTEN and mTOR in sacral chordoma and association with poor prognosis. Med Oncol. 2014; 31(4):886

[46] Lee D-H, Zhang Y, Kassam AB, et al. Combined PDGFR and HDAC inhibition overcomes PTEN disruption in chordoma. PLoS One. 2015; 10(8):e0134426

[47] El-Heliebi A, Kroneis T, Wagner K, et al. Resolving tumor heterogeneity: genes involved in chordoma cell development identified by low-template analysis of morphologically distinct cells. PLoS One. 2014; 9(2):e87663

[48] Hoshino A, Costa-Silva B, Shen T-L, et al. Tumour exosome integrins determine organotropic metastasis. Nature. 2015; 527(7578):329–335

[49] Schwab JH, Boland PJ, Agaram NP, et al. Chordoma and chondrosarcoma gene profile: implications for immunotherapy. Cancer Immunol Immunother.2009; 58(3):339–349

[50] Aznavoorian S, Murphy AN, Stetler-Stevenson WG, Liotta LA. Molecular aspects of tumor cell invasion and metastasis. Cancer. 1993; 71(4):1368–1383

[51] Kleiner DE, Stetler-Stevenson WG. Matrix metalloproteinases and metastasis. Cancer Chemother Pharmacol. 1999; 43(1) Suppl:S42–S51

[52] Forsyth PA, Wong H, Laing TD, et al. Gelatinase-A (MMP-2), gelatinase-B (MMP-9) and membrane type matrix metalloproteinase-1 (MT1-MMP) are involved in different aspects of the pathophysiology of malignant gliomas. Br J Cancer. 1999; 79(11–12):1828–1835

[53] Chen KW, Yang HL, Lu J, et al. Expression of vascular endothelial growth factor and matrix metalloproteinase-9 in sacral chordoma. J Neurooncol. 2011;101(3):357–363

[54] Yadav L, Puri N, Rastogi V, Satpute P, Ahmad R, Kaur G. Matrix metalloprotei-nases and cancer - roles in threat and therapy. Asian Pac J Cancer Prev. 2014;15(3):1085–1091

[55] Binder MJ, McCoombe S, Williams ED, McCulloch DR, Ward AC. The extracel-lular matrix in cancer progression: role of hyalectan proteoglycans and ADAMTS enzymes. Cancer Lett. 2017; 385:55–64

[56] Kiani C, Chen L, Wu YJ, Yee AJ, Yang BB. Structure and function of aggrecan.Cell Res. 2002; 12(1):19–32

[57] Hornicek FJ, Schwab JH. Chordomas and chondrosarcomas of the axial skeleton: emerging therapies and future directions. –In: Harsh G, Vaz-Guimaraes F, eds. Chordomas and Chondrosarcomas of the Skull Base and Spine. 2nd ed.Academic Press; 2018:411–418

[58] Güdük M, Özek MM. Molecular biology and genetics of chordomas. In: Özek MCG, Maixner W, Sainte-Rose C, eds. Posterior Fossa Tumors in Children.Cham, Switzerland: Springer; 2015:675–682

[59] Camacho-Arroyo I, González-Agüero G, Gamboa-Domínguez A, Cerbón MA,Ondarza R. Progesterone receptor isoforms expression pattern in human chordomas. J Neurooncol. 2000; 49(1):1–7

[60] Wheeler DL, Iida M, Dunn EF. The role of Src in solid tumors. Oncologist.2009; 14(7):667–678

[61] Irby RB, Yeatman TJ. Role of Src expression and activation in human cancer.Oncogene. 2000; 19(49):5636–5642

[62] Akhavan-Sigari R, Gaab MR, Rohde V, et al. Expression of vascular endothelial growth factor receptor 2 (VEGFR-2), inducible nitric oxide synthase (iNOS), and Ki-M1P in skull base chordoma: a series of 145 tumors. Neurosurg Rev.2014; 37(1):79–88

[63] Shen J, Shi Q, Lu J, et al. Histological study of chordoma origin from fetal notochordal cell rests. Spine. 2013; 38(25):2165–2170

[64] von Witzleben A, Goerttler L, Lennerz J, et al. In chordoma, metastasis, recurrences, Ki-67 index, and a matrix-poor phenotype are associated with patients' shorter overall survival. Eur Spine J. 2015:1–9

第二十七章　手术、放疗与观察：颅底副神经节瘤的最佳治疗方法是什么？

Gregory P. Lekovic, Kevin A. Peng, Eric P. Wilkinson, William H. Slattery, Kathryn Y. Noonan

摘要

　　虽然副神经节瘤是罕见的，并在组织学上是良性肿瘤，但当它们位于颅底区域时有可能造成严重的致残率和死亡率。正因为治疗这些肿瘤富有挑战性，理想的临床管理策略常常是一个争议的话题。推荐的治疗方法包括保守观察、放射治疗、手术治疗或以上任何方法的结合治疗。因为肿瘤与后组颅神经、颈内动脉、颈静脉球和椎动脉非常接近，所以任何治疗方法都有相当大的风险。当副神经节瘤孤立存在时，肿瘤也可以通过局部侵袭引起多种后组颅神经病变和其他邻近损伤。一项荷兰的针对 50 岁患者群体的研究表明，无论采用何种治疗方式，副神经节瘤患者与正常人群之间的死亡率没有差异。管理决策需要针对每个患者进行调整。治疗方法则取决于肿瘤的位置和大小。

　　关键词：副神经节瘤，次全切，放射治疗，手术，管理策略，颈静脉球瘤，放疗

27.1 引言

　　虽然副神经节瘤是罕见的，并在组织学上是良性肿瘤，但当它们位于颅底区域时有可能造成严重的致残率和死亡率。以前曾报道与这些肿瘤相关的死亡率高达 13%；然而，随着治疗方案的改进，现在通常不到 3%。由于治疗肿瘤富有挑战性，理想的临床管理策略常常是一个争议的话题。推荐的治疗方法包括保守观察、放射治疗、手术治疗或以上任何方法的结合治疗。本章将讨论有关颅底副神经节瘤治疗的文献，并简要回顾目前豪斯耳科门诊治疗这些肿瘤的方法。

27.2 背景

　　副神经节瘤起源于化学受体系统，可在肾上腺外嗜铬细胞中发现。头颈部的肿瘤几乎都来自副交感神经组织，因此很少分泌儿茶酚胺。它们的特征是良性及分布分散，但超过 1/3 的病例可能与基因异常有关。遗传性肿瘤通常与琥珀酸脱氢酶突变有关，遗传方式为常染色体显性遗传，伴随不完全外显性和基因组印记。大约 3% 的病例可能是恶性的。高达 69% 的副神经节瘤位于头部和颈部，但这个比例取决于所涉及的基因突变。头颈部副神经节瘤的发病率估计为 1/30 000。

　　头颈部副神经节瘤按部位分类将它们分别起源于颈静脉球外膜或颈动脉分叉或迷走神经节，被称为颈静脉球体瘤、颈动脉球体瘤和迷走神经副神经节瘤。有许多分类系统可以对疾病的严重程度进行分层，如表 27.1 所示。

表 27.1　头颈部副神经节瘤的分类方案

Fisch	鼓室 PGL	A 型	仅限于中耳裂部位	
		B 型	仅限于鼓室乳突部位	
	颈静脉 PGL	C 型	累及颞骨的下边路部，并延伸至岩尖	
		D 型	颅内侵犯	
Netterville	迷走神经 PGL	A 型	局限于颈部	
		B 型	侵犯颈静脉孔	
		C 型	延伸至 / 超过颈静脉孔，没有颅内延伸	
Shamblin's	颈动脉体 PGL	I	向颈动脉权部延伸，并稍许附着血管	
		II	部分累及颈动脉血管	
		III	完全累及颈动脉血管	

缩写：PGL，副神经节瘤

27.3 检查与诊断

临床表现因肿瘤的位置不同而不同。颈动脉体瘤是最常见的肿瘤，占头颈部副神经节瘤的60%，其次是颈静脉副神经节瘤（23%）、迷走神经副神经节瘤（13%）和鼓膜副神经节瘤（6%）。颅底肿瘤在女性中更为常见，据报道比例高达6:1，通常在50~60岁出现。最常见的症状是传导性听力丧失和搏动性耳鸣。大约10%的病例在发病后会出现颅神经病症状。1%~5%的肿瘤分泌儿茶酚胺，因此患者应该被问及头痛、脸红、心悸和高血压等症状。头颈部肿瘤很少分泌儿茶酚胺。因此，当它出现时，应该从多方面考虑。计算机断层扫描（CT）和磁共振成像（MRI）对疾病的分期和治疗计划至关重要。鼓室球瘤局限于中耳和乳突，通过评估颈静脉窝骨质的侵蚀可与颈静脉球肿瘤鉴别。MRI可以通过更好地评估肿瘤－脑界面来帮助确定是否存在硬膜内肿瘤的扩展。PET/CT可以帮助评估其他肿瘤。

对颅底解剖有一个彻底的了解是很重要的，因为较大的肿瘤可能会改变正常的解剖结构。颈内动脉常与副神经节瘤密切相关，颈内动脉可在颈部识别并向上追踪。颈内动脉的岩骨段位于咽鼓管口的上内侧。中耳的解剖标志可能会被肿物遮挡或侵蚀。颈静脉孔可分为神经部和血管部。

27.4 临床管理方面的争议

27.4.1 综述

颅底副神经节瘤的处理比较复杂，治疗方案需要根据每个患者的具体情况而定。治疗方法取决于肿瘤的位置和大小。Fisch A型和B型鼓膜瘤样病变常可通过手术切除，发病率或死亡率最低。因此，在无手术禁忌的情况下，手术完整切除是主要的治疗方法。另一方面，Fisch C型和D型、迷走神经副神经节瘤和颈动脉体瘤的治疗更为复杂。所有可能的治疗方法由于接近后组颅神经、颈内动脉、颈静脉球部和椎动脉而有很大

的风险。当孤立存在时，肿瘤也可以是局部侵袭性的，可引起多种后组颅神经病和其他邻近损伤。在荷兰一项针对50岁患者的研究表明，无论采用何种治疗方式，副神经节瘤患者与正常人群之间的死亡率没有差异。目前的治疗方法包括保守观察、手术治疗、放射治疗或上述任何一种方法的结合治疗。

27.4.2 观察报告

病例

一名75岁女性患者，因肿瘤侵犯颅底及颈动脉鞘而导致上气道阻塞；8年前她有反复口咽部烧灼肿块的病史。颈动脉数字减影血管造影显示颈动脉副神经节瘤血管染色，与颈动脉体瘤相一致（图27.1）。给患者提供明确的治疗方案，包括血管造影和内颈动脉球囊试验闭塞，再行牺牲颈动脉或颅外－颅内绕道肿瘤切除术。然而，她拒绝手术干预，而选择继续保守治疗。1个月后，她死于颈动脉破裂。

25年前，van der Mey等发表了一篇具有里程碑意义的论文，报告了颈静脉副神经节瘤的"等待及观察"治疗方法。他们发现，与观察队列相比，治疗组有很高的治疗相关并发症发生率，但总体上没有生存益处。有趣的是，他们还注意到，随着技术的发展和治疗方法的改进，这种差距正在缩小。

许多作者主张根据患者的表现采取"等待及观察"的治疗方法。一些研究回顾了他们的数据，发现老年患者、无症状患者、小肿瘤患者和对侧脑神经病变患者受益于一项观察试验。一篇文献综述表明，虽然多达20%的肿瘤会缩小，但经过一段时间的观察，38%~60%的肿瘤会生长。如果患者年龄小于50岁，则肿瘤生长的比例较高。观察组中肿瘤相关并发症的发生率为12%~33%。生长速度受副神经节瘤的位置和个体研究参数的影响。生长速度为0.2~1.6mm/a。

这种等待及观察的方法已经流行起来，现

在更普遍地应用。建议对所有等待观察的患者进行每年 1 次 MRI 检查。与其他组织学良性肿瘤不同，这些患者需要长期密切监测，因为据报道有 3%~5% 的恶性转化率以及晚期生长倾向。表 27.2 总结了颅底副神经节瘤的等待及观察方法的关键研究。

27.4.3 手术治疗

病例

一名 57 岁男性患者，表现为严重的脉搏同步性耳鸣，传导性听力损失和听觉过敏。MRI 显示右侧颈静脉孔有 1.8cm 肿块。患者最初接受射波

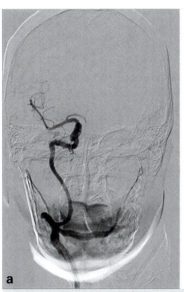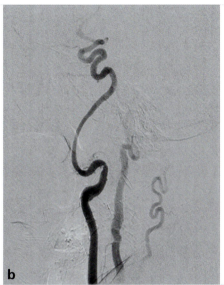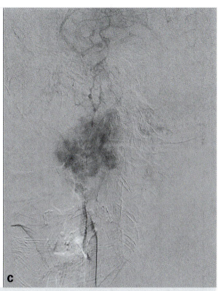

图 27.1　前后位（a）、侧位（b）右侧颈动脉数字减影血管造影显示大肿块，对颈动脉有占位效应；后期阶段的研究显示血管染色与副神经节瘤一致（c）

表 27.2　相关的观察性研究

作者（年份）	类型（例）	随访时间（年）	重要发现	颅神经功能缺损	证据级别 *
van der Mey 等（1992）	所有类型的头颈部副神经节瘤（50 例）	13.5	无肿瘤相关的死亡	18%	II
Jansen 等（2000）	所有类型的头颈部副神经节瘤（48 例）	4.2	40% 肿瘤无生长 生长速度：1.0mm/a	0%	II
Prasad 等（2014）	所有类型的头颈部副神经节瘤（47 例）	3~5+	3 年内 92%（22/24）肿瘤无生长 5 年内 83%（10/12）肿瘤无生长 5 年以上 45%（5/11）肿瘤无生长	30%	II
Langerman 等（2012）	所有类型的头颈部副神经节瘤（43 例）	5	62% 肿瘤无生长 生长速度：0.2cm³/a	12% （在案例报告中）	II
Carlson 等（2015）	颈静脉孔副神经节瘤（16 例）	6.5	58% 肿瘤无生长 生长速度：0.4cm³/a 无肿瘤相关的死亡	53%	II
Jansen 等（2017）	所有类型的头颈部副神经节瘤（159 例）	4.25	44% 肿瘤再生长（70/157） 年龄 < 50 岁为肿瘤生长相关的危险因素 32% 的患者最终接受其他治疗方案	8% 颅神经麻痹	II

*：均为回顾性研究分析结果

刀立体定向放射外科（SRS）治疗，剂量为27Gy，其分为每次9Gy的3个部分。他没有出现放射外科手术的并发症，但耳鸣和听觉过敏也没有缓解。经18个月的放射外科治疗后，患者以能减轻症状为期望接受了部分切除中耳肿瘤的手术。患者在术前栓塞后出现声带麻痹。然后他接受了经颈静脉开颅手术，最后切除了肿瘤。术后，患者声带麻痹补偿良好，尽管肿瘤几乎全切，但仍有持续的耳鸣（图27.2）。

手术切除是过去几十年来治疗头颈部副神经节瘤的传统方法。这是能够提供治疗的唯一选择。然而，它也有大量致残率和死亡率的危险。根据肿瘤的大小和位置，有多种手术方法可供选择。确切的肿瘤分期将有助于制订治疗计划。

鼓室乳突副神经节瘤

手术仍然是 Fisch A 型和 B 型肿瘤的主要治疗方法，因为在可以实现完全控制疾病的同时将并发症控制在最小范围。Carlson 等报道了平均随访 30 个月的 115 例鼓室乳突部副神经节瘤控制率达到 100%。< 2% 的患者出现暂时性面部麻痹，< 1% 的患者术后出现脑脊液泄漏。在无手术禁忌的情况下，完全的手术切除是治疗的主要方法。

颈静脉副神经节瘤

颈静脉副神经节瘤是一种非常具有挑战性的手术治疗，并可能与术后颅神经缺陷的高发生率有关。在多达 91% 的病例中，完全切除是可能的，但受到了颅神经、血管或颅内受累的限制。采用积极的手术治疗后，作者报道了肿瘤控制率为 95%~98%，死亡率低于 3%。Prasad 等最近的一项研究显示，后组颅神经Ⅸ、Ⅹ、Ⅺ和Ⅻ术后损伤率翻了 1 倍，大多数作者报告术后损伤率在 20%~40% 之间。更多详情见表 27.3。

由于积极手术切除后的高致残率和来自观察和放射治疗患者的较客观的数据分析，一些作者现在主张一种较保守的、部分切除的手术方法。

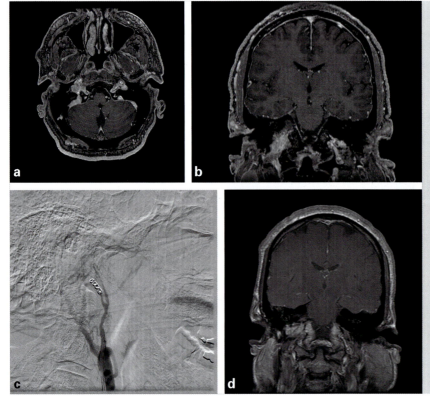

图 27.2　轴位（a）和冠状位（b）T1 加权增强 MRI 显示治疗前右侧颈静脉球。患者随后接受栓塞术（c）和切除术以控制耳鸣和听觉亢进的症状。术后冠状位增强 MRI 显示肿瘤几乎全切（d）

表 27.3　相关的外科研究

作者（年份）	类型（n）	GTR%	重要的发现	CN 缺陷	证据级别
Netterville 等（1998）	V（46）		100% 手术治疗控制肿瘤	37 例 /40 例 100% 切断迷走神经	IV
Jackson 等（2001）	All（182）	90% 168/182	5.5%（10）复发率 2.7%（5）死亡率 4.5%（3/66）CSF 漏	CN IX、X、XI 和 XII 分别发生 39%、25%、26%、21% 新的缺陷	IV
Fayad 等（2010）	J（67）	81%	4.2% CSF 漏 33% 有早期并发症 40% 有后期并发症	18.9% 合并 CN 缺陷； 12% 面部持续无力	IV
Borba 等（2010）	J（34）	91%	17.6% CSF 漏 94.2% 肿瘤被控制	17.6% 合并新的 CN 缺陷	IV
Carlson 等（2015）	T（115）	93.9%	100% 控制率 0.9% 颈动脉损伤 0.9% CSF 漏	1.7% 面部麻痹（暂时）	IV
Prasad 等（2016）	JT（185）	90% 166/185	8% CSF 漏 CTR 2.4%（4）肿瘤复发	23%（43）术后出面面部缺陷	IV
Li 等（2016）	J（48）	54% 26/48	0 死亡率 14.5%（7）CSF 漏 12.5%（6）气管切开处理 12.5%（6）肿瘤复发 / 再生长	CN VII、IX、X、XI 和 XII 出现新的缺陷分别占 29%（15）和 31%（16）、6%（3）、8%（4）	IV
Nicoli 等（2017）	JT（36）	72% 26/36	15% 局部复发率	6% CN 缺陷	IV

缩写：All，所有类型的头颈部副神经节瘤；CN，颅神经；CSF，脑脊液；GTR，全切除；J，颈副神经节瘤；JT，颈鼓室副神经节瘤；T，鼓室副神经节瘤；V，迷走神经副神经节瘤。

Nicoli 等发表了一篇对 36 例经保守手术治疗的颈鼓膜副神经节瘤患者的综述，发现其复发率略高（15%），但术后颅神经缺陷率低得多（6%）。这些患者可以通过术后放疗或连续影像监测。

迷走神经副神经节瘤

迷走神经副神经节瘤在避免迷走神经损伤和术后声带麻痹等并发症的情况下切除会变得困难。在 Netterville 等对经手术治疗的迷走神经副神经节瘤的研究中，他们发现 40 例患者中有 37 例需要手术切除迷走神经。Suárez 等对包括 226 例迷走神经副神经节瘤在内的 61 项研究进行了系统回顾。平均而言，仅有 4.3%（11）的手术患者保留了迷走神经；然而，文献中的大多数研究报告提到手术是主要的治疗方法。考虑到迷走神经麻痹的发病率，我们主张对这些肿瘤采取更保守的治疗方法，并在需要治疗时首选放射治疗。

颈动脉体副神经节瘤

颈动脉体副神经节瘤可用观察、手术或放射治疗。然而，像迷走神经副神经节瘤一样，文献中发表的主要方法是外科手术。Suarez 等对颈动脉体副神经节瘤进行了系统回顾。在 2302 例颈动脉体瘤中，只有 127 例（5.5%）没有接受手术。他们报告手术组和放疗组的长期控制率分别为 93.8% 和 94.5%。

27.4.4　放疗

病例

一名 77 岁女性出现眩晕；MRI 显示右侧颈静脉孔肿块与颈静脉球吻合（图 27.3a）。她接受了定向放疗，处方分为 25 个部分，87% 的等剂量线，剂量 180cGy。肿瘤体积为 6.32cm³。虽然患者在 2 年随访时听力完全丧失，但在 5 年随访 MRI 时肿

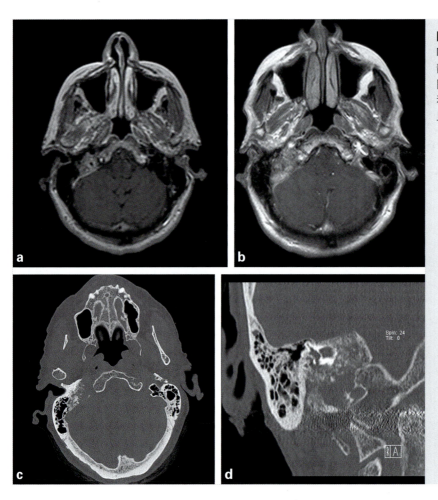

图 27.3 （a）轴向 T1 加权对比增强 MRI 显示，与颈静脉球一致的右侧颈静脉孔中心有一个异质强化肿块。随访图像包括轴向 T1 加权钆增强 MRI（b）和轴向和冠状颞骨 CT（c，d，分别）显示疾病的进展

瘤得到了控制，体积缩小至 1.4cm×1.5cm×1.8cm。治疗 9 年后，患者开始诉偏侧面肌痉挛，第 2 年又出现 HB6/6 面神经麻痹。此外，她逐渐出现声音嘶哑，吞咽困难。喉镜检查证实右侧声带麻痹。术后随访 10 年的 MRI 及颞骨 CT 显示病变进展，肿瘤体积 2.7cm×4.5cm×1.7cm（图 27.3b~d）。为了改善吞咽功能，建议患者行杓状软骨复位术、腭咽成形术和环咽肌切开术，但遭到拒绝之后她无法进行口服营养，无法正常生存，给予临终关怀。

放射治疗是头颈部副神经节瘤的一种可行的治疗方法，因为放射治疗在可以保持较高的肿瘤控制率的同时出现的并发症较少。在过去，放射治疗主要用于老年患者或病情严重不能接受大型切除手术的患者，但随着放射技术的改进和长期疗效的提高，这种方法越来越受欢迎了。

接受放射治疗的患者可采用体外放射治疗（EBRT）或 SRS。SRS 能够精确地将辐射传输到肿瘤床，而急剧减少周围组织的辐射。最近发表的大多数研究报告都是关于 SRS 的，其中包括伽马刀和射波刀的结果。在最近对 300 多名接受 SRS 治疗的患者进行的荟萃分析中，肿瘤控制率为 97%。

放射治疗的目的是抑制生长。肿瘤控制被定义为包括稳定或缩小的副神经节瘤在内的非增生生长性肿瘤。放射治疗达到肿瘤控制在 88%~100% 的患者。放射疗法的缺点是它会导致早期和晚期的并发症。报告的并发症发生率一般低于手术组的并发症发生率，但要完全了解其长期影响可能还为时过早。5%~20% 的患者报告有颅神经缺陷或新缺陷的进展。放射治疗也很少引起肿瘤的恶性转化。

在过去，辐射对人的耳毒性要大得多；然而，据报道，新技术提高了对听力的保护。Galland-Girodet 等发表了一项关于放疗颅底副神经节瘤的横断面研究，显示 86% 的患者有长期的主观听力损失。耳蜗神经对辐射很敏感，即使是有限的接触也会受到损伤。最近，在 Patel 等的一项研究中，报道了 80% 的 SRS 放射患者的有效听力结果，平均随访 37 个月。其他放射外科参考文献和信息见表 27.4 和表 27.5。

27.5 作者机构偏倚

总体而言，我们的机构发现以 SRS 为主治疗颈静脉和迷走神经副神经节瘤的患者比例相对增加，而颈动脉体副神经节瘤和鼓膜副神经节瘤仍以手术为主治疗。对于无进展的小肿瘤、有明显合并症或无症状肿瘤的患者，常建议进行观察。由于颈静脉副神经节瘤的全切与后组颅神经麻痹的高发生率相关，我们通常建议进行次全切以将新的颅神经病变最小化。相反，对于以后组颅神经缺陷为表现的颈静脉副神经节瘤患者，推荐一种更积极的手术方式。

表 27.4 放射治疗研究及相关发现

作者（年份）	类型（*n*）	随访时间（月）	辐射类型	重要的发现	CN 缺陷	证据级别
Winford 等（2017）	J（15）	39	SRS	12% 肿瘤生长与 Fisch 分类之间没有相关性		IV
Chen（2010）	J（15）	43	GKS	20% 肿瘤在生长 33% 无变化 47% 肿瘤缩小		IV
Patel 等（2017）	J（35）	37	SRS		20% 失聪	IV
Marchetti 等（2017）	All（21）			控制率 100%	30% 合并 CN 障碍 10% 听力损失	IV
Gilbo 等（2014）	All（156）	138	放射物 SRS IMRT	96% 的肿瘤被控制 1 例恶变	20% 有听力损失等并发症	IV
Hafez 等（2016）	J（22）	56			14%（3/22）	IV
Dobberpuhl 等（2016）	J（12）	27.6	SRS	控制率 100%	PTA 和 WR 无变化	IV
Genc（2010）	J（18）	52.7	GKS	94% 肿瘤被控制		IV
Galland-Girodet 等（2014）	All（130）	91（中位数）	EBRT	96% 控制在 5 年以上	86% 报告了主观听力损失	IV

缩写：All，全部头颈部副神经节瘤；CN，颅神经；EBRT，体外放射治疗；GKS，伽马刀手术；IMRT，调强放射治疗；J，颈静脉；PTA，纯音听阈均值；SRS，立体定向放射治疗；WR，词汇识别

表 27.5 大型综述

作者（年份）	类型（*n*）	重要的发现	CN 缺陷	证据级别
Ivan 等（2011）	J（869）	STR 控制率 69%；GTR 控制率 86%；STR+SRS 控制率 71%；SRS 控制率 95%（大部分为 Fisch D 型）		荟萃分析（Ⅲ级）
Suárez 等（2014）	J（1084） V（226）	手术治疗：肿瘤控制率 78%，死亡率 2.4%； 放射治疗：肿瘤控制率 91.5%，死亡率 2.6%	J PGL（*P* < 0.001）： 手术治疗：每名患者（平均）0.9 个 CN 缺陷；放射治疗：每名患者（平均）0.08 个 CN 缺陷 V PGL：96% 手术患者术后出现 CN X 缺陷。与放射治疗没有比较	系统回顾（Ⅲ级）
Guss 等（2011）[a]	J（300+）	95% 患者达到临床控制；97% 患者达到肿瘤控制		荟萃分析（Ⅲ级）

缩写：J，颈静脉；CN，颅神经；GTR，全切；PGL，副神经节瘤；SRS，立体定向放射治疗；STR，次全切除；V，迷走神经
[a]：变量随防，但大多数研究少于 3 年

回顾分析 2013—2018 年头颈副神经节瘤的评估和治疗病例，47 例患者接受 51 例手术。36 例患者共行 37 例手术（其中 1 例为术后复发的颈静脉球再次手术）。鼓室乳突副神经节瘤 19 例；所有病例均经乳突及（或）经外耳道入路手术治疗。剩下的手术患者包括颈动脉肿瘤、迷走神经瘤和颈动脉体瘤（分别为 15 例、1 例和 1 例）。我们通常建议术前栓塞术治疗颈静脉和迷走神经副神经节瘤。根据我们的经验，栓塞治疗颈动脉体瘤和鼓室乳突副神经节瘤的效果有限。

2 例颈静脉肿瘤患者出现新的颅神经缺陷，包括 1 例声带栓塞后麻痹，1 例面神经改道后暂时性麻痹。2 例颈静脉肿瘤患者术前放疗失败（均为远程治疗）。曾在外部机构接受过外照射的患者中有一例死亡，该患者发展为了迷走神经的恶性周围神经鞘肿瘤。

14 例颈静脉肿瘤患者以 SRS 为主治疗（n=11）或计划治疗后行次全切（n=3）。虽然这两种方法都被使用过，但在过去的 5 年里，射波刀在伽马刀的基础上有了更多的应用，主要是由于其更容易治疗延伸到颈部的肿瘤，以及较小的剂量分割即可达到所需的治疗量。无与 SRS 治疗相关的并发症。

所有患者术后均进行连续的影像学随访。接受近或次全切的患者可受益于 SRS；然而，这可能是安全的延迟肿瘤的生长，直到残余肿瘤在连续成像中显示生长。这种方法已被一些作者报道，显示较低的并发症发生率和肿瘤的生长抑制。Wanna 等发表了一篇对 12 例接受保守治疗的患者的综述，在 44 个月的随访中，当超过 80% 的肿瘤被手术切除时，没有发现肿瘤生长。在保留颅神经功能的同时，对 3 例患者进行了部分切除后的"预先"计划 / 分期的放射外科手术，以减轻包括耳痛、搏动性耳鸣或传导性听力丧失等症状。

27.6 结论

头颈部副神经节瘤的治疗是极具挑战性的。

大多数是良性肿瘤。因此，有必要选择一种治疗方法，将提供比疾病自然病程更好的结果。此外，由于引起神经疾病的肿瘤并不局限于生长中的肿瘤，因此很难预测发病率。管理决策受多种因素影响，包括肿瘤的位置和大小、患者的年龄、合并症、肿瘤的多样性，甚至怀疑是否为恶性肿瘤。所有的治疗方案都需要仔细考虑，并根据患者的需要进行调整。

参考文献

[1] Brown JS. Glomus jugulare tumors revisited: a ten-year statistical follow-up of 231 cases. Laryngoscope. 1985; 95(3):284–288

[2] Spector GJ, Fierstein J, Ogura JH. A comparison of therapeutic modalities of glomus tumors in the temporal bone. Laryngoscope. 1976; 86(5):690–696

[3] Jackson CG, McGrew BM, Forest JA, Netterville JL, Hampf CF, Glasscock ME, III.Lateral skull base surgery for glomus tumors: long-term control. Otol Neurotol. 2001; 22(3):377–382

[4] Ghani GA, Sung YF, Per-Lee JH. Glomus jugulare tumors–origin, pathology,and anesthetic considerations. Anesth Analg. 1983; 62(7):686–691

[5] de Flines J, Jansen J, Elders R, et al. Normal life expectancy for paraganglioma patients: a 50-year-old cohort revisited. Skull Base. 2011; 21(6):385–388

[6] Makiese O, Chibbaro S, Marsella M, Tran Ba Huy P, George B. Jugular foramen paragangliomas: management, outcome and avoidance of complications in a series of 75 cases. Neurosurg Rev. 2012; 35(2):185–194, discussion 194

[7] Suárez C, Rodrigo JP, Bödeker CC, et al. Jugular and vagal paragangliomas: Systematic study of management with surgery and radiotherapy. Head Neck.2013; 35(8):1195–1204

[8] Brackmann D, Shelton C, Arriaga M. Otologic Surgery. 4th ed. Philadelphia,PA:Elsevier;2017.Availableat: http://content.wkhealth.com/linkback/openurl?sid=WKPTLP:landingpage&an=00129492–201606000–00002. Accessed December 13, 2018

[9] Hussain I, Husain Q, Baredes S, Eloy JA, Jyung RW, Liu JK. Molecular genetics of paragangliomas of the skull base and head and neck region: implications for medical and surgical management. J Neurosurg. 2014; 120(2):321–330

[10] Gimenez-Roqueplo A-P, Dahia PL, Robledo M. An update on the genetics of paraganglioma, pheochromocytoma, and associated hereditary syndromes.Horm Metab Res. 2012; 44(5):328–333

[11] Williams MD. Paragangliomas of the head and neck: an overview from diagnosis to genetics. Head Neck Pathol. 2017; 11(3):278–287

[12] Taïeb D, Kaliski A, Boedeker CC, et al. Current approaches and recent developments in the management of head and neck paragangliomas. Endocr Rev.2014; 35(5):795–819

[13] Jackler R, Brackmann D. Neurotology. 2nd ed. Philadelphia, PA: Mosby, Inc.;2005

[14] Malec K, Cenda P, Brzewski P, Kuchta K, Dobosz P, Modrzejewski M. Paragangliomas of head and neck - a surgical challenge. J Craniomaxillofac Surg.2017; 45(1):127–130

[15] Erickson D, Kudva YC, Ebersold MJ, et al. Benign paragangliomas: clinical presentation and treatment outcomes in 236 patients. J Clin Endocrinol Metab.2001; 86(11):5210–5216

[16] Ivan ME, Sughrue ME, Clark AJ, et al. A meta-analysis of tumor control rates and treatment-related morbidity for patients with glomus jugulare tumors. J Neurosurg. 2011; 114(5):1299–1305

[17] Ibrahim R, Ammori MB, Yianni J, Grainger A, Rowe J, Radatz M. Gamma Knife radiosurgery for glomus jugulare tumors: a single-center series of 75 cases. J Neurosurg. 2017; 126(5):1488–1497

[18] Friedman R. Lateral Skull Base Surgery: The House Clinical

Atlas. New York,NY: Thieme; 2012

[19] Scheick SM, Morris CG, Amdur RJ, Bova FJ, Friedman WA, Mendenhall WM.Long-term Outcomes After Radiosurgery for Temporal Bone Paragangliomas.Am J Clin Oncol. 2018; 41(3):223–226

[20] Prasad SC, Mimoune HA, Khardaly M, Piazza P, Russo A, Sanna M. Strategies and long-term outcomes in the surgical management of tympanojugular paragangliomas. Head Neck. 2016; 38(6):871–885

[21] Sanna M, Fois P, Pasanisi E, Russo A, Bacciu A. Middle ear and mastoid glomus tumors (glomus tympanicum): an algorithm for the surgical management.Auris Nasus Larynx. 2010; 37(6):661–668

[22] Carlson ML, Sweeney AD, Pelosi S, Wanna GB, Glasscock ME, III, Haynes DS.Glomus tympanicum: a review of 115 cases over 4 decades. Otolaryngol Head Neck Surg. 2015; 152(1):136–142

[23] Langerman A, Athavale SM, Rangarajan SV, Sinard RJ, Netterville JL. Natural history of cervical paragangliomas: outcomes of observation of 43 patients.Arch Otolaryngol Head Neck Surg. 2012; 138(4):341–345

[24] Jansen TTG, Timmers HJLM, Marres HAM, Kunst HPM. Feasibility of a wait and-scan period as initial management strategy for head and neck paraganglioma. Head Neck. 2017; 39(10):2088–2094

[25] Jansen JC, van den Berg R, Kuiper A, van der Mey AG, Zwinderman AH, Cornelisse CJ. Estimation of growth rate in patients with head and neck paragan-gliomas influences the treatment proposal. Cancer. 2000; 88(12):2811–2816

[26] van der Mey AG, Frijns JH, Cornelisse CJ, et al. Does intervention improve the natural course of glomus tumors? A series of 108 patients seen in a 32-year period. Ann Otol Rhinol Laryngol. 1992; 101(8):635–642

[27] Carlson ML, Sweeney AD, Wanna GB, Netterville JL, Haynes DS. Natural history of glomus jugulare: a review of 16 tumors managed with primary observation. Otolaryngol Head Neck Surg. 2015; 152(1):98–105

[28] Prasad SC, Mimoune HA, D'Orazio F, et al. The role of wait-and-scan and the efficacy of radiotherapy in the treatment of temporal bone paragangliomas.Otol Neurotol. 2014; 35(5):922–931

[29] Moore MG, Netterville JL, Mendenhall WM, Isaacson B, Nussenbaum B. Head and neck paragangliomas: an update on evaluation and management. Otolaryngol Head Neck Surg. 2016; 154(4):597–605

[30] González-Orús Álvarez-Morujo RJ, Arístegui Ruiz MÁ, da Costa Belisario J,Martinez Guirado T, Scola Yurrita B. Head and neck paragangliomas: experience in 126 patients with 162 tumours. Acta Otorrinolaringol Esp. 2015; 66(6):332–341

[31] Harrison L, Corbridge R. Active surveillance management of head and neck paragangliomas: case series and review of the literature. J Laryngol Otol.2017; 131(7):580–584

[32] Forbes JA, Brock AA, Ghiassi M, Thompson RC, Haynes DS, Tsai BS. Jugulotympanic paragangliomas: 75 years of evolution in understanding. Neurosurg Focus. 2012; 33(2):E13

[33] Fayad JN, Keles B, Brackmann DE. Jugular foramen tumors: clinical characteristics and treatment outcomes. Otol Neurotol. 2010; 31(2):299–305

[34] Borba LAB, Araújo JC, de Oliveira JG, et al. Surgical management of glomus jugulare tumors: a proposal for approach selection based on tumor relationships with the facial nerve. J Neurosurg. 2010; 112(1):88–98

[35] Li D, Zeng X-J, Hao S-Y, et al. Less-aggressive surgical management and longterm outcomes of jugular foramen paragangliomas: a neurosurgical perspective. J Neurosurg. 2016; 125(5):1143–1154

[36] Düzlü M, Tutar H, Karamert R, et al. Temporal bone paragangliomas: 15 years experience. Rev Bras Otorrinolaringol (Engl Ed). 2016:[Epub ahead of print]

[37] Odat H, Shin SH, Odat MA, Alzoubi F. Facial nerve management in jugular paraganglioma surgery: a literature review. J Laryngol Otol. 2016; 130(3):219224

[38] Wanna GB, Sweeney AD, Carlson ML, et al. Subtotal resection for management of large jugular paragangliomas with functional lower cranial nerves.Otolaryngol Head Neck Surg. 2014; 151(6):991–995

[39] Nicoli TK, Sinkkonen ST, Anttila T, Mäkitie A, Jero J. Jugulotympanic paragangliomas in southern Finland: a 40-year experience suggests individualized surgical management. Eur Arch Otorhinolaryngol. 2017; 274(1):389–397

[40] Wanna GB, Sweeney AD, Haynes DS, Carlson ML. Contemporary management of jugular paragangliomas. Otolaryngol Clin North Am. 2015; 48(2):331–341

[41] Mazzoni A, Zanoletti E. Observation and partial targeted surgery in the management of tympano-jugular paraganglioma: a contribution to the multioptional treatment. Eur Arch Otorhinolaryngol. 2016; 273(3):635–642

[42] Netterville JL, Jackson CG, Miller FR, Wanamaker JR, Glasscock ME. Vagal paraganglioma: a review of 46 patients treated during a 20-year period. Arch Otolaryngol Head Neck Surg. 1998; 124(10):1133–1140

[43] Suárez C, Rodrigo JP, Mendenhall WM, et al. Carotid body paragangliomas: a systematic study on management with surgery and radiotherapy. Eur Arch Otorhinolaryngol. 2014; 271(1):23–34

[44] Gad A, Sayed A, Elwan H, et al. Carotid body tumors: a review of 25 years experience in diagnosis and management of 56 tumors. Ann Vasc Dis. 2014;7(3):292–299

[45] Guss ZD, Batra S, Limb CJ, et al. Radiosurgery of glomus jugulare tumors: a meta-analysis. Int J Radiat Oncol Biol Phys. 2011; 81(4):e497–e502

[46] Winford TW, Dorton LH, Browne JD, Chan MD, Tatter SB, Oliver ER. Stereotactic radiosurgical treatment of glomus jugulare tumors. Otol Neurotol. 2017;38(4):555–562

[47] Marchetti M, Pinzi V, Tramacere I, Bianchi LC, Ghielmetti F, Fariselli L.Radiosurgery for paragangliomas of the head and neck: another step for the validation of a treatment paradigm. World Neurosurg. 2017; 98(2):281–287

[48] Gilbo P, Morris CG, Amdur RJ, et al. Radiotherapy for benign head and neck paragangliomas: a 45-year experience. Cancer. 2014; 120(23):3738–3743

[49] Dobberpuhl MR, Maxwell S, Feddock J, St Clair W, Bush ML. Treatment outcomes for single modality management of glomus jugulare tumors with stereotactic radiosurgery. Otol Neurotol. 2016; 37(9):1406–1410

[50] Genç A, Bicer A, Abacioglu U, Peker S, Pamir MN, Kilic T. Gamma knife radiosurgery for the treatment of glomus jugulare tumors. J Neurooncol. 2010; 97(1):101–108

[51] Galland-Girodet S, Maire J-P, De-Mones E, et al. The role of radiation therapy in the management of head and neck paragangliomas: impact of quality of life versus treatment response. Radiother Oncol. 2014; 111(3):463–467

[52] Schuster D, Sweeney AD, Stavas MJ, et al. Initial radiographic tumor control is similar following single or multi-fractionated stereotactic radiosurgery for jugular paragangliomas. Am J Otolaryngol. 2016; 37(3):255–258

[53] Patel NS, Link MJ, Driscoll CLW, Pollock BE, Lohse CM, Carlson ML. Hearing outcomes after stereotactic radiosurgery for jugular paragangliomas. Otol Neurotol. 2017; 1(24)

[54] Hafez RFA, Morgan MS, Fahmy OM. An intermediate term benefits and complications of gamma knife surgery in management of glomus jugulare tumor.World J Surg Oncol. 2016; 14(1):36

[55] Willen SN, Einstein DB, Maciunas RJMC, Megerian CA. Treatment of glomus jugulare tumors in patients with advanced age: planned limited surgical resection followed by staged gamma knife radiosurgery: a preliminary report. Otol Neurotol. 2005; 26(6):1229–1234

[56] Chen PG, Nguyen JH, Payne SC, Sheehan JP, Hashisaki GT. Treatment of glomus jugulare tumors with gamma knife radiosurgery. Laryngoscope.2010; 120(9):1856–1862

[57] Genc A, Bicer A, Abacioglu U, Peker S, Pamir MN, Kilic T. Gamma knife radiosurgery for the treatment of glomus jugulare tumors. J Neurooncol. 2010; 97:101–110

第二十八章　颅底软骨肉瘤的治疗

Jonathan A. Forbes, Vijay K. Anand, Theodore H. Schwartz

摘要

颅底软骨肉瘤（CSA）是一种局部侵袭性肿瘤，常表现出缓慢的生长模式，在手术和/或放疗后容易延迟复发。颅底 CSA 的治疗因肿瘤的形态、组织病理学特征和治疗机构的选择而异。随着对 CSA 生物学理解的加深，关于安全最大化减瘤手术的争论获得了支持。开放显微外科手术切除是 CSA 患者延长寿命的有效方法。开放手术路径的选择因肿瘤的形态和术者的偏好而异。由于相关的开放手术通道常常涉及到通过受累的脑神经间狭窄的空间对肿瘤进行显微解剖的问题，因此有报道称逐步利用扩大的鼻内入路治疗这些肿瘤。虽然早期的一系列研究显示了较好的的结果，但长期的结果及数据还是有限。在某些情况下，术后放疗可以降低肿瘤复发的风险。然而，术后放疗的选择和方法因机构而异。

关键词：软骨肉瘤；颅底；开放显微外科；内镜经鼻的；放疗；放射外科；质子束疗法

28.1 引言

颅底软骨肉瘤（CSA）是一种局部侵袭性肿瘤，常表现出缓慢的生长模式，在手术和/或放疗后容易延迟复发。这些肿瘤在普通人群中的患病率很低；CSA 占所有颅内肿瘤的 0.15%，占所有颅底肿瘤的 6%。

CSA 起源于包括岩枕部、蝶枕和蝶岩软骨交界区域。由于在颅底有共同的起源和共同的临床表现，CSA 常与脊索瘤（CH）一起出现在历史报告中。虽然 CSA 和 CH 的影像学特征有重叠，但 CSA 的特征性表现为 CT 上受累骨的侵蚀，偶见钙化灶累及肿瘤基质。与通常起源于解剖中线的 CH 不同，CSA 倾向起源于靠近中线旁的位置。CSA 的 MRI 在 T2 加权序列上表现为高信号，在 T1 加权序列上表现为中度至高度增强。虽然这两种病理变化的放射学特征可能相似，但有报道过仅根据放射学外观对怀疑为 CSA 的肿瘤进行经验性立体定向放射外科治疗的案例。

CSA 和 CH 之间存在重要的组织学和预后差异。CSA 被认为是由分散的、恶性的软骨细胞或软骨细胞祖细胞转化而来，这些细胞存在于颅底的软骨结合处。与间充质来源相联系，来自 CSA 的病理标本中上皮标记物细胞角蛋白和上皮膜抗原标记物呈阴性，而在 CH 的标本上往往是阳性的。CH 和 CSA 对 S-100 蛋白均呈阳性反应。尽管有先前所描述的免疫组织学特征，但两者之间的病理鉴别有时是困难的，特别是在软骨样 CH 与软骨肉瘤的鉴别中。合适的命名是很重要的，因为与 CSA 相关的 5 年和 10 年生存率高于与 CH 相关的生存率（包括软骨样变异体），而且许多作者提倡降低后一种病理的术后放疗的阈值。

虽然病理资料确认对优化辅助治疗至关重要，但重要的是要注意在 CSA 的命名中存在相当大的生物变异性。几种组织病理学亚型已被确定。然而，颅底 CSA 最常被认为是常规或间质类型。尽管常被定性为低级别，但已知间质性 CSA 的生物学侵袭性比常规亚型明显更强——一项研究报告显示其平均寿命为 28 个月。常规的 CSA 可分为 I 级（高分化）、II 级（中度分化）和 III 级（低分化）。Bloch 和 Parsa 等提供的荟萃分析中发现的 512 例患者中，有 452 例患者具有常规亚型，而 60 例患者具有间质亚型。间质亚型的复发率明显高（63 例比 16%）。III 级 CSA 罕见，在上述荟萃分析中，364 例常规亚型 CSA 患者为 I 级肿瘤，

80 例为Ⅱ级肿瘤，8 例为Ⅲ级肿瘤。1 组研究中，Ⅲ级组的复发率（33%）高于Ⅰ级组（15%）和Ⅱ级组（16%），但未达到统计学意义。

28.2 开放性显微手术治疗

开放显微外科手术切除是 CSA 患者延长寿命的有效方法。手术提供一个组织学诊断，当术后需要 XRT 治疗时，可以帮助减少关键结构的辐射剂量的。考虑到 CSA 表现出不侵犯神经的倾向，手术切除也有可能改善术前颅神经缺陷。然而，人们广泛认识到，大胆尝试全切 CSA 对邻近的神经和血管结构有相当大的风险。在早期的系列报道中，CSA 的生物学机制尚不完全清楚，有时会与更激进、更普遍的 CH 一起出现。许多最初的报告主张根治性切除是最合理的肿瘤治疗方法；在一些病例中，作者为了达到这一目标，接受了相当大的术后神经功能缺陷。Sekhar 等报道了 22 例 CSA 患者的结果，他们接受了积极的手术切除，术中血管损伤的发生率为 14%，新的颅神经损伤的发生率分别为 5%、6%、23% 和 18%。在随后的一份报告中，同一组的 47 例接受血运重建手术的患者中，有 6 例是故意或无意地牺牲颈内动脉，以达到最大限度的切除。Brackmann 和 Teufert 在 2006 年的系列报道中，对 8 例接受手术的 CSA 患者进行了 100% 的全切。所有未失访患者的 5 年和 10 年总生存率为 100%；然而，所有 8 例患者术后均出现新的颅神经缺陷。

随着对 CSA 自然史理解的加深，关于安全最大化减瘤手术的争论和治疗中对次全切而非全切和神经系统缺陷的治疗得到了支持。在 Oghalai 等 2005 年的 33 例患者中，作者注意到，若术后未进行放疗，又未进行肿瘤不完全切时，复发的风险会增加。Samii 等也提倡安全最大化减瘤手术的策略，他们认为，考虑到这些肿瘤良好的长期预后，手术的目标应该围绕最大限度地提高生活质量来设计。Carlson 等在 4 家 3 级护理中心最新的 CSA 治疗报告中描述了 27% 的患者实现了全切，平均随访间隔 6 年，只有 1 例报告死亡。

开放手术入路的选择因肿瘤的形态和术者的偏好而异。颅底 CSA 表现出相当大的解剖变异，已知涉及多个腔室；据报道，有 64% 的病例仅发生在中窝，14% 涉及中窝和后窝，14% 发生在前窝，7% 起源于后窝。绝大多数关于 CSA 切除的历史报告描述了翼点（包括 FTOZ）、额下 / 经基底、颞下 / 颞下窝、乙状窦后、经鼻骨和经面部手术入路的变化，这些手术入路常合并使用。外科医生的偏好是一个重要的因素；Brackmann 和 Teufert 报告了 88% 的患者使用颞下窝路。Wanebo 等对 78% 的患者采用眶颧骨开颅术。Crockard 等采用了多种方法，最常见的是翼点开颅术，占 35%。图 28.1 展示了一个通过颞下 – 颞下窝入路切除右侧外侧颞骨 CSA 并向颞下延伸的病例。近年来，扩大鼻内入路逐渐被用于治疗这些肿瘤，这将在接下来的文章中讨论。各种大型开放式显微外科手术的全切率、术后神经并发症发生率、辅助放疗和总生存率见表 28.1。

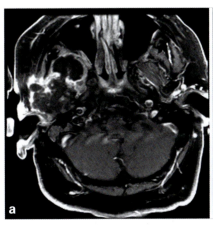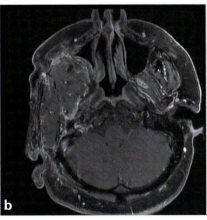

图 28.1 （a）术前行轴位 T1 加权后对比 MRI 显示右侧颞侧间质颅底软骨肉瘤，累及颞下窝、颞骨、下颌骨和咽旁间隙。（b）经颞下 – 颞下窝入路，颞骨外侧切除，下颌骨髁突切除，游离皮瓣重建后的轴位 T1 加权后对比 MRI。肿瘤已完全切除

表 28.1 目前开放性手术切除颅底软骨瘤（CSA）的最大系列报道

研究（年份）	年龄/手术次数	每位患者平均手术次数	术后新的神经功能缺损	脑脊液漏[a]	全切	间充质亚型或Ⅲ级CSA（%）	5年RFS	10年RFS	5年OS	10年OS	术后放射治疗	证据级别
Carlson 等（2016）	55/未标明	未标明	11（24%）	3（6%）	12（27%）	2（4%）	70%	56%	未标明	未标明	30（64%）	IV
Samii 等（2009）	25/39	1.56	未标明（33%）[b]	4（16%）	19（76%）	0（0%）	未标明	未标明	95%	95%	8（32%）	IV
Tzortzidis 等（2006）	47/72	1.53	[c]	1（2%）	29（62%）	2（4%）	52%	32%	未标明	未标明	未标明	IV
Wanebo 等（2006）	23/43	1.87	5（22%）	2（9%）	未标明[d]	未标明	未标明	未标明	93%	71%	10（43%）	IV
Brackmann 和 Teufert（2006）	8/9	1.13	8（100%）	1（13%）	8（100%）	未标明	未标明	未标明	100%[e]	100%[f]	2（25%）	IV
Crockard 等（2001）	17/未标明	未标明	4（24%）	2（12%）	未标明[f]	2（12%）	未标明	未标明	14（82%）	13（76%）	4（24%）	IV

缩写：RFS，肿瘤无复发生存率；OS，总生存率
[a]：脑脊液漏率为脑脊液漏患者数占患者总数的百分比（未计入手术总数）
[b]：神经并发症没有以例数描述。作者报道术后即出现新的神经功能缺陷者占33.3%。本研究报告的手术相关的持久性缺陷发生率为11.1%
[c]：Tzortzidis 等在表3中提出的结果表明，32例（68%）患者中枢神经系统（CNS）麻痹"部分恢复"，2例（4%）患者出现永久性中枢神经系统麻痹
[d]：报道了7例肿瘤全切除后未接受放射治疗，但没有详细说明其余16例的切除程度
[e]：1例10年随访失败
[f]：14例（14/17）肿瘤切除程度超过90%

28.3 内镜经鼻治疗

尽管开放入路已被证明是有效的，但相关的手术入路往往涉及通过受术者脑神经之间狭窄的空间对肿瘤进行显微解剖的问题，伴随而来的是高比例的次全切和神经病变。这些问题导致许多颅底外科医生寻求另一种手术方法。在过去的25年里，对内镜技术和理解都有了进步，使得从鼻道内路更全面地进入颅底成为可能。快速切除肿瘤浸润的骨组织和进入肿瘤扩展的深部区域而不需要侵袭性的脑回缩的能力，使鼻内入路技术成为传统开放方法的一个有吸引力的选择。CSA典型的质地一致性和相对无血管性被证明它非常适合内镜经鼻路径切除。早期的病例报告提供了CSA硬膜内延伸切除后术后脑脊液（CSF）漏的警惕例子。随着经验的增加和技术的进步，包括带血管蒂鼻中隔皮瓣的引入，近年来术后脑脊液漏率明显下降。

2014年Mesquita Filho等提供了第一个软骨肉瘤的大病例系列。而本研究受限于选择性偏倚（19例手术患者中只有5例选择用于专门分析那些扩展桥小脑角）和不客观的长期随访数据，乐观的是在保持相对较高的全切率的同时，术后无神经功能缺陷报告。Moussazadeh等在2015年对8例患者进行了一系列鼻内切除术的随访；作者注意到，在此期间另有5例患者由于外侧岩的明显延伸而选择通过经颅途径治疗。在本系列中，在8例术后出现一次脑脊液漏且术后无新的神经功能缺损的患者中，有5例的切除率超过95%。与表28.1所列的开放的显微外科CSA系列相比，上述两种鼻内系列的100%患者术后均接受了放射治疗。最近，Hasegawa等发表了19例连续的颅底CSA内镜经鼻切除患者的资料。仅一例术后脑脊液漏的患者（5%）中，全切除率为79%。术后即

刻神经功能缺陷发生率为 3 例（16%），但无永久性神经功能缺陷。术后放疗仅在 21% 的患者中实施；然而，与其他鼻内系列一样，缺乏长期的随访数据。在上述提到的鼻内手术系列中的全切率、术后神经并发症发生率、辅助放疗和总生存率在表 28.2 中有所展示。

与开放显微外科常用的各种手术方法相比，各种系列手术中用于切除 CSA 的内镜、鼻内技术更为一致。这种方法的内在要求是从蝶窦窗开始。鼻中隔皮瓣取自另一侧。如果认为需要经上颌窦入路（例如，肿瘤延伸至岩盖部颈内动脉），则需要进行完整的筛窦切除术和蝶窦切开术。宽阔的上颌窦造口提供了进入上颌窦后壁的通道，上颌窦后壁可以被移除，以使翼腭窝的内容物得以移动。肿瘤的侧方扩展有时需要联合前岩切除术，

可进一步显露蝶骨下斜坡。涉及下斜坡并延伸至颞下窝的病变通常需要经甲状旁腺扩大和 / 或移动咽鼓管。图 28.2 所示为海绵窦扩张经扩张鼻内入路切除岩斜坡 CSA 的病例。

决定是采用传统的开放显微外科手术入路还是内镜经鼻入路切除 CSA 是一个复杂的过程。了解相关的限制是至关重要的。肿瘤向颅神经外侧扩展是一种相对禁忌证，不宜单独使用内镜经鼻入路。Kim 等在他们的一系列内镜经鼻切除 CSA 和 CH 的研究中，评估了肿瘤矢状面和外侧扩展对肿瘤可切除性的影响。他们注意到肿瘤向海绵窦段 / 斜坡旁颈内动脉、三叉神经池和舌下神经管外侧延伸显著增加了次全切的可能性。然而，在涉及斜坡头尾时，未发现明显的差异。虽然许多人同意侧位的延长使全切变得更有挑战性，但关于

表 28.2　颅底软骨肉瘤切除术的大型现代内镜鼻内治疗系列

研究（年份）	年龄 / 手术次数	每位患者平均手术次数	术后新的神经功能缺损	脑脊液漏[a]	全切	间充质亚型或 Ⅲ 级 CSA（%）	5 年 RFS	10 年 RFS	5 年 OS	10 年 OS	术后放射治疗	证据级别
Hasegawa 等（2017）	19/20	未标明	3（16%）[b]	1（5%）	15（79%）	1（5%）	未标明	未标明	未标明	未标明	4（21%）	IV
Moussazadeh 等（2015）	8/10	1.25	0（0%）	（12.5%）	未标明[c]	未标明	未标明	未标明	未标明	未标明	8（100%）	IV
MesquitaFilho 等（2014）	5/8	1.6	0（0%）	0（0%）	3（60%）	2（40%）	未标明	未标明	未标明	未标明	5（100%）	IV

[a]：脑脊液漏率为脑脊液漏患者数占患者总数的百分比（未计入手术总数）
[b]：3 例术后新发神经功能障碍均随时间消失。在该研究中，新出现永久性神经功能缺损的发生率为 0
[c]：5 例（5/8，63%）肿瘤切除程度 > 95%

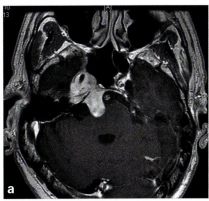
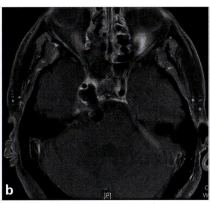

图 28.2　轴位 T1 加权对比图像获得术前（a）和术后（b）斜坡岩部颅底软骨肉瘤，经扩张的鼻内延伸至海绵窦入路行肿瘤全切除术

手术选择的观点并不一致。Moussazadeh 等报道，当肿瘤表现出明显的外侧岩部延伸，并且感觉很难从辅助内镜通道进入时，他们选择了开放入路。Mesquita Filho 和 Hasegawa 等主张在所有岩斜软骨肉瘤病例中使用内镜经鼻入路作为初始手术通道。在 Carlson 等最近的另一个大型多机构系列研究中，扩大的鼻内鼻孔入路仅用于 11% 的患者。在接下来的几年里，对这些复杂肿瘤的最佳治疗可能需要外科团队既精通传统开放显微外科手术策略，又精通现代扩大鼻内入路。

28.4 放疗的作用

颅底 CSA 的低发生率使系统的、无偏倚的分析变得困难，这导致了治疗模式的变化。在 CSA 切除后行辅助治疗的选择和方法是很正确的，因为文献报道 CSA 切除后的辅助治疗有很大的可变性。目前，没有令人信服的证据支持 CSA 化疗，尽管有时在手术和 / 或放射治疗失败后，它会被考虑为专用基础治疗。考虑到 CSA 的相对抗辐射特性，高剂量的常规放疗（通常超过 60Gy）已被提议用于肿瘤控制。在一些较老的病例中，记载了辐射相关并发症的发病率和偶尔的死亡率。在 Tzortzidis 等的系列研究中，有 2 例患者死于放疗并发症：1 例为分次放射所致的放射性坏死，另 1 例为放射野不明恶变所致。近年来，立体定向和重粒子放射治疗的进展使更安全地沉积更多的辐射成为可能。

SRS 利用多束辐射束的会聚，最大限度地将辐射输送到肿瘤床，同时将周围关键结构的辐射降至最低。SRS 通常受容量限制；当肿瘤最大直径超过 35mm 时，即使是最积极的支持者也会选择停止治疗。肿瘤太大或太接近关键结构时常被考虑行分级放疗。然而，许多作者已经描述了术后 SRS 用于残余或复发肿瘤的标准用法，其安全性也得到了很好的证明。质子束放射治疗（PBRT）是颅底 CSA 多模式治疗中经常考虑的另一种放射治疗方式。PBRT 利用布拉格峰效应实现了一个

陡峭的辐射梯度传输。利用这项技术，质子束以最小的剂量沉积通过组织，直到在预先计算的深度出现能量转移的最终峰值。在此布拉格峰前沉积的剂量约为最大剂量的 30%；超过峰值的剂量接近于零。这与以光子为基础的放射治疗不同，后者沉积的剂量随深度增加呈指数下降。有证据表明，在 CSA 的长期局部控制方面，PBRT 优于 IMRT 和分级 SRS。有些专家甚至将 PBRT 作为 CSA 术后放疗的标准。新形式的重粒子放射治疗目前正在研究用于 CSA。碳 – 离子放射治疗是特别有趣的，因为碳 – 离子束的治疗结果是高于更传统的放射方法的 2~3 倍相对生物有效性。PBRT 和碳离子辐射治疗都受到极高的启动成本的限制，将它们转到具有粒子辐射能力的中心是不切实际的。这些方法相对于较传统的廉价方法的真正优越性仍然存在一些问题。

在决定是否以及如何进行 CSA 术后放疗时，存在多种算法。Crockard 等选择分层进行术后放射治疗的决定基于 CSA 亚型：传统的低级的 CSA 是观察 – 复发时偏好给予重复手术，而间质型 CSA 的治疗类似于 CH，定期接受放射治疗的结合和传统手术后放疗。Tzortzidis 等主张术后放疗治疗残余肿瘤，但未区分各种形式。Hasegawa 等建议在 CSA 全切后不进行常规的术后放疗，并报道了在有选择性的情况下，在手术后存在残余肿瘤的情况下，使用放射外科手术（15~16Gy 规定为边缘）来控制肿瘤的高发生率。Sekhar 等报道了以下肿瘤残余的手术策略：如果患者年轻，残余大于 2cm，建议重复手术；如果在术后 MRI 上看到一个小的（＜ 2cm）残差，或者患者年龄较大，通常决定进行 SRS 或 PBRT。Bloch 和 Parsa 的一项大型荟萃分析显示，手术和放疗后 5 年的复发率明显低于单纯手术或单纯放疗。

虽然许多研究报告了术后 SRS 或 PBRT 的良好结果，但术后放射治疗的选择和方法的问题受到术后自然病史的影响，这一问题还不完全清楚。Samii 等报道了 95% 的 10 年总生存率，尽管只有 32% 的患者选择术后放疗。然而，有良好的数据

表明术后放疗的长期控制率较高。在一份具有里程碑意义的报告中，Hug 等实现了 CSA 患者的 5 年无进展生存率，行 PBRT 患者为 75%，5 年生存率为 100%。最近，Kano 等报道了 CSA 患者 10 年无进展生存率，行 SRS 的 CSA 患者为 70%；在这项研究中，78% 的患者存活，平均随访 75 个月。值得注意的是，本研究中的 5 例患者在没有组织学证实的情况下接受了经验性 XRT 治疗。我们目前的做法是推荐所有切除 CSA 的患者术后进行 PBRT。

28.5 展望

鉴于前面讨论的临床策略的巨大变异性，未来的研究应该寻求形成一个更统一的治疗算法。虽然最近的报道反映出对这些肿瘤的内镜经鼻入路的使用正在增加，但还需要更多的长期数据。在未来，在考虑辅助放疗和整体预后时，可能会评估与 CSA 大体病理诊断不同的其他数据点（如亚型分类、分子靶点）。旨在评估各种放疗 / 化疗方案对间质型亚型的影响的研究可能特别有益，因为这种亚型比传统的亚型更具有侵略性。

28.6 结论

颅底软骨肉瘤是一种局部侵袭性肿瘤，常表现出缓慢的生长模式，在手术和 / 或放疗后容易延迟复发。历史上，许多手术方法是进行切除；这些策略的应用因处理机构的不同而有很大差异。最近的研究显示，内镜经鼻手术的应用正在增加。CSA 切除后常考虑放射治疗，尽管个别方案也有很大差异。目前，没有令人信服的证据支持在 CSA 中使用化疗，尽管有时在手术和 / 或放射治疗失败后，化疗被认为是基于个体的基础治疗。

参考文献

[1] Bloch O, Parsa AT. Skull base chondrosarcoma: evidence-based treatment paradigms. Neurosurg Clin N Am. 2013; 24(1):89–96

[2] Brackmann DE, Teufert KB. Chondrosarcoma of the skull base: long-term follow-up. Otol Neurotol. 2006; 27(7):981–991

[3] Almefty K, Pravdenkova S, Colli BO, Al-Mefty O, Gokden M. Chordoma and chondrosarcoma: similar, but quite different, skull base tumors. Cancer.2007; 110(11):2457–2467

[4] Meyers SP, Hirsch WL, Jr, Curtin HD, Barnes L, Sekhar LN, Sen C. Chondrosarcomas of the skull base: MR imaging features. Radiology. 1992; 184(1):103–108

[5] Mohyeldin A, Prevedello DM, Jamshidi AO, Ditzel Filho LF, Carrau RL. Nuances in the treatment of malignant tumors of the clival and petroclival region. Int Arch Otorhinolaryngol. 2014; 18 Suppl 2:S157–S172

[6] Kano H, Sheehan J, Sneed PK, et al. Skull base chondrosarcoma radiosurgery:report of the North American Gamma Knife Consortium. J Neurosurg. 2015;123(5):1268–1275

[7] Holton JL, Steel T, Luxsuwong M, Crockard HA, Revesz T. Skull base chordomas: correlation of tumour doubling time with age, mitosis and Ki67 proliferation index. Neuropathol Appl Neurobiol. 2000; 26(6):497–503

[8] Korten AG, ter Berg HJ, Spincemaille GH, van der Laan RT, Van de Wel AM.Intracranial chondrosarcoma: review of the literature and report of 15 cases.J Neurol Neurosurg Psychiatry. 1998; 65(1):88–92

[9] Lanzino G, Dumont AS, Lopes MB, Laws ER, Jr. Skull base chordomas: overview of disease, management options, and outcome. Neurosurg Focus. 2001;10(3):E12

[10] Gay E, Sekhar LN, Rubinstein E, et al. Chordomas and chondrosarcomas of the cranial base: results and follow-up of 60 patients. Neurosurgery. 1995; 36(5):887–896, discussion 896–897

[11] Watkins L, Khudados ES, Kaleoglu M, Revesz T, Sacares P, Crockard HA. Skull base chordomas: a review of 38 patients, 1958–88. Br J Neurosurg. 1993; 7(3):241–248

[12] Crockard HA, Cheeseman A, Steel T, et al. A multidisciplinary team approach to skull base chondrosarcomas. J Neurosurg. 2001; 95(2):184–189

[13] Evans HL, Ayala AG, Romsdahl MM. Prognostic factors in chondrosarcoma of bone: a clinicopathologic analysis with emphasis on histologic grading. Cancer. 1977; 40(2):818–831

[14] Gelderblom H, Hogendoorn PC, Dijkstra SD, et al. The clinical approach towards chondrosarcoma. Oncologist. 2008; 13(3):320–329

[15] Rosenberg AE, Nielsen GP, Keel SB, et al. Chondrosarcoma of the base of the skull: a clinicopathologic study of 200 cases with emphasis on its distinction from chordoma. Am J Surg Pathol. 1999; 23(11):1370–1378

[16] Carlson ML, O'Connell BP, Breen JT, et al. Petroclival chondrosarcoma: a multicenter review of 55 cases and new staging system. Otol Neurotol. 2016; 37(7):940–950

[17] Samii A, Gerganov V, Herold C, Gharabaghi A, Hayashi N, Samii M. Surgical treatment of skull base chondrosarcomas. Neurosurg Rev. 2009; 32(1):67–75,discussion 75

[18] Tzortzidis F, Elahi F, Wright DC, Temkin N, Natarajan SK, Sekhar LN. Patient outcome at long-term follow-up after aggressive microsurgical resection of cranial base chondrosarcomas. Neurosurgery. 2006; 58(6):1090–1098, discussion 1090–1098

[19] Wanebo JE, Bristol RE, Porter RR, Coons SW, Spetzler RF. Management of cranial base chondrosarcomas. Neurosurgery. 2006; 58(2):249–255, discussion 249–255

[20] Amichetti M, Amelio D, Cianchetti M, Giacomelli I, Scartoni D. The treatment of chordoma and chondrosarcoma of the skull base with particular attention to radiotherapy. Clin Oncol. 2017; 2(1195):1–7

[21] Sekhar LN, Pranatartiharan R, Chanda A, Wright DC. Chordomas and chondrosarcomas of the skull base: results and complications of surgical management. Neurosurg Focus. 2001; 10(3):E2

[22] Neff B, Sataloff RT, Storey L, Hawkshaw M, Spiegel JR. Chondrosarcoma of the skull base. Laryngoscope. 2002; 112(1):134–139

[23] Oghalai JS, Buxbaum JL, Jackler RK, McDermott MW. Skull base chondrosarcoma originating from the petroclival junction. Otol Neurotol. 2005; 26(5):1052–1060

[24] Mesquita Filho PM, Ditzel Filho LF, Prevedello DM, et al. Endoscopic endonasal surgical management of chondrosarcomas with cerebellopontine angle extension. Neurosurg Focus. 2014; 37(4):E13

[25] Arbolay OL, González JG, González RH, Gálvez YH. Extended

endoscopic endonasal approach to the skull base. Minim Invasive Neurosurg. 2009; 52(3):114–118

[26] Klossek JM, Ferrie JC, Goujon JM, Fontanel JP. Endoscopic approach of the pterygopalatine fossa: report of one case. Rhinology. 1994; 32(4):208–210

[27] Moussazadeh N, Kulwin C, Anand VK, et al. Endoscopic endonasal resection of skull base chondrosarcomas: technique and early results. J Neurosurg.2015; 122(4):735–742

[28] Li MC, Guo HC, Chen G, Kong F, Zhang QH. Meningitis caused by Enterococcus casseliflavus with refractory cerebrospinal fluid leakage following endoscopic endonasal removal of skull base chondrosarcoma. Chin Med J (Engl). 2011;124(20):3440

[29] Hasegawa H, Shin M, Kondo K, et al. Role of endoscopic transnasal surgery for skull base chondrosarcoma: a retrospective analysis of 19 cases at a single institution. J Neurosurg. 2017; 7:1–10

[30] Hofstetter CP, Singh A, Anand VK, Kacker A, Schwartz TH. The endoscopic,endonasal, transmaxillary transpterygoid approach to the pterygopalatine fossa, infratemporal fossa, petrous apex, and the Meckel cave. J Neurosurg.2010; 113(5):967–974

[31] Kim YH, Jeon C, Se YB, et al. Clinical outcomes of an endoscopic transclival and transpetrosal approach for primary skull base malignancies involving the clivus. J Neurosurg. 2017; 2:1–9

[32] Martin JJ, Niranjan A, Kondziolka D, Flickinger JC, Lozanne KA, Lunsford LD.Radiosurgery for chordomas and chondrosarcomas of the skull base. J Neurosurg. 2007; 107(4):758–764

[33] Mitin T, Zietman AL. Promise and pitfalls of heavy-particle therapy. J Clin Oncol. 2014; 32(26):2855–2863

[34] Debus J, Schulz-Ertner D, Schad L, et al. Stereotactic fractionated radiotherapy for chordomas and chondrosarcomas of the skull base. Int J Radiat Oncol Biol Phys. 2000; 47(3):591–596

[35] Ebner DK, Kamada T. The emerging role of carbon-ion radiotherapy. Front Oncol. 2016; 6:140

[36] Hug EB, Loredo LN, Slater JD, et al. Proton radiation therapy for chordomas and chondrosarcomas of the skull base. J Neurosurg. 1999; 91(3):432–439

第二十九章　后颅窝表皮样囊肿的自然史和治疗策略

Steven B. Carr, Omar Arnaout, Charles Teo

摘要

在本章中，我们将讨论后颅窝表皮样囊肿的自然历史，并回顾最佳的治疗策略和与复发相关的因素。表皮样囊肿常与后颅窝的颅底毗邻，生长缓慢，在发育过程中由于中枢神经系统的外胚层组织被截留而形成。它们以线性速度增长，很少表现出恶性。表观肉眼清除后报告罕见的复发病例，主要是由于未被发现的残余残留和被发现紧密附着于神经血管结构的残留。安全最大化手术切除是治疗的黄金标准和主要手段。我们讨论的手术策略将对肿瘤的最佳治疗产生最有利的治疗效果。

关键词：表皮样囊肿 / 表皮样肿瘤 / 表皮样病变，颅骨切开术，治疗，外科手术，切除术，锁眼 / 锁孔，内镜 / 内窥镜，复发

29.1 引言

颅内表皮样肿瘤的手术治疗既简单又具有挑战性。它们被认为是在胚胎发育过程中从中枢神经系统的外胚层细胞中产生的，并以与皮肤相似的线性生长速度生长，而不是在真正的肿瘤中看到的指数增长速度。因此，表皮样囊肿被认为是良性病变，需要治疗，主要是由于其生长引起的肿块效应。其他临床表现包括癫痫发作，多见于幕上病变，颅神经病变，包括涉及第五颅神经的三叉神经痛，以及当这些囊肿破裂进入蛛网膜下腔时引起的无菌性脑膜炎。它们往往发生在颅底，最常见的是后颅窝，尽管它们可能在颅腔的任何地方被发现，包括颅腔内、颅腔外，甚至是颅骨板障内。MRI 特征是最有诊断性意义的。根据脂质含量的不同，这些病变在 T1 加权序列上通常是轻度高强度或等强度的灰白，通常信号是混杂的。在 T2 加权序列上，它们与脑脊液是等强度的，而在弥散加权成像上，它们明显地限制了弥散，因此是高强度的。虽然它们通常不增强，但有时包膜和周围结构存在炎症时会吸收钆。在这一章中，我们讨论了哪些因素与后颅窝表皮样病变患者获得最佳结果有关，以及这些病变如何成为应用锁孔神经外科原则的理想选择。

表皮样囊肿的自然史与其生物学起源有关。这些病变被认为起源于外胚层表面，并通过囊泡褶皱沿神经血管结构迁移，最终在其典型的正中旁小叶或侧颅底位置定居。虽然在任何颅内腔室都可以发现表皮样结构，但最常见的位置是后颅窝，特别是桥小脑角（CPA）。表皮样囊肿由角质化的层状鳞状上皮组成，其内部结构包括角蛋白、脱落的细胞碎片和胆固醇。其生长方式与皮肤生长方式相似，呈分步成熟和线形生长，并沿蛛网膜下腔分布。皮损的外囊被认为是导致皮损生长的部分，因此，希望将复发风险降到最低的外科医生都倾向于争取完全切皮损。

自早期现代神经外科史以来，神经外科医生一直在发表他们关于表皮样瘤的手术经验。目前的想法仍然认为表皮样肿瘤几乎完全是外科手术造成的。然而，由于这些病变可能会附着在神经血管结构上，积极清除这些附着的残余可能是有害的，一些作者认为应该留下附着的残余肿瘤。然而，这种保守的手术方法可能在一定程度上解释了这些病变复发的趋势。最近的一个回顾性系列评估了一个机构的后颅窝表皮样肿瘤的手术结果，发现在没有完全切的情况下，复发率增加了84%。令人不安的是，越来越多的表皮样囊肿恶性转化为鳞状细胞癌的病例报道，这进一步增加了

手术决策的复杂性。因此，在这一章中，我们将讨论最适合安全最大化手术切除的手术策略、原则和工具，同时最小化与罕见恶性转化相关的复发、神经预后不良和其他预后不良的风险。

29.2 综述

治疗表皮样囊肿的主要方法是安全最大化的手术切除。正如 Samii 等所讨论的，在更现代的时代之前，由于这些病变与颅神经、脆弱的血管系统和脑干软膜的粘连，手术并发症率很高。因此，一些作者提倡一种更保守的方法，即有意地留下包膜，或至少留下那些与重要结构紧密相连的部分。进一步选择次全切的理由是，已经知道生物性质相对惰性的这些肿瘤复发需要几十年。

然而，随着时间的推移，我们对这些病变的认识也在发展，我们的工具也在发展。高分辨率成像技术、手术导航、术中神经监测、高清晰度显微镜和内镜技术的发展对外科医生的医疗设备起到了有益的补充作用。因此，建议尝试相反的方法即全切，包括全切包膜以减少复发的风险。当表皮样肿瘤复发时，往往较难切除，这可能是由于瘢痕形成和较长时间的肿瘤存在与炎症反应有关。因此，复发性表皮样瘤切除术后的缓解率明显低于初次表皮样瘤切除术后的缓解率（表29.1）。

采用更积极的手术策略的几组患者发现，在治疗后颅窝表皮样瘤的过程中，肿瘤的缓解和手术并发症发生率的降低是非常显著的，因此建议将其作为治疗的标准目标。Al-Mefty 和他的同事在报告中说，在 73% 的患者中，即使是巨大的表皮样囊肿，他们也能完全切肿瘤和相关的包膜，而且术后的临床状态（Karnofsky 表现评分）也比术前有了改善。值得注意的是，他们仅能在 17% 的复发病例中实现全切，这强调了在初次切除中实现最佳切除的重要性。Schiefer 和 Link 在报告 24 例 CPA（Cerebellopontine Angle）表皮样病变患者时证实了这一报告，其中 16% 的病例出现新的

永久性缺陷，1 例除外其余症状均相对轻微。

微创锁孔入路是非常适用于这些肿瘤的软硬度、片状的一致性和内部无血管的特性。为了与这一概念保持一致，几位作者报告了内镜在外科切除表皮样囊肿中的作用。一组报告说，内镜辅助技术结合标准显微外科手术切除 85% 的病例是有益的，这实现了更完整的切除。Abolfotoh 等报道称，通过使用内镜，在 69% 的 CPA 肿瘤患者（几种类型）中发现残留肿瘤，外科医生认为他们已经用显微镜实现了全切。Schroeder 等描述了他们的 8 例 CPA 表皮样肿瘤患者，100% 受益于内镜辅助手术。他们对内镜的使用范围从检查手术部位（4 例患者）到内镜下切除肿瘤（4 例患者）。在最后一次随访中，所有 8 例患者均无复发迹象。

虽然在标准的显微外科手术切除后，在内镜的帮助下发现和移除隐藏的部分是最常见的做法，但一些作者报告了他们的经验与纯粹的内镜可视化，即没有使用显微镜。在一组 6 例患有 CPA 表皮样病变的患者中，Peng 和他的同事取得了与其他系列相似的切除率，但他们报告了一项与内镜定位相关的并发症，导致面神经麻痹和永久性听力丧失。这可能是与内镜相关的，因为他们的手术策略与大多数人相似，将附着的残留包膜遗留在附着的神经血管结构上。另一组描述了他们的经验，切除左 CPA 表皮囊肿在纯内镜可视化，具有良好的临床和影像学结果。然而，他们的随访仅局限于术后不久，而且他们还被迫留下黏附较强的包膜成分。

放射治疗和立体定向放射外科（SRS）都曾尝试在不常见的情况下治疗特别困难的表皮样病变。Davies 及其同事报告了他们用放射疗法治疗多发性复发性表皮样肿瘤的经验。他们推荐的算法建议，表皮样肿瘤应该在至少 3 次手术尝试后才进行放射治疗，或者在 2 次手术尝试导致神经系统状况恶化或患者不愿进行更多手术的情况下很少进行放射治疗。Parikh 等报道了 1 例复发性表皮样病变患者，经 2 年随访，首次次全切后未见复发。Nagasawa 和他的同事发表了一篇文章，回顾了关

表 29.1 重点研究和证据等级列表

研究者（年份）	案例	是否使用内镜	切除的程度		缓解率	随访间期	新的神经缺陷	证据等级
Hasegawa 等（2016）	22	否	GTR/NTR	82%	100%	2月至9年	18%	IV
			STR	18%	100%		整体	
Yawn 等（2016）	47	否	GTR	46%	94%	3.5年	0	IV
			STR	54%	90%		0	
Gopalakrishnan 等（2014）	38	否	GTR	62%	91%	9.4年	11%	IV
			STR	38%	7%		整体	
Raghunath 等（2013）	15	否	GTR	33%	100%	1.4年	13%	IV
			NTR/STR	67%	100%		整体	
Schiefer 和 Link（2008）	24	否	GTR	52%	77%	4.3年	15%	IV
			STR	48%	73%		18%	
Akar 等（2003）	20	否	GTR	75%	100%	6年	20%	IV
			STR	25%	60%		60%	
Tancredi 等（2003）	9	否	GTR	22%	100%	14.5年	22%	IV
			STR	78%	43%		整体	
Kobata 等（2002）	30	否	GTR	57%	100%	11.5年	NR	IV
			STR	43%	85%			
Mallucci 等（1999）	8	否	GTR	63%	100%	4.8年	25%	IV
			STR	37%	66%		整体	
Talacchi 等（1998）	28	否	GTR	57%	95%	8.6年	11%	IV
			STR	43%	65%		整体	
Samii 等（1996）	40	否	GTR	75%	100%	5.7年	10%	IV
			STR	25%	70%		整体	
deSouza 等（1989）	30	否	GTR	19%	15%	NR	40%	IV
			STR	81%	整体		整体	
Berger 和 Wilson（1985）	13	否	GTR	8%	100%	4.5年	0	IV
			STR	92%	100%		0	
内镜辅助（年份）								
Aboud 等（2015）	34	是（13）	GTR	后颅窝病例未单独分析				IV
			STR					
Tuchman 等（2014）	13	是（所有）	GTR/NTR	54%	NR	NR	0	IV
			STR	46%			0	
Peng 等（2014）	6	是（所有）	GTR	83%	100%	3.2年	40%	IV
			STR	17%	100%		0	
Chowdhury 等（2013）	14	是（3）	GTR/NTR	79%	100%	3.3年	0	IV
			STR	21%	100%			
Chowdhury 和 Haque（2012）	1	是（所有）	GTR	N/A	N/A	2月	N/A	IV
			STR	100%	100%			
Ebner 等（2010）	7	是（所有）	Total	15%	N/A	NR	0	IV
			GTR	85%	N/A		33%	
Safavi-Abbasi 等（2008）	12	是（少量）	GTR	75%	N/A	2.3年	17%	IV
			STR	25%	N/A		整体	
Schroeder 等（2004）	8	是（所有）	GTR	38%	100%	3.3年	66%	IV
			STR	62%	100%		0	

于放射治疗已发生恶性转化的表皮样肿瘤的现有文献，发现在手术切除的基础上增加放射治疗后，存活率从 6.6 个月提高到 12.7 个月。

SRS 也被用来控制表皮类肿瘤的再生。最近的一项回顾性研究回顾了 12 例接受 SRS 治疗的患者，其中 2 例是单次手术切除，10 例是单独治疗，结果显示所有治疗的肿瘤都没有进展。然而，平均随访时间相对较短，2 年为放射学随访，5 年为临床随访。在另一个病例系列中报告了另外 3 例患者，他们或接受手术治疗（1 例患者），或接受

SRS 单独治疗（2 例患者）。放射学随访 6~34 个月不等，但未见临床或放射学恶化。

29.3 案例

右侧后颅窝表皮样囊肿，脑干受压（图 29.1）。我们选择了右侧乙状窦后开颅手术，使用内镜辅助方法切除病变（图 29.2）。手术视频显示手术切除囊肿内容物。在显微镜下切除病变后，利用内镜辅助技术检查囊肿残留。

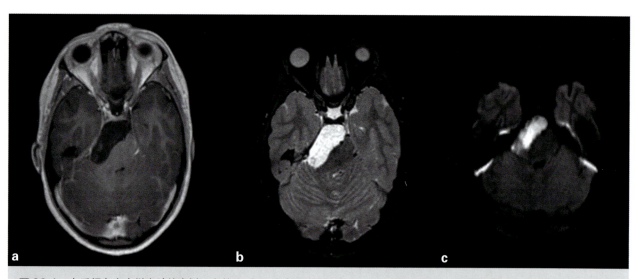

图 29.1 右后颅窝表皮样囊肿的病例。术前（a）T1 加权轴位，（b）T2 加权轴位，（c）弥散加权轴位 MRI 图像

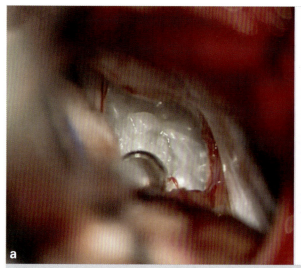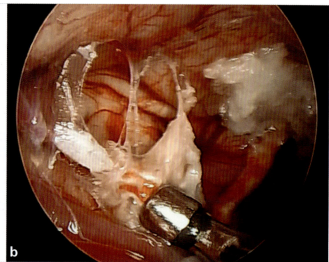

图 29.2 术中病例的屏幕截图，显示（a）显微镜视图和（b）内镜视图

29.4 结论

作为一般指导原则，我们推荐一种手术入路作为后颅窝表皮样肿瘤的初级治疗方法，目的是完全及安全的切除内容物和包膜。考虑到这些肿瘤的一致性和血管分布以及它们在重要的神经血管结构内和周围的位置，我们强烈建议使用锁孔原理和内镜辅助技术来实现这一目标。几乎所有后颅窝的表皮样病变都可以通过乙状窦后或其他枕下开颅手术进入，内镜可以帮助外科医生在手术早期识别重要的解剖结构，观察周围的角落，检查残余的肿瘤，有时还可以避免联合入路的需要。虽然使用角度可视化是直观的，但需要进一步的研究来做出明确的基于证据的声明。

当然，每个患者的表皮样肿瘤是不同的，在一些患者中，可能需要谨慎，留下紧密附着的肿瘤包膜，接受复发的可能性更高，并需要在固定神经功能缺陷的基础上进行进一步的手术，特别是考虑到这些病变生长缓慢。长期的随访研究需要准确地记录手术切除的表皮样肿瘤的真实自然史。

参考文献

[1] Alvord EC, Jr. Growth rates of epidermoid tumors. Ann Neurol. 1977; 2(5):367–370
[2] Toglia JU, Netsky MG, Alexander E, Jr. Epithelial (epidermoid) tumors of the cranium. Their common nature and pathogenesis. J Neurosurg. 1965; 23(4):384–393
[3] Yamakawa K, Shitara N, Genka S, Manaka S, Takakura K. Clinical course and surgical prognosis of 33 cases of intracranial epidermoid tumors. Neurosurgery. 1989; 24(4):568–573
[4] Osborn AG. Intracranial lesions (differential diagnosis by anatomical location): cerebellopontine angle and internal auditory canal. In: Osborn AG, ed.Handbook of Neuroradiology. St. Louis, MO: Mosby Year Book; 1991:344–349
[5] Hassaneen W, Sawaya R. Epidermoid, dermoid, and neurenteric cysts. In:Winn HR, ed. Youmans Neurological Surgery, 6th ed. Philadelphia, PA: Elsevier Saunders; 2011:1523–1528
[6] Love JG, Kernohan JW. Dermoid and epidermoid tumors (cholesteatomas) of central nervous system. JAMA. 1936; 107:1876–1883
[7] Berger MS, Wilson CB. Epidermoid cysts of the posterior fossa. J Neurosurg.1985; 62(2):214–219
[8] Gopalakrishnan CV, Ansari KA, Nair S, Menon G. Long term outcome in surgically treated posterior fossa epidermoids. Clin Neurol Neurosurg. 2014; 117:93–99
[9] Nagasawa D, Yew A, Spasic M, Choy W, Gopen Q, Yang I. Survival outcomes for radiotherapy treatment of epidermoid tumors with malignant transformation. J Clin Neurosci. 2012; 19(1):21–26
[10] Mascarenhas A, Parsons A, Smith C, Molloy C, Jukes A. Malignant squamous cell carcinoma arising in a previously resected cerebellopontine angle epidermoid. Surg Neurol Int. 2017; 8:186
[11] Solanki SP, Maccormac O, Dow GR, Smith S. Malignant transformation of residual posterior fossa epidermoid cyst to squamous cell carcinoma. Br J Neurosurg. 2017; 31(4):497–498
[12] Pikis S, Margolin E. Malignant transformation of a residual cerebellopontine angle epidermoid cyst. J Clin Neurosci. 2016; 33:59–62
[13] Vellutini EA, de Oliveira MF, Ribeiro AP, Rotta JM. Malignant transformation of intracranial epidermoid cyst. Br J Neurosurg. 2014; 28(4):507–509
[14] Samii M, Tatagiba M, Piquer J, Carvalho GA. Surgical treatment of epidermoid cysts of the cerebellopontine angle. J Neurosurg. 1996; 84(1):14–19
[15] Akar Z, Tanriover N, Tuzgen S, Kafadar AM, Kuday C. Surgical treatment of intracranial epidermoid tumors. Neurol Med Chir (Tokyo). 2003; 43(6):275–280, discussion 281
[16] Gormley WB, Tomecek FJ, Qureshi N, Malik GM. Craniocerebral epidermoid and dermoid tumours: a review of 32 cases. Acta Neurochir (Wien). 1994;128(1–4):115–121
[17] Tancredi A, Fiume D, Gazzeri G. Epidermoid cysts of the fourth ventricle: very long follow up in 9 cases and review of the literature. Acta Neurochir (Wien).2003; 145(10):905–910, discussion 910–911
[18] Lunardi P, Missori P, Innocenzi G, Gagliardi FM, Fortuna A. Long-term results of surgical treatment of cerebello-pontine angle epidermoids. Acta Neurochir(Wien). 1990; 103(3–4):105–108
[19] Netsky MG. Epidermoid tumors. Review of the literature. Surg Neurol. 1988;29(6):477–483
[20] Aboud E, Abolfotoh M, Pravdenkova S, Gokoglu A, Gokden M, Al-Mefty O.Giant intracranial epidermoids: is total removal feasible? J Neurosurg. 2015;122(4):743–756
[21] Chung LK, Beckett JS, Ong V, et al. Predictors of outcomes in fourth ventricular epidermoid cysts: a case report and a review of literature. World Neurosurg.2017; 105:689–696
[22] Hasegawa M, Nouri M, Nagahisa S, et al. Cerebellopontine angle epidermoid cysts: clinical presentations and surgical outcome. Neurosurg Rev. 2016; 39(2):259–266, discussion 266–267
[23] Yawn RJ, Patel NS, Driscoll CL, et al. Primary epidermoid tumors of the cerebellopontine angle: a review of 47 cases. Otol Neurotol. 2016; 37(7):951–955
[24] Raghunath A, Devi BI, Bhat DI, Somanna S. Unusual complications of a benign tumour - our experience with midline posterior fossa epidermoids. Br J Neurosurg. 2013; 27(1):69–73
[25] Ebner FH, Roser F, Thaher F, Schittenhelm J, Tatagiba M. Balancing the shortcomings of microscope and endoscope: endoscope-assisted technique in microsurgical removal of recurrent epidermoid cysts in the posterior fossa.Minim Invasive Neurosurg. 2010; 53(5–6):218–222
[26] Kobata H, Kondo A, Iwasaki K. Cerebellopontine angle epidermoids presenting with cranial nerve hyperactive dysfunction: pathogenesis and long-termsurgical results in 30 patients. Neurosurgery. 2002; 50(2):276–285, discussion 285–286
[27] Mallucci CL, Ward V, Carney AS, O'Donoghue GM, Robertson I. Clinical features and outcomes in patients with non-acoustic cerebellopontine angle tumours. J Neurol Neurosur Psychiatry. 1999; 66(6):768–771
[28] Talacchi A, Sala F, Alessandrini F, Turazzi S, Bricolo A. Assessment and surgical management of posterior fossa epidermoid tumors: report of 28 cases. Neurosurgery. 1998; 42(2):242–251, discussion 251–252
[29] deSouza CE, deSouza R, da Costa S, et al. Cerebellopontine angle epidermoid cysts: a report on 30 cases. J Neurol Neurosurg Psychiatry. 1989; 52(8):986–990
[30] Tuchman A, Platt A, Winer J, Pham M, Giannotta S, Zada G. Endoscopicassisted resection of intracranial epidermoid tumors. World Neurosurg.2014; 82(3–4):450–454
[31] Peng Y, Yu L, Li Y, Fan J, Qiu M, Qi S. Pure endoscopic removal of epidermoid tumors of the cerebellopontine angle. Childs Nerv Syst. 2014; 30(7):1261–1267
[32] Chowdhury FH, Haque MR, Sarker MH. Intracranial epidermoid tumor;microneurosurgical management: an experience of 23 cases. Asian J Neurosurg. 2013; 8(1):21–28
[33] Chowdhury FH, Haque MR. Endoscopic assisted microsurgical removal of cerebello-pontine angle and prepontine epidermoid. J Neurosci Rural Pract.2012; 3(3):414–419
[34] Safavi-Abbasi S, Di Rocco F, Bambakidis N, et al. Has management of epidermoid tumors of the cerebellopontine angle improved? A surgical synopsis ofthe past and present. Skull

Base. 2008; 18(2):85–98

[35]   Schroeder HWS, Oertel J, Gaab MR. Endoscope-assisted microsurgical resection of epidermoid tumors of the cerebellopontine angle. J Neurosurg. 2004;101(2):227–232

[36]   Schiefer TK, Link MJ. Epidermoids of the cerebellopontine angle: a 20-year experience. Surg Neurol. 2008; 70(6):584–590, discussion 590

[37]   Abolfotoh M, Bi WL, Hong CK, et al. The combined microscopic-endoscopic technique for radical resection of cerebellopontine angle tumors. J Neurosurg.2015; 123(5):1301–1311

[38]   Davies JM, Trinh VT, Sneed PK, McDermott MW. Radiotherapy for recurrent epidermoid cyst. J Neurooncol. 2013; 112(2):307–313

[39]   Parikh S, Milosevic M, Wong CS, Laperriere N. Recurrent intracranial epidermoid cyst treated with radiotherapy. J Neurooncol. 1995; 24(3):293–297

[40]   El-Shehaby AMN, Reda WA, Abdel Karim KM, Emad Eldin RM, Nabeel AM.Gamma knife radiosurgery for cerebellopontine angle epidermoid tumors.Surg Neurol Int. 2017; 8:258

[41]   Vasquez JA, Fonnegra JR, Diez JC, Fonnegra A. Treatment of epidermoid tumors with gamma knife radiosurgery: case series. Surg Neurol Int. 2016; 7 Suppl 4:S116–S120

第七部分
颅神经神经鞘瘤

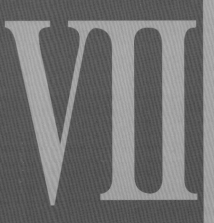

第三十章　放射外科治疗三叉神经鞘瘤和颈静脉孔神经鞘瘤适应证及疗效

Andrew Faramand, Ajay Niranjan, Hideyuki Kano, L. Dade Lunsford

摘要

本章将讨论伽马刀立体定向放射外科（Stereotactic Radiosurgery，SRS）治疗三叉神经鞘瘤和颈静脉孔神经鞘瘤适应证及疗效。目前颅内神经鞘瘤的主要治疗方法有：动态影像学随访、手术和立体定向放射治疗。存在症状性占位效应时手术切除肿瘤通常作为一线治疗方案。而立体定向放射外科手术是一种非侵入性的门诊性治疗，它可以作为主要的治疗选择，或作为肿瘤不完全切除术后的辅助治疗手段。立体定向外科治疗具有较好的肿瘤控制率和症状改善率以及较低的并发症发生率。

关键词：伽马刀，放射外科，神经鞘瘤，颅神经，三叉神经，颈静脉孔

30.1 引言

神经鞘瘤是典型的良性肿瘤，它由施万细胞构成，这种细胞能够产生覆盖周围神经的髓鞘。神经鞘瘤的起源部位最常见于第Ⅷ对颅神经，前庭神经。在一项系列尸检中，在 3%~4% 的尸体中发现了神经鞘瘤。1982 年，Nedzelski 和 Tator 在对他们手术过的 8 个病例中使用了"非听神经瘤"或"非前庭神经鞘瘤"的名词进行描述。非前庭神经鞘瘤（Nonvestibular Schwannomas，NVS）占所有颅内神经鞘瘤不到 10%，并且在所有颅内肿瘤中占比不到 0.5%。这些肿瘤的继发症状通常与其起源神经的功能障碍有关，或是由于其占位效应对周围组织结构的影响有关。

三叉神经鞘瘤（Trigeminal Schwannomas，TS）是颅内第二常见的神经鞘瘤，它占所有颅内肿瘤 0.3%，颅内神经鞘瘤的 8%。这种肿瘤最常见的表现形式是三叉神经功能异常引起面部疼痛或面部感觉缺失。颈静脉孔神经鞘瘤（Jugular Foramen Schwannomas，JFS）是指生长在位于颈静脉孔周围的第 9、第 10 或第 11 对颅神经表面，由施万细胞产生的肿瘤。占所有颅神经鞘瘤 3%~4%。最常见的症状包括吞咽困难、声音嘶哑和听力丧失。

对于这些肿瘤治疗，通常考虑 3 种治疗方案：动态影像学随访，外科手术切除和立体定向放射治疗，尽管对于此类肿瘤自然病史的纵向报告匮乏，但若这些肿瘤被偶然发现且无症状，那么我们认为影像学随访是合理的治疗方案。

外科手术切除已成为 NVS 的标准治疗选择。当有症状性占位效应或无法明确诊断时，通常提示应手术切除。通常手术全切是有效的，迄今为止颅底手术已有了很大的进展，但目前手术仍有较高死亡率，尤其对于低位神经鞘瘤的手术切除。

伽马刀立体定向放射外科治疗（Gamma Knife Stereotactic Radiosurgery, GKSRS）为颅底肿瘤主要治疗和辅助治疗提供了一种有效、非侵入性的工具。现已证实 GKSR 具有较好肿瘤控制率和低并发症率。然而，由于这一问题的罕见性，文献中鲜有讨论关于 NVS 放射治疗远期疗效的报道。所以本章我们将讨论在 NVS 中 GKSRS 的治疗，另外我们将汇报 2 例经放射性外科治疗的 NVS。

30.2 讨论

NVS 的治疗目标很大程度上取决于肿瘤的表现。应该在为控制肿瘤进展制订个体化治疗策略和最小化发病率及病死率之间做平衡。当肿瘤较小或偶然发现时常常选择继续观察。Fisher 等观察了神经纤维瘤Ⅱ型中 NVS 未治疗患者的病情进展，

他们得出结论，因为肿瘤生长缓慢，在影像学随访中发现肿瘤增大或有神经功能缺失的风险前都建议随访观察。相反，O'Reilly 等表示应在早期治疗 NVS。在他们的研究中，9 例 NVS 患者中有 5 例可观察到每年约 5% 肿瘤生长率。他们报告说症状进展是肿瘤高增长率强有力的指标。

肿瘤完整切除可提供肿瘤长期最高控制率，同时能够为病理诊断提供标本，但尝试完全切除肿瘤可能会提高神经功能缺损的发生率。Zeng 等报道了 133 例进行手术切除的 JFS 患者。在他们研究中，80.5% 的患者实现了肿瘤的全切除，其中近 10% 的患者在平均 108 个月的随访期中出现了肿瘤复发和进展。此外 36.1% 的患者出现了病情恶化或新发神经功能缺失。围手术期死亡率为 1.5%。Fukuda 等描述了 15 例接受手术切除的 JFS 患者，其中 10 例实现了肿瘤全切除。然而在术后平均 32 个月随访期中，其中 9 例患者出现了肿瘤复发或进展。Day 等报道了他们接受手术的 TSs 病例中有 73% 全切除率，大多数患者术前症状在术后仍然持续或恶化。Goel 等提出 27% 的患者在术后三叉神经功能障碍加重。Jeong 等指出大部分接受三叉神经鞘瘤手术的患者术后出现了感觉过敏情况恶化。

伽马刀立体定向放射治疗是公认主要或辅助治疗颅内多发病变的治疗方式。常适用于中小型病变患者，同时对伴有神经功能障碍的患者也是一个好的选择，因为它可以为患者提供症状改善的最大机会。当出现明显的脑干或第四脑室压迫时，通常考虑外科手术干预。对于较大的肿瘤，做部分切除后再行放射治疗是一种有效的选择。在 1993 年，Pollock 等发表了第一篇关于 GKSRS 在 NVS 治疗中应用的报告。在他们研究中，6 例三叉神经鞘瘤患者和 5 例颈静脉孔神经鞘瘤患者接受了伽马刀立体定向放射治疗。三叉神经鞘瘤所有患者和 75% 颈静脉孔神经鞘瘤患者达到了对肿瘤的控制。没有患者出现新发或恶化的神经功能缺失。

30.2.1 三叉神经鞘瘤

Hasegawa 等报道了 53 例接受伽马刀立体定向放射治疗的三叉神经鞘瘤患者。研究队列中 64% 患者将 GKSRS 作为主要治疗选择。肿瘤体积中位数是 6cm³，边缘照射剂量中位数为 14Gy。在中位数为 98 个月的随访期中，87% 患者达到了肿瘤控制，49% 患者症状得到改善，10% 患者出现了新发或恶化的神经功能障碍。Yianni 等报道了 74 例接受伽马刀立体定向放射治疗的三叉神经鞘瘤患者。5 年后患者肿瘤控制率达到了 93%，其中 15% 患者报道症状改善，在中位数为 48 个月的随访期中 9% 患者出现新发或恶化面部麻木症状。Sun 等报道了 52 例 TS 患者接受了 GKSRS，在中位数为 5 年的随访期中，肿瘤控制率可达 86.5%，肿瘤接近完全消失患者占比 15.4%，肿瘤缩小占 62%，肿瘤体积无变化者占 9.6%，约 13.5% 患者出现肿瘤进展。

我们评估了在匹兹堡医学中心 33 例接受 GKSRS 三叉神经鞘瘤患者的治疗效果。患者年龄中位数为 49.5 岁，11 位患者先前曾接受过肿瘤切除。放疗靶区体积中位数为 4.2cm³，肿瘤边缘剂量中位数为 15Gy。接受放射治疗后 1 年、5 年和 10 年无进展生存率（PFS）分别为 97%、82% 和 82%。肿瘤 PFS 改善与以下因素有关：女性，体积较小肿瘤，神经根或神经节型肿瘤等。约 33% 患者得到了包括面部麻木和面部疼痛症状改善，既往无手术史患者更易出现症状改善。表 30.1 介绍了 GKSRS 治疗三叉神经鞘瘤相关文献。图 30.1 为一例患有三叉神经鞘瘤患者围手术期和随访期影像学图片。

30.2.2 颈静脉孔神经鞘瘤

多项研究表明将放射性手术作为治疗 JFS 主要或辅助方法具有高肿瘤反应率和低并发症率特点。

Martin 等报道了 34 例接受 GKSRS 治疗的 JFS 患者，其中 13 例患者将 GKSRS 作为主要治疗方式，而另外 21 例患者先前曾接受过手术切除治疗。在中位数为 84 个月的随访中，2 例肿瘤提示进展且需要进一步干预。5 年肿瘤控制率为 97%，10 年为 94%。20% 患者认为症状较术前有所缓

表 30.1 讨论伽马刀立体定向放射治疗三叉神经鞘瘤临床效果系列文献一览

研究者（年份）	例数	定位	肿瘤体积（中位数，cm³）	边缘剂量（中位数，Gy）	肿瘤控制率（%）	症状改善率（%）	神经功能障碍新发或恶化（%）	随访（中位数，月）	证据级别
Sheehan 等（2007）	26	三叉神经	3.96	15	88	72	12	48.5	IV
Phi 等（2007）	22	三叉神经	4.1	13.3	95	面部疼痛：73 面部麻木：11 复视：67	27	46	IV
Kano 等（2009）	33	三叉神经	5.4		82（10 年）	33	面部疼痛：3 面部麻木：3	54	IV
Yianni 等（2012）	74	三叉神经	5.3	16.4（平均值）	93（5 年）79（10 年）	15	面部麻木：8.6 复视：2	48.2	IV
Hasegawa 等（2013）	53	三叉神经	6	14	87	49	10	98	IV
Sun 等（2013）	52	三叉神经	7.2	13.9（平均值）	86.5	67.3	面部疼痛：1.9 面部麻木：1.9	61	IV

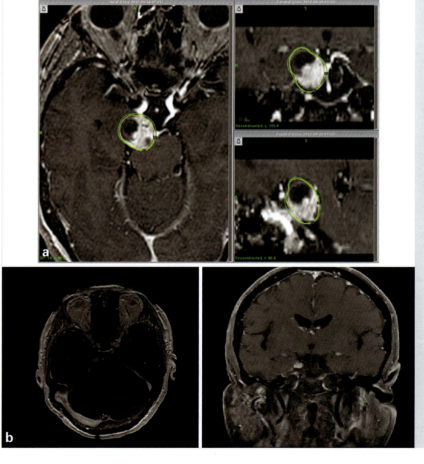

图 30.1 一例 69 岁女性患者，磁共振成像发现其右侧三叉神经分布存在无症状性增强病灶，经过两年观察，肿瘤大小和体积都增加了 1 倍，该患者术中和术后的 MRI。（a）术中轴位、冠状位和矢状位 T1 加权和增强图像，患者因颞叶和桥脑前微囊性病变而接受 GKSRS 治疗。使用多个等中心点，在 50% 等剂量线（黄色线）上以 12.5Gy 靶向治疗体积为 5cm³ 肿瘤病变。（b）接受 GKSRS 治疗后 4 年轴位、冠状位 T1 增强 MRI，显示原肿瘤体积缩小超过 70%，该患者在检查时无症状且神经系统查体阴性

解，只有 1 名患者报告因肿瘤体积增加而症状恶化。Peker 等报告了 17 例平均年龄为 44 岁患者接受 JFS 的 GKSRS 治疗，其中 5 例患者，将 GKSRS 作为主要治疗方式，在平均 64 个月的随访期中，所有患者均达到肿瘤控制。有 35% 患者症状改善，6% 患者出现新发或声音嘶哑症状恶化。在一项日本多机构研究中，Hasegawa 等报道了应用 GKSRS 治疗 117 例 JFS 患者的治疗效果。在为期平均 52 年的随访中，89% 患者达到了肿瘤控制，66% 患者先前有声音嘶哑症状的患者和 63% 患者吞咽困难的患者症状得到改善。17% 患者症状较前恶化，这其中 10% 恶化是暂时的，7% 是持续性恶化，在这些病例中，4% 病例是由于肿瘤进展，其他 3% 考虑为放射性治疗的不良反应。

2017 年，我们报道了 94 例患有 JFS 患者应用 GKSRS 的临床效果，此研究作为国际多机构研究的一部分被国际伽马刀研究基金会赞助。51 例患者接受了 GKSRS 作为首选治疗手段，还有 41 例患者曾接受过至少 1 次手术切除。肿瘤体积中位数为 4.1cm³，边缘照射剂量中位数为 12.5Gy。GKSRS 治疗后随访期为中位数 51 个月。87% 患者肿瘤得到控制（51% 的患者观察到肿瘤缩小，33% 的患者肿瘤大小保持稳定）。治疗后 3 年、5

年和 10 年 FPS 分别为 93%，87% 和 82%。在单变量分析中，只有哑铃状肿瘤（经颈静脉孔向颅外延伸）与较差的 FPS 相关。27 例患者（32%）在治疗前神经功能障碍有所改善。接受 GKSRS 治疗后，14 例患者（15%）出现了进一步神经功能缺失，7 例患者因肿瘤明确进展而导致病情恶化，另外 7 例是由于放射性治疗不良反应所致，并且都临时口服糖皮质激素进行了相应治疗。表 30.2 讨论 GKSRS 治疗 JFS 效果的相关文献。图 30.2 显示了一例接受辅助 GKSR 治疗的 JFS 患者的术前、术中和随访图像。

30.3 结论

三叉神经鞘瘤和低位神经鞘瘤的治疗方式包括观察随访，手术切除和放射外科治疗。理想手术方式取决于患者临床表现和肿瘤大小。对于伴随有症状性占位效应的肿瘤患者，手术切除是较为合适的方法。放射外科治疗可作为中小体积肿瘤的首选治疗，或作为肿瘤部分切除术后辅助治疗方案。GKSRS 有较高肿瘤控制率，对神经功能有更好的保留和改善，并且神经功能障碍新发率或恶化率较低。

表 30.2　讨论 GKRS 对 JFS 患者治疗效果系列文献一览

研究者（年份）	例数	定位	肿瘤体积（中位数，cm³）	边缘剂量（中位数，Gy）	肿瘤控制率（%）	症状改善率（%）	神经功能障碍新发或恶化（%）	随访（中位数，月）	证据级别
Martin 等（2007）	34	颈静脉孔	4.2	14	94	20	3	83	IV
Peker 等（2012）	17	颈静脉孔	5.9	13	100	35	5.9	64（平均数）	IV
Hasegawa 等（2016）	117	颈静脉孔	4.9	12	91（5 年）89（3 年）	声音嘶哑：66 吞咽困难：63	声音嘶哑：17	52	IV
Kano 等（2018）	92	颈静脉孔	4.1	12.5	87（5 年）82（10 年）	29	7	51	IV

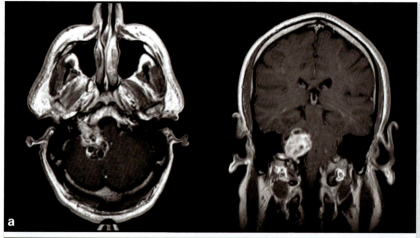

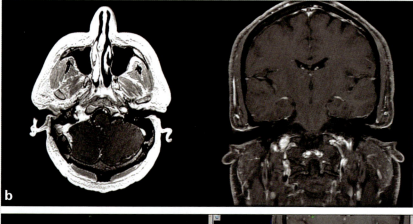

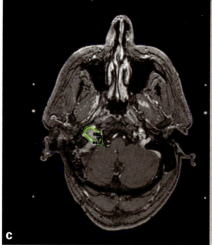 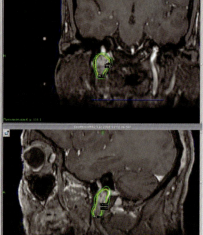

图30.2 手术前后以及伽马刀立体放射治疗时的 MRI 图像；患者为 39 岁男性，病史：站立及行走不稳、吞咽困难、右侧听力丧失、头痛、视力模糊数月。（a）轴位和冠状位 T1 增强 MRI，显示右侧桥小脑角病变呈不均匀强化，通过颈静脉孔向颅外延伸。行肿瘤的分期切除，病理结果显示迷走神经神经鞘瘤，Ki-67 为 2%。（b）轴位和冠状位 T1 增强 MRI，显示术后有肿瘤残留。（c）轴位、冠状位和矢状位 MRI，用于制订治疗计划，在 50% 等剂量线（黄线）处用量 15Gy，靶点是体积为 2.75cm³ 的残留肿瘤

参考文献

[1] Schneider J,WarzokR, Schreiber D, Güthert H. [Tumorsof the central nervous system in biopsy and autopsy material. 7th communication: neurinomas and neurofibromatoses with CNS involvement]. Zentralbl Allg Pathol. 1983; 127 (5–6):305–314

[2] Elsharkawy M, Xu Z, Schlesinger D, Sheehan JP. Gamma Knife surgery for nonvestibular schwannomas: radiological and clinical outcomes. J Neurosurg. 2012; 116(1):66–72

[3] Pollock BE, Foote RL, Stafford SL. Stereotactic radiosurgery: the preferred management for patients with nonvestibular schwannomas? Int J Radiat Oncol Biol Phys.2002; 52(4):1002–1007

[4] PekerS, Bayrakli F, Kiliç T, Pamir MN. Gamma-knife radiosurgery in the treatment of trigeminal schwannomas. Acta Neurochir (Wien). 2007; 149(11): 1133–1137, discussion 1137

[5] Kano H, Niranjan A, Kondziolka D, Flickinger JC, Dade Lunsford L. Stereotactic radiosurgery for trigeminal schwannoma: tumorcontrol and functional preservation clinical article.J Neurosurg. 2009; 110(3):553–558

[6] Samii M, Babu RP, Tatagiba M, Sepehrnia A. Surgical treatment of jugular foramen schwannomas.J Neurosurg. 1995; 82(6):924–932

[7] Ryu SM, Lee JI, Park K, etal.Optimal treatmentof jugular

foramenschwannomas: long-term outcome of a multidisciplinary approach for a series of 29 casesina singleinstitute.Acta Neurochir (Wien).2017; 159(8):1517–1527

[8]　Hasegawa T, KatoT, Kida Y, et al. Gamma Knife surgery for patients with jugular foramenschwannomas:a multiinstitutionalr etrospectivestudyinJapan. J Neurosurg. 2016; 125(4):822–831

[9]　Cavalcanti DD, Martirosyan NL, Verma K, etal. Surgical management and outcome of schwannomas in the craniocervical region. J Neurosurg. 2011; 114 (5):1257–1267 [10] Zeng XJ, Li D, Hao SY, et al. Long-term functional and recurrence outcomes of surgically treated jugular foramen schwannomas: a 20-year experience. WorldNeurosurg. 2016; 86:134–146

[11]　Sedney CL, Nonaka Y, Bulsara KR, Fukushima T. Microsurgical management of jugular foramen schwannomas. Neurosurgery. 2013; 72(1):42–46, discussion 46

[12]　Niranjan A, Barnett S, Anand V, Agazzi S. Multimodality management of trigeminalschwannomas.J Neurol Surg BSkull Base.2016; 77(4):371–378

[13]　Netterville JL, Civantos FJ. Rehabilitation of cranial nerve deficits after neurotologic skullbasesurgery. Laryngoscope.1993; 103(11,Pt 2) Suppl60:45–54

[14]　Kano H,MeolaA,YangHC,etal.Stereotactic radiosurgery forjugular foramen schwannomas: an international multicenter study. J Neurosurg. 2018; 129 (4):928–936

[15]　Yianni J, Dinca EB, Rowe J, Radatz M, Kemeny AA. Stereotactic radiosurgery for trigeminal schwannomas. ActaNeurochir (Wien). 2012; 154(2):277–283

[16]　Fisher LM, Doherty JK, Lev MH, Slattery WH, III. Distribution of nonvestibular cranial nerve schwannomas in neurofibromatosis 2. Otol Neurotol. 2007; 28 (8):1083–1090

[17]　O'Reilly BF, Mehanna H, Kishore A, Crowther JA. Growth rate of non-vestibular intracranialschwannomas.Clin Otolaryngol Allied Sci. 2004; 29(1):94–97

[18]　Fukuda M, Oishi M, Saito A, Fujii Y. Long-term outcomes after surgical treatmentof jugular foramen schwannoma.Skull Base.2009; 19(6):401–408

[19]　Day JD, Fukushima T. Thesurgical managementof trigeminalneuromas.Neurosurgery.1998; 42(2):233–240, discussion 240–241

[20]　Goel A, Muzumdar D, Raman C. Trigeminal neuroma: analysis of surgical experience with 73 cases. Neurosurgery. 2003; 52(4):783–790, discussion 790

[21]　Jeong SK, Lee EJ, Hue YH, Cho YH, Kim JH, Kim CJ. A suggestion of modified classification of trigeminal schwannomas according to location, shape, and extension. BrainTumorResTreat. 2014; 2(2):62–68

[22]　Pollock BE, Kondziolka D, Flickinger JC, Maitz A, Lunsford LD. Preservation of cranial nervefunctionafter radiosurgery for nonacoustic schwannomas.Neurosurgery.1993; 33(4):597–601

[23]　Hasegawa T, Kato T, Iizuka H, Kida Y. Long-term results for trigeminal schwannomas treatedwith gamma knifesurgery. Int J Radiat Oncol Biol Phys. 2013; 87(5):1115–1121

[24]　Sun J, Zhang J, Yu X, et al. Stereotactic radiosurgery for trigeminal schwannoma: a clinical retrospective study in 52 cases. Stereotact Funct Neurosurg. 2013; 91(4):236–242

[25]　Martin JJ, Kondziolka D, Flickinger JC, Mathieu D, Niranjan A, Lunsford LD. Cranial nerve preservation and outcomes after stereotactic radiosurgery for jugular foramen schwannomas. Neurosurgery. 2007; 61(1):76–81, discussion 81

[26]　Peker S, Sengöz M, Kılıç T, Pamir MN. Gamma knife radiosurgery for jugular foramen schwannomas. NeurosurgRev.2012; 35(4):549–553, discussion 553

[27]　Sheehan J, Yen CP, Arkha Y, Schlesinger D, Steiner L. Gamma knife surgery for trigeminalschwannoma.JNeurosurg. 2007; 106:839–845

[28]　Phi JH, Paek SH, Chung HT, et al. Gamma Knife surgery and trigeminal schwannoma: is it possible to preserve cranial nerve function? J Neurosurg. 2007; 107(4):727–732

第三十一章　应用内镜技术治疗神经鞘瘤的挑战

Rachel Blue, Tracy M. Flanders, John Y.K. Lee

摘要

　　近年来，神经外科医生越来越多地将内镜应用于颅底手术，其首先被应用于垂体瘤，而后逐渐用于治疗颅咽管瘤，脊索瘤和神经鞘瘤。随着这种可视化工具的引入，能够通过更小骨窗进行手术，且能够达到对颅骨解剖结构全景可视化，甚至能够完成更广泛的肿瘤切除手术。在本章中，我们将总结内镜的优点，并描述使用内镜切除以下颅神经鞘瘤：前庭神经鞘瘤、三叉神经鞘瘤、颈静脉孔神经鞘瘤以及眼眶和鼻旁窦的神经鞘瘤。然后，我们将研究内镜切除这些肿瘤时遇到的一些挑战：内镜二维成像，可操作性和手术器械等。

　　关键词：内镜；颅神经鞘瘤；内镜颅底外科手术，桥小脑角，鼻内，乙状窦后，内镜辅助，内镜挑战，颅底手术

31.1 引言

　　内镜手术最早出现在 1879 年，它最早在颅底手术中较为现代的应用是由耳鼻喉科医生开创的，之后才被神经外科医生所使用。自那时起，内镜在神经外科中应用呈指数级增长。内镜能够实现全景视角，同时能够扩大视野从而观察到单独应用显微镜无法安全到达的解剖方位。虽然内镜最初是由耳鼻咽喉科医生和神经外科医生联合使用，但最终神经外科医生也在各种颅底手术中自行使用内镜。引入气动夹持臂使内镜在操作时可保持在固定位置。内镜下改良的手术提高了神经外科医生对病理解剖的认识。尤其是应用内镜能够更安全的观察到 Meckel 腔、内听道、神经血管结构的背侧面和颅神经沿脑干发出的走行等。尸体研究中定量分析发现，内镜观察颅底视野较显微镜野增加了近 2 倍。内镜被誉为无须牺牲手术视野也能实现小骨窗手术的方式，而且仍然能够最大限度地安全切除颅底肿瘤。然而，应用内镜切除神经鞘瘤仍然存在一些挑战。本章旨在进一步探索这些挑战。

31.2 文献回顾

31.2.1 内镜下切除神经鞘瘤

　　内镜是神经鞘瘤切除术中显微镜的重要补充或替代工具。表 31.1 突出显示了内镜可以实现的

表 31.1　内镜下切除神经鞘瘤概要

作者（年份）	神经鞘瘤位置	病例数量	证据等级
King 和 Wackym（1999）	前庭神经	78	IV
Magnan 等（2002）	前庭神经	119	IV
Gerganov 等（2005）	前庭神经	18	IV
Göksu 等（2005）	前庭神经	60	IV
Hori 等（2006）	前庭神经	33	IV
Gerganov 等（2010）	前庭神经	30	IV
Kumon 等（2012）	前庭神经	28	IV
Chovanec 等（2013）	前庭神经	39	IV
Iacoangel 等（2013）	前庭神经	10	IV
Wang 等（2017）	前庭神经	22	IV
Abolfotoh 等（2015）	前庭神经	13	IV
	三叉神经	2	
	颈静脉孔	3	
Samii 等（2014）	三叉神经	20	IV
Raza 等（2014）	三叉神经	4	IV
Taniguchi 等（2005）	颈静脉孔	3	IV
Samii 等（2015）	颈静脉孔	16	IV
Samii 等（2016）	颈静脉孔	5	IV
Ali 等（2013）	鼻窦	3	IV
Har-El（2005）	眼眶	1	IV
Lee 等（2012）	眼眶	1	IV

神经鞘瘤切除范围。接下来几节将讨论内镜在切除前庭神经鞘瘤，三叉神经鞘瘤和颈静脉孔神经鞘瘤中的作用。

前庭神经鞘瘤

　　前庭神经鞘瘤的显微外科手术入路以乙状窦后入路、颞下入路和经迷路入路为佳。加入内镜改进了每种入路的局限性。在乙状窦后入路中，可观察到前庭神经鞘瘤的头端、尾端及其内侧视野，但由于年轻患者脑张力较高，导致小脑可牵拉程度受限，而肿瘤可能隐藏在封闭的气房中，显微镜手术对内听道底部和内侧观察受限。在这种情况下应用内镜时大有裨益，因为加入内镜能够提供肿瘤从脑干至内听道开口瘤床的可视化，尽管作者（J.Y.K.L.）认为内镜相较于其他设备对于面神经识别并无突出作用，但有很多研究证明了在能够保证肿瘤全切、保护面神经、保护听力、手术时间和术后并发症的前提下，内镜辅助下或全内镜下前庭神经鞘瘤切除的可行性和有效性。尽管很多作者都描述了全内镜下切除前庭神经鞘瘤，但作者（J.Y.K.L.）认为双眼 3D 成像的显微镜切除常规前庭神经鞘瘤更具有效性，并且认为内镜切除前庭神经鞘瘤的主要价值是对内听道内侧底部可视化（图 31.1）。

三叉神经鞘瘤

　　三叉神经鞘瘤是继前庭神经鞘瘤后第二常见的颅内神经鞘瘤，三叉神经鞘瘤走行非常复杂，穿越多个颅内间隔，有数个可能入路涉及此神经肿瘤的切除，包括硬膜外经锁孔眶上入路，经翼突入路，硬膜外颞下入路，岩骨前入路和扩大经乙状窦后入路等。每种入路都能够达到三叉神经不同分支，而选择入路取决于肿瘤解剖结构和外科医生个人所擅长的入路。文献曾描述对于那些病变主要位于桥小脑脚且少量病变位于 Meckel 腔的三叉神经鞘瘤患者，内镜辅助下经乙状窦后入路上路（EA-RISA）切除三叉神经鞘瘤。这种方法最初由 Samii 提出，通过乙状窦后入路并在骨

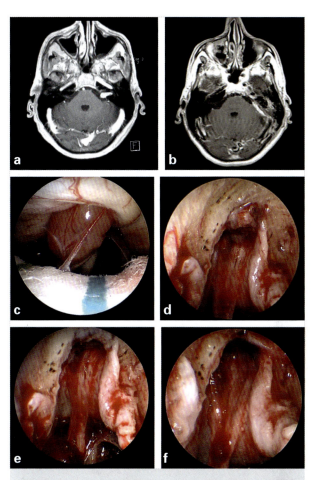

图 31.1　左侧听神经鞘瘤患者 T1 增强 MRI，切除前（a）和切除后（b）。使用零度内窥镜进行解剖可视化，初始视图（c）和最终视图（d），改良 30° 内镜观察内侧底部视图（e，f）

窗上缘钻孔并显露。内镜可看到肿瘤向前延伸至 Meckel 腔，因此为实现更彻底的肿瘤切除提供了可能性。与其他更加成熟的 RISA 入路相比，这种方法对于切除哑铃形三叉神经鞘瘤更加安全有效。内镜的另一个出色用途是在肿瘤沿三叉神经 V2/V3 分支延伸，起源于 Meckel 腔且桥小脑脚区无肿瘤分布的患者中，对于这些患者，能够完全应用内镜经翼突入路，颞下入路切除延伸至颅外三叉神经鞘瘤。

眼眶和鼻旁神经鞘瘤

　　眼眶和鼻窦腔的神经鞘瘤很少见，占眼眶肿瘤的 1%~2%，其中一些可以通过内镜经鼻入

路切除。神经鞘瘤位于视神经内侧时是使用这种手术入路的最佳适应证。应用内镜切除紧邻视神经，睫状神经节，眼动脉以及起源于眼外肌的肿瘤时仍具有一定挑战。使用内镜切除这些肿瘤的文献很少，本章稍后将对此类病例进行介绍（病例3）。

颈静脉孔神经鞘瘤

颈静脉孔神经鞘瘤是罕见的肿瘤，可能发生于颅神经Ⅸ、Ⅹ或Ⅺ或交感神经链。神经内镜辅助枕下外侧入路是一种小骨窗手术，其能够降低脑脊液漏、颅神经损伤和静脉漏的可能性。最近，有文献描述内镜辅助下经乙状窦后迷路下入路和内镜辅助下经颈部入路在对低位神经功能保护方面有良好的效果。

31.2.2 内镜下切除的挑战

内镜设计

内镜为外科医生在通过狭窄的腔隙或大脑缝隙时提供了广阔的视角。然而其中一个挑战就是设备如何安全出入术区。当神经外科医生与耳鼻喉科医生工作时，或当医生单独持镜时，内镜可以与外科器械相平行移动，这样在鼻腔或桥小脑角区操作时能够看见器械进入。但是，这样出入术区并不总是可行的，一个内镜可以"停放"在一个刚性支架上。在这种情况下，只有刚过内镜间断才能看到手术机械，因为在90°的内镜全视野中，视角与内镜轴线约成45°。在某些情况下，还有可能会意外损伤周围颅神经或脑实质，在经鼻入路中，周围的解剖结构基本上是非连续、黏膜状和骨性的，对周围组织潜在的损害要远远低于桥小脑角区周围脆弱组织，桥小脑角区的入口平面是由精细的神经血管结构环绕的潜在空间。神经外科医生必须平衡远端设备优化视图和通过术区器械的可视化。内镜或手术器械意外移动有可能损坏脑干、颅神经和血管。内镜和颅底手术的另一个挑战是颅骨钻孔，是一种暴露术区

常用的改进方法。钻孔产生的骨粉会导致内镜模糊不清，能让外科医生"失明"。因此需要经常冲洗和清理视野，并且防止热损伤组织以及视野起雾。

技术与可操作性

将内镜置入术区，使原本就有限的空间，更加"剑拔弩张"，并且操作时必须使用特殊的器械。在某些外科手术中，可采用一种陈规定型的方法，如"三角形方法"（内窥镜在等边三角形顶部，在三角形左侧吸引，工作器械如解剖器、双极或剪刀在三角形右侧。但是，在另外一些情况下，比如：经幕下小脑上入路进入松果体区时，内镜需要与其他手术器械相平行地进入术区。因此掌握带有刚性支架内镜的先进技术需要一定时间和耐心。

内镜检查的挑战还有定位。当使用某些特定角度内镜时，工作角度与可视化角度不同，这可能导致外科医生迷失方向。因此，资深术者对早期使用内镜的神经外科医生建议，尽可能从零度内窥镜开始，只在必要时候使用角度内镜。大量尸体研究比较显微和内镜入路的可操作性，表明内镜入路显著降低了整体手术的活动自由度，这种挑战可以通过仔细考虑专用角度内镜和对内镜放置来克服。

另一个挑战是内镜的二维性，这会导致操作时丧失对深度的感知。缺乏深度感知会导致外科医生迷失方向，这可能损伤内镜视野之外的神经血管等结构，可能会带来灾难性后果。在内镜的固定和移动上已经应用了一些不同的技术，资深作者J.Y.K.L.使用Mitaka气动固定臂，以便在操作过程中轻松固定和流畅运动。其他作者描述了显微镜和内窥镜相结合的"解放手"技术，其中助手持内镜，而主刀医生用双手操作。单手内窥镜技术亦被广泛应用，即用一只手把吸引器固定在内镜上，另一只手操作手术器械。对于喜欢应用显微镜的外科医生，内镜可用作在手术切除中特定阶段的可视化工具。

31.3 病例

下面的病例由资深作者 J.Y.K.L.，说明内窥镜治疗脑神经神经鞘瘤的各种挑战。

31.3.1 病例 1

患者 A 是一名 65 岁的男性，现有以下右侧症状：全身无力，舌头灼热和刺痛，味觉变化和面部麻木。且有头晕，步态不平衡和发声困难。大脑 MRI 提示：双侧三叉神经鞘瘤（图 31.2a）。

进行乙状窦后开颅手术，确定肿瘤外侧表面并用超声吸引器瘤内切除。逐渐识别出肿瘤包膜、三叉神经、耳蜗神经、前庭神经和面神经从肿瘤上剥离，肿瘤已将面神经末端推向前庭神经，在最后切除时，面神经处于预期解剖位置。仔细地将肿瘤切离天幕和滑车神经。肿瘤有很多异常囊肿，都被抽空。

在此病例中内镜被用于进入 Meckel 腔的肿瘤。在这一点上，内镜被用作手术显微镜的辅助工具，以增强这个深层解剖区域的可视性（图 31.2c~h）。30° 角内窥镜为进入 Meckel 腔提供良好视觉效果，利用解剖管和环状刮匙切除肿瘤。肿瘤细胞 S100 呈阳性，上皮膜抗原（EMA）呈阴性，最后病理检查诊断为三叉神经鞘瘤。术后磁共振成像提示肿瘤全切除（图 31.2b）。

31.3.2 病例 2

患者 B 是一名 57 岁女性，表现为左侧面部和耳部疼痛。大脑核磁共振脑扫描显示颞下 V2 三叉神经鞘瘤（图 31.3a）。该患者行肿瘤切除术。

在尖牙上方通过 Caldwell–Luc 入路行上颌窦造口术，沿上颌骨后方将黏膜切开剥离至颞下窝。这个巨大的肿瘤由两名医生四手联合在颈动脉和视神经周围仔细解剖完成硬膜外切除。

部分切除肿瘤，且肿瘤的包膜被推向其自身。肿瘤上界沿着颞叶硬脑膜和中颅窝底剥离，将肿瘤向下方牵拉并逐渐切除；V2 分支出 Meckel 腔且突然走行中断，因此其在圆孔处被辨认，标本被

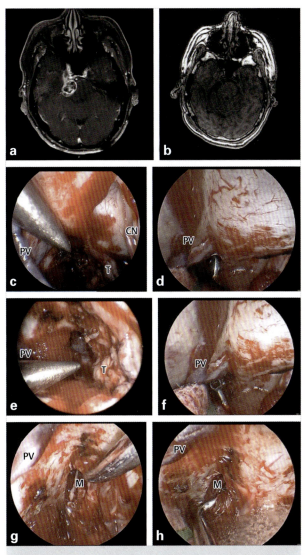

图 31.2 病例 1 轴位 MRI 对比，双侧三叉神经鞘瘤患者，右侧肿瘤全切，术前（a）和术后（b）。内镜切除肿瘤前图像（c，e），切除后图像（d，f）。进入 Meckel 腔图像，肿瘤切除前（g），切除后（h）。CN，三叉神经；M，Meckel 腔；PV，岩静脉；T，肿瘤

送到病理科，免疫组化染色显示 S100 和胶质纤维酸性蛋白（GFAP）阳性，EMA 阴性，Ki67 小于 1%；神经鞘瘤被证实。术后 MRI 显示肿瘤切除伴有少量脑膜强化残留（图 31.3b）。

31.3.3 病例 3

患者 C 是一名 64 岁女性，表现为进行性视力丧失，另一位外科医生曾对其行右侧眶尖肿瘤部分切除术，头颅 MRI 提示右侧眶尖肿瘤伴软化灶

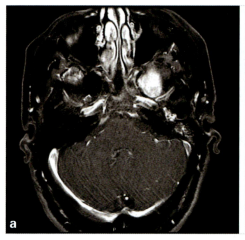
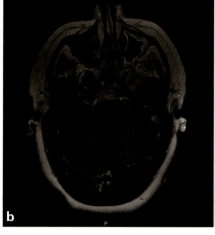

图 31.3 病例 2 的 MRI 轴位增强 T1WI，左侧颞下 V2 三叉神经鞘瘤，切除前（a）和切除术后（b），少量硬膜残留强化

形成（图 31.4a）。该患者在鼻内镜下性眼眶肿瘤切除术。行后鼻中隔切除术，开放双侧鼻窦、筛窦、蝶窦和额窦，切开蝶骨并完全切除鼻中隔后可见肿瘤。很明确地看到肿瘤已经扩大，骨的解剖结构破坏且视神经和视神经管受到了压迫。肿瘤已扩大延伸至前颅窝。筛骨纸样板的右侧可被辨认，且前次手术瘢痕在其内侧面可被识别。同时颈内动脉海绵窦段、鞍结节、神神经可被辨认。在视神经下方经过蝶鞍小心钻孔去下骨瓣，并将视神经向眼球方向解剖分离。眼眶内侧壁的骨头被取出，沿之前手术瘢痕区域继续解剖分离至眶上裂。遇到新鲜静脉出血，和处理海绵窦出血一样，填塞明胶海绵。通过下眼眶底连接鼻窦开放处切除肿瘤，眼眶前上壁下降至眼眶内侧中部。在这时，视神经周围可钻孔的骨性范围限制了钻孔安全性。额叶硬脑膜被 90° 反折至眶周然后被反折至视神经管。视神经鞘远端沿前次手术瘢痕开放，且可见团状灰色柔软组织，符合神经鞘瘤。用角度内镜可以更好地观察眼眶内侧壁和眶尖部。肿瘤压迫了视神经上侧面和内侧面，应用环状刮匙对其切除，我们认识到如要进一步切除肿瘤，必须打开前次手术瘢痕。经过仔细考虑后，我们决定不再沿瘢痕尝试进一步切除肿瘤。肿瘤从眶尖后方进入视神经管和视神经孔，并且进一步进入前颅窝底。如上述切除了硬膜内肿瘤。术后 MRI 提示右侧脑内肿物部分切除，预期有肿瘤残余（图 31.4b）。

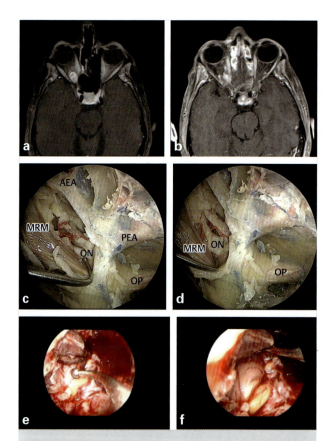

图 31.4 病例 3 右侧眶尖神经鞘瘤患者的轴位 T1 增强 MRI，切除前（a）和切除后（b）伴有预期残留肿瘤。内镜观察尸体解剖右内侧眶尖（c，d）。切除位于眶尖后方内直肌下缘，能够观察到视神经向前走行（c）；进一步下压内直肌，可以观察到视神经沿着肌肉上半部分走行（d）。缩写：AEA，筛前动脉；MRM，内直肌；ON，视神经；OP，视神经突起；PEA，筛后动脉。术中内镜下所见眶尖（e）和动眼神经下段（f）

31.4 结论和对未来研究的建议

颅底内镜手术的最新文献目前仅限于有限病例系列研究和外科医生对尸体解剖看法（专家意见）。我们强烈地相信这些证据虽然有限，但清楚地表明如果使用得当，神经内镜的加入可以使神经外科手术在不增加病死率的情况下，大大提高手术效果和肿瘤切除率。外科医生训练内镜技术是有必要的，可以利用尸体模型进行学习和实践。随着该技术越来越实用，对相关病例结果前瞻性分析将进一步强调内镜在颅底手术的应用。

参考文献

[1] Kennedy DW. Functional endoscopic sinus surgery. Technique. Arch Otolaryngol. 1985; 111(10):643–649

[2] Jho HD, Carrau RL. Endoscopy assisted transsphenoidal surgery for pituitary adenoma. Technical note. Acta Neurochir (Wien). 1996; 138(12):1416–1425

[3] Mouton WG, Bessell JR, Maddern GJ. Looking back to the advent of modern endoscopy: 150th birthday of Maximilian Nitze. World J Surg. 1998; 22(12):1256–1258

[4] Lee JYK, Pierce JT, Sandhu SK, Petrov D, Yang AI. Endoscopic versus microscopic microvascular decompression for trigeminal neuralgia: equivalent pain outcomes with possibly decreased postoperative headache after endoscopic surgery. J Neurosurg. 2017; 126(5):1676–1684

[5] Artz GJ, Hux FJ, Larouere MJ, Bojrab DI, Babu S, Pieper DR. Endoscopic vascular decompression. Otol Neurotol. 2008; 9(7):995–1000

[6] Eby JB, Cha ST, Shahinian HK. Fully endoscopic vascular decompression of the facial nerve for hemifacial spasm. Skull Base. 2001; 11(3):189–197

[7] Takemura Y, Inoue T, Morishita T, Rhoton AL, Jr. Comparison of microscopic and endoscopic approaches to the cerebellopontine angle. World Neurosurg. 2014; 82(3)(–)(4):427–441

[8] Tang CT, Kurozumi K, Pillai P, Filipce V, Chiocca EA, Ammirati M. Quantitative analysis of surgical exposure and maneuverability associated with the endoscope and the microscope in the retrosigmoid and various posterior petrosectomy approaches to the petroclival region using computer tomograpy-based frameless stereotaxy. A cadaveric study. Clin Neurol Neurosurg. 2013; 115(7):1058–1062

[9] Abolfotoh M, Bi WL, Hong CK, et al. The combined microscopic-endoscopic technique for radical resection of cerebellopontine angle tumors. J Neurosurg.2015; 123(5):1301–1311

[10] Cappabianca P, Cavallo LM, Esposito F, de Divitiis E, Tschabitscher M. Endoscopic examination of the cerebellar pontine angle. Clin Neurol Neurosurg.2002; 104(4):387–391

[11] Halpern CH, Lang SS, Lee JY. Fully endoscopic microvascular decompression:our early experience. Minim Invasive Surg. 2013; 2013:739432

[12] Jennings CR, O'Donoghue GM. Posterior fossa endoscopy. J Laryngol Otol.1998; 112(3):227–229

[13] Miyazaki H, Deveze A, Magnan J. Neuro-otologic surgery through minimally invasive retrosigmoid approach: endoscope assisted microvascular decompression, vestibular neurotomy, and tumor removal. Laryngoscope. 2005;115(9):1612–1617

[14] Setty P, D'Andrea KP, Stucken EZ, Babu S, LaRouere MJ, Pieper DR. Endoscopic resection of vestibular schwannomas. J Neurol Surg B Skull Base. 2015; 76(3):230–238

[15] Göksu N, Yilmaz M, Bayramoglu I, Aydil U, Bayazit YA. Evaluation of the results of endoscope-assisted acoustic neuroma surgery through posterior fossa approach. ORL J Otorhinolaryngol Relat Spec. 2005; 67(2):87–91

[16] Magnan J, Barbieri M, Mora R, et al. Retrosigmoid approach for small and medium-sized acoustic neuromas. Otol Neurotol. 2002; 23(2):141–145

[17] Komatsu F, Komatsu M, Di Ieva A, Tschabitscher M. Endoscopic approaches to the trigeminal nerve and clinical consideration for trigeminal schwannomas: a cadaveric study. J Neurosurg. 2012; 117(4):690–696

[18] Samii M, Alimohamadi M, Gerganov V. Endoscope-assisted retrosigmoid intradural suprameatal approach for surgical treatment of trigeminal schwannomas. Neurosurgery. 2014; 10 Suppl 4:565–575, discussion 575

[19] Samii M, Tatagiba M, Carvalho GA. Retrosigmoid intradural suprameatal approach to Meckel's cave and the middle fossa: surgical technique and outcome. J Neurosurg. 2000; 92(2):235–241

[20] Lee JY, Ramakrishnan VR, Chiu AG, Palmer J, Gausas RE. Endoscopic endonasal surgical resection of tumors of the medial orbital apex and wall. Clin Neurol Neurosurg. 2012; 114(1):93–98

[21] Ali ZS, Lang S, Adappa ND, Barkley A, Palmer JN, Lee JYK. Expanded endoscopic endonasal treatment of primary intracranial tumors within the paranasal sinuses. ISRN Minim Invasive Surg. 2013; 2013:5

[22] Wang Y, Xiao LH. Orbital schwannomas: findings from magnetic resonance imaging in 62 cases. Eye (Lond). 2008; 22(8):1034–1039

[23] Samii M, Alimohamadi M, Gerganov V. Surgical treatment of jugular foramen schwannoma: surgical treatment based on a new classification. Neurosurgery. 2015; 77(3):424–432, discussion 432

[24] Taniguchi M, Kato A, Taki T, et al. Endoscope assisted removal of jugular foramen schwannoma; report of 3 cases. Minim Invasive Neurosurg. 2005; 48(6):365–368

[25] Gerganov VM, Giordano M, Herold C, Samii A, Samii M. An electrophysiological study on the safety of the endoscope-assisted microsurgical removal of vestibular schwannomas. Eur J Surg Oncol. 2010; 36(4):422–427

[26] King WA, Wackym PA. Endoscope-assisted surgery for acoustic neuromas (vestibular schwannomas): early experience using the rigid Hopkins telescope. Neurosurgery. 1999; 44(5):1095–1100, discussion 1100–1102

[27] Little AS, Almefty KK, Spetzler RF. Endoscopic surgery of the posterior fossa: strengths and limitations. World Neurosurg. 2014; 82(3)(–)(4):322–324

[28] Uschold T, Abla AA, Fusco D, Bristol RE, Nakaji P. Supracerebellar infratentorial endoscopically controlled resection of pineal lesions: case series and operative technique. J Neurosurg Pediatr. 2011; 8(6):554–564

[29] Cutler AR, Kaloostian SW, Ishiyama A, Frazee JG. Two-handed endoscopicdirected vestibular nerve sectioning: case series and review of the literature. J Neurosurg. 2012; 117(3):507–513

[30] Gerganov VM, Romansky KV, Bussarsky VA, Noutchev LT, Iliev IN. Endoscopeassisted microsurgery of large vestibular schwannomas. Minim Invasive Neurosurg. 2005; 48(1):39–43

[31] Hori T, Okada Y, Maruyama T, Chernov M, Attia W. Endoscope-controlled removal of intrameatal vestibular schwannomas. Minim Invasive Neurosurg.2006; 49(1):25–29

[32] Kumon Y, Kohno S, Ohue S, et al. Usefulness of endoscope-assisted microsurgery for removal of vestibular schwannomas. J Neurol Surg B Skull Base.2012; 73(1):42–47

[33] Chovanec M, Zvěřina E, Profant O, et al. Impact of video-endoscopy on the results of retrosigmoid-transmeatal microsurgery of vestibular schwannoma:prospective study. Eur Arch Otorhinolaryngol. 2013; 270(4):1277–1284

[34] Wang ZY, Jia H, Yang J, Tan HY, Wu H. A combination use of endoscope and microscope in cerebral pontine angle surgery [in Chinese]. Zhonghua Er Bi Yan Hou Tou Jing Wai Ke Za Zhi. 2017; 52(2):85–88

[35] Raza SM, Donaldson AM, Mehta A, Tsiouris AJ, Anand VK, Schwartz TH. Surgical management of trigeminal schwannomas: defining the role for endoscopic endonasal approaches. Neurosurg Focus. 2014; 37(4):E17

[36] Samii M, Alimohamadi M, Gerganov V. Endoscope-assisted retrosigmoid infralabyrinthine approach to jugular foramen tumors. J Neurosurg. 2016 124(4):1061–1067

[37] Har-El G. Combined endoscopic transmaxillary-transnasal approach to the pterygoid region, lateral sphenoid sinus, and retrobulbar orbit. Ann Otol Rhinol Laryngol. 2005; 114(6):439–442

[38] Iacoangeli M, Salvinelli F, Di Rienzo A, et al. Microsurgical endoscopy-assisted presigmoid retrolabyrinthine approach as a minimally invasive surgical option for the treatment of medium to large vestibular schwannomas. Acta Neurochir (Wien). 2013; 155(4):663–670

第三十二章　颅神经 Ⅲ、Ⅳ和Ⅵ神经鞘瘤的治疗

Jai Deep Thakur, Christopher Storey, Anil Nanda, Hai Sun

摘要

对于颅神经（CN）Ⅲ、Ⅳ和Ⅵ神经鞘瘤可以提出许多有关何时以及如何进行手术的问题。除了周围解剖结构和位置，临床症状对于手术决策制定也十分重要。手术切除和立体定向放射外科手术之间的抉择可能给外科医生带来沉重的负担。由于牵扯到可能的眼肌麻痹，需要将眼科医生的视力矫正能力整合到决策制定过程中。只有包含周围蛛网膜层的单纯脑池病变才能通过全切除术获得良好恢复。另外，如果海绵窦区牵涉较多则应提倡采用辅助立体定向放射外科进行侧方切除和减压。对于具有可校正视力的小病灶，可以在有或没有立体定向放射外科手术的情况下选择暂时观察。

关键词：神经鞘瘤，滑车神经，动眼神经，外展神经

32.1　引言

因为颅神经 Ⅲ、Ⅳ和Ⅵ神经鞘瘤较少见，因此其自然史是从Ⅷ和Ⅴ颅神经的良性神经鞘瘤推断出来的。主要争议在于何时以及是否应当手术治疗。开颅手术有引起或加重眼外肌麻痹的风险。放射外科手术提供了一种可能以较低的神经损伤风险阻止肿瘤进展或缩小肿瘤的方法。动态监测肿瘤进展存在永久性神经麻痹突然发作的风险。因此必须综合考虑患者整体的临床情况。

与这 3 根颅神经相关的病变可能来自脑内多个区域，主要分为 3 个部分：脑池、海绵窦和眶内区域（图 32.1）。病变也可以沿着神经走行占据多个部分。每个部分都有其相关的风险和手术策略。根据病变发展部位，相关体征和症状可能有很大差异。由于病理罕见，目前文献中存在的所有数据均为Ⅳ级（表 32.1，表 32.2）。在本章中，我们总结了有关这些肿瘤和治疗结果体征和症状的现有文献。基于这些证据，提出了治疗策略建议。

32.2　回顾

32.2.1　颅神经 Ⅲ

已发表与动眼神经相关神经鞘瘤的文献仅限于病例报告（表 32.1）。Furtado 和 Hegde 回顾并总结了这些病例报告，共 54 例病例。这些患者平均

表 32.1　CN Ⅲ 和 CN Ⅳ 神经鞘瘤相关文献综述表

研究者	研究等级	结论
CN Ⅲ		
Furtado 和 Hegde	Ⅳ	次全切除术能够改善结局
Langlois 等	Ⅳ	SRS 在前庭神经鞘瘤中反应相似
Elsharkawy 等	Ⅳ	SRS 在前庭神经鞘瘤中反应相似
CN Ⅳ		
Elmalem 等	Ⅳ	较小的肿瘤不建议手术
Cunhua 等	Ⅳ	当出现 CN Ⅳ 麻痹以外的症状出现时手术，次全切除术更佳

缩写：SRS，立体定向放射手术

表 32.2　比较 SRS 和微创手术在 CN Ⅵ神经鞘瘤疗效文献的系统回顾

	所有患者（例）	有效数据（例）	临床改善	无效或加重	影像学改善（无生长或缩小）
SRS 病例	16	11	73%	27%	91%
手术病例	32	32	45%	55%	100%

缩写：SRS，立体定向放射手术

220

年龄为 38 岁，女性为主。主要体征和症状为复视（42%），其次是头痛（32%），上睑下垂（27%），视力减退（13%），下肢轻瘫（7%）和面部麻木（4%）。其中有提及关于蛛网膜下腔和海绵状病变解剖的数篇报道。手术对于动眼神经麻痹的改善率只有 11%，而在 6 例有改善的患者中，有 5 例仅进行了部分切除。复视恶化比率为 50%。即使伽马刀放射外科治疗后的随访患者肿瘤缩小也不能改善第三神经功能。

动眼神经神经鞘瘤手术指征需要多因素分析。手术目的是神经减压。需要对影像学进行彻底检查，以找到在眶上裂或脑池海绵窦交界区的神经压迫点。应检查同侧海绵窦颈的口径。较小的口径（Hirsch 3 级）可能预示着减压后神经功能改善。支持窦减压联合侧向切除术和立体定向放射外科治疗残余肿瘤的几篇关于脑膜瘤的文献可能有意义。

如果患者年龄较大或有明显的发病率，则不太倾向于进行手术。如果这些患者的动眼神经麻痹可接受，并且可以预防进展，那伽马刀放射外科手术可能是更好的选择。Langlois 等和 Elsharkawy 等将他们的病例与其他病例进行了比较，得出结论是：非前庭神经鞘瘤对伽马刀的反应和前庭神经鞘瘤相似，但是他们只纳入了单个动眼神经鞘瘤病例。无症状患者应在没有干预的前提下随访影像学检查，或者采用伽马刀手术以防止进展或突发动眼神经麻痹。

32.2.2 颅神经 Ⅳ

手术策略的选择不同于颅神经Ⅳ、Ⅲ和Ⅵ，这是因为受神经支配的眼外肌数量以及通过眼科手术矫正颅神经Ⅳ麻痹相对容易（表 32.1）。Elmalem 等回顾了 30 例平均年龄为 51 岁且以男性为主的滑车神经鞘瘤患者。症状由滑车神经麻痹引起（97%），其次是头痛（23%）。大多数病变发生在边缘和中脑周围池。只有 2 例患者接受了开颅手术，其中 1 例接受了放射外科手术。67% 的病例只有孤立的肌肉受累，因此上述患者接受了棱镜屈光度或斜视手术治疗。由于滑车神经麻痹

引起的视力问题易于矫正，因此当肿瘤较小且无占位效应时很少进行手术治疗。

Cunha 等回顾了 34 例滑车神经神经鞘瘤的手术病例。出现滑车神经麻痹的患者占 50%，显著低于上文所述的眼科病例。出现滑车神经麻痹的患者中有 71% 术后出现了新的滑车神经麻痹，在最近的随访中只有 17% 的改善率。在发生滑车神经麻痹的患者中，只有 6% 的患者在上次随访中有改善。值得注意的是，1 例有改善的患者已进行了次全切除术。回顾发现，由于较大的尺寸和明显的占位效应，接受该手术的患者有 43% 出现偏瘫，因此在进行手术决策时需将其纳入考虑。

32.2.3 颅神经Ⅵ

外展神经鞘瘤是一种罕见的疾病，甚至被认为是眼部运动神经中最不常见的一种（表 32.2）。迄今为止，文献中仅报道了 40 多例患者。第 1 例是 1981 年由 Bing Huan 报道的。最近的一项系统评价显示，这种疾病在中年人中最常见，诊断平均年龄为 44 ± 16.5 岁，女性患者稍多于男性（52%）。

由于肿瘤的起源是可变的，因此临床症状学通常遵循肿瘤的解剖学特征（图 32.1）。最常见的症状通常是头痛、复视和外展神经麻痹。我们已经注意到这种病理学伴随颅内压升高和脑积水进展更严重的体征和症状。位于桥小脑角的肿瘤一定会引发面部症状、听力下降、小脑症状。这些肿瘤可能类似听神经瘤。很少有味觉和吞咽功能障碍。颅神经Ⅲ、Ⅴ和Ⅵ主要在海绵窦位置会共同受影响。主诉中，眼眶肿瘤通常会有视力问题，部分患者也患有眼球突出症。

最近有两项系统评价评价了外科手术和放射外科手术在影响颅神经Ⅵ神经鞘瘤预后中的作用。迄今为止，文献综述要点如下。

Sun 等对颅神经Ⅵ神经鞘瘤的显微外科切除术进行了系统评价。多数为病例报告。他们分析了手术干预后与颅神经Ⅵ恢复相关的因素。这项研究没有分析这些患者在手术干预前后的任何其他表现。29 份报告中包括 32 例患者。据报道，45%

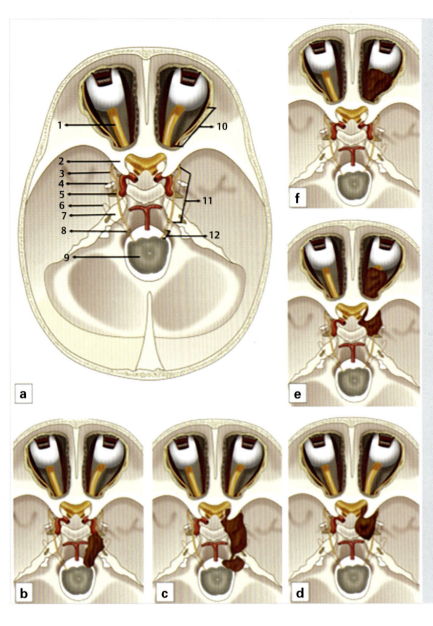

图 **32.1** 基于解剖学考虑的肿瘤位置。根据目前文献，我们将肿瘤沿外展神经在颅内走行路径进行分类。（a）图像显示了沿神经走行的解剖学考虑。外展神经标记为 5。显示该神经起源于脑干，从前穿过多洛（Dorello）的根管直至到达眶上裂为止，以供应外侧直肌。整个过程中的相关结构包括：1. 视神经；2. 前斜突；3. V1 进入上眶裂；4. V2 进入圆孔；5. 海绵窦段的颅神经 VI；6. V3 进入卵圆孔；7. 半月神经节；8. 颞骨外展神经管；9. 脑干；10. 外展神经的眼眶节段；11. 外展神经海绵窦段；12. 池段外展神经；显示起源于（b）脑池、（c）脑池－海绵窦、（d）海绵窦、（e）海绵窦－眼眶，以及（f）眼眶位置的颅神经 VI 神经鞘瘤

的肿瘤患者中颅神经 VI 的总体改善率为 45%。肿瘤扩展至海绵窦与颅神经 VI 疏忽较小的恢复可能性显著相关。较大的肿瘤尺寸（> 2.5cm），女性以及实性肿瘤提示颅神经 VI 明显的较差恢复。在长期随访中，全切（GTR）显示出颅神经 VI 更好的预后。总体看来，与颅神经 III 和颅神经 IV 的手术系列相比，颅神经 VI 神经鞘瘤手术病例具有更好的颅神经 VI 功能恢复率。另外，颅神经 VI 神经鞘瘤的 GTR 与颅神经更好恢复相关，而颅神经 III 和 IV 神经鞘瘤的次全切除术具有更好的颅神经结局。差异可能是由于一部分颅神经 VI 神经鞘瘤的脑池

肿瘤比例更高（33%）。在脑池肿瘤中解剖蛛网膜平面相对容易，可能与高 GTR 率和更好的颅神经功能预后相关。该研究的明显局限性是未在这些患者中分析总体功能结局。

32.3 病例

颅神经 VI 神经鞘瘤

一名 18 岁的白人女性，表现出左侧额叶前部视力问题逐渐加重（左眼浮动和左眼凝视的复视）以及左侧面部麻木和刺痛感超过 2 个月（图 32.2）。

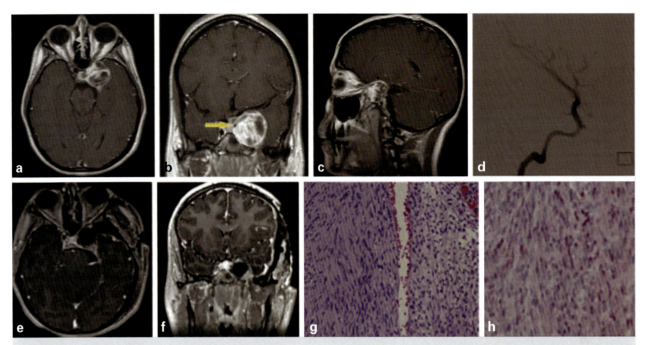

图 32.2　神经影像学和组织病理学评估。磁共振成像显示（a）轴位像，显示有包囊的异质占位性病变，肿瘤中心位于左侧海绵窦。（b）冠状位 T1 加权对比成像，显示肿块包绕颈内动脉海绵状节段并狭窄，并伴有对侧动脉移位（箭头）。（c）矢状位，显示肿块向同侧左眼眶尖延伸。（d）血管造影图像，显示继发于肿块的颈内动脉狭窄。（e，f）术后磁共振扫描，分别以轴位和冠状位显示手术切除的范围。（g）苏木精 – 伊红染色显示 Antoni A（左）和 Antoni B（右）模式，（h）免疫组织化学评估显示对 S100 染色呈阳性，与神经鞘瘤一致

32.4 结论

由颅神经Ⅲ、Ⅳ和Ⅵ引起的神经鞘瘤很少见，可表现为轻度至严重的神经系统症状。鉴于患者人数稀少，缺乏更高的证据水平，使得提出可靠的治疗方案很困难。尽管颅神经Ⅲ支配的眼外肌比颅神经Ⅳ和Ⅵ多，但不能仅依据此制订治疗方案，而应当全面考虑临床情况和影像学特征。在治疗患有这些疾病的患者时，需要注意以下几点：

神经鞘瘤是良性肿瘤，患者的生活质量和结局都良好。手术治疗存在功能下降的巨大风险，并且仅应对神经血管结构和脑脊液通路阻塞引起明显占位效应的肿瘤患者考虑手术。偶然发现不会引起占位效应或脑积水的肿瘤通常无须治疗，可通过影像学随访。

手术切除很少能改善与这些肿瘤相关的颅神经病变。出现复视且肿瘤体积较小的患者可以转诊给眼科医生进行棱镜。复视的矫正不应成为手术治疗的目标。

对患者而言，大块切除这些肿瘤似乎是安全的，尤其是当肿瘤累及海绵窦时。仅当肿瘤单纯位于脑池时才应尝试 GTR。由于是良性肿瘤，手术通常足以治疗这些病变。保留现有功能以维持生活质量应成为外科治疗的目标。最后，症状轻微的肿瘤和主要位于海绵窦的肿瘤可从以放射外科手术为主的初始治疗中受益。

参考文献

[1]　Sun H, Sharma K, Kalakoti P, et al. Factors associated with abducens nerve recovery in patients undergoing surgical resection of sixth nerve schwannoma: a systematic review and case illustration. World Neurosurg. 2017;104:883–899

[2]　Furtado SV, Hegde AS. Management of oculomotor nerve schwannomas in two different locations: surgical nuances and comprehensive review. Neurosurg Rev. 2012; 35(1):27–34, discussion 34–35

[3]　Abdel-Aziz KM, Froelich SC, Dagnew E, et al. Large sphenoid wing meningiomas involving the cavernous sinus: conservative surgical strategies for better functional outcomes. Neurosurgery. 2004; 54(6):1375–1383, discussion 1383–1384

[4]　Couldwell WT, Kan P, Liu JK, Apfelbaum RI. Decompression of cavernous sinus meningioma for preservation and improvement of cranial nerve function.Technical note. J Neurosurg. 2006; 105(1):148–152

[5]　Hirsch WL, Sekhar LN, Lanzino G, Pomonis S, Sen CN. Meningiomas involving the cavernous sinus: value of imaging

for predicting surgical complications.AJR Am J Roentgenol. 1993; 160(5):1083–1088

[6] Langlois AM, Iorio-Morin C, Masson-Côté L, Mathieu D. Gamma Knife stereotactic radiosurgery for nonvestibular cranial nerve schwannomas. World Neurosurg. 2018; 110:e1031–e1039

[7] Elsharkawy M, Xu Z, Schlesinger D, Sheehan JP. Gamma Knife surgery for nonvestibular schwannomas: radiological and clinical outcomes. J Neurosurg.2012; 116(1):66–72

[8] Elmalem VI, Younge BR, Biousse V, et al. Clinical course and prognosis of trochlear nerve schwannomas. Ophthalmology. 2009; 116(10):2011–2016

[9] Cunha M, Miranda M, Cecconello G. Trochlear nerve schwannoma: case report and literature review. Available at: https://www.researchgate.net/publication/317641791_Trochlear_Nerve_Schwannoma_Case_Report_and_Literature_Review. Accessed March 5, 2018

[10] Nakamura M, Carvalho GA, Samii M. Abducens nerve schwannoma: a case report and review of the literature. Surg Neurol. 2002; 57(3):183–188, discussion 188–189

[11] Prasad GL, Sharma MS, Kale SS, Agrawal D, Singh M, Sharma BS. Gamma Knife radiosurgery in the treatment of abducens nerve schwannomas: a retrospective study. J Neurosurg. 2016; 125(4):832–837

[12] Park JH, Cho YH, Kim JH, Lee J-K, Kim CJ. Abducens nerve schwannoma: case report and review of the literature. Neurosurg Rev. 2009; 32(3):375–378, discussion 378

[13] Wang M, Huang H, Zhou Y. Abducens nerve schwannoma in cerebellopontine angle mimicking acoustic neuroma. J Craniofac Surg. 2015; 26(2):589–592

[14] Vachata P, Sames M. Abducens nerve schwannoma mimicking intrinsic brainstem tumor. Acta Neurochir (Wien). 2009; 151(10):1281–1287

[15] Erlich SA, Tymianski M, Kiehl T-R. Cellular schwannoma of the abducens nerve: case report and review of the literature. Clin Neurol Neurosurg. 2009;111(5):467–471

[16] Shibao S, Hayashi S, Yoshida K. Dumbbell-shaped abducens schwannoma:case report. Neurol Med Chir (Tokyo). 2014; 4(4):331–336

[17] Kim I-Y, Kondziolka D, Niranjan A, Flickinger JC, Lunsford LD. Gamma Knife surgery for schwannomas originating from cranial nerves III, IV, and VI. J Neurosurg. 2008; 109 Suppl:149–153

[18] Lo PA, Harper CG, Besser M. Intracavernous schwannoma of the abducens nerve: a review of the clinical features, radiology and pathology of an unusual case. J Clin Neurosci. 2001; 8(4):357–360

[19] Rato RMF, Correia M, Cunha JP, Roque PS. Intraorbital abducens nerve schwannoma. World Neurosurg. 2012; 78(3)(–)(4):375.e1–375.e4

[20] Mariniello G, de Divitiis O, Caranci F, Dones F, Maiuri F. Parasellar schwannomas: extradural vs extra-intradural surgical approach. Oper Neurosurg (Hagerstown). 2018; 14(6):627–638

[21] Moses JE, Vermani N, Bansal SK. Preoperative clinico-radiological diagnosis of schwannoma arising from cavernous segment of abducens nerve. Neurol India. 2011; 59(3):471–473

[22] Peciu-Florianu I, Tuleasca C, Comps J-N, et al. Radiosurgery in trochlear and abducens nerve schwannomas: case series and systematic review. Acta Neurochir (Wien). 2017; 159(12):2409–2418

第三十三章　三叉神经鞘瘤患者面部疼痛的治疗

John P. Sheehy, Zaman Mirzadeh

摘要

　　许多患有颅底肿瘤的患者都伴发面部疼痛，包括近 1/4 的三叉神经鞘瘤。在这些患者中，面部疼痛的治疗并没有引起太大争议，只是引起了人们的高度关注。尽管大多数接受手术的患者和接受放射治疗的患者中约 2/3 的患者术前疼痛均得到改善，但仍有少数患者在接受治疗后会出现新的或加重的疼痛。在管理与肿瘤相关的疼痛时，区分三叉神经痛（电击痛，通常为阵发性但可能也具有恒定成分的三叉神经痛）和三叉神经神经性疼痛（酸痛，通常为持续性并与感觉缺失相关的灼痛）至关重要。如果手术切除或放射治疗未能减轻疼痛，则对出现耐药的三叉神经痛患者可以采用针对三叉神经根或半月神经节的疗法。但是，患有难治性三叉神经性疼痛的患者需要针对体感通路中较高阶神经元的操作。尽管我们在本章中的重点是三叉神经鞘神经瘤患者的面部疼痛，但这些因素广泛适用于其他良性颅底肿瘤引起的面部疼痛患者。

　　关键词：面部疼痛，颅底肿瘤，三叉神经痛，三叉神经神经性疼痛，三叉神经鞘瘤

33.1 引言

　　在 13 项已发表的三叉神经鞘瘤患者系列研究中，464 例患者中有 118 例报告了面部疼痛（25%）（表 33.1）。疼痛的特征各不相同且未统一报道。一些作者推测，由肿瘤压迫三叉神经的位置至少部分地决定了疼痛的类型：神经痛样综合征更常见于肿瘤，其神经根从根部进入区到半月神经节，而且非典型的神经痛在影响神经节和远端部位的肿瘤中更为常见。

　　尽管某些面部疼痛可能难以描述其特征，但是三叉神经痛和三叉神经神经性疼痛之间的区别对于颅底肿瘤患者的面部疼痛治疗至关重要。三叉神经神经性疼痛是三叉神经一级神经元损伤引起的感觉丧失相关的灼痛。三叉神经痛是一种刀割样的电击痛，典型的为阵发性（TN1），但也可能表现为恒定疼痛（TN2），可能是由异常的一级激活（TN1）和高阶传入神经阻滞（TN2）引起的。

　　通过直接治疗神经鞘瘤通常可以解决面部疼痛。一项综合文献结合多个非重叠病例系列的综述数据结果显示，在接受开颅手术的患者中，58 例患者中的 49 例（84%）面部疼痛得到了改善（表 33.2），在接受立体定向放射外科的患者中，43 例患者中的 28 例面部疼痛得到了改善（65%）（表 33.3）。

　　治疗三叉神经鞘瘤有时会对面部疼痛产生负

表 33.1　13 项研究中三叉神经鞘瘤面部疼痛的发病率

研究者（年份）	研究等级	患者数	有面部疼痛的患者数	发病率（%）
McCormick 等（1988）	IV	14	8	57
Samii 等（1995）	IV	12	3	25
Day 和 Fukushima（1998）	IV	38	13	34
Al-Mefty 等（2002）	IV	25	14	56
Goel 等（2003）	IV	73	15	21
Peker 等（2007）	IV	15	3	20
Phi 等（2007）	IV	22	11	50
Sheehan 等（2007）	IV	26	11	42
Kano 等（2009）	IV	33	8	24
Zhang 等（2009）	IV	42	3	7
Fukaya 等（2010）	IV	57	8	14
Sun 等（2013）	IV	52	10	19
Chen 等（2014）	IV	55	11	20
合计		464	118	25

表 33.2 三叉神经鞘瘤微创切除术后面痛改善情况

微创切除术研究者（年份）	改善比例	恶化比例	新发比例
McCormick 等（1988）	7/8 （88%）	0/8 （0）	0/6 （0）
Day 和 Fukushima（1998）	12/13 （92%）	0/13 （0）	1/25 （4%）
Al-Mefty 等（2002）[a]	8/11 （73%）	0/11 （0）	1/11 （9%）
Goel 等（2003）	11/15 （73%）	0/15 （0）	0/58 （0）
Zhang 等（2009）	未报道	未报道	1/39 （3%）
Chen 等（2014）	11/11 （100%）	0/11 （0）	0/44 （0）
合计	49/58 （84%）	0/58 （0）	3/183 （2%）

备注：数值为数量/总数（百分比）
[a]：Al-Mefty 等系列中患者人数的差异出现在原始出版物中。丢失的病例似乎是由于这些患者的结局数据缺失所致

表 33.3 放射外科手术治疗三叉神经鞘瘤面部疼痛的结果

放射外科研究者（年份）	改善比例	恶化比例	新发比例 [a]
Peker 等（2007）	2/3 （67%）	0/3 （0）	1/12 （8%）
Phi 等（2007）	8/11 （73%）	0/11 （0）	2/11 （18%）
Sheehan 等（2007）	7/11 （64%）	3/11 （27%）	0/15 （0）
Kano 等（2009）	2/8 （25%）	1/8 （13%）	1/25 （4%）
Sun 等（2013）	9/10 （90%）	0/10 （0）	1/42 （2%）
合计	28/43 （65%）	4/43 （9%）	5/105 （5%）

备注：数值为数量/总数（百分比）
[a]：尽管有 5 例新发疼痛，但其中 3 例为暂时性的

面影响。183 例无术前面部疼痛的患者中有 3 例（2%）在手术切除后出现了新的疼痛。在进行了立体定向放射手术的 105 例无疼痛患者中，有 5 例（5%）也出现了新的疼痛，不过其中 3 例仅为暂时性疼痛。此外，在接受立体定向放射外科手术的 43 例疼痛患者中，有 4 例（9%）在手术后疼痛加剧。考虑到这些数据，在治疗三叉神经鞘瘤或其他颅底肿瘤的患者时，应根据治疗目标考虑 4 种可能的面部疼痛情况：（1）手术效果不佳患者（Poor Surgical Candidate）的疼痛管理；（2）通过手术最大可能地缓解疼痛；（3）手术后处理未解决的术前面部疼痛；（4）肿瘤治疗后处理新的疼痛。在不同的情况下，三叉神经痛（灼痛、电痛）和神经性疼痛（酸痛、灼痛）之间的区别至关重要。

患有其他会导致面部疼痛的颅骨良性肿瘤患者，在进行外科和放射外科治疗后，其疼痛反应与三叉神经鞘瘤相似。因此，以下结论也可以更广泛地应用于这些肿瘤。除病例报告外，几乎没有证据与治疗三叉神经鞘瘤或其他颅底肿瘤患者的面部疼痛直接相关，因此以下治疗建议由专家意见指导（表 33.4）。我们要向为本指南提供帮助的美国神经外科医师协会/神经外科医师协会（AANS/CNS）疼痛联合科的成员们提表达感激之情（我们与 AANS/CNS 联合疼痛科在 Google 组中进行私人交流，私人在线讨论论坛，时间为 2018 年 1—3 月）。

33.2 三叉神经痛

三叉神经痛的患者报告有电击痛或刀割样痛，这通常是阵发性的。疼痛可能（TN2）或可能（TN1）为恒定的，但这不会显著影响这些患者的治疗方案。对于三叉神经痛患者，一线治疗是抗惊厥药物，对于药物难治性三叉神经痛患者需要特殊考虑。

33.2.1 手术效果不佳的三叉神经鞘瘤患者药物难治性三叉神经痛

如果患者不具备开颅手术的适应证，则可选择侵入性较小的方案，包括立体定向放射手术和经皮神经根切除术。如上所述，对肿瘤的直接立体定向放射手术可缓解约 2/3 的神经鞘瘤患者疼痛。一组针对患有颅底肿瘤和面部疼痛的患者系列，研究了接受伽马刀（Elekta AB）放射外科手术治疗疼痛（而不是控制肿瘤）的疗效，目标为

表 33.4　治疗方法选择总结

三叉神经痛	三叉神经神经性疼痛
伽马刀 · 创伤最小 · 以肿瘤或神经根为目标 · 总辐射剂量 · 可能需要重复治疗 · 效果延迟 经皮神经根切除术 · 微创但可切除 · 射频，甘油或球囊 · 如果 Meckel 憩室内有肿瘤，则禁止进行球囊根除术 · 即刻显效 · 缓解效果不如微血管减压持久 微血管减压 · 缓解效果最持久 · 即使在患有肿瘤的患者中也经常发现血管压迫 · 创伤更大 · 重复开颅手术后发病率增加	可逆性技术 周围神经刺激 · 微创 · 对局部的表浅目标有效 脑深部刺激 · 以丘脑或导水管周围灰色的腹膜后内侧核为靶点 · 可扩展 尾神经硬膜外刺激 · 将高颈段上方的电极横向置于患侧 · 可扩展 鞘内给药系统 · C1 处的椎管尖端 · 允许不同药物组合的多功能性 · 可扩展 消融技术： 经皮计算机断层扫描引导三叉神经切开术和核团切开术 · 经皮技术 · 小病变；可能不如尾状亚核消融有效 尾核开核消融 · 最具侵入性的技术 · 病变较大；更可能有效

神经根本身或仅包含肿瘤那部分神经。在中位 55 个月的随访中，7 例患者中有 5 例在没有药物治疗的情况下没有疼痛。立体定向放射外科手术可减轻缓解的发生，因此，为了立即缓解疼痛，可优选采用经皮神经根切除术。立体定向损伤可通过射频损伤，甘油或球囊压迫进行。但是，如果肿瘤位于 Meckle 憩室内，则球囊受压就受限了。在无颅底肿瘤患者中观察到的疗效持续时间表明，选择放射外科手术和经皮治疗可能会提供持续数年的暂时缓解，但长期来看患者可能需要再次接受治疗。

32.2.2 通过手术最大可能地缓解三叉神经痛

如上所述，尽管尚不清楚三叉神经痛患者的确切人数，但手术切除可改善 58 例三叉神经鞘瘤患者中的 49 例（84%）的面部疼痛。一些研究表明，相交于其他形式的面部疼痛患者，三叉神经痛患者有更好的机会通过手术缓解疼痛。颅底肿瘤的存在可能间接导致血管压缩，从而导致三叉神经痛。在一项包含 35 例颅底肿瘤患者的研究

中，有 15 例患者发现三叉神经血管压迫，除 1 例以外，其余所有患者均通过减压和切除术得以改善。这些发现使我们建议警惕在三叉神经痛患者手术切除三叉神经鞘瘤过程中识别血管压迫。

33.2.3 在肿瘤治疗后治疗持续性三叉神经痛

一些患者存在通过外科手术或放射手术切除肿瘤后无法缓解的三叉神经痛。对于生活质量受到严重影响且药物治疗无效的患者，有几种手术方法可供选择。首先要考虑的是发现并解除神经根入颅区血管压迫。如果没有发现血管压迫，则可进行部分感觉根切除术（内部神经溶解，压迫神经）。文献报道 2 例伴有三叉神经痛的小三叉神经鞘瘤患者，均在先前接受过放射治疗，2 例患者接受了外科手术探查。2 例均发现了血管压迫，进行微血管减压术治疗后疼痛最终缓解。如果不宜采用开颅手术，则可以采用放射外科和经皮治疗来缓解三叉神经痛。研究没有肿瘤的三叉神经痛患者的结果表明，这些手术术后的疼痛缓解时间可能比微血管减压术短。

33.2.4 肿瘤治疗后新发三叉神经痛

公认的新发三叉神经痛病理生理机制认为手术切除后不太可能发生三叉神经痛。如果有确切的新的术后面部疼痛并且在临床上与三叉神经痛表现一致，则应考虑在神经根入颅区出现新的血管受压的可能性（可能来自先前被肿瘤拉伸的多余血管）。如果药物治疗失败，则可能需要重新手术探查或采用侵入性较小的手术进行治疗（伽马刀或经皮根治术）。

33.3 三叉神经神经性疼痛

三叉神经痛表现为灼痛或酸痛，并伴随感觉损失，通常认为是由于三叉神经损伤引起的。对于这种类型的疼痛，不建议使用可能导致神经进一步损伤的治疗方法。治疗（射频消融或可逆性手术）应以疼痛途径的上游为目标。

33.3.1 手术效果不佳患者三叉神经神经性疼痛

对于三叉神经神经性疼痛可以采用多种药物疗法（例如抗惊厥药、局部麻醉药、抗抑郁药和阿片类药物），但是治疗具有挑战性，并且经常受到全身性不良反应的限制。众所周知，三叉神经神经性疼痛及其极端形式感觉缺失痛性很难治疗。如果药物治疗无效，则可以使用一系列针对手术效果不佳患者优化过的微创手术，这些内容将在随后的部分中进行介绍。

33.3.2 通过手术最大可能地缓解三叉神经神经性疼痛

尽管机制尚不清楚，但至少有一些可能伴有神经性面部疼痛综合征的患者在手术切除肿瘤或接受放射外科手术治疗后疼痛得到了改善。因为三叉神经神经性疼痛是继发于一级传入神经阻滞的继发性疼痛，因此疼痛缓解可能是压迫解除后一级神经元传入信号返回的结果。手术期间应避免进一步损害神经。采用立体定向放射外科手术治疗神经性面部疼痛患者时，不应将神经根与肿瘤一起作为目标。

33.3.3 不同疗法后新发或持续性三叉神经神经性疼痛的治疗

目前存在许多用于治疗患有神经性面部疼痛患者的手术方式，且这些治疗中的大多数针对感觉传入通路上二级或更高级别的神经元。这些疗法可以分为可逆疗法或消融性神经调节法。可逆疗法包括通过高颈段鞘内给药，尾神经核刺激（使用高位颈段硬膜外电极）以及对丘脑腹后内侧核和导水管周围灰质的深层脑刺激。这些可逆的扩展疗法针对疼痛传导通路的二级和三级神经元。针对一级神经元的另一种可逆疗法是面部周围神经刺激。此类型的可逆疗法只能用于疼痛局限在能被周围皮下电极覆盖的面部浅表区域的患者。

消融方法虽然不可逆并且从长期来看有疼痛复发的风险，但比起可逆疗法可能更有效。一种消融方法是经皮计算机断层扫描引导三叉神经切开术和核团切开术，其中使用射频探针消融一部分三叉神经尾状亚核和颈髓交界处的三叉神经。尾状亚核扩大消融术（术后疼痛很严重，但也有更大概率减轻面部疼痛）可以开颅进行，为命中更大范围的尾状亚核可以采用后枕下颅骨切除术和C1椎板切除术。

所有这些疗法都具有风险和益处。我们主张先尝试采用可逆的，侵入性较小的手术，然后再采取侵入性更大的消融手术。

33.4 结论

面部疼痛是三叉神经鞘患者的常见症状。在许多情况下，手术或放射治疗后疼痛会改善，但有些患者会存在持续性疼痛，而另一些患者会出现新发疼痛。三叉神经痛和三叉神经神经性疼痛之间的区别对于进一步治疗这些患者的面部疼痛至关重要。三叉神经痛需要针对三叉神经根和半月神经节进行治疗。三叉神经神经性疼痛需要针对高阶神经元的治疗。

参考文献

[1] McCormick PC, Bello JA, Post KD. Trigeminal schwannoma. Surgical series of 14 cases with review of the literature. J Neurosurg. 1988; 69(6):850–860

[2] Samii M, Migliori MM, Tatagiba M, Babu R. Surgical treatment of trigeminal schwannomas. J Neurosurg. 1995; 82(5):711–718

[3] Day JD, Fukushima T. The surgical management of trigeminal neuromas.Neurosurgery. 1998; 42(2):233–240, discussion 240–241

[4] Al-Mefty O, Ayoubi S, Gaber E. Trigeminal schwannomas: removal of dumbbell-shaped tumors through the expanded Meckel cave and outcomes of cranial nerve function. J Neurosurg. 2002; 96(3):453–463

[5] Goel A, Muzumdar D, Raman C. Trigeminal neuroma: analysis of surgical experience with 73 cases. Neurosurgery. 2003; 52(4):783–790, discussion 790

[6] Sheehan J, Yen CP, Arkha Y, Schlesinger D, Steiner L. Gamma knife surgery for trigeminal schwannoma. J Neurosurg. 2007; 106(5):839–845

[7] Peker S, Bayrakli F, Kiliç T, Pamir MN. Gamma-knife radiosurgery in the treatment of trigeminal schwannomas. Acta Neurochir (Wien). 2007; 149(11):1133–1137, discussion 1137

[8] Phi JH, Paek SH, Chung HT, et al. Gamma Knife surgery and trigeminal schwannoma: is it possible to preserve cranial nerve function? J Neurosurg.2007; 107(4):727–732

[9] Zhang L, Yang Y, Xu S, Wang J, Liu Y, Zhu S. Trigeminal schwannomas: a report of 42 cases and review of the relevant surgical approaches. Clin Neurol Neurosurg. 2009; 111(3):261–269

[10] Kano H, Niranjan A, Kondziolka D, Flickinger JC, Dade Lunsford L. Stereotactic radiosurgery for trigeminal schwannoma: tumor control and functional preservation Clinical article. J Neurosurg. 2009; 110(3):553–558

[11] Fukaya R, Yoshida K, Ohira T, Kawase T. Trigeminal schwannomas: experience with 57 cases and a review of the literature. Neurosurg Rev. 2010; 34(2):159–171

[12] Sun J, Zhang J, Yu X, et al. Stereotactic radiosurgery for trigeminal schwannoma: a clinical retrospective study in 52 cases. Stereotact Funct Neurosurg.2013; 91(4):236–242

[13] Chen LF, Yang Y, Yu XG, et al. Operative management of trigeminal neuromas:an analysis of a surgical experience with 55 cases. Acta Neurochir (Wien).2014; 156(6):1105–1114

[14] Bullitt E, Tew JM, Boyd J. Intracranial tumors in patients with facial pain. J Neurosurg. 1986; 64(6):865–871

[15] Burchiel KJ. Surgical Management of Pain. 2nd ed. New York, NY: Thieme;2014

[16] Huang CF, Kondziolka D, Flickinger JC, Lunsford LD. Stereotactic radiosurgery for trigeminal schwannomas. Neurosurgery. 1999; 45(1):11–16, discussion 16

[17] Cho KR, Lee MH, Im YS, et al. Gamma knife radiosurgery for trigeminal neuralgia secondary to benign lesions. Headache. 2016; 56(5):883–889

[18] Squire SE, Chan MD, Furr RM, et al. Gamma knife radiosurgery in the treatment of tumor-related facial pain. Stereotact Funct Neurosurg. 2012; 90(3):145–150

[19] Tanaka S, Pollock BE, Stafford SL, Link MJ. Stereotactic radiosurgery for trigeminal pain secondary to benign skull base tumors. World Neurosurg.2013; 80(3–4):371–377

[20] Chang JW, Kim SH, Huh R, Park YG, Chung SS. The effects of stereotactic radiosurgery on secondary facial pain. Stereotact Funct Neurosurg. 1999; 72 Suppl 1:2 9–37

[21] Huang CF, Tu HT, Liu WS, Lin LY. Gamma Knife surgery for trigeminal paincaus ed by benign brain tumors. J Neurosurg. 2008; 109 Suppl:154–159

[22] Barker FG, II, Jannetta PJ, Babu RP, Pomonis S, Bissonette DJ, Jho HD. Longterm outcome after operation for trigeminal neuralgia in patients with posterior fossa tumors. J Neurosurg. 1996; 84(5):818–825

[23] Liu P, Liao C, Zhong W, Yang M, Li S, Zhang W. Symptomatic trigeminal neuralgia caused by cerebellopontine angle tumors. J Craniofac Surg. 2017; 28 (3):e256–e258

[24] Régis J, Metellus P, Dufour H, et al. Long-term outcome after gamma knife surgery for secondary trigeminal neuralgia. J Neurosurg. 2001; 95(2):199–205

[25] Alfano GJ. There are no routine patients. Am J Nurs. 1975; 75(10):1804–1807,1822

[26] Miller JP, Acar F, Burchiel KJ. Trigeminal neuralgia and vascular compression in patients with trigeminal schwannomas: case report. Neurosurgery. 2008;62(4):E974–E975, discussion E975

[27] Hayek SM, Sweet JA, Miller JP, Sayegh RR. Successful management of corneal neuropathic pain with intrathecal targeted drug delivery. Pain Med. 2016; 17(7):1302–1307

[28] Green AL, Owen SL, Davies P, Moir L, Aziz TZ. Deep brain stimulation for neuropathic cephalalgia. Cephalalgia. 2006; 26(5):561–567

[29] Raslan AM. Percutaneous computed tomography-guided radiofrequency ablation of upper spinal cord pain pathways for cancer-related pain. Neurosurgery. 2008; 62(3) Suppl 1:226–233, discussion 233–234

[30] Rahimpour S, Lad SP. Surgical options for atypical facial pain syndromes. Neurosurg Clin N Am. 2016; 27(3):365–370

第八部分
鼻腔鼻窦恶性肿瘤

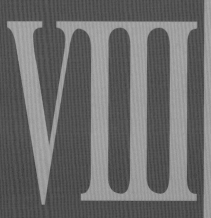

第三十四章　嗅神经母细胞瘤的诱导治疗

Sheri K. Palejwala, Christopher H. Le, G. Michael Lemole Jr.

摘要

诱导放疗和化疗对嗅神经母细胞瘤治疗的影响一直是不确定和不可靠的，因此还不能得出其对生存和治愈具有潜在益处的明确结论。诱导治疗可能对一部分患者有益，但目前尚不清楚具体哪些患者会从这种治疗中获益，哪些患者可能因治疗并发症、延迟或无限期推迟手术或不完全切除而受到损害。目前，嗅神经母细胞瘤的治疗基础仍然是积极的、边缘清晰的切除和辅助放射治疗。最后，有必要对于接受新辅助治疗的患者和接受手术切除的患者进行随机临床试验，在尽可能全切的同时和控制 Kadish 分期和 Hyams 分级的情况下，比较发病率、无病生存率和总体生存率。

关键词：化疗，嗅神经母细胞瘤，诱导治疗，新辅助疗法，放射治疗

34.1 引言

嗅神经母细胞瘤，或称嗅感觉神经上皮瘤，是一种少见的恶性神经内分泌肿瘤，多起源于筛板附近的嗅神经分泌细胞。1924 年 Berger 等首次将其命名为嗅觉神经上皮瘤。此后以病例汇报、回顾性分析和荟萃分析等形式报道过数百例此类病例。

大多数嗅神经母细胞瘤患者诊断时已经是晚期并有广泛侵蚀，这主要因为低发病率和无特异性临床症状。患者仅表现为包括鼻塞和鼻窦炎样症状在内的全身症状，这使的诊断非常困难，由于大多数嗅神经母细胞瘤在诊断时已广泛侵袭甚至到达颅内，治疗上非常困难。

34.2 嗅神经母细胞瘤的分类

34.2.1 影像学分类

1976 年 Kadish 等首先提出了目前使用最为广泛的嗅神经母细胞瘤的临床分期。包括 3 个等级：A 级：肿瘤局限于鼻腔；B 级：肿瘤侵鼻窦；C 级：肿瘤超出鼻腔和鼻窦范围，可侵及鼻窦之外的筛板、眼眶、颅内。Morita 等在此基础上提出改良的 Kadish 分期，即添加了 D 级：有颈部淋巴结转移或远处转移。单中心的大数据分析显示，改良的 Kadish 分期越高，总体生存率越差。

其他分期包括由 Biller 等根据 TNM 分期提出的新的分期，该分期较 Kadish 分期能够更好地描述淋巴结的累及和转移。Dlguerov 和 Calcaterrat 改进了 Biller 等的分期，他们打破了肿瘤的范围限制。总之，Kadish 分级系统与 Morita 改良的分期系统与上述淋巴结是否受累的新的分期系统相比，Kadish 分级系统仍然是目前使用的最普遍的疾病分期方法。

34.2.2 组织学分类

基于 Hyams 分级的组织病理学分级是一个重要的评价总体预后和治疗效果的指标。简而言之，Hyams 分级是源于组织学进行分级的，并基于细胞结构、细胞外基质、多形性、有丝分裂率、坏死和钙化分为 I ~ IV 级。

34.3 治疗方案

广泛的根治性手术切除肿瘤是防止局部和远端转移扩散的有力预测因素。前颅底的嗅神经母

细胞瘤手术区域残留可使局部复发率增加 1 倍，存活率降低一半。此外，手术治疗时选择颅面入路使无病生存率提高了 2 倍以上。因此，颅面切除术成为治疗嗅神经母细胞瘤的金标准。目前嗅神经母细胞瘤的治疗标准是组织学证明无残留的颅面切除术并在术后辅助放射治疗。然而，化疗、新辅助治疗、颈淋巴清扫术和颈部放疗仍然存在争议。

34.3.1 颅面切除术

嗅神经母细胞瘤有明确的局部侵袭和远端转移倾向，即使全切术后数十年后可能复发。肿瘤根治性手术（切除至肿瘤边缘）是延长无病生存期的有力预测指标。为了延长无病生存期，有学者提倡边界无残留的根治性切除，据报道可使 Kadish 分期晚期肿瘤的无病生存期延长 1 倍。颅面入路的广泛应用提高了完整切除肿瘤的能力，即使是在广泛的、高 Kadish 分期的肿瘤中患者也能受益。研究表明，颅面切除术可以将无进展生存率从 37.5% 提高到 82%。因此，颅面入路切除肿瘤已成为嗅神经母细胞瘤外科治疗的金标准。然而，随着内镜手术的开展，经面入路切除术在很大程度上已不再应用。内镜手术入路的优势是改善面部美观、减少术后并发症，其应用越来越广泛。

34.3.2 内镜手术入路

Yuen 等在 1997 年首次将内镜技术应用到嗅神经母细胞瘤的手术治疗。之后有多项研究显示内镜手术较传统手术方式更具可行性和优越性。内镜技术的应用不仅能够更好地显示肿瘤的边界和术区重要结构，还能保持面部美观。尽管与经颅面入路相比，单纯内镜手术或内镜辅助手术在肿瘤全切方面更具有优越性，但是患者术前需要更严格的选择及评估。

部分临床研究结果指出经颅内镜治疗有较好结果，其中包括肿瘤的全切率、术后生存期和总存活率，同时还能最大限度地减少并发症的出现。还有许多研究报告说明，与经颅或经面入路

手术相比，接受内镜手术的患者不良事件发生率明显降低。在某些研究中指出，单纯内镜手术也不会影响肿瘤切除的程度，即使在有广泛侵犯的 Kadish C 级的患者中也不会影响肿瘤切除的程度，但是上述结论仍存在争议。总之，使用内镜入路可增加肿瘤全切率，避免经颅面入路的手术并发症。

34.3.3 辅助放射治疗

尽管广泛切除肿瘤效果良较好，但单一的手术治疗，局部复发率和远处转移率都较高。除根治性切除术外，加用放射治疗的控制效果更好。Dulguerov 等对 26 项研究中的 390 例患者进行了荟萃分析显示，当肿瘤周围无残留使用放疗时，嗅神经母细胞瘤的控制率最高。其他几项大型研究也得出了相同结论。因此，大多数人主张积极手术切除后进行 55~65Gy 放射治疗。最近研究指出，质子射线具有与光子射线延长生存期方面相同的效果，但可以减少光子射线治疗相关的不良反应。具体来说，质子射线治疗，眼部并发症（包括失明）的发生率较光子射线低，但是放射性坏死和损伤的并发症依然存在。

34.3.4 化疗的作用

对化疗的治疗作用一直存在争议，许多团队支持在肿瘤复发或有多系统转移时可以使用。最近有研究表明，术后化疗对高 Kadish 分级的患者有较好的疗效，多数化疗方案中包含依托泊苷加铂类药物，例如顺铂或卡铂治疗在淋巴结转移和远处转移的肿瘤中效果较好。其他化疗方案中使用环磷酰胺和长春新碱，也显示出较好的长期控制率。

McElroy 和他同事描述了一组特殊的 Hyams 分级和 Kadish 分级均高的嗅神经母细胞瘤患者，他们对以铂为基础的化疗方案显示效果较好。他们研究表明高 Hyams 分级和高 Kadish 分级的嗅神经母细胞瘤，对铂类化疗表现出良好的客观反应，可作为诱导、伴随和挽救治疗。报道中的化疗疗

效的差异归因于某些类型的嗅神经母细胞瘤，特别是对于那些组织学特征表现为更高的 Hyams 分级的肿瘤，它们具有特殊的化学敏感性。最后，没有文献报道全身化疗的可靠性，有必要进一步行前瞻性随机实验证实其收益和副作用。

34.3.5 颈部放射治疗

高 Kadish 分期的嗅神经母细胞瘤的另一个值得关注的领域是淋巴结转移。据报道，嗅神经母细胞瘤颈部淋巴结转移率高达 33%，在控制原发疾病 10 多年后仍可见。即使在局部得到充分控制的情况下，仍有多达 16% 的高 Kadish 分级的患者后期有颈部淋巴结转移，仅 1/3 的患者治疗后好转。一项研究结果显示，接受选择性颈部放疗的患者，没有出现颈部淋巴结转移，而没有接受颈部放疗的患者中，有 44% 的患者出现颈部淋巴结转移。一些学者主张对局部侵袭性的 Kadish B 级和 C 级的患者进行预防性颈部放射治疗，并显示有良好的效果。另有学者建议，对于肿瘤复发患者进行颈部淋巴结清扫术并联合颈部放射治疗。

颈部放疗并不是没有并发症，并发症包括黏膜炎、皮炎、食管炎和吞咽困难等，可能需要胃造瘘术。预防性颈部放疗的使用目前仍存在争议，必须权衡放疗相关的不良事件与潜在肿瘤远处复发的风险。

34.4 诱导治疗

34.4.1 诱导方法建议

Virginia University 研究小组提出使用新辅助疗法，以在术前减少肿瘤体积，并能提高手术切除范围。新辅助疗法可以减少肿瘤的体积，使寻找肿瘤边界变得可行，同时尽量减少手术的创伤。

他们最近报道了 50 例患者严格遵守新辅助治疗的方案。所有 Kadish A 级和 B 级的患者均接受了 50Gy 放疗，4~6 周后行肿瘤切除术。Kadish C 级患者术前接受环磷酰胺和硫酸长春新碱化疗 6 个周期，部分患者加用阿霉素，后行肿瘤切除术。

34.4.2 新辅助放疗

在回顾术前放疗的患者，只有 4.8% 的患者在术前肿瘤体积有渐进性增大，1/3 的患者没有明显的变化。然而，2/3 的患者术前肿瘤体积减小了 20% 以上，其中近一半患者的肿瘤体积减小了 50% 以上。此外，新辅助治疗显著（肿瘤体积降低 ≥ 20%）的患者，其无病生存期明显高于治疗无应答者。然而，新辅助放疗的缺点之一是组织病理学上的由放射引起混杂信号变化，这可能妨碍获得清晰的手术界面，并可能损害已受累的重要结构，干扰组织边缘的判断。

34.4.3 诱导化疗

Kim 等报道了 9 例患者给予依托泊苷、异环磷酰胺和顺铂诱导化疗的患者，诱导化疗的应答率为 82%，但每个周期后出现中性粒细胞减少并发热的比率高达 37%，中位生存期仅为 18 个月。还一项多中心研究显示，诱导化疗的应答率为 74%，但在无病或总体生存率方面没有明显获益。相比之下，其他几项研究显示使用新辅助化疗对肿瘤体积减少或预后均无明显益处。值得注意的是，大多数研究并没有采用一致的研究方案，无法通过控制肿瘤分级比较化疗使用的合理性。

34.4.4 新辅助治放化疗结果

Virginia University 专家团队回顾了他们最近的 28 年研究发现，5 年和 15 年的无病生存率分别为 87% 和 83%，这明显高于完全颅面切除术后辅助放疗的"金标准"的研究。然而，这与来自同一研究机构的早期相同治疗方案报告的 10 年生存率（54%）有矛盾，早期报道的生存率估计与其他已发表的研究结果更为一致。

Broich 等的荟萃分析研究了 945 例患者，显示接受联合治疗的患者 5 年生存率为 72.5%，而 Dulguerov 等分析了 390 例患者，显示接受手术和放疗的患者 5 年生存率为 65%。有趣的是，附加化疗患者的 5 年生存率仅为 51%。这可能是由于上述数据中包含部分使用了姑息化疗方案或不能全切肿瘤的患者。

许多人认为放疗和化疗可能提高潜在并发症的发生率，且可能使病变生长延迟甚至妨碍病变的全切，但这仍然是嗅神经母细胞瘤主要治疗方式。然而，Virginia University 的研究表明，诱导治疗的并发症发生率与辅助治疗相比没有显著差异。在他们报告的病例中有 10% 患者发生脑脊液漏，17% 的患者有化疗并发症，有心肌梗死的发生，以及 15% 的患者发生放射引起的眼眶部位的并发症。

相较之下，来自 Pennsylvania University 的 2 例晚期嗅神经母细胞瘤患者同时接受了新辅助化疗，出现了多种副作用，包括 1~2 级皮炎、4 级黏膜炎、软组织感染、中性粒细胞减少性脓毒症等，其中 1 例患者早期停止放疗。最后，作者认为尽管诱导治疗有并发症，但在新辅助治疗完成 8~12 周后进行的手术切除没有复发。对于治疗的获益还不能在 24~30 个月的短期随访中得出结论。迄今为止，对已发表的研究的回顾表明，新辅助放疗和化疗的治疗尚不确定和疗效尚不清晰。

34.5 术后辅助治疗

现代肿瘤治疗的目标主要是在是提高治愈率和痊愈，同时尽量减少治疗副作用和相关并发症。这对于侵袭性的恶性肿瘤尤其具有挑战性，如嗅神经母细胞瘤，它具有局部和远端侵袭能力并有远期复发的倾向。为了尽量明确的全切肿瘤并尽量减少潜在副作用，我们的治疗原则是预先准确判断，尽量全切，然后进行放射治疗。化疗是在当淋巴结受累、有转移性疾病或抢救性姑息性治疗时使用。颈部淋巴结清扫术和颈部放疗同时用于治疗颈部淋巴结转移。我们特别准备了用上述方案治疗的两个病例，与大家分享。

病例报告

病例 1

女，55 岁，有 7 个月鼻出血病史，经病理活检为嗅神经母细胞瘤。MRI 提示右侧占位病变并累及筛板（图 34.1）。该患者经鼻内镜手术行肿瘤全切并切除脑膜，病变周围组织正常，病理示 Kadish C 级、Hyams Ⅱ 级，提示嗅感觉神经母细胞瘤。术中应用自体阔筋膜移植和带蒂鼻中隔皮瓣进行颅底重建。术后接受 54Gy 放射治疗，出现 1 级皮炎、2 级黏膜炎和轻度鼻结痂。在手术后 44 个月最后一次随访时，仍没有复发和无症状（图 34.2）。

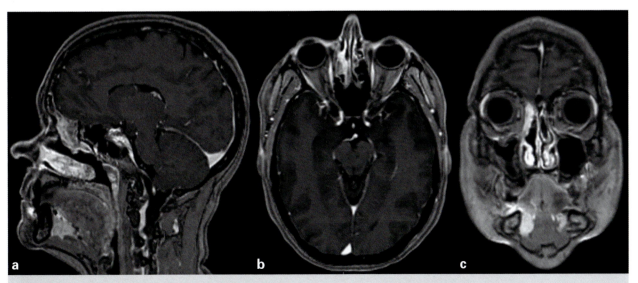

图 34.1（a）矢状位、（b）轴位、（c）冠状位的 T1 增强 MRI，显示右侧鼻部病变累及筛板并延伸至额窦

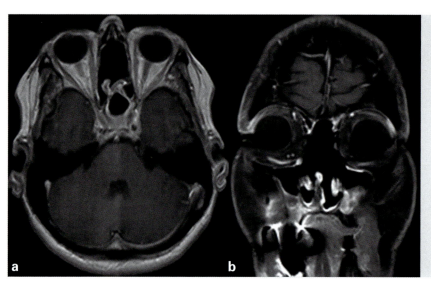

图 34.2 术后 38 个月轴位（a）和冠状位（b）的 T1 增强 MRI，显示术区无肿瘤复发或残留迹象

病例 2

男，61 岁，有几十年慢性鼻窦炎病史，5 个月鼻塞史，味觉和嗅觉减退，间断的流黄色液，有少量鼻出血，另有左侧上睑下垂，眶周内侧水肿。鼻内窥镜检查发现 7cm 的鼻腔肿块，活检显示为嗅神经母细胞瘤。磁共振成像上均匀增强，病变由颅底到鼻腔、向双侧筛骨、左上颌额蝶窦前颅窝扩展，脑膜亦有增强（图 34.3）。PET–CT 上可见咽旁淋巴结处有两个轻度升高的氟脱氧葡萄糖（FDG）峰。

患者接受了 1 级经基底和经鼻内镜下联合肿瘤肿瘤全切术，术后用带血管蒂的颅骨周围骨修复颅底，术后病理考虑 Kadish D 级、Hyams Ⅲ 级的嗅神经母细胞瘤。随后是强化放疗（IMRT），原肿瘤部位 54Gy，颈部 70Gy，同时使用顺铂、依托泊苷 2 个周期。手术后 3.5 个月完成治疗后复查没有残留或复发性影像（图 34.4）。术后 6 个月的 PET–CT 示咽旁淋巴结的大小和活动度均减少。

然而，他的病情因术后治疗辐射引起的吞咽困难而加重，经临时置管和鼻痂部位对症处理，并及时给予周期性药物和抗生素。不幸的是由于患者颅底重建的后迟发性破裂导致额部硬膜外聚集额窦样占位，患者再次行颅骨成形术和带蒂肌筋膜瓣修补。他的无病生存期仅为 26 个月，后出现肿瘤远处颅内复发，需要补救同期放化疗。

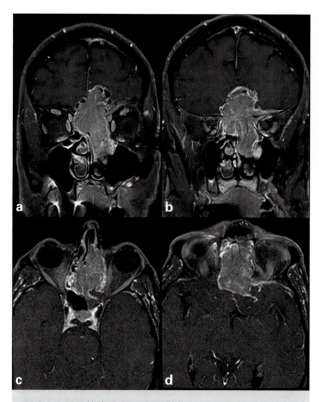

图 34.3 冠状位（a，b）和轴位（c，d）T1 增强 MRI，显示以左侧鼻腔为中心的巨大、明显增强的颅底占位病变，病变压迫并推移左眼眶，并向颅内广泛侵袭，软脑膜亦有增强，但未见海绵窦侵袭迹象

34.6 结论

新辅助放疗和化疗在治疗嗅神经母细胞瘤方面的优势一直是不确定的，而且不可靠的跨机构

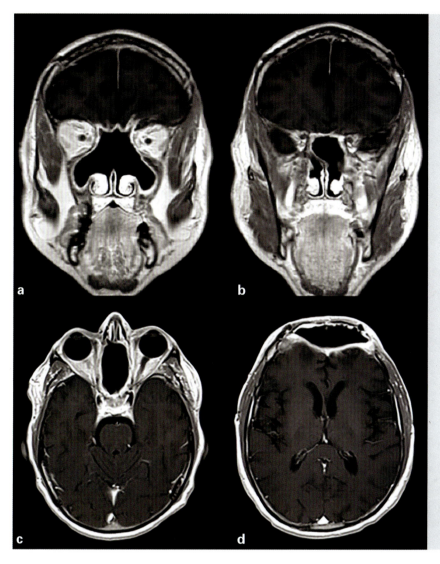

图 34.4　同时放化疗术后 3.5 个月的冠状位（a，b）和轴位（c，d）T1 增强 MRI，显示病变广泛切除，术区无残留或复发迹象

重复性，因此还不能就这些疗法的潜在益处得出明确的结论。虽然增加诱导治疗可能对一部分患者有益，但目前尚不清楚哪些患者可以从这种治疗中获益，以及哪些患者可能因并发症、手术延迟或不完全切除而受害。目前，治疗嗅神经母细胞瘤的金标准仍是广泛切除，以手术治愈为目标，并辅以辅助放疗。因此，有必要在未来进行一项依据 Kadish 期和 Hyams 分级的随机对照试验，比较接受新辅助治疗和未接受新辅助治疗的患者的发病率、无病生存期和总生存率。

参考文献

[1] Loy AH, Reibel JF, Read PW, et al. Esthesioneuroblastoma: continued followup of a single institution's experience. Arch Otolaryngol Head Neck Surg. 2006; 132(2):134–138

[2] Komotar RJ, Starke RM, Raper DMS, Anand VK, Schwartz TH. Endoscopic endonasal compared with anterior craniofacial and combined ranionasal resection of esthesioneuroblastomas. World Neurosurg. 2013; 80(1–2):148–159

[3] Devaiah AK, Andreoli MT. Treatment of esthesioneuroblastoma: a 16-year meta-analysis of 361 patients. Laryngoscope. 2009; 119(7):1412–1416

[4] Song CM, Won TB, Lee CH, Kim DY, Rhee CS. Treatment modalities and outcomes of olfactory neuroblastoma. Laryngoscope. 2012; 122(11):2389–2395

[5] Berger L, Luc R, Richard D. L'esthesioneuroepitheliome olfactif. Bull Assoc FrEtud Cancer. 1924; 13:410–421

[6] Tajudeen BA, Arshi A, Suh JD, et al. Esthesioneuroblastoma: an update on the UCLA experience, 2002–2013. J Neurol Surg B Skull Base. 2015; 76(1):43–49

[7] Herr MW, Sethi RK, Meier JC, et al. Esthesioneuroblastoma: an update on the massachusetts eye and ear infirmary and massachusetts general hospital experience with craniofacial resection, proton beam radiation, and chemotherapy.J Neurol Surg B Skull Base. 2014; 75(1):58–64

[8] Folbe A, Herzallah I, Duvvuri U, et al. Endoscopic endonasal resection of esthesioneuroblastoma: a multicenter study. Am J Rhinol Allergy. 2009; 23(1):91–94

[9] Polin RS, Sheehan JP, Chenelle AG, et al. The role of preoperative adjuvant treatment in the management of esthesioneuroblastoma: the University of Virginia experience.

Neurosurgery. 1998; 42(5):1029–1037

[10] Zafereo ME, Fakhri S, Prayson R, et al. Esthesioneuroblastoma: 25-year experience at a single institution. Otolaryngol Head Neck Surg. 2008; 138(4):452–458

[11] Hollen TR, Morris CG, Kirwan JM, Amdur RJ, Werning JW, Vaysberg MW. Esthesioneuroblastoma of the nasal cavity. Vestn Otorinolaringol. 2015; 38:84

[12] Levine PA, McLean WC, Cantrell RW. Esthesioneuroblastoma: the University of Virginia experience 1960–1985. Laryngoscope. 1986; 96(7):742–746

[13] McLean JN, Nunley SR, Klass C, Moore C, Muller S, Johnstone PA. Combined modality therapy of esthesioneuroblastoma. Otolaryngol Head Neck Surg. 2007; 136(6):998–1002

[14] Miyamoto RC, Gleich LL, Biddinger PW, Gluckman JL. Esthesioneuroblastoma and sinonasal undifferentiated carcinoma: impact of histological grading and clinical staging on survival and prognosis. Laryngoscope. 2000; 110(8):1262–1265

[15] Gruber G, Laedrach K, Baumert B, Caversaccio M, Raveh J, Greiner R. Esthesioneuroblastoma: irradiation alone and surgery alone are not enough. Int J Radiat Oncol Biol Phys. 2002; 54(2):486–491

[16] Liu JK, O'Neill B, Orlandi RR, Moscatello AL, Jensen RL, Couldwell WT. Endoscopic-assisted craniofacial resection of esthesioneuroblastoma: minimizing facial incisions–technical note and report of 3 cases. Minim Invasive Neurosurg. 2003; 46(5):310–315

[17] Ferlito A, Rinaldo A, Rhys-Evans PH. Contemporary clinical commentary: esthesioneuroblastoma: an update on management of the neck. Laryngoscope. 2003; 113(11):1935–1938

[18] Foote RL, Morita A, Ebersold MJ, et al. Esthesioneuroblastoma: the role of adjuvant radiation therapy. Int J Radiat Oncol Biol Phys. 1993; 27(4):835–842

[19] Monroe AT, Hinerman RW, Amdur RJ, Morris CG, Mendenhall WM. Radiation therapy for esthesioneuroblastoma: rationale for elective neck irradiation.Head Neck. 2003; 25(7):529–534

[20] Dulguerov P, Allal AS, Calcaterra TC. Esthesioneuroblastoma: a meta-analysis and review. Lancet Oncol. 2001; 2(11):683–690

[21] Levine PA, Gallagher R, Cantrell RW. Esthesioneuroblastoma: reflections of a 21-year experience. Laryngoscope. 1999; 109(10):1539–1543

[22] Resto VA, Eisele DW, Forastiere A, Zahurak M, Lee DJ, Westra WH. Esthesioneuroblastoma: the Johns Hopkins experience. Head Neck. 2000; 22(6):550–558

[23] Eich HT, Muller RP, Micke O, Kocher M, Berthold F, Hero B. Esthesioneuroblastoma in childhood and adolescence. Better prognosis with multimodal treatment? Strahlenther Onkol. 2005; 181(6):378–384

[24] Manthuruthil C, Lewis J, McLean C, Batra PS, Barnett SL. Endoscopic endonasal management of olfactory neuroblastoma: a retrospective analysis of 10 patients with quality of life measures.World Neurosurg. 2016; 90:1–5

[25] Koka VN, Julieron M, Bourhis J, et al. Aesthesioneuroblastoma. J Laryngol Otol. 1998; 112(7):628–633

[26] Petruzzelli GJ, Howell JB, Pederson A, et al. Multidisciplinary treatment of olfactory neuroblastoma: Patterns of failure and management of recurrence. Am J Otolaryngol. 2015; 36(4):547–553

[27] Kadish S, Goodman M, Wang CC. Olfactory neuroblastoma. A clinical analysis of 17 cases. Cancer. 1976; 37(3):1571–1576

[28] Jethanamest D, Morris LG, Sikora AG, Kutler DI. Esthesioneuroblastoma: a population-based analysis of survival and prognostic factors. Arch Otolaryngol Head Neck Surg. 2007; 133(3):276–280

[29] Eriksen JG, Bastholt L, Krogdahl AS, Hansen O, Joergensen KE. Esthesioneuroblastoma–what is the optimal treatment? Acta Oncol. 2000; 39(2):231–235

[30] Biller HF, Lawson W, Sachdev VP, Som P. Esthesioneuroblastoma: surgical treatment without radiation. Laryngoscope. 1990; 100(11):1199–1201

[31] Dulguerov P, Calcaterra T. Esthesioneuroblastoma: the UCLA experience 1970–1990. Laryngoscope. 1992; 102(8):843–849

[32] Bell D, Saade R, Roberts D, et al. Prognostic utility of Hyams histological grading and Kadish-Morita staging systems for esthesioneuroblastoma outcomes. Head Neck Pathol. 2015; 9(1):51–59

[33] Hyams V. Olfactory neuroblastoma (Case 6). In: Batsakis J, Hyams V, Morales A, eds. Special Tumors of the Head and Neck. Chicago, IL: ASCP Press;1982:24–29

[34] Patel SG, Singh B, Polluri A, et al. Craniofacial surgery for malignant skull base tumors: report of an international collaborative study. Cancer. 2003; 98(6):1179–1187

[35] Yuen APW, Fan YW, Fung CF, Hung KN. Endoscopic-assisted cranionasal resection of olfactory neuroblastoma. Head Neck. 2005; 27(6):488–493

[36] Batra PS, Citardi MJ,Worley S, Lee J, Lanza DC. Resection of anterior skull base tumors: comparison of combined traditional and endoscopic techniques. Am J Rhinol. 2005; 19(5):521–528

[37] Nichols AC, Chan AW, Curry WT, Barker FG, II, Deschler DG, Lin DT. Esthesioneuroblastoma: the massachusetts eye and ear infirmary and Massachusetts general hospital experience with craniofacial resection, proton beam radiation, and chemotherapy. Skull Base. 2008; 18(5):327–337

[38] Goldsweig HG, Sundaresan N. Chemotherapy of recurrent esthesioneuroblastoma. Case report and review of the literature. Am J Clin Oncol. 1990; 13(2):139–143

[39] McElroy EA, Jr, Buckner JC, Lewis JE. Chemotherapy for advanced esthesioneuroblastoma: the Mayo Clinic experience. Neurosurgery. 1998; 42(5): 1023–1027, discussion 1027–1028

[40] Dias FL, Sa GM, Kligerman J, et al. Complications of anterior craniofacial resection. Head Neck. 1999; 21(1):12–20

[41] Kim HJ, Kim CH, Lee BJ, et al. Surgical treatment versus concurrent chemoradiotherapy as an initial treatment modality in advanced olfactory neuroblastoma. Auris Nasus Larynx. 2007; 34(4):493–498

[42] Constantinidis J, Steinhart H, Koch M, et al. Olfactory neuroblastoma: the University of Erlangen-Nuremberg experience 1975–2000. Otolaryngol Head Neck Surg. 2004; 130(5):567–574

[43] Kim DW, Jo YH, Kim JH, et al. Neoadjuvant etoposide, ifosfamide, and cisplatin for the treatment of olfactory neuroblastoma. Cancer. 2004; 101(10):2257–2260

[44] Modesto A, Blanchard P, Tao YG, et al. Multimodal treatment and long-term outcome of patients with esthesioneuroblastoma. Oral Oncol. 2013; 49(8):830–834

[45] Broich G, Pagliari A, Ottaviani F. Esthesioneuroblastoma: a general review of the cases published since the discovery of the tumour in 1924. Anticancer Res. 1997; 17 4A:2683–2706

[46] Sohrabi S, Drabick JJ, Crist H, Goldenberg D, Sheehan JM, Mackley HB. Neoadjuvant concurrent chemoradiation for advanced esthesioneuroblastoma: a case series and review of the literature. J Clin Oncol. 2011; 29(13):e358–e361

第三十五章　神经母细胞瘤手术入路的选择

Jamie J. Van Gompel, Jeffrey Janus

摘要

通常，越罕见的疾病，其治疗的争议就越大。主要有3个原因：第一，缺乏大宗研究数据为临床治疗提供指导；第二，罕见疾病发表的文献大部分是个案报道，各个医疗中心报道内容存在差异；第三，以上两点影响了文献评价的准确性，反过来又影响了文献对临床的指导作用。神经母细胞瘤（ENB）就是这一类疾病。本章概述目前ENB治疗中存在的问题。然而，目前ENB的临床表现和定义尚存在争议。本文仅是结合当前的文献来阐述作者的看法。

关键词：神经母细胞瘤，嗅神经母细胞瘤，颅底

35.1 引言

嗅神经母细胞瘤（Olfactory Neuroblastoma，ON）是一种非常罕见的颅底肿瘤，因其确切的组织来源不明确，曾被命名为嗅神经上皮瘤、嗅神经母细胞瘤、感觉神经母细胞瘤（Esthesioneuroblastoma，ENB），WHO建议使用嗅神经母细胞瘤取代成觉神经母细胞瘤，但ENB的使用比ON更频繁，目前这种情况正在发生转变。ENB是一种罕见的鼻腔肿瘤，发病率为0.4/1 000 000，占鼻腔恶性肿瘤的3%。由于其较少见，各个国家的医疗机构治疗方案存在较大差异。因此，存在多种治疗方案。

Biller等认为："ENB的生物学行为与其他相关的神经源性肿瘤类似；因此，手术切除后局部高复发率与手术范围不足直接相关。"因此，关于治疗该肿瘤争议不是内镜手术还是开放性手术，而是术者能否根据患者实际情况制定合理的治疗。

一些患者的肿瘤可以通过内镜轻松被全切，但一部患者因各种原因不能达到全切。术中合理的边界取样对肿瘤全切至关重要；残余一点肿瘤都会对患者造成伤害。尽管这些复杂肿瘤通过非手术治愈的前景仍然渺茫，但只要在合理的手术并发症范围内，全切肿瘤（边界阴性的肿瘤切除）这一核心原则是不变的。在本章中，作者在不违背这治疗原则的前提下，阐述目前在ENB治疗中存在的争议。

嗅神经母细胞瘤已建立数种临床分级系统；但Kadish等提出的临床分级（以及改良版的Kadish分级）（表35.1）仍然在预后判断中起重要作用。对于累及颅底的嗅神经母细胞瘤，改良Kadish分级是一种有效的分级系统。Kadish A级肿瘤局限于鼻腔，Kadish B级肿瘤侵及鼻窦及鼻旁窦。Kadish C级肿瘤超出鼻腔和鼻窦范围，侵犯眼眶，额下硬脑膜和嗅球等结构。梅奥诊所Morita等对分级进一步改进，将区域淋巴结转移或远处转移的肿瘤，作为Kadish D级。该分级系统与总体生存率密切相关，局部晚期病变和淋巴结受累与不良预后有关。目前有3种主要分级系统，即改良Kadish分级系统、Biller等提出的分级系统和Dulguerov和Calcaterra提出的分级系统，后两种包括TNM分级，但目前应用最为广泛仍是Kadish分级系统（表35.1）。不仅肿瘤分级与生存率相关外，还有部分临床表现、组织病理学与预后的相关性也被逐渐认识。例如，诊断时年龄大于65岁的人群总体生存率更低。Kane等和Van Gompel等都报告了高级别Hyams分级与肿瘤预后不良相关。

关于ENB首要的最大的争议部分就是初始治疗。大部分医疗机构常规治疗策略是在活检确诊

表 35.1 Kadish 分级

改良 Kadish（Morita 等）	Biller 分级	Dulguerov 和 Calcaterra 分级
A：局限在鼻腔	T1：鼻窦 / 鼻旁窦	T1：鼻窦 / 鼻旁窦
B：累及鼻旁窦	T2：侵犯眶周 / 颅前窝	T2：侵蚀筛板
C：鼻窦外区域扩散	T3：脑组织受累，可以全切（边界阴性的切除）	T3：侵犯眶周 / 颅前窝
D：远处转移	T4：无法达到全切（边界阴性的切除）或不可切除	T4：脑组织受累

后，预先进行化疗和放疗（新辅助）缩小肿瘤大小，减少潜在的切除范围，以提高病变的切除率。尽管此策略可以很好地控制疾病，但不论肿瘤病理分级还是肿瘤大小，对所有患者都使用激进的化疗和放疗，对于某些患者来说可能是不必要的。作者更倾向于在手术治疗方案前评估肿瘤的分级和分级。作者的治疗流程总结如图 35.1。如上所述，一般情况下遇到鼻腔内阻塞性肿块或与鼻腔肿块相关的鼻出血，需要进行鼻内活检。继之明确该肿块是否可切除。如果肿块可切除，作者建议内镜手术治疗，这些肿块大多数是以 Kadish A 级和 B 级的病变为主和部分 Kadish C 级病变。但

是，如果术后切除达不到标准切除范围，或者没有能力做到全切（边界阴性切除），这种情况多见于 Kadish C 级患者，作者建议采取内镜辅助下进行开放性颅面手术。如果肿瘤确实不可切除，作者建议采用术前新辅助化疗，通常是使用铂类药物为主的诱导化疗。如果病变对新辅助化疗有效，且有可能进行肿瘤全切，则患者应继续行手术治疗。如果病变对新辅助化疗无效，作者通常不会进行手术治疗。对于肿瘤级别较低（Hyams 1 级或 2 级）且最终的病理显示边界为阴性的患者，可以选择继续接受术后放射治疗或随访观察。在选择随访观察的患者中，尽管肿瘤级别较低且切除边界阴性，仍然存在较高的复发率。在这些复发的患者中，挽救疗法依然有效。对所有的切除边界阳性或 Hyams 3、4 级的患者，术后应立即进行放射治疗；部分患者需要在颅底手术愈合后进行化疗，这通常在术后 4~8 周。如果初次检查发现局部侵犯并伴有颈部淋巴结转移的患者，则应进行颈部淋巴结清扫，同时进行原发肿瘤切除，随后进行颈部放射治疗。

这类肿瘤的放射治疗模式包括强度调制放射

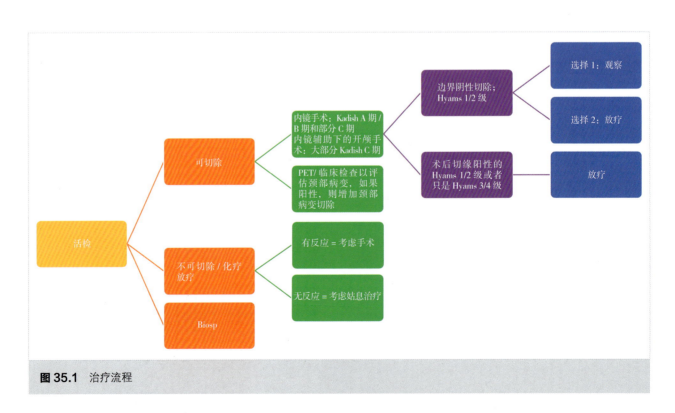

图 35.1 治疗流程

治疗（IMRT），其中手术切除边界为阴性的患者应在 6~6.5 周内接受 55.8Gy 的放射治疗。切除边界阳性的患者需要在 7~8 周内接受 63~70Gy 的放射治疗。视网膜、视神经边界和脑干等部分的剂量应低于 200Gy。颈部淋巴结受累的患者中，淋巴结清扫一侧给予 60Gy 的放射治疗，未清扫一侧给予 54Gy 的放射治疗。伽马刀放射治疗被使用了一段时间后，没有明显效果，目前不用于辅助治疗。但是伽马刀在局部复发的患者中被证实有效，放射剂量为 12~15Gy。

如前所述，作者认为，如能最大安全范围切除肿瘤无论内镜手术还是开放手术都是可取的。但是，对于累及额窦后壁侵及颅内的肿瘤，累及眶顶硬脑膜或视神经的肿瘤，或者术后硬膜缺损较大的肿瘤，开放手术进行硬脑膜修补是预防术后脑脊液漏的安全手段。与开颅手术相比，内镜下切除额叶肿瘤，术后放射治疗对额叶组织的影响尚无明确答案。单纯的内镜手术，修补硬脑膜会导致直回的脱垂和压迫，术后可引起额叶低垂。相反，在开放的颅面肿瘤切除术中，在额叶收缩的过程中，可以观察到一种颅窝"缩短"的现象，即额叶从筛骨中央窝向上抬起。这实际上可能会使额叶脱离原有位置向上抬起，而使用内镜修复时，额叶通常会向下突出，超出其原始位置，甚至进入嗅球。一方面，那些接受经内镜颅底手术后放射治疗的患者可能存在一些长期不良影响，例如，轻度认知功能障碍。另一方面，这也可以减少局部的复发。

在评价 ENB 的文献时，严格的纳入和排除标准是非常重要的，因为不同的医疗机构之间有着巨大的差异；例如，一些医疗机构 Kadish D 级的肿瘤是无法治愈的其排除在研究结果之外。此外，受组织病理学的限制，历史上一些医疗机构因无法有效鉴别 Hyams 4 级病变与鼻窦未分化癌（SNUC）而将其排除；随着组织病理学的发展，现在已具备准确地区分这两种肿瘤的能力；故 Kadish D 级应该被包括在研究结果中。也就是

说，既往纳入的人群比较混杂，包括高级别 Hyams 病变、鼻窦未分化癌（SNUC），和筛选不当的转移性病变患者。除此之外，随着对肿瘤进行分子层面的分类，会使纳入人群变得更加混乱。例如，INI-1 缺失肿瘤的诊断比较困难，不能通过病理来预测。因为一些缺失的序列可能也不会在分子水平体现。已报道的经内镜手术的患者中，大部分都是低 Kadish 分级。将肿瘤体积较小预后较好的患者与选择开放入路肿瘤体积较大且预后不良的患者进行比较，本身会造成选择偏移。这可能是目前报道内镜微创手术患者预后存在较大差异的原因。

35.2　术前新辅助治疗与术后选择性治疗的比较

本节中，讨论新辅助治疗与外科手术治疗作为初始治疗策略之间的利弊。新辅助治疗的缺点之一是当后续手术加上术后放射治疗时，增加了伤口不愈合的风险。此外，新辅助治疗可导致术者错误地估计肿瘤的边界。因为放疗不仅能缩小肿瘤的大小及边界，还能引起更多组织的坏死，从而影响病理结果的判断和肿瘤的 Hyams 分级，最终影响治疗效果。

根据作者的经验，如果根据肿瘤边界状态和病理分级，有选择地给患者放化疗，存在一定比例原本会接受新辅助放化疗的患者免于放疗或者更多的免于化疗。接受新辅助治疗的患者，尤其是肿瘤体积较大的患者，由于全身化疗引发的多器官功能衰竭（MODS），可能丧失再次手术机会。需要认识到，新辅助治疗会影响接受手术患者的数量，并可能加重他们的病情，使之无法接受手术。一方面，术前新辅助治疗的优点是可以降低术中鼻腔播散转移的风险，这在不能进行全切肿瘤的患者中是很重要；同时也可以提高肿瘤边界的可切除性。另一方面，在术前新辅助治疗的患者中，阴性边界是否能够在组织病理学水平上准确评估有待商榷。

35.3 挽救疗法

复发仍然是 ENB 术后常见的问题之一。大约一半的复发患者中，肿瘤会在原位或颅内局部复发。如果复发肿瘤能够以最小的风险切除的话，作者建议在初次切除后未给予放疗的患者，先进行 2 次手术，然后再进行放疗。如果肿瘤是可治愈的，那么另一种有效的治疗方法就是作者之前已经介绍的立体定向照射。这对于控制肿瘤非常有效。对于淋巴结局部复发的患者，作者建议先进行选择性颈部清扫，然后行颈部放疗，如前所述，病变侧的放射剂量更高。许多文献表明，化疗是远处转移的患者的首要选择。

在比较内镜入路、开放性颅面入路或在内镜辅助下开放性颅面入路等手术方式时，术者术中的舒适感、手术目标的实现以及全切（边界阴性切除）是评判入路优劣的主要指标；目前有 3 篇与此相关的文献报道。Komotar 等对 1985—2010 年的文献进行荟萃分析，按颅面手术（开放手术，n=318 例）、颅鼻手术（联合手术，n=33 例）和内镜手术（n=102 例）进行分类。发现开放手术组的患者 Kadish 分级高于其他两组，如前所述，这是复发的主要原因之一；其次，作者还指出开放性手术组患者优先选择手术的比率较高，内镜手术组患者围术期接受放射治疗比率较高，两种方法都被证明可以减少复发。最后，该研究得出如下结论：首先，因研究人群的差异太大，无法用荟萃分析做进一步分析；其次，在任何方式都可以完成手术的病例中，虽然手术结果可能对远期预后影响不大，但可能影响整体生活质量。作者赞同这一观点。该研究的主要缺点是没有继续随访，作者可以认为内镜手术组的随访时间较短，从而在较短的随访中存在固有的生存偏倚。另一项由 Fu 等报道的具有类似数据集和患者的研究中，共有 486 例接受开放手术的患者和 123 例接受内镜手术的患者，开放手术组平均随访时间为 67.8 个月，内镜手术组平均随访时间为 52.4 个月。该研究得出结论为：在 Hyams3/4 级和接受内镜手术的

Kadish C 期患者中，总体生存率有改善；但是对于内镜手术组来说，复发率存在很大偏差。即 52.4 个月的随访时间比平均复发时间（52~68 个月）少了将近 18 个月。Harvey 等报告了一项多中心的回顾性研究，比较了 109 例患者的内镜和开放性手术入路。他们发现内镜手术组的分级匹配生存率更高。然而，该组内镜外科医生的经验可能超过了开放手术组。另一个从他们的研究中得出的结论是边界阴性切除是最重要的，因为他们经常能够在内镜下实现边界阴性切除。这可能与肿瘤入路的选择偏倚有关。在内镜手术入路患者中，所有患者边界阴性切除是不可能的；但在在所有情况都相同的状况下，内镜入路相对安全，并且可能终身受益。

35.4 结论

最后，根据患者实际情况，如可以进行内镜手术，作者就会选择使用内镜，因为开放性手术会增加颅内感染的机会和额外的切口，而且可能降低患者的生活质量。此外，单纯使用内镜手术时，有很大可能保留嗅觉功能。无论哪种入路都必须做到肿瘤全切（边界阴性切除），这是一个共识；并且该共识已经被应用到许多鼻内肿瘤的治疗之中，除了因病情严重以及不适合内镜手术的特殊病例之外，均应避免进行开放性手术。

参考文献

[1] Berger L, Luc G, Richard D. L'Esthesioneuroepitheliome Olfactif. Bull Assoc Fr Etud Cancer. 1924; 13:410–421
[2] Theilgaard SA, Buchwald C, Ingeholm P, Kornum Larsen S, Eriksen JG, Sand Hansen H. Esthesioneuroblastoma: a Danish demographic study of 40 patients registered between 1978 and 2000. Acta Otolaryngol. 2003; 123(3): 433–439
[3] Biller HF, Lawson W, Sachdev VP, Som P. Esthesioneuroblastoma: surgical treatment without radiation. Laryngoscope. 1990; 100(11):1199–1201
[4] Kadish S, Goodman M, Wang CC. Olfactory neuroblastoma. A clinical analysis of 17 cases. Cancer. 1976; 37(3):1571–1576
[5] Morita A, Ebersold MJ, Olsen KD, Foote RL, Lewis JE, Quast LM. Esthesioneuroblastoma: prognosis and management. Neurosurgery. 1993; 32(5):706–714, discussion 714–715
[6] Dias FL, Sa GM, Lima RA, et al. Patterns of failure and outcome in esthesioneuroblastoma. Arch Otolaryngol Head Neck Surg. 2003; 129(11):1186–1192
[7] Dulguerov P, Allal AS, Calcaterra TC. Esthesioneuroblastoma: a

meta-analysis and review. Lancet Oncol. 2001; 2(11):683–690

[8] Kane AJ, Sughrue ME, Rutkowski MJ, et al. Posttreatment prognosis of patients with esthesioneuroblastoma. J Neurosurg. 2010; 113(2):340–351

[9] Van Gompel JJ, Giannini C, Olsen KD, et al. Long-term outcome of esthesioneuroblastoma: hyams grade predicts patient survival. J Neurol Surg B Skull Base. 2012; 73(5):331–336

[10] Dulguerov P, Calcaterra T. Esthesioneuroblastoma: the UCLA experience 1970–1990. Laryngoscope. 1992; 102(8):843–849

[11] Levine PA, Debo RF, Meredith SD, Jane JA, Constable WC, Cantrell RW. raniofacial resection at the University of Virginia (1976–1992): survival analysis. Head Neck. 1994; 16(6):574–577

[12] Levine PA, Gallagher R, Cantrell RW. Esthesioneuroblastoma: reflections of a 21-year experience. Laryngoscope. 1999; 109(10):1539–1543

[13] Levine PA, McLean WC, Cantrell RW. Esthesioneuroblastoma: the University of Virginia experience 1960–1985. Laryngoscope. 1986; 96(7):742–746

[14] Van Gompel JJ, Carlson ML, Pollock BE, Moore EJ, Foote RL, Link MJ. Stereotactic radiosurgical salvage treatment for locally recurrent esthesioneuroblastoma. Neurosurgery. 2013; 72(3):332–339, discussion 339–340

[15] Van Gompel JJ, Link MJ, Sheehan JP, et al. Radiosurgery is an effffective treatment for recurrent esthesioneuroblastoma: a multicenter study. J Neurol Surg B Skull Base. 2014; 75(6):409–414

[16] Komotar RJ, Starke RM, Raper DM, Anand VK, Schwartz TH. Endoscopic endonasal compared with anterior craniofacial and combined cranionasal resection of esthesioneuroblastomas. World Neurosurg. 2013; 80(1)(–)(2): 148–159

[17] Ow TJ, Hanna EY, Roberts DB, et al. Optimization of long-term outcomes for patients with esthesioneuroblastoma. Head Neck. 2014; 36(4):524–530

[18] Fu TS, Monteiro E, Muhanna N, Goldstein DP, de Almeida JR. Comparison of outcomes for open versus endoscopic approaches for olfactory neuroblastoma: a systematic review and individual participant data meta-analysis. Head Neck. 2016; 38 Suppl 1:E2306–E2316

[19] Harvey RJ, Nalavenkata S, Sacks R, et al. Survival outcomes for stage-matched endoscopic and open resection of olfactory neuroblastoma. Head Neck. 2017; 39(12):2425–2432

第三十六章　手术在腺样囊性癌治疗中的作用是什么?

David William Hsu, Marvin Bergsneider, Marilene B. Wang

摘要

腺样囊性癌（Adenoid Cystic Carcinoma，ACC）是一种发生于头颈部的侵袭性唾液腺恶性肿瘤，病变过程不详。ACC 是局部浸润性的，有很强的周围神经浸润倾向，可累及颅底。ACC 生长缓慢、但持续，以多处局部复发和远处延迟转移为特点，远处转移最主要累及肺、肝和骨。肿瘤一旦侵及鼻腔和颅底，会进展导致软组织受累、骨质破坏、颅底侵犯或颅神经功能障碍，并产生相应的临床表现，预后较差。现今的文献主要集中在手术和辅助放射治疗的治疗上。对于累及颅底的ACC，目前认为上述治疗方法是最好的。涉及颅底病变的外科治疗是平衡最小的并发症发生率和最大切除范围的关系。目前 ACC 的 5 年生存率为64%~91%，10 年生存率为37%~65%。此外，局部复发率为 12%~40%。较高的肿瘤分期和颅底受累与较短的无病生存期有关。局部复发往往涉及颅底，由于接近临界神经和血管结构，手术中难以达到边缘阴性的肿瘤切除。因此，有必要讨论累及颅底的 ACC 的手术治疗作用以及目前手术方式对预后的影响。

关键词：腺样囊性癌、鼻旁窦、颅底手术、神经周围侵犯、经鼻入路

36.1 引言

腺样囊性癌（ACC）是一种侵袭性唾液腺恶性肿瘤，见于头颈部，病变过程不详。ACC 可发生在主唾液腺和副唾液腺，可位于舌、气管、腭、喉，最特征的是它可能通过鼻旁窦累及颅底。

ACC 是局部侵袭性的，有高周围神经侵袭倾向（PNI），例如当肿瘤累及颅底时会侵犯三叉神经的分支。ACC 生长缓慢、但持续，以多处局部复发和远处延迟转移为特点，远处转移最主要累及肺、肝和骨。在文献中，ACC 的 5 年生存率在 64%~91% 之间，10 年生存率在 37%~65% 之间，局部复发率在 12%~40% 之间，远处转移被认为是导致生存率降低的主要原因，发生率为20%~64%。因为对 ACC 病变过程认识不清和与之相关的长期低生存率，导致了 ACC 的治疗非常困难。

与许多鼻腔恶性肿瘤一样，轻微症状的鼻旁窦 ACC 可以长时间不被发现。当被发现时，肿瘤往往产生了导致软组织受累、骨质破坏、颅底侵犯或颅神经功能障碍等进展，从而使预后变得更差。

ACC 的治疗虽然被广泛研究，但仍不清楚，仍需进一步分析。目前的文献主要集中在手术和辅助放射治疗的治疗上。目前认为，对于累及颅底的 ACC 上述治疗方法是最适合患者的。虽然人们认为 ACC 具有放射敏感性，但是文献表明单纯放射治疗是无效的。因此，尽管人们认为手术是治疗 ACC 的关键，但由于其不可预测的病变进程、难以获得清晰的病变边缘，因此 ACC 的手术治疗还有待进一步研究。此外，由于累及颅底的ACC 的病例相对较少，使得疾病的分析研究具有挑战性。

累及颅底的外科治疗依赖于最大限度地切除最大病死率。较高的肿瘤分期和颅底受累与较短的无病生存（DFS）有关。局部复发常涉及颅底，由于接近临界神经和血管结构，手术中难以达到边缘阴性的肿瘤切除。在这里，我们讨论在侵犯颅底的 ACC 治疗中外科手术所起的作用以及当前手术方法对预后的影响。

36.2 文献回顾

目前评价累及颅底的 ACC 手术治疗和预后的文献，最高包括Ⅲ级证据组成（表 36.1）。

Pitman 等在匹兹堡对累及颅底的 ACC 的预后进行了一项早期研究。他们对 35 例接受 T34 肿瘤手术和放疗的患者进行了回顾性研究，中位随访期为 48 个月。37% 的患者出现眼眶侵犯，34% 的患者出现颅内侵犯。总的来说，46% 的患者术后边缘呈阳性。

对于需要颅底手术的患者，3 年时 DFS 为41%，局部复发率为 36%。手术边缘的状态、PNI 的存在、眼眶侵犯的存在、原发肿瘤的位置和肿瘤的组织学分级与复发、转移或生存无统计学意义的相关性。最后，在经过充分的初始治疗后仍需要行补救手术的患者中，DFS 率为 6%。

在这项早期研究中，Pitman 等得出结论，颅底手术有助于晚期病变的切除，但由于局部复发率高，其对生存的影响有限。此外，他们的结论是，当肿瘤涉及周围重要的神经血管结构时，切除的范围必须考虑到潜在的发病率。

通过回顾性研究来描述 MD 安德森癌症中心的经验，Ramakrishna 等评估了 51 例累及颅底的 ACC 患者的总生存率（OS）和无进展生存率（PFS），中位随访期为 8.2 年。他们采用了一种积极的多学科方法，即初期手术和辅助放疗。由于高级别的 T 分期，他们采用的手术策略大多是开放的颅面途径，在达到阴性切缘或产生神经系统并发症的风险变高的情况下进行最大切除。80% 的患者表现为 T4b 期，46% 的患者表现为海绵窦受累。此外，他们还检查了原发性眶、原发性前颅底 / 鼻窦腔和原发性上颌骨 / 颞下 / 翼腭窝的部位。

总生存率（OS）为 15.6 年，5 年和 10 年生存率分别为 78% 和 50%。无进展生存率（PFS）为7.3 年，5 年和 10 年无进展生存率（PFS）分别为46.7% 和 21%。75% 的患者获得了全切除，49%的患者在第 1 次手术时有显微镜下的阴性切缘。他们描述了 2 年和 5 年的局部控制率分别为 86%和 82%。

在单变量和多变量分析中，显微镜下阴性切缘的成果在初次手术和再次手术治疗复发方面都显示出显著的总生存率（OS）优势。然而，阴性切缘并不影响 PFS，它们归因于疾病进展的变异性。PNI 显示在统计学上有显著的 10 年总生存率（OS）劣势和 4 年的无进展生存率（PFS）劣势。辅助放疗在 OS 和 PFS 的初期治疗中具有明显的优势，而在任何阶段的辅助化疗和复发时的放疗均无优势。最后，单纯辅助放疗表现出 10 年的 OS 劣势。

他们以颅底受累为重点，评估海绵窦受累和肿瘤原发部位的变量。他们表明，这两个变量没有显著影响 OS，从而得出结论，最大切除策略应适用于肿瘤位置无关。他们没有分析任何其他颅底受累的变量。

总的来说，Ramakrishna 等得出结论，初期手术并辅助放疗提高了总生存率（OS）和无进展生存率（PFS），神经周围侵袭倾向（PNI）和阳性切缘是不良的预后因素。与之前发表的文献（OS 范围 4~8 年）相比，他们描述了颅底 ACC 的 OS 改善。最后，他们将肿瘤预后的改善归因于多学科手术策略的改进和更有效的辅助治疗。

Ramakrishna 等的结论建立在 Lupinetti 等 2007年描述的 MD Anderson 癌症中心经验的基础上。在回顾性图表中回顾了 14 年来 105 例鼻腔 ACC 患者，Lupinetti 等发现，手术切除加辅助放射治疗可提供整体局部控制，5 年生存率和疾病特异性生存率分别为 62.9% 和 70.9%。整体复发率为 56.3%，

表 36.1　文献总结

作者	年份	题目	证据等级
Pitman 等	1998	颅底手术在鼻窦腺样囊性癌治疗中的作用	Ⅳ
Ramakrishn 等	2016	颅底腺样囊性癌：多学科治疗的结果	Ⅲ
Lupinetti 等	2007	鼻腔腺样囊性癌：安德森癌症中心的经验	Ⅲ
Amit 等	2013	鼻腔鼻窦腺样囊性癌的荟萃分析	Ⅲ
Unsal 等	2017	694 例鼻腔腺样囊性癌的人群分析	Ⅲ

局部复发率为 30.5%。在他们的队列中，65% 的患者出现 T4 疾病，27.6% 的肿瘤延伸到颅底，23.8% 的肿瘤侵犯颅底。

对影响生存率的变量进行分析表明，蝶骨肿瘤、颅底侵犯、晚期 T 分期和组织学实体型能降低 OS。对于治疗，他们指出辅助放疗手术与单纯手术、单纯放疗和化疗相比具有统计学上的显著优势，这个结论基于 Kaplan-Meier 生存分析。

Amit 等对副鼻腔和鼻腔 ACC 进行了荟萃分析，以确定影响生存结果的变量。他们确定了 15 项研究，包括 520 例患者（99 例来自 ACC 国际研究组），中位随访期为 60 个月。这些研究之间存在异质性，但他们指出，根据提供人口统计学的研究，78% 的患者出现高级别疾病期（Ⅲ~Ⅳ级）。最后，在描述颅底受累的研究中，他们指出 51.8% 的患者（160 例患者中的 83 例）有颅底受累。

荟萃分析中的 5 年总 OS 和 DSS 分别为 62% 和 67%，局部复发率为 36.6%。5 年总 DFS 为 43%，在国际队列中为 53%。至于影响生存率的变量，根据肿瘤部位，他们在 OS 和 DSS 上显示出显著差异：筛窦或蝶窦受累导致 DSS 低 25%。总体而言，PNI 对 OS 或 DSS 没有显著影响，但导致 DFS 较低。另一方面，阳性切缘对生存率有负面影响。他们指出在颅底侵犯的患者中，OS 和 DSS 也没有差异。对国际组的进一步多元分析显示，眶内侵犯、硬脑膜侵犯和海绵窦侵犯在 OS 和 DSS 上没有显著差异。

有趣的是，Amit 等指出，在 5 年的 OS 中，单独手术与术后辅助放疗与原发性化学放疗相比没有显著差异。在他们的讨论中，虽然他们提到了描述手术和辅助放疗局部控制的益处的研究，但是他们呼吁进行更多的前瞻性研究以验证副鼻腔 ACC 的治疗模式。

Unsal 等在 40 年期间根据监测、流行病学和最终结果（SEER）数据库进行了一项基于人群的回顾性研究，确定了 694 例鼻腔 ACC。总的来说，5 年、10 年和 20 年的 DSS 率分别为 66.5%、41.1% 和 17.6%。50.8% 的病例涉及 T4 肿瘤。

在分析基于 DSS 的不同变量时，T 期没有显示出显著的统计学结果。然而，T4 肿瘤的发病率是明显的，5 年时 DSS 为 58%，10 年时为 3.0%。显著影响 DSS 的变量是远处转移，5 年时 DSS 下降 44.5%。

这项研究还根据地理位置研究了 5 年、10 年和 15 年的 OS。值得注意的是，累及额窦的 ACC OS 在 5 年为 25%，10 年为 25%，15 年为 25%；对于蝶窦，OS 分别为 53.3%、6.3% 和 0。累及鼻腔、筛窦和上颌的肿瘤表现出更好的生存趋势。基于边缘状态或颅底 / 眼眶 / 神经周围受累的则没有明确的 OS 或 DSS 分析。

在鼻腔 ACC 的治疗分析中，单纯手术治疗的患者 5 年、10 年和 20 年 DSS 率分别为 72.5%、54.2% 和 36.8%。接受联合手术和放疗的患者 5 年、10 年和 20 年 DSS 率分别为 73.5%、44.2% 和 15.5%。这些发现与未经治疗和单纯放疗的 DSS 率相比具有统计学意义。单纯放疗的肿瘤 5 年、10 年和 20 年 DSS 率分别为 37.3%、10.8% 和 0。最终，研究得出结论，手术可以提高生存率，辅助放疗可以延长 5 年无病间隔期，但考虑到 ACC 的缓慢过程和复发趋势，可能不会影响长期生存率。

36.3 作者和机构意见

对于累及颅底的 ACC，我们支持辅助放疗的初期手术。我们也支持肿瘤的整体切除，并在可行的情况下切除到阴性切缘。我们也支持避免对关键的神经血管结构的损伤，以防止随后的并发症。因此，切除可能受到海绵窦、颈动脉或眼眶受累的限制。根据肿瘤的大小和位置，我们采用内镜入路、开放入路或联合入路。

对于严重累及硬脑膜的肿瘤，我们切除硬脑膜，并能用各种技术重建颅底。对于累及三叉神经或 Vidian 神经的肿瘤，切除至各自的颅底孔是可行的。对于涉及眼眶和眼眶内容物的肿瘤，必须考虑眼眶切除术与前文所述的手术率的关系。在讨论和制订治疗计划时应包括多学科肿瘤委员会。

36.4 典型病例

一位 52 岁的男性出现视力下降、面部麻木以及外展神经（CN Ⅵ）麻痹。在影像学上，他被发现颅内有一个巨大肿瘤，包括斜坡、蝶窦、侵犯右侧海绵窦和眶、筛窦和上颌窦多位于右侧（图 36.1）。

他接受了内镜下经蝶窦入路至前颅底的扩大蝶窦切除术，暴露右侧海绵窦、眼眶，切除恶性鼻腔－颅底肿瘤，行视神经减压术，用鼻中隔皮瓣重建颅底。术中发现有肿瘤附着在筛骨板上，并沿眼眶和视神经侵犯颞下窝。术中发现右侧海绵窦、斜坡和颈动脉，肿瘤侵犯右侧海绵窦、右侧视颈动脉凹和斜坡颈动脉。进一步暴露颈内动脉海绵状膝段，肿瘤粘连性强，从斜坡段显露时，不能从颈内动脉剥离。术中照片显示右侧颈动脉暴露（图 36.2）。术后影像如图 36.3 所示。

36.5 结论

腺样囊性癌（ACC）（包括颅底受累的情况）

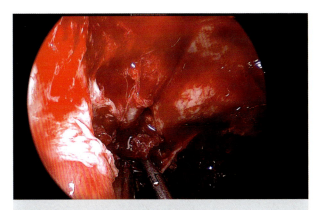

图 36.2　术中照片：右颈动脉区域受累

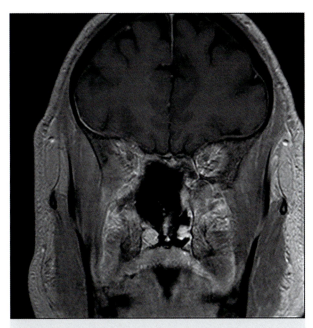

图 36.3　术后冠状位 T1 加权 MRI 显示术后表现

是一种侵袭性疾病，其疾病发展不可预测。当其累及颅底时，它的治疗会更加复杂。在这项研究的回顾中，我们发现 5 年的总生率（OS）范围为 62%~78%，5 年的无病生存率（DFS）范围为 41%~73.5%。局部复发率在 18%~36% 之间。

在最大的单中心的颅底受累 ACC 的研究中，Ramakrishna 等在支持辅助放疗的侵袭性手术方面取得了最令人信服的结果。他们得到的 OS 为 15.6 年，5 年和 10 年 OS 率分别为 78% 和 50%，局部复发率为 18%。此外，虽然研究队列具有异质性，但是如果手术是主要治疗方法时，Unsal 等显示 5 年、10 年和 20 年的疾病特异生存率（DSS）与仅

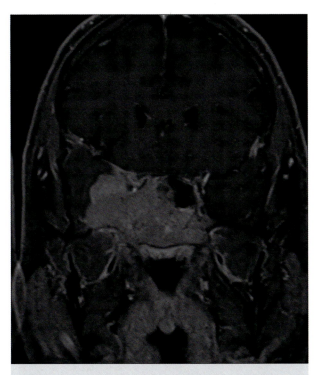

图 36.1　术前冠状位 T1 加权 MRI 显示颅底广泛受累

放疗相比显著增加。另一方面，Amit 等指出，上述治疗方式的 5 年生存率（OS）没有显著差异。这可能是由于他们的荟萃分析内容具有异质性，但他们的确实提出了手术或其他治疗方式对总生存率（OS）的作用的问题。不管怎样，手术确实在治疗累及颅底的 ACC 中起到了重要作用，它改善了 5 年的整体疗效和无病生存率（DSS）。

影响累及颅底的 ACC 生存率的因素还需要更多研究。鼻窦 ACC 的阳性边缘和原发部位已经被证明有对预后有不良影响，但是关于 PNI 的影响有相互矛盾的数据。此外，一些研究表明各种颅底受累，无论是海绵窦、眶内受累，还是硬脑膜受累，均不影响生存。然而，一项对头颈部 ACC 整体的研究表明，颅底受累确实增加了局部复发率，较高的 T 分期和周围神经受累（PNI）与肿瘤转移衰竭有关。

总之，累及颅底的 ACC 患者有较高的局部复发风险和较低的总生存期（OS），以肿瘤全切除为目标并且控制并发症的手术在其主要治疗中仍起着重要作用。

36.6 对未来研究的建议

与之前描述的相比，目前对侵犯颅底的 ACC 的治疗取得了较好的成果，但在长期生存方面仍然有局限性。然而，更积极的手术不太可能有利于患者的生存和预防复发。未来仍然存在研究空间，它包括评估辅助化疗的作用，改进放射治疗技术，检测分子标记物以分层高危患者，以及针对潜在靶点的治疗。大多数研究是回顾性的Ⅲ级证据，因此，有必要进行多中心对照、随机研究，以探索不同的治疗方法。ACC 分子特征可以识别和分出可能对更密集辅助治疗受益的高危患者。

参考文献

[1] Conley J, Dingman DL. Adenoid cystic carcinoma in the head and neck (cylin-droma). Arch Otolaryngol. 1974; 100(2):81–90
[2] Bradley PJ. Adenoid cystic carcinoma of the head and neck: a review. CurrOpin Otolaryngol Head Neck Surg. 2004; 12(2):127–132
[3] Jang S, Patel PN, Kimple RJ, McCulloch TM. Clinical outcomes and prognostic factors of adenoid cystic carcinoma of the head and neck. Anticancer Res.2017; 37(6):3045–3052
[4] Castelnuovo P, Turri-Zanoni M, Battaglia P, Antognoni P, Bossi P, Locatelli D. Sinonasal malignancies of anterior skull base: histology-driven treatment strategies. Otolaryngol Clin North Am. 2016; 49(1):183–200
[5] Howard DJ, Lund VJ. Reflections on the management of adenoid cystic carcinoma of the nasal cavity and paranasal sinuses. Otolaryngol Head Neck Surg.1985; 93(3):338–341
[6] Lupinetti AD, Roberts DB, Williams MD, et al. Sinonasal adenoid cystic carcinoma: the M. D. Anderson Cancer Center experience. Cancer. 2007; 110(12):2726–2731
[7] Rhee CS, Won TB, Lee CH, et al. Adenoid cystic carcinoma of the sinonasal tract: treatment results. Laryngoscope. 2006; 116(6):982–986
[8] Pitman KT, Prokopakis EP, Aydogan B, et al. The role of skull base surgery for the treatment of adenoid cystic carcinoma of the sinonasal tract. Head Neck. 1999; 21(5):402–407
[9] Ramakrishna R, Raza SM, Kupferman M, Hanna E, DeMonte F. Adenoid cystic carcinoma of the skull base: results with an aggressive multidisciplinary approach. J Neurosurg. 2016; 124(1):115–121
[10] Amit M, Binenbaum Y, Sharma K, et al. Adenoid cystic carcinoma of the nasal cavity and paranasal sinuses: a meta-analysis. J Neurol Surg B Skull Base.2013; 74(3):118–125
[11] Mendenhall WM, Morris CG, Amdur RJ, Werning JW, Hinerman RW, Villaret DB. Radiotherapy alone or combined with surgery for adenoid cystic carci-noma of the head and neck. Head Neck. 2004; 26(2):154–162
[12] Unsal AA, Chung SY, Zhou AH, Baredes S, Eloy JA. Sinonasal adenoid cystic carcinoma: a population-based analysis of 694 cases. Int Forum Allergy Rhi-nol. 2017; 7(3):312–320

第三十七章　质子疗法与光子疗法治疗鼻窦恶性肿瘤：不同治疗方法的利弊

Emad Youssef

摘要

　　放射治疗普遍应用于鼻窦恶性肿瘤，其通常用于手术切除后的辅助治疗和局部晚期肿瘤的最终治疗。放射治疗的剂量大小通常会受到病灶周围复杂的关键解剖结构（包括视神经、视交叉和脑干）的限制。多年来，光子治疗一直被用于鼻窦恶性肿瘤的临床治疗。最初的治疗方式采用二维常规治疗和三维适形治疗。后期出现的调强放射治疗明显改善了临床疗效，降低了不良反应（主要是视力损害）的发生率。光子和质子以类似的生物方式破坏 DNA，导致细胞死亡。与光子治疗相比，质子疗法由于质子的粒子质量较重而具有一些剂量学上的优势，即布拉格峰线图和更明显的横向剂量分布（更明显的剂量下降）。这两个因素都帮助大部分质子辐射能量沉积在靶病灶内，并尽可能保护周围组织和器官。光子和质子治疗技术的进步有助于提高鼻窦恶性肿瘤放疗的临床效果，在这些具有挑战性肿瘤的治疗中，有必要进一步研究系统治疗在提高放射治疗比率方面的作用。

37.1 引言

　　放射治疗常被用于早期鼻窦恶性肿瘤手术切除后的辅助治疗，对于明确不适合手术切除的患者，更是其主要治疗手段。然而，对医生来说，鼻窦恶性肿瘤的放射治疗依然是一个巨大的挑战，下列为主要因素：

　　（1）鼻窦局部解剖复杂，周围有视神经、视交叉、垂体、颞叶等重要结构。

　　（2）局部复发是其主要的复发方式。其中大多数边缘复发病灶位于眼睛或大脑的毗邻的区域，这也可能表明，在保护视神经结构、脑干和大脑的同时，需给予放射区域足够剂量辐射是非常困难的。

　　（3）局部肿瘤控制是决定治疗效果的主要因素。一旦肿瘤局部复发，患者的预后将极差，这也强调了的足量局部治疗的作用和价值。

　　（4）无论是在单纯放射治疗中还是在术后辅助治疗中，肿瘤的控制均需要高剂量辐射（范围：60~70Gy），尤其在晚期病例中。这一剂量范围已经超过了周围大多数关键组织结构的耐受剂量，尤其是视结构，其耐受剂量仅在 50~55Gy。

　　（5）以铂为基础的化疗常被用作辐射增敏剂。虽然其在影响视结构耐受方面的作用尚未明确，但其可能对视结构的放疗耐受有不利影响。

37.2 回顾

37.2.1 光子治疗

　　多年来，光子疗法一直被用于治疗鼻窦恶性肿瘤。最初使用二维（2D）常规和三维（3D）适形技术，临床研究报告的局部控制率为 45%~83%。最低的局部控制率与局部晚期肿瘤有关。这些技术对视结构的辐射剂量较大，与严重的视力损害或失明（范围 0~20%）有关。

　　调强放射治疗（IMRT）是一种计划并传输光子的技术，它可提供控制肿瘤组织所需的高剂量辐射，同时以相对较小的剂量传输到周围关键组织结构。与传统的 2D 和 3D 适形治疗相比，IMRT 显著改善了临床疗效，降低了视力损害的发生率，使局部肿瘤控制率在 56%~78% 之间。在常规分割照射中，视神经和视交叉所接受的剂量不超过 54Gy 时（每天剂量为 1.8~2.0Gy），未观察到严重的视神经损害（表 37.1）。

在 Chen 等报道了 127 例鼻窦恶性肿瘤患者资料中，他们观察了在 1960—2005 年使用 2D、3D 和 IMRT 3 种放射治疗技术之间的差异。所有技术的局部控制率差异较小（2D、3D 和 IMRT 分别为 55.9%、67.0% 和 69.6%），但 IMRT 明显降低了 III 级或更高级别的视觉毒性损害的发生率（2D、3D 和 IMRT 分别为 20%、9% 和 0）。

当使用 IMRT 技术时，一些技术因素可能有助于提高肿瘤的覆盖率和减少视结构的负担，比如非共面的增加波束以及分割的数量（从不同的轴和角度传送的多个波束），以及在传输过程中使用基于圆锥的光束计算层析成像技术进行图像引导，这些都有助于提高照射目标体积的覆盖范围，避免对周围器官造成威胁。螺旋断层放射治疗是一种相对较新的 IMRT 技术。它已被证明具有优秀的目标体积均匀性，并可能对视结构产生的损害更小。

37.2.2 质子治疗

质子治疗是一种相对较新的体外放射治疗方式。光子和质子以类似的生物方式破坏 DNA，导致细胞死亡。根据国际辐射单位和测量委员会（International Commission on Radiation Units and Measurement）的研究数据显示，质子具有比光子略高的相对生物有效性（RBE）。质子治疗在用于鼻窦恶性肿瘤中时具有剂量学上的优势。质子治疗的剂量深度分布特点是：在粒子沉积范围末端的剂量大幅度增加，这种剂量学现象称为布拉格峰（图 37.1），这有助于减少照射超出肿瘤范围外的剂量。同时又因为质子的粒子质量比光子更大，这使得质子会有一个更加高尖的横向剂量分布（更明显的剂量衰减）。这些因素都可以帮助大部分质子辐射能量在目标体积内沉积，并尽可能保护周围器官。

调强质子治疗可以通过单场优化（分别优化

表 37.1 调强放疗的效果

作者（年份）	例	病理组织学	治疗方案	中位随访时间	局部控制率	迟发毒性作用	注解	证据级别
Daly 等（2007）	36	12 例鳞状细胞癌 7 例嗅神经母细胞瘤 5 例腺样囊性癌 5 例腺癌 5 例未分化癌 2 例其他	调强放疗剂量：60~70Gy	51 个月（存活患者）	2 年，62% 5 年，58%	无 III 级眼毒性损伤 1 例干眼症 1 例泪道狭窄 1 例白内障 9 例非眼性迟发性	89% 的患者在放疗前接受了手术切除	IV
Madani 等（2009）[a]	84	54 例腺癌 17 例鳞状细胞癌 9 例嗅神经母细胞瘤 4 例腺样囊性癌	调强放疗剂量：70Gy 75 例术后放疗 9 例根治性放疗	40 个月（存活患者）	3 年，74.9% 5 年，70.7%	1 例发生 III 级眼毒性损伤 3 例无症状脑坏死 1 例泪管狭窄	29% 的为肿瘤 T4 期 11 例因肿瘤复发再次放疗[b]	IV
Dirix 等（2010）[c]	40	31 例腺癌 4 例神经内分泌癌 2 例嗅神经母细胞瘤 2 例鳞状细胞癌 1 例未分化癌	调强放疗剂量：60~66Gy	30 个月（存活患者）	2 年，76%	无发生 III 级或 IV 级毒性损伤	所有患者放疗前均行手术切除	III
Wiegner 等（2012）[d]	52	28 例鳞状细胞癌 7 例嗅神经母细胞瘤 7 例未分化癌 5 例腺样囊性癌 1 例腺癌 4 例其他	调强放疗剂量：66~74.4Gy	30.9 个月（存活患者）	2 年，75%	1 例 III 级视神经病变 1 例 III 级角膜溃疡 1 例 III 级放射性骨坏死 1 例 III 级鼻出血 2 例顺铂所致听力损失	10% 为不可切除的肿瘤	IV

[a]：不良事件通用术语标准（CTCAE）2.0 版
[b]：1 例再次接受放疗的患者出现了放射性骨坏死和脑坏死
[c]：在同一机构接受三维放射治疗的患者 2 年局部控制率为 67%，放射性视网膜病变率为 15.8%
[d]：不良事件通用术语标准（CTCAE）3.0 版

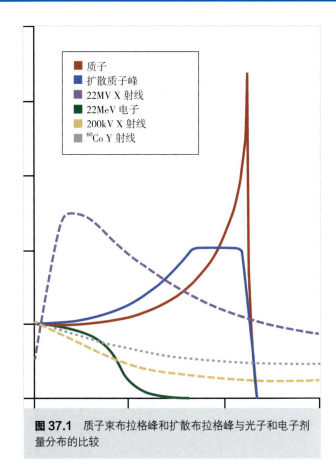

图 37.1　质子束布拉格峰和扩散布拉格峰与光子和电子剂量分布的比较

每个光束的点强度）或多场优化（同时优化所有光束强度）生成。与被动散射质子治疗相比，调强质子治疗的剂量一致性更强，整体剂量更小，中子产率更低，被动散射质子治疗采用单散射或双散射箔进行质子束扩散。表 37.2 总结了至少随访 24 个月的研究数据，其显示质子治疗优于 IMRT。

Russo 等报道了他们对 54 例局部晚期鼻窦鳞状细胞癌（SCC）患者进行质子放疗的经验。存活患者的中位随访时间为 82 个月。其中 10 例患者出现局部复发，整体的 5 年精确局部控制率为 80%。治疗毒性评分采用了不良事件通用术语标准（CTCAE）4.0。14 例（26%）患者经历了一个或多个 II 级以上的眼部和视觉不良反应，其中最常见的是鼻泪管狭窄（5 例），其次是视网膜病变（2 例）。报道中 III 级毒副反应 9 例（16%），IV 级毒副反应 6 例（11%）（5 例患者因鼻咽瘘行皮瓣重建，

1 例患者在化疗前因钛网突出行眶内容摘除术并重建眶底）。2 例患者在诊断时因肿瘤侵犯视神经，出现了预期的视力下降。1 例患者在完成放疗后第 9 年被诊断为上颌窦梭形细胞肉瘤样癌。

Holliday 和 Frank 报告了 16 例患者的数据；其中 13 例患者术后接受质子治疗，3 例患者以质子治疗为最终治疗。中位随访时间为 10.2 个月，中位辐射剂量为 62Gy（RBE）。在质子治疗前行进行手术的 13 例患者中，1 例出现局部复发；3 例接受最终治疗的患者中有 1 例出现进行性加重；整体未见 IV 级或 V 级毒副反应；1 例患者出现 III 级皮炎。

非常规分割放疗

Dagan 等报道了他们对 84 例鼻窦恶性肿瘤患者的治疗经验。病例中最常见的组织学分型为嗅神经母细胞瘤（23%），其次是鳞状细胞癌（22%）和腺样囊性癌（17%）。在这些患者中，70% 的患者患有 T3 或 T4 期的肿瘤，87% 的患者在手术切除后接受辅助治疗。所有患者均采用剂量强化超分割调强质子治疗［1.2Gy（RBE），每日 2 次］和按周为周期的顺铂治疗。中位质子治疗剂量为 73.8Gy（RBE）。存活患者的中位随访时间为 2.7 年，3 年精确局部控制率为 83%，高于 IMRT 的历史控制率。12 例患者出现局部复发，其中 50% 属于局部边缘复发。不幸的是，根据 CTCAE 4.0 分级系统，24% 的患者出现 III 级或更高的并发症。2 例出现单侧视力丧失，7 例出现骨或软组织坏死，3 例患者的死亡部分归因于放疗。尽管 Dagan 等所报告的局部控制率令人鼓舞，但由于 50% 的局部边缘复发率、相对较短的随访时间和并发症发生率仍然引起了人们对这种治疗方案的担忧。

新辅助化疗

Okano 等报道了 13 例 T4b 期的鼻窦恶性肿瘤患者（包括 7 例嗅神经母细胞瘤，3 例鳞状细胞癌，1 例腺癌，1 例未分化癌和 1 例小细胞癌）的资料。13 例患者均接受了 3 个周期的多烯紫杉醇、

表 37.2 质子治疗的效果

作者（年份）	例	病理组织学	治疗方案	中位随访时间	局部控制率	迟发毒性作用	注解	证据级别
Truong 等（2009）[a]	20	10 例鳞状细胞癌 7 例腺样囊性癌 2 例神经内分泌癌 1 例腺癌	质子治疗，65% 一日 2 次	27 个月（存活患者）	2 年，86%	无发生Ⅲ级或Ⅳ级眼毒性的患者 1 例Ⅴ级损伤脑脊液漏 3 例Ⅱ~Ⅲ级鼻纤维化	全部为筛窦肿瘤，放疗前 35% 的患者行肿瘤部分切除	Ⅳ
Zenda 等（2011）	39	11 例鳞状细胞癌 9 例嗅神经母细胞瘤 6 例黏膜黑色素瘤 13 例其他	质子治疗	45.5 个月（所有患者）	1 年，77%	12.8% 的患者发生Ⅲ级及以上的毒性损伤 1 例因脑脊液漏死亡	均为肿瘤 T4 期	Ⅳ
Fukumitsu 等（2012）	17	11 例鳞状细胞癌 2 例腺样囊性癌 2 例腺癌 2 例其他	质子治疗	57 个月（存活患者）	2 年，35%	2 例Ⅲ级或以上的损伤（脑坏死和同侧视力丧失）	肿瘤为 T4 期或复发，均为不可切除的肿瘤	Ⅳ
Okano 等（2012）	13	7 例嗅神经母细胞瘤 3 例鳞状细胞癌 3 例其他	质子治疗后行诱导化疗	56.5 个月（所有患者）	10/13 完全应答	无迟发的毒性损伤	均为肿瘤 T4b 期，前瞻性非随机研究	Ⅳ
Russo 等（2016）	54	鳞状细胞癌	质子治疗（中位剂量：72.8Gy 相对生物学效能）	82 个月（存活患者）	5 年，80%；10 例局部复发	9 例Ⅲ级 6 例Ⅳ级 主要是伤口不良事件	2 例视力下降 1 例治疗 9 年后患上颌肉瘤样癌	Ⅳ
Dagan 等（2016）	84	23 例嗅神经母细胞瘤 22 例鳞状细胞癌 14 例腺样囊性癌 8 例腺癌 14 例其他	质子治疗一日 2 次	32.4 个月（存活患者）	3 年，83%	24% 的患者Ⅲ级或以上的损伤	治疗所致死亡 3 例	Ⅳ

[a]：毒性评分采用国家癌症研究所通用毒性标准 3.0 版（CTC）分级系统

顺铂和 S-1（TPS）方案的新辅助化疗，然后进行了单独或联合顺铂的质子治疗。质子治疗的总剂量为 65 钴当量（GyE），每周 4~5 次，治疗日每天 1 次，每次 2.5GyE。11 例患者获得完全缓解，中位随访时间为 56.5 个月。其中局部复发 3 例（2 例为放射野内复发病灶，1 例为边缘复发病灶），整体没有出现脑损伤或失明。少数患者的组织学异质性限制了这些令人鼓舞的结果，在未来的研究中，这种治疗方式可能将被证明是有效的。

37.2.3 质子与光子结合治疗

表 37.3 总结了使用光子和质子结合治疗具有良好的局部控制率和副作用最小的鼻窦恶性肿瘤的研究结果。Resto 等报道了 102 例不同组织学类型（32% 鳞状细胞癌、29% 神经内分泌癌、20% 腺样囊性癌）的患者手术治疗的资料（其中 20% 完全切除，49% 部分切除，31% 仅行活检）。中位总剂量为 71.6Gy。作者报道了完全切除、部分切除和活检的 5 年精确局部控制率分别为 95%、82% 和 87%。他们没有报告任何眼部毒性或其他不良反应。

37.2.4 研究比较

有一些剂量学研究表明，质子治疗在保留周围正常组织结构和提供更好的肿瘤覆盖方面是优越的。但迄今为止，还没有任何随机对照研究报告指出这种剂量学优势是否会转化为更好的临床

表 37.3 结合光子和质子治疗的效果

作者（年份）例		病理组织学	治疗方案	中位随访时间	局部控制率	迟发毒性作用	注解	证据级别
Fitzek 等（2002）[a]	19	9 例嗅神经母细胞瘤 10 例神经内分泌癌	光子治疗 + 质子治疗 加速放疗	45 个月（未标明患者）	5 年，88%	2 例软组织或骨坏死 1 例脑脊液漏	4 例 MRI 提示放射性脑损伤	II
Pommier 等（2006）	23	腺样囊性癌	光子治疗 + 质子治疗	64 个月（存活患者）	5 年，93%	10 例 III 级毒性损伤 1 例 V 级损伤脑脊液漏	4 例 MRI 提示放射性脑损伤	IV
Weber 等（2006）[b]	36	10 例鳞状细胞癌 10 例腺样囊性癌 9 例嗅神经母细胞瘤 2 例软组织肉瘤 5 例其他	光子治疗 + 质子治疗，一日 2 次	52.4 个月（存活患者）	4 例局部复发	5.6% III 级视力或眼球毒性损伤	这项研究旨在探讨视力结果	IV
Resto 等（2008）	102	33 例鳞状细胞癌 20 例腺样囊性癌 30 例神经内分泌癌 13 例软组织肉瘤 6 例腺癌	光子治疗 + 质子治疗	5.1 年（存活患者）	5 年（82%~95%），取决于肿瘤切除率	未报道	这项研究旨在探讨手术治疗的作用	III

[a]：根据放射治疗肿瘤组（RTOG）的 Lent-SOMA 量表对放射引起的并发症进行分级
[b]：采用 RTOG LENT-SOMA 和国家癌症研究所通用毒性标准 2.0 版（CTC）分级系统

结果。因为不同的病理类型和机构偏移的存在，对比光子治疗和质子治疗在鼻窦恶性肿瘤患者中的随机对照试验是很难设计的，而且很难让患者参与这样的试验。

2014 年，Patel 等发表了对 41 项非对比观察性研究的系统评价和荟萃分析，以比较接受带电粒子治疗（大多数研究使用质子治疗）的患者与接受光子治疗的患者的临床效果。虽然作者排除了 1990 年以前发表的研究，以确保分析纳入了现代放疗，但纳入的光子治疗研究超过 50% 还是使用传统的 2D 或 3D 适形治疗。两组的中位随访时间相当（带电粒子 38 个月，光子 40 个月）。5 年后，接受带电粒子治疗的患者的总体生存率更高 [相对危险度（RR）：1.51，95%CI：1.14~1.99，P=0.003 8]，但两组间的局部控制率没有差异（相对危险度：1.06，95%CI：0.68~1.67，P=0.79）。带电粒子治疗组的神经毒性作用明显多于光子治疗组（P=0.000 2）。通过对质子治疗与调强放疗相对数量较少的患者行亚组分析，接受质子治疗的患者在 5 年的无病生存率和最长随访期的局部控制

率更高。作者没有报告两个亚组的毒性作用的比较。这种分析可能被选择偏移（例如，在光子组中包含较高比例的组织学高危患者）、机构和患者偏移、技术的非一致性和亚组分析的局限性干扰。

37.3 结论

鼻窦恶性肿瘤是一类具有不同放射敏感性的异质性肿瘤，无论是使用光子还是质子治疗，准确的病理诊断和合适的成像才是确定目标病灶的关键所在，质子治疗具有剂量学的优点，但初始设置和维护所需的相对较高的成本限制了它的广泛使用。光子治疗的技术改进，即 IMRT 和图像引导放射治疗，将有助于提高光子治疗在放射治疗中比重。

37.4 对未来研究的建议

未来的研究应注重以光子或质子的不同组合的系统疗法来进一步提高局部控制率和生存率，同时还应侧重于减少由于辐射引起的毒性。

参考文献

[1]   Porceddu S, Martin J, Shanker G, et al. Paranasal sinus tumors: Peter MacCallum Cancer Institute experience. Head Neck. 2004; 26(4):322–330

[2]   Mayo C, Martel MK, Marks LB, Flickinger J, Nam J, Kirkpatrick J. Radiation dose-volume effects of optic nerves and chiasm. Int J Radiat Oncol Biol Phys.2010; 76(3) Suppl:S28–S35

[3]   Homma A, Oridate N, Suzuki F, et al. Superselective high-dose cisplatin infusion with concomitant radiotherapy in patients with advanced cancer of the nasal cavity and paranasal sinuses: a single institution experience. Cancer.2009; 115(20):4705–4714

[4]   Mendenhall WM, Amdur RJ, Morris CG, et al. Carcinoma of the nasal cavity and paranasal sinuses. Laryngoscope. 2009; 119(5):899–906

[5]   Logue JP, Slevin NJ. Carcinoma of the nasal cavity and paranasal sinuses: an analysis of radical radiotherapy. Clin Oncol (R Coll Radiol). 1991; 3(2):84–89

[6]   Roa WH, Hazuka MB, Sandler HM, et al. Results of primary and adjuvant CT-based 3-dimensional radiotherapy for malignant tumors of the paranasal sinuses. Int J Radiat Oncol Biol Phys. 1994; 28(4):857–865

[7]   Pommier P, Ginestet C, Sunyach M, et al. Conformal radiotherapy for paranasal sinus and nasal cavity tumors: three-dimensional treatment planning and preliminary results in 40 patients. Int J Radiat Oncol Biol Phys. 2000; 48(2):485–493

[8]   Daly ME, Chen AM, Bucci MK, et al. Intensity-modulated radiation therapy for malignancies of the nasal cavity and paranasal sinuses. Int J Radiat Oncol Biol Phys. 2007; 67(1):151–157

[9]   Madani I, Bonte K, Vakaet L, Boterberg T, De Neve W. Intensity-modulated radiotherapy for sinonasal tumors: Ghent University Hospital update. Int J Radiat Oncol Biol Phys. 2009; 73(2):424–432

[10] Dirix P, Vanstraelen B, Jorissen M, Vander Poorten V, Nuyts S. Intensity-modulated radiotherapy for sinonasal cancer: improved outcome compared to conventional radiotherapy. Int J Radiat Oncol Biol Phys. 2010; 78(4):998–1004

[11] Wiegner EA, Daly ME, Murphy JD, et al. Intensity-modulated radiotherapy for tumors of the nasal cavity and paranasal sinuses: clinical outcomes and patterns of failure. Int J Radiat Oncol Biol Phys. 2012; 83(1):243–251

[12] Chen AM, Daly ME, Bucci MK, et al. Carcinomas of the paranasal sinuses and nasal cavity treated with radiotherapy at a single institution over five decades: are we making improvement? Int J Radiat Oncol Biol Phys. 2007;69(1):141–147

[13] Chen AM, Sreeraman R, Mathai M, Vijayakumar S, Purdy JA. Potential of helical tomotherapy to reduce dose to the ocular structures for patients treated for unresectable sinonasal cancer. Am J Clin Oncol. 2010; 33(6):595–598

[14] Li Z. Prescribing, recording, and reporting proton beam therapy. JICRU. 2007;7(2):1–210

[15] Cianchetti M, Amichetti M. Sinonasal malignancies and charged particle radiation treatment: a systematic literature review. Int J Otolaryngol. 2012; 2012:325891

[16] Zhu XR, Poenisch F, Li H, et al. A single-field integrated boost treatment planning technique for spot scanning proton therapy. Radiat Oncol. 2014;9:202

[17] McKeever MR, Sio TT, Gunn GB, et al. Reduced acute toxicity and improved efficacy from intensity-modulated proton therapy (IMPT) for the management of head and neck cancer. Linchuang Zhongliuxue Zazhi. 2016; 5(4):54

[18] Truong MT, Kamat UR, Liebsch NJ, et al. Proton radiation therapy for primary sphenoid sinus malignancies: treatment outcome and prognostic factors.Head Neck. 2009; 31(10):1297–1308

[19] Zenda S, Kohno R, Kawashima M, et al. Proton beam therapy for unresectable malignancies of the nasal cavity and paranasal sinuses. Int J Radiat Oncol BiolPhys. 2011; 81(5):1473–1478

[20] Fukumitsu N, Okumura T, Mizumoto M, et al. Outcome of T4 (International Union against Cancer Staging System, 7th edition) or recurrent nasal cavity and paranasal sinus carcinoma treated with proton beam. Int J Radiat Oncol Biol Phys. 2012; 83(2):704–711

[21] Okano S, Tahara M, Zenda S, et al. Induction chemotherapy with docetaxel,cisplatin and S-1 followed by proton beam therapy concurrent with cisplatin in patients with T4b nasal and sinonasal malignancies. Jpn J Clin Oncol. 2012;42(8):691–696

[22] Russo AL, Adams JA, Weyman EA, et al. Long-term outcomes after proton beam therapy for sinonasal squamous cell carcinoma. Int J Radiat Oncol BiolPhys. 2016; 95(1):368–376

[23] Dagan R, Bryant C, Li Z, et al. Outcomes of sinonasal cancer treated with proton therapy. Int J Radiat Oncol Biol Phys. 2016; 95(1):377–385

[24] Holliday EB, Frank SJ. Proton radiation therapy for head and neck cancer: a review of the clinical experience to date. Int J Radiat Oncol Biol Phys. 2014;89(2):292–302

[25] Fitzek MM, Thornton AF, Varvares M, et al. Neuroendocrine tumors of the sinonasal tract. Results of a prospective study incorporating chemotherapy,surgery, and combined proton-photon radiotherapy. Cancer. 2002; 94(10): 2623–2634

[26] Pommier P, Liebsch NJ, Deschler DG, et al. Proton beam radiation therapy for skull base adenoid cystic carcinoma. Arch Otolaryngol Head Neck Surg. 2006; 132(11):1242–1249

[27] Weber DC, Chan AW, Lessell S, et al. Visual outcome of accelerated fractionated radiation for advanced sinonasal malignancies employing photons/protons. Radiother Oncol. 2006; 81(3):243–249

[28] Resto VA, Chan AW, Deschler DG, Lin DT. Extent of surgery in the management of locally advanced sinonasal malignancies. Head Neck. 2008; 30(2):222–229

[29] Lomax AJ, Goitein M, Adams J. Intensity modulation in radiotherapy: photons versus protons in the paranasal sinus. Radiother Oncol. 2003; 66(1):11–18

[30] Mock U, Georg D, Bogner J, Auberger T, Pötter R. Treatment planning comparison of conventional, 3D conformal, and intensity-modulated photon (IMRT) and proton therapy for paranasal sinus carcinoma. Int J Radiat Oncol Biol Phys. 2004; 58(1):147–154

[31] Patel SH, Wang Z, Wong WW, et al. Charged particle therapy versus photon therapy for paranasal sinus and nasal cavity malignant diseases: a systematic review and meta-analysis. Lancet Oncol. 2014; 15(9):1027–1038

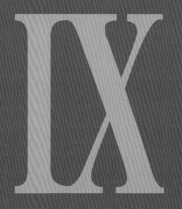

IX

第三十八章　颅底重建技术中的争议

Chad A. Glenn, Thomas A. Ostergard, Michael E. Sughrue

摘要

　　重建颅底缺损需要对可行的修复技术有广泛的了解。外科医生不仅必须知道可行的选项，而且还必须知道如何及何时使用它们。在本章中，我们将提供有关现代修补技术发展的历史视角；提供重建材料的综述，包括游离组织移植物/自体移植物，鼻腔和局部鼻腔血管化皮瓣，远侧鼻外旋转皮瓣和血管化游离皮瓣。我们特别重视游离组织移植物/自体移植物以及血管化鼻内和局部鼻外皮瓣的开发，因为这些通常是一线选择。讨论了有争议的具体问题。（1）内窥镜下鼻内窥镜颅底手术后使用鼻腔和局部血管外皮瓣的方法现已广泛使用，并改善了术后脑脊液漏的发生。但是尚不清楚在所有情况下是否都需要皮瓣，特别是在低流量脑脊液的情况下。（2）对于防止颅底手术后脑脊液漏，人们对腰椎引流的有效性存在很大的看法。虽然在某些患者中可能有益，但在使用包括血管化皮瓣的多层修复技术中使用引流管的益处并不明显。（3）随着血管化皮瓣用于颅底重建的出现，在所有情况下抗生素预防的效用都受到质疑。目前，尚无关于术后治疗方案的共识，而且，有些人完全反对抗生素的预防。

　　关键词：颅底重建，游离组织移植物，血管化皮瓣，脑脊液漏，腰椎漏，抗生素预防

38.1 引言

　　最佳的颅底手术因重建不良而无法完成。修复颅底缺损的技术已经有很多的变化。然而，鉴于各种病理和解剖位置所带来的挑战，预计会有所进一步改变。颅底外科面临许多不同方法的选择，每个方法都有其优缺点。随着鼻内颅底手术方法的普及，选择范围进一步扩大。实际上，在过去的20年中，鼻内入路已被公认为治疗某些患者中开放式入路的合理替代方案。类似于开放式入路范例，多学科手术团队的模型已用于鼻内入路。耳鼻喉科医生和神经外科医生经过经典合作，通过内窥镜入路技术和手术工具的发展进一步扩大了该领域。从历史上看，鼻内窥镜鼻内底颅底手术的脑脊液（CSF）漏率为20%，伴有感染引起的其他并发症。鼻中隔皮瓣的发展可能是鼻内颅底外科领域最重要的进展。血管化皮瓣使鼻内入路与开放入路在许多方面具有可比性，包括感染在内。然而，在后颅窝病变中，特别是位于内耳道外侧或颈静脉孔的后颅窝病变，仍然是开放侧入路治疗的最佳方法。

　　无论考虑开放重建还是内窥镜重建，目标都是相同的。概括地说，这些目标包括将大脑与外界隔离，以防止脑脊液漏和后遗症出现，重要的神经血管结构的功能保存，以及达到可接受的美容效果。尽管这些目标很简单，但确定实现这些目标的最佳方法并不是很清楚。还必须考虑解剖结构的大小、位置和性质。脑脊液漏的存在与否对所用的修复方法有很大影响。当出现脑脊液漏时，必须确定脑脊液漏是低流量还是高流量，因为高流量漏需要更严格的重建技术。同种异体骨、自体骨或游离组织移植、局部或旋转血管化组织瓣、游离组织瓣在颅底修复技术中起着重要作用。除了一系列的选择之外，颅底重建也很困难，因为即使是单一的方法，更不用说所有的方法，也没有普遍认同的共识。对所有报告的技术的详尽描述超出了本章的范围。然而，我们要审查共同的重建选择，并更详细地处理某些有争议的问题。

38.2 路径选择的基本原理

决定开放和内窥镜检查方法之间最重要的因素可能是手术团队的经验。毫无疑问，采用新技术需要学习曲线才能获得最佳结果。从历史上看，这个主题在鼻内窥镜鼻底颅底手术领域中是正确的。除了明显的解剖位置限制外，在许多中心，手术团队的舒适度和经验是决定开放或内窥镜入路的指导因素。

鼻中隔皮瓣的发展为扩大鼻内颅底入路的使用提供了动力。内窥镜技术的优势已得到明确定义。这些措施包括最小化脑牵拉和颅神经操纵。传统上这些优势降低了脑脊液漏和感染风险增加。技术进步和使用血管化皮瓣已使内窥镜颅底手术的结果可与某些病理学的开放方法相媲美。除鼻中隔皮瓣外，还描述了其他几种带血管的鼻内皮瓣。这些将在后面总结。开放和内镜鼻腔入路后的重建策略存在重大重叠。事实上，这些最初在开放式方法中使用的策略中有许多已经被用于鼻内。这一趋势的常见例子包括颅周皮瓣和颞顶筋膜瓣（TPFF）。有丰富的重建选择，必要时可以从"上"和"下"重建缺损。任何颅底外科医生都应该至少了解各种重建技术，当一线或"我们通常做什么"的方法不是一个选择时，可能需要这些技术。

38.3 重建材料：概述

有几种材料可用于重建开放式和鼻腔入路通用的颅底。自体的游离移植物材料包括筋膜（颞下肌或筋膜）、肌肉（颞下颌）、腹部脂肪和骨骼（截取厚颅盖骨或髂骨嵴）。通常，游离移植物（黏膜骨膜/黏膜软骨膜）和带蒂皮瓣（鼻内或鼻外）代表了鼻内病理的大多数常用技术。当更直接的重建方法失败时，可以使用血运重建或旋转皮瓣。

颅底重建的宗旨包括多层修复。所有上述的移植材料经常彼此结合或与合成的硬脑膜替代物（例如无细胞真皮）一起使用。组织黏合剂和胶水通常用于增强修复层。鼻内修复中使用的多层技术反映了为开放式手术进行的多层缝合闭合。

38.4 游离组织移植/自体移植

游离组织移植物定义为从供体部位收获的组织，然后将其转移到受体部位进行植入。使用游离组织移植物的主要优点是移植物获取的简单性并且将组织供区的破坏降到最低限度。这些移植物的特征还在于它们本身没有血液供应，因此依赖于血管生成。这很重要，因为使用自由自体移植物需要植入血管良好的受体中，以使移植物得以合并。即使在较小的缺损中，在血管状况较差的区域（例如已接受放射线照射的患者或重复手术期间）使用游离组织自体移植可能会导致更高的术后脑脊液漏发生率。另外，在明显感染的情况下，这些组织的无血管性质在大多数情况下需要将其去除。确定自由组织移植物的大小时，值得考虑的是这些组织通常会随着时间而萎缩。例如，腹部脂肪移植物已显示在植入后萎缩约50%。常用的游离组织移植物包括鼻黏膜骨/黏膜软骨膜移植物，肌肉，筋膜和腹部脂肪。根据临床情况，这些组织经常被用作硬脑膜修复的主要或辅助层。尽管可以使用合成硬脑膜移植物代替筋膜，但经常使用腹部脂肪作为支撑物，以将自体或合成硬脑膜移植物材料固定在适当位置，直到愈合。组织黏合剂和胶水也可以用作承垫，以抵消重力的影响。

尽管鼻内颅底外科手术不太常见，但是在颅内压升高的情况下，可以使用厚的颅骨或筛骨垂直板获得的游离骨自体移植物。这些刚性重建的主要目的是防止脑疝入缺损。常见的并发症包括伴有脑膨出的中颅窝骨缺损，以及由额窦浅表缺损以及阻塞性睡眠呼吸暂停或病态肥胖引起的美容畸形。

38.5 鼻内和鼻外血管化皮瓣重建

在过去的10年里，血管化皮瓣的发展发生了一场革命，可用于鼻内重建（表38.1）。尽管文献中一致认为对于大多数修复方法后蒂鼻中隔皮瓣是第一选择，但是临床上仍有无法使用的情况。因此了解额外的血管化皮瓣选择是很重要的。接下来我们将简要介绍各种类型的皮瓣。

表 38.1 鼻内和局部鼻外皮瓣汇总

鼻内皮瓣	鼻外局部皮瓣
鼻中隔皮瓣双侧	颞顶筋膜瓣内窥镜辅助
后蒂 MTF	颅骨瓣内窥镜辅助
后蒂 ITF	枕部颅腹皮瓣
前鼻外侧带蒂	骨瓣
	面部颊骨皮瓣

缩写：ITF, Inferior Turbinate Flap, 下鼻甲皮瓣；MTF, Middle Turbinate Flap，中鼻甲皮瓣

38.5.1 后齿状鼻中隔皮瓣

以蝶腭动脉为蒂的鼻中隔皮瓣是鼻内镜下重建大面积硬脑膜缺损的理想选择。自 2006 年首次描述以来，鼻中隔皮瓣经过个体户设计定制，适合各种颅骨基底入路。在大多数情况下，强劲的血管形成能力，易于采集和保留嗅觉的特点使此皮瓣更具吸引力。已经有文献描述了对该技术的修改包括双侧鼻中隔皮瓣，以覆盖大于单个鼻中隔皮瓣提供的表面积的缺陷。

定制标准鼻中隔皮瓣的宽度和长度的方法已经制定。较大的缺损可能需要将最初的下切口扩大到包括鼻腔侧壁，从而显著延长皮瓣的宽度。襟翼的长度也很容易设计，以达到更远的缺陷。这是通过将所需的前下切口和上切口向上延伸至小隔小柱交界处来完成的。

38.5.2 后带蒂下鼻甲皮瓣和中鼻甲皮瓣

以相同名称的带蒂动脉命名的中鼻甲和下鼻甲皮瓣可以作为鼻中隔皮瓣的替代品修复较小的缺损。通常，这些皮瓣较短，因此它们的使用限于相对于带蒂动脉的硬脑膜缺损。制作中鼻甲皮瓣在技术上要求很高，并且制作过程会导致皮瓣相对较小，这对于小于 1cm 的前颅部或鞍底缺损

最为有用。下鼻甲皮瓣的表面积也有限，并且旋转弧度受到限制，因此其用途主要限于修复鞍底和斜坡硬膜缺损。延伸的下鼻甲皮瓣可纳入鼻底，显著增加皮瓣的表面积。

38.5.3 带蒂的前鼻外侧皮瓣和鼻中隔皮瓣

基于面动脉和筛前动脉的分支走向，带蒂鼻侧壁皮瓣发展为后鼻中隔后蒂皮瓣和下鼻甲、中鼻甲皮瓣的替代，鼻中隔前皮瓣的蒂更位于前上方，是治疗前颅底缺损的理想方法。作者设计这种皮瓣，建议在无法使用带后蒂的鼻中隔皮瓣时，使用它来重建大的前颅底缺损。

另一些报道称，当鼻中隔后皮瓣的长度不足时，可以使用更多的前基皮瓣重建额部。前中隔的动脉供应没有那么强健，因此，前基鼻中隔皮瓣是双瓣的，接受唇上动脉和鼻腭动脉的血供。

38.5.4 颅骨瓣

颅周皮瓣是一种功能强大的皮瓣。它被广泛用于各种适应证。这个皮瓣由颅骨周围和帽下组织组成。这是一个接受眶上动脉和滑车上动脉供血的皮瓣。它可以根据从前颅窝到鞍的特定覆盖需要进行定制。

颅骨周围皮瓣可用于多种方式。额窦颅骨切除术后传统的开放入路允许额下移植。近年来，经鼻内镜辅助或微创的颅周皮瓣被广泛应用于鼻腔切除术。最后，所谓的钱箱槽技术，在额窦上缘进行额骨截骨术，在不破坏鼻窦引流通路的情况下，允许额下颅骨周围移植物的位置，这是一种在额窦暴露不合理的情况下利用该皮瓣的附加方法。

38.5.5 颞顶筋膜瓣

与颅骨周围皮瓣类似，开放入路中最初描述的 TPFF 已经被应用于鼻内修复技术，当没有更直接的鼻修复方法时，这种皮瓣由一层薄薄的筋膜层组成，深至头皮脂肪层，但只是颞肌筋膜的浅层。它接受来自颞浅动脉的动脉供应。TPFF 具有广泛的用途，可用于眶、中面、耳郭和侧颅底

的缺损修复。本文还介绍了 TPFF 作为带蒂血管皮瓣在鼻内重建中的应用。广泛的解剖和鼻内暴露是成功地通过翼腭窝将该皮瓣移入鼻腔的必要条件。翼腭窝是治疗斜坡或伞旁缺损的理想方法，而 TPFF 对于更前方的硬脑膜缺损常常是不够的。

38.5.6 救援襟翼

在上述皮瓣均不可用的情况下，还有其他鼻外皮瓣可供选择。由于这些技术的使用相对较少，我们选择不详细描述它们。关于腭大动脉腭瓣、面动脉颊瓣和裂颅骨周围骨瓣的其他技术信息可在其他研究中复习。

38.6 远鼻外旋转皮瓣

鼻外皮瓣可从颅底以下旋转。这些重建方案是值得注意的坚固血管网和能力，以收获一个相对较厚与大面积的嫁接。对于接受放射治疗的患者，这些皮瓣通常不在放射野内，因此需要记住重要的重建选择。由于它们在头颈外科的传统用途，耳鼻喉科医生通常最熟悉这些皮瓣的结构。近年来，由于有优秀的鼻外局部皮瓣和游离皮瓣技术的改进，这些技术的常规应用已经减少。当这些皮瓣需要绕锁骨旋转时，很难将其延伸到离血管蒂如此远的距离。根据手术定位，这些技术的使用可能需要患者重新摆放体位，这意味着复杂的重建和增加总手术时间。与其他旋转皮瓣类似，这些皮瓣由营养动脉连接。目前，这些通常用于那些被认为不适合与游离皮瓣移植相关的长期手术时间的患者。

背阔肌皮瓣是以胸背动脉为基础的，胸背动脉是肩胛下动脉的分支。Quillen 在 1978 首次描述了它们在头颈部重建中的应用。为了维持血管的供应，它通过腋窝和胸肌之间移位。转位后，有明显的病态功能缺陷，甚至可能由小圆肌肥大引起。

下斜方肌皮瓣以肩胛背动脉或颈横动脉为蒂，可同时修复颅底外侧区皮肤和皮下缺损。如果其他颈部肌肉组织完整，则斜方肌动员后不应出现明显的功能性并发症。

胸大肌皮瓣以胸肩峰动脉为蒂，腋动脉分支，胸大肌游离于附着体后，向上旋转。这明显限制了颅底缺损的修复能力，通常只被认为对低于外耳道的组织缺损是可行的。胸大肌切除重建术后出现明显的功能性并发症并不常见。

38.7 游离皮瓣血运重建

在颅底重建中，游离皮瓣通常被认为比旋转皮瓣更可取，与旋转皮瓣相比，自由皮瓣具有较低的并发症发生率和较高的愈合率。Revas-cularized 游离皮瓣结合了许多远距离旋转皮瓣的优点，没有很多局限性。类似于不稳定的旋转皮瓣，它们不包括在辐射场中，应具有正常的血管系统。与远端旋转皮瓣不同的是，由于缺乏神经血管复合体，它们的伸展范围明显更大。当使用旋转皮瓣时，远端的血供最差，但很可能是覆盖缺损的部分。对于不伴有颈清扫的旋转皮瓣，皮瓣的穿洞可导致椎弓根受压，而重建血管的游离皮瓣明显的缺点是技术难度的显著增加。然而，血运重建显著扩大了潜在供区的选择范围，从而使外科医生能够选择发病率最低的供区。此外，两个手术团队并行工作的能力也被证明可以显著缩短手术时间。

临床上应用的第一个游离皮瓣是以胃网膜动脉为基础的胃肌游离皮瓣。有趣的是，这第一次报告是为了覆盖一个大的头皮缺陷。这个皮瓣由大网膜和胃黏膜组成。与腹直肌皮瓣相似，它可以平行切取，并提供一个长的血管蒂用于再植入。鉴于这个皮瓣的一致性，它很好地符合复杂的三维缺陷形状。然而，它在颅底缺损修复中的应用还不多见。

对于颅底重建，传统的"主力"游离皮瓣是腹直肌皮瓣。该皮瓣以腹壁下深动脉为基础，可根据需要与肌肉、筋膜和大面积皮肤相连。这种技术有很多好处。除了俯卧位，这个皮瓣与颅骨手术同时进行。它比较容易获取和提供一个长血管蒂进行再植入。这种皮瓣的主要缺点是体积大，肥胖患者的体积更大，有长期发展为腹疝的危险。

无蒂游离皮瓣在颅底重建中经常使用，对于最大的缺损，肩胛骨和无肩胛皮瓣可以结合到所谓的腋窝 MEGAFLAP 中，如果需要的话，这些皮瓣可以提供任何需要的组织，包括肩胛骨。使用这种技术有两个主要缺点。这通常需要重新摆放手术体位，而两个外科团队无法并行工作。阔肌皮瓣有长血管蒂可供再植入。然而肩胛骨游离皮瓣的血管蒂较短，可能需要进行间置移植，增加修复时间。失神经萎缩后，阔肌皮瓣的初始肌肉体积将减小，导致皮瓣萎缩和潜在的功能不全。

基于桡动脉的前臂也可以制造皮瓣，考虑到该区域吻合的功能重要性，这些皮瓣通常仅与筋膜和皮肤一起获取，提供一个相对较小的皮瓣，其体积比前面描述的游离皮瓣要小得多。皮瓣切取后有客观的功能缺损，但似乎与患者的主观功能缺损无关。最后，近年来，以旋股外侧动脉穿支为基础的股前外侧皮瓣也进行了重建。

38.8 有什么争议？

38.8.1 内窥镜鼻腔颅底重建：皮瓣总是必要的吗？

颅底重建的选择是多样的。所选择的重建方法通常由手术团队的偏好决定，因为多种不同技术可能适合特殊的患者。任何重建的目标都是将大脑与外界分离。最明显的指标是术中或围手术期没有脑脊液漏。术中脑脊液漏可描述为无、低流量或高流量，稍后将进一步详细描述。在没有脑脊液漏的情况下，相对简单的修补技术往往就足够了。对于鼻内手术，可能包括人工硬脑膜置换或游离黏膜移植以及适当的支具予以修补。

在所有的临床环境中，较小的缺口是最常见的。在没有与脑室或脑池连通的低流量脑脊液漏的情况下，用脂肪移植物、黏膜移植物和或阔筋膜修补通常是足够的。有作者报道当术中出现低流量脑脊液漏时，使用人造硬脑膜移植重建是非常有效的。一般来说，对于较小的缺损（＜1cm），

90% 以上的病例在使用各种游离移植和或合成材料的多层闭合技术是可以成功的维持长久的修复。低侵害性和易于获取的技术使得一些人在所有低流量脑脊液漏的病例中利用鼻中隔皮瓣作为多层重建的一部分，根据硬脑膜缺损的大小和位置，用腹部脂肪或阔筋膜或两者结合补充重建，术后脑脊液漏的发生率仅为 2.1%。虽然看起来扩大化、更具侵袭性的修补策略可能会降低患者的脑脊液漏的总发生率，但从文献中可以明显看出，对于许多伴有低流量脑脊液漏的患者来说，适当的修补往往是有效的。如果缺损较小但是伴有高流量的脑脊液漏，选择更积极的修补方式包括血管化的皮瓣则是必要的。

如前所述，在决定最佳重建方案时，外科医生不仅要考虑脑脊液漏的流量，还要考虑硬脑膜缺损的大小。在较大的缺损（＞3cm）中单独使用游离移植物与较高的脑脊液渗漏率有关。硬膜内肿瘤切除后大缺损的重建因高流量脑脊液漏、移植物支持结构的经常缺失和早期脑积水的可能性而变得困难。对于高流量脑脊液漏或硬膜缺损大于 3cm 的多层修复，包括带血管的皮瓣通常是最佳选择。

除了术中脑脊液漏的流量和硬脑膜缺损的大小之外，还有其他因素需要考虑。一是硬脑膜缺损的位置和性质，与大小无关。例如，伴有颅底骨嵴的前颅窝硬脑膜缺损，可用于支持硬膜外间隙的移植物材料，有利于有限的颅底重建，而修复类似没有颅底骨嵴的缺陷，则需要额外的技术。在一项纳入 12 例患者的研究中，采用单层脱细胞异体真皮移植修复大于 2cm 的前颅底硬脑膜缺损，脑脊液漏的发生率为 82%。然而，根据颅底缺损的性质不同，将移植组织跨过骨质缺口的边缘塞入颅内硬膜外腔这种技术可能是不保险的。在这些情况下，选择多种修复层相互支撑，直到达到稳定的修补效果。

在一篇回顾较多文献的综述中，所有鼻内窥镜入路术后脑脊液漏发生率为 8.5%。一般来说，除了 6% 的病例外，使用带血管的皮瓣和多层重

建术可预防脑脊液漏。相比之下，作为多层修复的一部分，游离组织移植导致18%的脑脊液漏发生。无论采用何种重建技术，前颅窝硬脑膜的成功修复率为92%。然而，在亚组分析中，与游离组织移植相比，使用血管化皮瓣与较低的脑脊液漏率相关。在同一篇综述中，斜坡附近的硬脑膜缺损与20%的脑脊液漏有关。与游离组织瓣相比，带血管蒂皮瓣效果最好。在最近的一系列报道中，在内镜下经鼻腔切除累及斜坡的原发性颅底恶性肿瘤后，无论是否遇到术中脑脊液漏所有病例均使用鼻中隔皮瓣。即便术后立即放置腰椎引流管，使用鼻中隔皮瓣修补的患者发生术后脑脊液漏的发生率为16.7%。

对609例经鼻内镜修补大面积硬脑膜缺损的患者进行荟萃分析，54%的患者用游离移植材料重建，46%的患者用带血管的皮瓣重建。脑脊液漏发生率为11.5%。在亚组分析中，接受游离移植修复的患者脑脊液漏率为15.6%，而采用血管修复的患者脑脊液漏率为6.7%。多层clo-sure技术和血管化皮瓣的应用似乎使术后发生脑脊液漏的发生率最低。

最近外科医生已经开始开展包括岩斜区的肿瘤在内的扩大内窥镜鼻内入路手术，早期研究主要检查硬膜外炎性病变的外科治疗，但从那时起，外科医生开始扩大这些治疗方法的指征，将岩斜肿瘤也包括在内。内窥镜鼻腔入路术后脑脊液漏的发生率为8.5%~11.5%，尽管使用了带血管的皮瓣，岩斜区硬膜内肿瘤切除术后脑脊液漏的发生率为22%~41%，值得注意的是，所描述的方法是相对的最近和可能受到介绍新的内窥镜鼻内窥镜技术。然而相比之下，在岩斜脑膜瘤开放手术后，脑脊液漏失仅为4%。

据报道增加术后发生脑脊液漏可能性的其他疾病特异性因素包括脑膜瘤或颅咽管瘤切除术、库欣病、假性脑瘤、阻塞性睡眠呼吸暂停和病态肥胖；颅咽管瘤切除术中常见的脑池开放和与第三脑室的连通，库欣病患者经常出现的伤口愈合不良，假性肿瘤、阻塞性睡眠呼吸暂停、肥胖等

引起的颅内压升高，都为围手术期脑脊液漏的发生提供了条件。在这些临床环境中，作者强烈支持使用血管化皮瓣作为多层重建的一部分。使用血管化皮瓣的其他次要考虑因素包括颅骨照射修复或翻修手术的需要。

在再次手术的情况下，鼻中隔皮瓣可能不起作用。在手术前认识到这一点对于决定哪些重建方案是必要的。对于前颅窝的缺损，内窥镜辅助的颅周皮瓣是一种修复方法，因为它提供了较大的修复面积。然而，这项技术需要额外的颅骨切口并导致面部瘢痕。对于更多的后位鞍缺损，中鼻甲或下鼻甲皮瓣对于较小的缺损可能是足够的，而较大的缺损可以使用TPFF进行修复。虽然很少有报道，一项包括16例经鼻硬脑膜缺损患者的报告中，没有选择鼻翼皮瓣修复，使用颅周皮瓣、TPFF或下鼻甲皮瓣修补术后脑脊液漏率为0。

当鼻中隔内或切除边缘内有肿瘤时，鼻中隔皮瓣不再是修复的选择。在这种情况下，腹部脂肪作为一种主要的修复技术已经得到了很好的效果。在包括29例经鼻内镜手术切除的鼻窦恶性肿瘤患者的报告中，硬脑膜重建采用腹部脂肪移植和纤维蛋白胶结合鼻腔填塞未使用带血管的皮瓣。术后漏1例，脑脊液漏率3.5%。作者描述了他们对脂肪移植物进行分级的技术，使其在所有方向上都超出骨缘1cm，厚度至少为2cm。

本系列修复的最大缺陷长度为3.5cm，宽2.6cm。值得注意的是，虽然只有1例患者术后出现脑脊液漏，同时23例患者（79.3%）在肿瘤部位接受了术后放疗。

38.8.2　腰椎引流能防止术后渗漏吗？

在鼻内窥镜鼻底颅底手术中，腰椎引流的适应证和时机差异很大。由于在不同的外科医生中放置腰椎引流的标准存在差异，因此很难对比较内镜鼻腔内鼻底颅底手术后置入或不置入腰椎引流的结果进行比较的研究进行分析，这取决于对脑脊液漏的评判是高流量还是低流量。此外，关于腰椎引流的时机已被报道了预防策略和观望策

略。通常作者提倡在蛛网膜下腔开放，肿瘤大于3cm的颅底暴露或重复手术中出现持续的CSF漏时使用腰椎引流。此外，对65例在内镜前颅底手术前接受了前路腰椎放置术的患者的并发症进行了分析。脑脊液总漏出率为6.2%。然而作者报告的腰椎引流管并发症发生率达12.3%，其中包括3例再次入院的病例。作者质疑这是否是患者可接受的风险。放置腰椎引流管的常见并发症包括感染，脊髓性头痛，神经根刺激和肺积气。与腰椎引流有关的长时间固定也使患者处于血栓栓塞和肺部并发症的风险中。其他人报告在任何情况下均不使用腰部引流管，而是选择内镜修复持续性术后脑脊液漏的病例。

当外科医生感觉到有必要腰椎引流管以降低的脑脊液漏风险时，普遍的趋势是采用更广泛的多层修补技术（合并血管化皮瓣）修补。这个事实使得在同时使用更广泛的修复技术时确定增加腰椎引流管是否导致较低的脑脊液漏率具有挑战性。在术后脑脊液漏的情况下，腰椎引流已被证明是一种有效的初始治疗方法。然而，当在重建中使用血管化皮瓣时，腰椎引流管放置对减少术后脑脊液漏的益处尚不清楚。例如，在1项包括42例原发性斜坡恶性肿瘤患者的报告中，无论是否遇到术中脑脊液漏，作者在所有患者术中使用血管化的皮瓣作颅底重建的一部分，总体而言，7例（16.7%）患者发生了脑脊液漏。在19例（45.2%）因颅内肿瘤继发术中脑脊液漏的患者中，在手术时放置了腰椎引流管。尽管在围手术期使用血管化皮瓣进行了重建，并使用腰椎引流术进行了CSF脑脊液转移，但19例患者中仍有4例（21.1%）发生了术后脑脊液漏，需要进行额外的手术修复。尽管使用血管皮瓣进行了重建，但其他3例患者（由于术中未发现脑脊液漏而未进行腰椎引流术）仍发生了术后脑脊液漏。在一项荟萃分析中，对内镜修复脑脊液鼻漏后腰椎引流位置对术后脑脊液漏复发的影响进行了荟萃分析，作者得出结论，腰椎引流不会降低术后脑脊液漏的复发率。此外，亚组分析显示前颅底骨质切除导致的脑脊液漏行腰椎引流不影响成功修复率。

尽管有令人信服的论点质疑腰椎引流的有效性和公认的显著并发症发生率，但是在脑脊液漏出的情况下术中或术后腰椎引流可能会使某些患者受益。当使用血管化的皮瓣作为多层重建的一部分时，腰椎引流的好处似乎不太明显。目前，尚未有关于腰椎引流管放置适应证和时机的算法。有关腰部引流在颅底手术中的作用的更多详细信息，请参见第三十九章。

38.8.3 应该使用抗生素预防吗？

由于鼻腔是非无菌的，因此需要考虑在内镜颅底手术后颅内感染的发。尽管如此，在最近的分析中，据报道感染的风险与开放方法相当。一项对1000例鼻内颅底手术的报告显示感染率仅为1.8%。尽管感染率似乎可以与开放方法相媲美，但目前尚无明确的抗生素预防管理指南。作者假设发生术后脑膜炎的最重要原因是脑脊液漏，脑脊液漏脑膜炎的风险为66%，而无术后漏出者仅为4.5%。因此，进行水密修复是预防感染的关键因素。与之前相比，在几个研究报告中鼻中隔皮瓣的使用减少了脑脊液发生率。在几个大宗病例分析中，作者报告显示当使用血管化的皮瓣重建颅底缺损时，术后细菌性脑膜炎的发生率为0。如果使用游离组织移植物代替硬膜瓣进行硬脑膜重建，则术后脑膜炎的发生率为0~14%。但是，正如有人研究结果显示，术后脑膜炎的发病率并未包括在所有分析的研究中。

有多种方法可以最大限度地减少术后感染，一些作者主张采用特定的治疗方案，而另一些人则报告了避免术后使用抗生素的理论优势。由于对抗生素耐药性脑膜炎的发展以及这些药物的常见副作用，作者对抗生素的广泛使用引起了关注。有趣的是，在一项检查术后脑膜炎的研究中，由于对预防方案敏感或耐药的细菌而导致脑膜炎的患者死亡率没有差异。尚无证据表明与耐药性细菌性脑膜炎相关的死亡率增加的担忧虽然合乎逻辑，但仍未影响临床结果。典型的管理策略包括在手术时或术后 24h 内静脉注射抗生素。继续口服抗生素直到去除鼻腔填塞。在一篇对 10 例不同机构的鼻颅底手术后的感染方案进行调查的文章中，报告了 10 种独特的术后抗生素治疗方案。

虽然似乎在几乎所有机构中都使用了某种形式的预防性抗生素，但最佳的术后治疗方案尚不清楚。

38.9 结论

颅底缺损的修复是颅底外科面临的一个挑战。最佳的重建方法取决于缺损的特点和临床环境。必须考虑缺损处脑脊液的位置、大小和流量。此外，对于有放疗史或即将接受放疗的患者，建议使用血管化皮瓣进行更广泛的重建。最后，手术团队的经验也决定了重建的方法。

参考文献

[1] Hachem RA, Elkhatib A, Beer-Furlan A, Prevedello D, Carrau R. Reconstructive techniques in skull base surgery after resection of malignant lesions: a wide array of choices. Curr Opin Otolaryngol Head Neck Surg. 2016; 24(2):91–97

[2] Dehdashti AR, Stofko D, Okun J, Obourn C, Kennedy T. Endoscopic endonasal reconstruction of skull base: repair protocol. J Neurol Surg B Skull Base. 2016; 77(3):271–278

[3] Harvey RJ, Parmar P, Sacks R, Zanation AM. Endoscopic skull base reconstruc- tion of large dural defects: a systematic review of published evidence. Lar- yngoscope. 2012; 122(2):452–459

[4] Snyderman CH, Kassam AB, Carrau R, Mintz A. Endoscopic reconstruction of cranial base defects following endonasal skull base surgery. Skull Base. 2007; 17(1):73–78

[5] Hadad G, Bassagasteguy L, Carrau RL, et al. A novel reconstructive technique after endoscopic expanded endonasal approaches: vascular pedicle nasosep- tal flap. Laryngoscope. 2006; 116(10):1882–1886

[6] Soudry E, Turner JH, Nayak JV, Hwang PH. Endoscopic reconstruction of surgi- cally created skull base defects: a systematic review. Otolaryngol Head Neck Surg. 2014; 150(5):730–738

[7] Zanation AM, Snyderman CH, Carrau RL, Gardner PA, Prevedello DM, Kassam AB. Endoscopic endonasal surgery for petrous apex lesions. Laryngoscope. 2009; 119(1):19–25

[8] Kim YH, Jeon C, Se YB, et al. Clinical outcomes of an endoscopic transclival and transpetrosal approach for primary skull base malignancies involving the clivus. J Neurosurg. 2017:1–9

[9] d'Avella E, Angileri F, de Notaris M, et al. Extended endoscopic endonasal transclival approach to the ventrolateral brainstem and related cisternal spaces: anatomical study. Neurosurg Rev. 2014; 37(2):253–260, discussion 260

[10] Koutourousiou M, Fernandez-Miranda JC, Vaz-Guimaraes Filho F, et al. Out- comes of endonasal and lateral approaches to petroclival meningiomas. World Neurosurg. 2017; 99:500–517

[11] Sigler AC, D'Anza B, Lobo BC, Woodard TD, Recinos PF, Sindwani R. Endoscopic skull base reconstruction: an evolution of materials and methods. Otolar- yngol Clin North Am. 2017; 50(3):643–653

[12] Nishimura T, Hashimoto H, Nakanishi I, Furukawa M. Microvascular angio- genesis and apoptosis in the survival of free fat grafts. Laryngoscope. 2000; 110(8):1333–1338

[13] Meier JC, Bleier BS. Anteriorly based pedicled flaps for skull base reconstruc- tion. Adv Otorhinolaryngol. 2013; 74:64–70

[14] Patel MR, Stadler ME, Snyderman CH, et al. How to choose? Endoscopic skull base reconstructive options and limitations. Skull Base. 2010; 20(6):397–404

[15] Bauer CA, Valentino J, Hoffman HT. Long-term result of vocal cord aug- mentation with autogenous fat. Ann Otol Rhinol Laryngol. 1995; 104 (11):871–874

[16] Zaretsky LS, Shindo ML, deTar M, Rice DH. Autologous fat injection for vocal fold paralysis: long-term histologic evaluation. Ann Otol Rhinol Laryngol. 1995; 104(1):1–4

[17] Shindo ML, Zaretsky LS, Rice DH. Autologous fat injection for unilateral vocal fold paralysis. Ann Otol Rhinol Laryngol. 1996; 105(8):602–606

[18] Engle RD, Butrymowicz A, Peris-Celda M, Kenning TJ, Pinheiro-Neto CD. Split-calvarial osteopericranial flap for reconstruction following endoscopic anterior resection of cranial base. Laryngoscope. 2015; 125(4):826–830

[19] Battaglia P, Turri-Zanoni M, Castelnuovo P, Prevedello DM, Carrau RL. Brain herniation after endoscopic transnasal resection of anterior skull base malig- nancies. Neurosurgery. 2015; 11 Suppl 3:457–462, discussion 462

[20] Nyquist GG, Anand VK, Singh A, Schwartz TH. Janus flap: bilateral nasoseptal flaps for anterior skull base reconstruction. Otolaryngol Head Neck Surg. 2010; 142(3):327–331

[21] Fortes FS, Carrau RL, Snyderman CH, et al. Transpterygoid transposition of a temporoparietal fascia flap: a new method for skull base reconstruction after endoscopic expanded endonasal approaches. Laryngoscope. 2007; 117(6): 970–976

[22] Prevedello DM, Barges-Coll J, Fernandez-Miranda JC, et al. Middle turbinate flap for skull base reconstruction: cadaveric feasibility study. Laryngoscope. 2009; 119(11):2094–2098

[23] Zanation AM, Snyderman CH, Carrau RL, Kassam AB, Gardner PA, Prevedello DM. Minimally invasive endoscopic pericranial flap: a new method for endo- nasal skull base reconstruction. Laryngoscope. 2009; 119(1):13–18

[24] Hadad G, Rivera-Serrano CM, Bassagaisteguy LH, et al. Anterior pedicle lateral nasal wall flap: a novel technique for the reconstruction of anterior skull base defects. Laryngoscope. 2011; 121(8):1606–1610

[25] Zanation AM, Thorp BD, Parmar P, Harvey RJ. Reconstructive options for endoscopic skull base surgery. Otolaryngol Clin North Am. 2011; 44(5): 1201–1222

[26] Rivera-Serrano CM, Oliver CL, Sok J, et al. Pedicled facial buccinator (FAB) flap: a new flap for reconstruction of skull base defects. Laryngoscope. 2010; 120 (10):1922–1930

[27] Kim SW, Park KB, Khalmuratova R, Lee HK, Jeon SY, Kim DW. Clinical and his- tologic studies of olfactory outcomes after nasoseptal flap harvesting. Lar- yngoscope. 2013; 123(7):1602–1606

[28] Shin JH, Kang SG, Kim SW, et al. Bilateral nasoseptal flaps for endoscopic endonasal transsphenoidal approach. J Craniofac Surg. 2013; 24(5):1569–1572

[29] Liu JK, Schmidt RF, Choudhry OJ, Shukla PA, Eloy JA. Surgical nuances for nasoseptal flap reconstruction of cranial base defects with high-flow cerebro- spinal fluid leaks after endoscopic skull base surgery. Neurosurg Focus. 2012; 32(6):E7

[30] Choby GW, Pinheiro-Neto CD, de Almeida JR, et al. Extended inferior turbi- nate flap for endoscopic reconstruction of skull base defects. J Neurol Surg B Skull Base. 2014; 75(4):225–230

[31] Kim GG, Hang AX, Mitchell CA, Zanation AM. Pedicled extranasal flaps in skull base reconstruction. Adv Otorhinolaryngol. 2013; 74:71–80

[32] Majer J, Herman P, Verillaud B. "Mailbox Slot" pericranial flap for endoscopic skull base reconstruction. Laryngoscope. 2016; 126(8):1736–1738

[33] Reyes C, Mason E, Solares CA. Panorama of reconstruction of skull base defects: from traditional open to endonasal endoscopic approaches, from free grafts to microvascular flaps. Int Arch Otorhinolaryngol. 2014; 18 Suppl 2: S179–S186

[34] Chang DW, Langstein HN, Gupta A, et al. Reconstructive management of cra- nial base defects after tumor ablation. Plast Reconstr Surg. 2001; 107(6): 1346–1355, discussion 1356–1357

[35] Liu JK, Niazi Z, Couldwell WT. Reconstruction of the skull base after tumor resection: an overview of methods. Neurosurg Focus. 2002; 12(5):e9

[36] Resto VA, McKenna MJ, Deschler DG. Pectoralis major flap

in composite lat- eral skull base defect reconstruction. Arch Otolaryngol Head Neck Surg. 2007; 133(5):490–494

[37] Moore BA, Wine T, Netterville JL. Cervicofacial and cervicothoracic rotation flaps in head and neck reconstruction. Head Neck. 2005; 27(12):1092–1101

[38] Patel NS, Modest MC, Brobst TD, et al. Surgical management of lateral skull base defects. Laryngoscope. 2016; 126(8):1911–1917

[39] Quillen CG, Shearin JC, Jr, Georgiade NG. Use of the latissimus dorsi myocuta- neous island flap for reconstruction in the head and neck area: case report. Plast Reconstr Surg. 1978; 62(1):113–117

[40] Russell RC, Pribaz J, Zook EG, Leighton WD, Eriksson E, Smith CJ. Functional evaluation of latissimus dorsi donor site. Plast Reconstr Surg. 1986; 78(3): 336–344

[41] Spear SL, Hess CL. A review of the biomechanical and functional changes in the shoulder following transfer of the latissimus dorsi muscles. Plast Reconstr Surg. 2005; 115(7):2070–2073

[42] McCraw JB, Magee WP, Jr, Kalwaic H. Uses of the trapezius and sternomastoid myocutaneous flaps in head and neck reconstruction. Plast Reconstr Surg. 1979; 63(1):49–57

[43] Rosen HM. The extended trapezius musculocutaneous flap for cranio-orbital facial reconstruction. Plast Reconstr Surg. 1985; 75(3):318–327

[44] Uğurlu K, Ozçelik D, Hüthüt I, Yildiz K, Kilinç L, Baş L. Extended vertical trape- zius myocutaneous flap in head and neck reconstruction as a salvage proce- dure. Plast Reconstr Surg. 2004; 114(2):339–350

[45] Netterville JL, Wood DE. The lower trapezius flap. Vascular anatomy and sur- gical technique. Arch Otolaryngol Head Neck Surg. 1991; 117(1):73–76

[46] Chandrasekhar B, Terz JJ, Kokal WA, Beatty JD, Gottlieb ME. The inferior tra- pezius musculocutaneous flap in head and neck reconstruction. Ann Plast Surg. 1988; 21(3):201–209

[47] Yang HJ, Lee DH, Kim YW, Lee SG, Cheon YW. The trapezius muscle flap: a viable alternative for posterior scalp and neck reconstruction. Arch Plast Surg. 2016; 43(6):529–535

[48] Neligan PC, Mulholland S, Irish J, et al. Flap selection in cranial base recon- struction. Plast Reconstr Surg. 1996; 98(7):1159–1166, discussion 1167– 1168

[49] Schusterman MA, Kroll SS. Reconstruction strategy for temporal bone and lateral facial defects. Ann Plast Surg. 1991; 26(3):233–242

[50] Merve A, Mitra I, Swindell R, Homer JJ. Shoulder morbidity after pectoralis major flap reconstruction for head and neck cancer. Head Neck. 2009; 31 (11):1470–1476

[51] Disa JJ, Rodriguez VM, Cordeiro PG. Reconstruction of lateral skull base onco- logical defects: the role of free tissue transfer. Ann Plast Surg. 1998; 41(6): 633–639

[52] Neligan PC, Boyd JB. Reconstruction of the cranial base defect. Clin Plast Surg. 1995; 22(1):71–77

[53] Jones TR, Jones NF. Advances in reconstruction of the upper aerodigestive tract and cranial base with free tissue transfer. Clin Plast Surg. 1992; 19(4): 819–831

[54] Chang DW, Robb GL. Microvascular reconstruction of the skull base. Semin Surg Oncol. 2000; 19(3):211–217

[55] Besteiro JM, Aki FE, Ferreira MC, Medina LR, Cernea C. Free flap recon- struction of tumors involving the cranial base. Microsurgery. 1994; 15 (1):9–13

[56] Califano J, Cordeiro PG, Disa JJ, et al. Anterior cranial base reconstruction using free tissue transfer: changing trends. Head Neck. 2003; 25(2):89–96

[57] Teknos TN, Smith JC, Day TA, Netterville JL, Burkey BB. Microvascular free tis- sue transfer in reconstructing skull base defects: lessons learned. Laryngo- scope. 2002; 112(10):1871–1876

[58] Pusic AL, Chen CM, Patel S, Cordeiro PG, Shah JP. Microvascular reconstruction of the skull base: a clinical approach to surgical defect classification and flap selection. Skull Base. 2007; 17(1):5–15

[59] Hanasono MM, Sacks JM, Goel N, Ayad M, Skoracki RJ. The anterolateral thigh free flap for skull base reconstruction. Otolaryngol Head Neck Surg. 2009; 140(6):855–860

[60] McLean DH, Buncke HJ, Jr. Autotransplant of omentum to a large scalp defect, with microsurgical revascularization. Plast Reconstr Surg. 1972; 49(3):268– 274

[61] Barrow DL, Nahai F, Tindall GT. The use of greater omentum vascularized free flaps for neurosurgical disorders requiring reconstruction. J Neurosurg. 1984; 60(2):305–311

[62] Costantino PD, Shamouelian D, Tham T, Andrews R, Dec W. The laparos- copically harvested omental free flap: a compelling option for craniofa- cial and cranial base reconstruction. J Neurol Surg B Skull Base. 2017; 78 (2):191–196

[63] Ikuta Y. Autotransplant of omentum to cover large denudation of the scalp. Case report. Plast Reconstr Surg. 1975; 55(4):490–493

[64] Yamaki T, Uede T, Tano-oka A, Asakura K, Tanabe S, Hashi K. Vascularized omentum graft for the reconstruction of the skull base after removal of a nasoethmoidal tumor with intracranial extension: case report. Neurosurgery. 1991; 28(6):877–880

[65] Panje WR, Pitcock JK, Vargish T. Free omental flap reconstruction of compli- cated head and neck wounds. Otolaryngol Head Neck Surg. 1989; 100(6): 588–593

[66] Olsen KD, Meland NB, Ebersold MJ, Bartley GB, Garrity JA. Extensive defects of the sino-orbital region. Results with microvascular reconstruction. Arch Otolaryngol Head Neck Surg. 1992; 118(8):828–833, discussion 859–860

[67] Bridger GP, Baldwin M. Anterior craniofacial resection for ethmoid and nasal cancer with free flap reconstruction. Arch Otolaryngol Head Neck Surg. 1989; 115(3):308–312

[68] Urken ML, Catalano PJ, Sen C, Post K, Futran N, Biller HF. Free tissue transfer for skull base reconstruction analysis of complications and a classification

[69] Izquierdo R, Leonetti JP, Origitano TC, al-Mefty O, Anderson DE, Reichman OH. Refinements using free-tissue transfer for complex cranial base reconstruc- tion. Plast Reconstr Surg. 1993; 92(4):567–574, discussion 575

[70] Clayman GL, DeMonte F, Jaffe DM, et al. Outcome and complications of extended cranial-base resection requiring microvascular free-tissue transfer. Arch Otolaryngol Head Neck Surg. 1995; 121(11):1253–1257

[71] Barrow DL, Nahai F, Fleischer AS. Use of free latissimus dorsi musculocutane- ous flaps in various neurosurgical disorders. J Neurosurg. 1983; 58(2):252– 258

[72] Robson MC, Zachary LS, Schmidt DR, Faibisoff B, Hekmatpanah J. Reconstruc- tion of large cranial defects in the presence of heavy radiation damage and infection utilizing tissue transferred by microvascular anastomoses. Plast Reconstr Surg. 1989; 83(3):438–442

[73] Jones NF, Hardesty RA, Swartz WM, Ramasastry SS, Heckler FR, Newton ED. Extensive and complex defects of the scalp, middle third of the face, and pal- ate: the role of microsurgical reconstruction. Plast Reconstr Surg. 1988; 82 (6):937–952

[74] Taniguchi Y, Tamaki T, Yoshida M, Uematsu Y. Reconstruction of a scalp and skull defect with free latissimus dorsi myocutaneous flap following dermatofibrosarcoma protuberans. J Orthop Surg (Hong Kong). 2002; 10 (2):206–209

[75] Hallock GG. The combined parascapular fasciocutaneous and latissimus dorsi muscle conjoined free flap. Plast Reconstr Surg. 2008; 121(1):101–107

[76] Bclousov AE, Kichemasov SD, Kochish AY, Pinchuk VD. Vascularized mega- flaps. Ann Plast Surg. 1993; 31(1):54–59

[77] Aviv JE, Urken ML, Vickery C, Weinberg H, Buchbinder D, Biller HF. The com- bined latissimus dorsi-scapular free flap in head and neck reconstruction. Arch Otolaryngol Head Neck Surg. 1991; 117(11):1242–1250

[78] Lin AC, Lin DT. Reconstruction of lateral skull base defects with radial forearm free flaps: the double-layer technique. J Neurol Surg B Skull Base. 2015; 76 (4):257–261

[79] Burkey BB, Gerek M, Day T. Repair of the persistent cerebrospinal fluid leak with the radial forearm free fascial flap. Laryngoscope. 1999; 109(6):1003– 1006

[80] Brown MT, Couch ME, Huchton DM. Assessment of donor-site functional morbidity from radial forearm fasciocutaneous free flap harvest. Arch Otolar- yngol Head Neck Surg. 1999; 125(12):1371–1374

[81] Hegazy HM, Carrau RL, Snyderman CH, Kassam A, Zweig J. Transnasal endo- scopic repair of cerebrospinal fluid rhinorrhea: a meta-analysis. Laryngo- scope. 2000; 110(7):1166–1172

[82] Germani RM, Vivero R, Herzallah IR, Casiano RR. Endoscopic reconstruction of large anterior skull base defects using acellular dermal allograft. Am J Rhi- nol. 2007; 21(5):615–618

[83] Pinheiro-Neto CD, Paluzzi A, Fernandez-Miranda JC, et al. Extended dissection of the septal flap pedicle for ipsilateral endoscopic transpterygoid approaches. Laryngoscope. 2014; 124(2):391–396

[84] Hofstetter CP, Singh A, Anand VK, Kacker A, Schwartz TH. The endoscopic, endonasal, transmaxillary transpterygoid approach to the pterygopalatine fossa, infratemporal fossa,

petrous apex, and the Meckel cave. J Neurosurg. 2010; 113(5):967–974

[85] Nanda A, Javalkar V, Banerjee AD. Petroclival meningiomas: study on out- comes, complications and recurrence rates. J Neurosurg. 2011; 114(5):1268– 1277

[86] Fonmarty D, Bastier PL, Lechot A, Gimbert E, de Gabory L. Assessment of abdominal fat graft to repair anterior skull base after malignant sinonasal tumor extirpation. Otolaryngol Head Neck Surg. 2016; 154(3):540–546

[87] Ransom ER, Palmer JN, Kennedy DW, Chiu AG. Assessing risk/benefit of lum- bar drain use for endoscopic skull-base surgery. Int Forum Allergy Rhinol. 2011; 1(3):173–177

[88] Ahmed OH, Marcus S, Tauber JR, Wang B, Fang Y, Lebowitz RA. Efficacy of perioperative lumbar drainage following endonasal endoscopic cere- brospinal fluid leak repair. Otolaryngol Head Neck Surg. 2017; 156(1): 52–60

[89] Johans SJ, Burkett DJ, Swong KN, Patel CR, Germanwala AV. Antibiotic prophy- laxis and infection prevention for endoscopic endonasal skull base surgery: our protocol, results, and review of the literature. J Clin Neurosci. 2017

[90] Kono Y, Prevedello DM, Snyderman CH, et al. One thousand endoscopic skull base surgical procedures demystifying the infection potential: incidence and description of postoperative meningitis and brain abscesses. Infect Control Hosp Epidemiol.

2011; 32(1):77–83

[91] Horowitz G, Fliss DM, Margalit N, Wasserzug O, Gil Z. Association between cerebrospinal fluid leak and meningitis after skull base surgery. Otolaryngol Head Neck Surg. 2011; 145(4):689–693

[92] Kassam AB, Prevedello DM, Carrau RL, et al. Endoscopic endonasal skull base surgery: analysis of complications in the authors' initial 800 patients. J Neu- rosurg. 2011; 114(6):1544–1568

[93] Kraus DH, Gonen M, Mener D, Brown AE, Bilsky MH, Shah JP. A standardized regimen of antibiotics prevents infectious complications in skull base surgery. Laryngoscope. 2005; 115(8):1347–1357

[94] Ivan ME, Iorgulescu JB, El-Sayed I, et al. Risk factors for postoperative cerebro- spinal fluid leak and meningitis after expanded endoscopic endonasal surgery. J Clin Neurosci. 2015; 22(1):48–54

[95] Brown SM, Anand VK, Tabaee A, Schwartz TH. Role of perioperative anti- biotics in endoscopic skull base surgery. Laryngoscope. 2007; 117(9): 1528–1532

[96] Korinek AM, Baugnon T, Golmard JL, van Effenterre R, Coriat P, Puybasset L. Risk factors for adult nosocomial meningitis after craniotomy role of antibi- otic prophylaxis. Neurosurgery. 2006; 59:126–133

第三十九章　腰椎引流术在颅底手术中的作用

Nathan T. Zwagerman, Carl Snyderman, Eric W. Wang, Paul A. Gardner, Juan C. Fernandez-Miranda

摘要

在颅底手术中，由于缺乏标准的操作规程和已证实的疗效，腰椎引流术对脑脊液分流的作用一直存在争议。腰椎引流术的使用方式和与之相关的病理存在很大差异。然而，许多外科医生经常在各种各样的手术方法和重建中使用它们。看似无穷无尽的变量导致了大量的混乱和误导信息。本章旨在评估在颅底手术中使用腰椎引流术的最佳证据，并根据现有数据指导何时和如何使用。

关键词：腰椎引流术，脑脊液漏，颅底，脑脊液分流，上蝶鞍，前颅窝，后颅窝

39.1 引言

腰椎引流术在颅底手术期间和术后一直被用于松懈脑组织和防止术后脑脊液（CSF）漏。然而，这种做法是有争议的，因为在带来潜在的好处的同时，也可能会产生危害。此外，腰椎引流术没有统一的使用标准或使用期限。许多术者在每个病例中都会使用腰椎引流术，而其他术者可能根本不用。有些术者在术中使用，术后取出，有些则放置到术后，以便于术后引流。此外，腰椎引流术随着引流量的变化可在 1~7 天内使用。本章的目的是讨论现有的证据，并对颅底手术中腰椎引流术的现状进行全面的回顾，并为今后的研究提供参考。

39.2 回顾

脑脊液分流的作用已经在各种从开放到内窥镜腔内入路的颅底手术被描述。腰椎引流术的好处来自于增加脑组织空间和减少脑回牵拉的能力，以及通过减少颅内压力来帮助重建。腰椎脑脊液引流的目的是使脑脊液排出的过程中及术后采用低阻力的控制性脑脊液排出方法，以降低颅内压，使颅底缺损和伤口愈合，而不增加颅内压的张力，防止脑脊液瘘的形成。不幸的是，腰椎引流管的放置存在一些风险，其中可能包括轻微或严重的并发症。与腰椎脑脊液引流相关的最常见风险包括低压型头痛、恶心和呕吐，其发生率为 13%~63%。感染和脑膜炎的比例在 4%~10%，感染的风险随着放置引流管时间的延长而增加。一些不寻常但主要的并发症包括因过度引流引起小脑扁桃体疝所导致的神经功能障碍、急性或迟发性低血压、颅内静脉血栓形成、张力性脑积水、腰神经根刺激、颅神经麻痹和留置导尿管。此外，必须考虑患者长期卧床制动的间接风险，包括肺炎、深静脉血栓形成和尿路感染。

39.3 证据的讨论

脑脊液漏和脑回牵拉伤仍然是颅底手术的主要挑战之一。带血管蒂的组织已成为颅底重建的基础。Horiguchi 等比较了接受鼻内镜手术（EES）和鼻翼皮瓣重建的患者和接受脂肪移植或阔筋膜重建 EES 的患者，发现脑脊液漏率有显著差异（9.5%：27.3%）。这与其他研究报道的血管皮瓣重建后 0~5.7% 的低脑脊液漏率一致。因此，目前最常采用的颅底手术，其脑脊液漏的风险比以前描述的要低得多。由于腰椎引流术存在严重并发症的潜在风险，当前重建技术的脑脊液漏率低，应用范围广泛，颅底手术后腰椎引流术的必要性尚不明确。由于技术和外科医生偏好的不同，很难评估腰椎引流术在手术中对脑组织松懈的作用。

在本章中，我们将重点讨论腰椎引流术治疗颅底手术术后脑脊液漏。

一项回顾性经颅研究显示，在围手术期未行腰椎引流术的患者术后脑脊液漏率为 35%，行腰椎引流术的患者术后脑脊液漏率为 12%。一项评估后颅窝手术重建技术的研究表明，腰椎管引流对术后脑脊液漏的影响不大。另一项研究观察了一批因脊柱和颅骨手术以及创伤原因导致的脑脊液漏的患者，结果显示当使用腰椎引流术时，脑脊液漏的发生率为 6%。然而，目前尚无前瞻性研究评估腰椎引流在颅底手术中的作用。最近的颅底内窥镜文献对这一问题进行了大量的研究，一个重要的混淆因素是脑脊液漏为高流量或低流量。高流量脑脊液漏的实际定义是侵犯脑室或脑池，需要更有力的重建。

临床实践差异较大（表 39.1）。一些研究表明，自从鼻中隔皮瓣出现以来，腰椎引流不需要常规使用。Garcia-Navarro 等指出，腰椎引流管的使用与术后脑脊液漏之间没有联系，但他们确实注意到，但 III 级脑脊液漏（鞍上或跨斜坡缺损）在他们的系列研究中有脑脊液漏的风险更高（12%）。因此，他们继续推荐这些患者围手术期使用腰椎引流术。Eloy 等对 59 例经鼻内镜鼻口瓣修补高流量脑脊液漏但无腰椎引流的患者进行回顾性分析。他们的研究表明术后没有脑脊液漏。多

数（42 例）为鞍区或鞍上病变，仅有 14 例颅前窝病变和 3 例斜坡缺损。Bakhsheshian 等回顾了几项评估腰椎引流术在鼻内镜下修补脑脊液漏的研究，结果显示腰椎引流术没有明显的益处。但是，他们没有提到缺陷的大小和位置。单中心回顾 25 例鞍上脑膜瘤患者接受 EES 常规腰椎引流使用表明，仅有两例患者出现术后脑脊液漏，这两例患者由于肥胖没有接受腰椎引流术，由此他们得出的结论是，腰椎引流术可能有助于防止 BMI 高的患者发生脑脊液漏。最近另一篇关于内镜颅底手术中腰椎引流术用法的综述总结道，在腰椎引流术方面存在很多差异，没有明确的协议或证据支持或反对使用。最后，一项关于腰椎引流术在鼻内颅底手术中的作用的荟萃分析表明，考虑到研究中不同的部位、脑脊液漏类型、肿瘤类型和缺损大小，现有的证据质量不高。

匹兹堡大学的颅底组进行了第一次也是唯一一次随机的前瞻性试验，记录了病理类型、位置和缺损大小。研究中所有 170 例参与者都有高流量脑脊液漏。CSF 以每小时 10mL 的速度排出，持续 72h。由于置入腰椎引流管的明显益处，该研究提前结束（拟样本量为 200 例）。腰椎引流组术后脑脊液漏率为 8.2%，非腰椎引流组为 21.2%（$P=0.017$）。在 106 例术中测量缺损大小的患者中，较大的缺损与术后脑脊液漏有关

表 39.1　腰椎引流术术在颅底手术中的临床研究

研究者（年份）	外科手术	类型	证据级别	腰椎引流术	结果
Bien 等（2007）	开颅	回顾性队列研究	III	72h，肩部引流	显著降低 CSF 漏
Stoker 等（2012）	开颅	回顾性队列研究	IV	在患者离开医院之前一直保持原位	无统计学意义
Patel 等（2010）	鼻内镜	回顾性队列研究	IV	3 天，10mL/h	CSF 漏率 3%
Eloy 等（2012）	鼻内镜	回顾性队列研究	IV	NA	没有腰椎引流，没有 CSF 漏
Ackerman 等（2013）	鼻内镜	回顾性队列研究	IV	3 天，10~15mL/h	腰椎引流漏率 4.9%
Garcia-Navarro 等（2013）	鼻内镜	回顾性队列研究	IV	24~48h，5mL/h	没有区别
Cohen 等（2018）	鼻内镜	回顾性队列研究	IV	48h，5mL/h	腰椎引流有助于减少肥胖患者的 CSF 漏
Zwagerman 等（2016）	鼻内镜	前瞻性随机对照试验	I	72h，10mL/h	腰椎引流可显著减少前、后颅窝大范围缺损的 CSF 漏

缩写：CSF，脑脊液；NA，无数据

（6.2：2.9cm²，*P*=0.03）。术后分析硬脑膜缺损的位置及其对术后脑脊液漏的影响表明：鞍上肿瘤患者术后脑脊液漏的风险相比肿瘤在前颅窝或后颅窝患者低（7%：20%：22% 脑脊液漏率，*P*=0.019）。这些脑脊液漏率来自于该部位的所有肿瘤（合并腰椎引流患者和无引流患者）。在无引流组中，基于位置的脑脊液漏率差异仍然显著（9.5%：35%：31%，*P*=0.032），但在腰椎引流组中没有观察到（4.7%：11%：13%，*P*=0.50）。综上所述，根据有无引流，鞍上病变的脑脊液漏率分别为 4.7% 和 9.5%，前颅底肿瘤的脑脊液漏率分别为 11% 和 35%，后颅底病变的脑脊液漏率分别为 13% 和 31%。本研究还评估了混杂效应，如体重指数（BMI）、既往手术、皮瓣的类型，以及年龄，并没有发现其他变量与脑脊液漏显著相关。总之，硬脑膜缺损的大小和位置，是主要的危险因素，且通常彼此相关（幕上缺损通常比前后部颅底缺陷小），他们可以使用腰椎引流术改善，尤其是在前部和后部颅底有更大的缺损。

腰椎引流术患者并发症的处理既具有预防作用，又具有反作用。腰椎引流术患者术后立即进行头部 CT 检查有助于发现问题。在某些病例中，手术后出现明显的脑积水的患者，其腰椎引流管被夹住或脑脊液引流量减少到 5mL/h。这也适用于脑水肿及出血的病例。在上述系列中，2 名患者抱怨腰椎引流术后头痛，并接受了输血疗法。一名患者留置导尿管，经保守处理，无须干预。

39.4 术者专业上的局限性

本研究最大的局限性在于手术入路和切除技术（广泛暴露和扩大切除）以及闭合技术均由两位理念相似的神经外科主任完成。其他可能的技术存在，数据可能无法在匹兹堡大学以外的地方得到应用，因为其他外科医生可能会进行更有限的暴露和切除（较小的颅底缺损），而且使用不同的闭合技术也会有很好的效果。

我们将介绍两例颅底手术，我们认为腰椎引流术可能有助于或不有助于减少术后脑脊液漏。

39.5 病例研究

39.5.1 病例 1

一名 58 岁女性，以右侧颞部视力丧失及头痛为主要表现。影像检查显示硬脑膜鞍底和鞍上病变，并压迫视交叉（图 39.1a）。既往有肥胖和糖尿病病史，其余无特殊病史，从事秘书工作。给予行

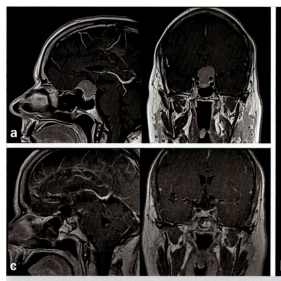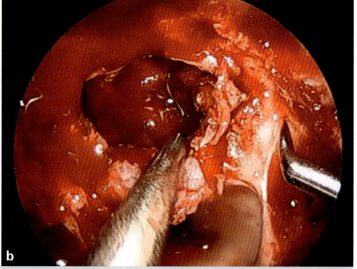

图 39.1 鞍结节脑膜瘤。（a）矢状位和冠状位 T1 增强 MRI 显示一个硬膜基底肿块，并在鞍上伸展，集中于蝶结节。（b）术中照片显示硬脑膜开口处通过内镜鼻内入路切除。（c）术后矢状位和冠状位 T1 增强 MRI 显示肿物已完全切除

鼻内窥镜手术切除病变。手术顺利，术后第 3 天出院，视力有所改善。缝合包括镶嵌式胶原蛋白移植、嵌式阔筋膜移植和鼻中隔皮瓣（图 39.1b）。由于硬脑膜开口小，且肿瘤位于鞍上，因此不使用腰椎引流管。病理提示为 WHO Ⅰ 级脑膜瘤。在 6 个月的随访中，她的视力完全恢复，无头痛，嗅觉和味觉完好，MRI 上无肿瘤残留（图 39.1c）。

39.5.2 病例 2

64 岁女性，右利手，在一次机动车事故后发现出现颅内嗅沟病变（图 39.2a，b）。病程 2 年，进行性生长。医生给她提供了放疗和手术的选择，她选择经鼻内窥镜手术切除病变。手术顺利，于术后第 4 天出院。缝合时使用镶嵌的胶原基质，接着是阔筋膜的嵌套移植和鼻中隔皮瓣。考虑到硬脑膜缺损的位置和大小，她接受了腰椎引流术，每小时引流 $10cm^3$，持续 72h。她没有任何并发症，随访 6 个月时，她的嗅觉和味觉有所减弱，但影像学上没有肿瘤（图 39.2c）。病理提示 WHO Ⅰ 级脑膜瘤。

每一种病理的治疗都是根据患者的具体情况而

定的。在以往的手术、伤口愈合问题和以前的放疗可能影响重建的情况下，使用腰椎引流也可能有助于愈合，而 BMI > 40 的患者脑脊液漏的风险增加。

39.6 结论

腰椎引流术已被证明对减少术后脑脊液漏是有益的，特别是在前或后颅窝有较大缺损或缺损位的情况下。腰椎管引流在病态肥胖、既往手术或伤口愈合有问题的放射治疗中也可能是有益的。鞍底或鞍上病变常规的腰椎引流管放置可能对血管蒂重建没有好处。

39.7 对未来研究的建议

需要进一步的研究来评估腰椎引流在较大鞍上肿瘤中的作用，这些病变会压迫脑室，从而造成高流量渗漏。进一步的研究将有助于确定特定病变是否比其他疾病更容易发生术后脑脊液漏。针对腰椎管引流患者的护理研究仍在不断发展，以帮助减少术后制动的后果。

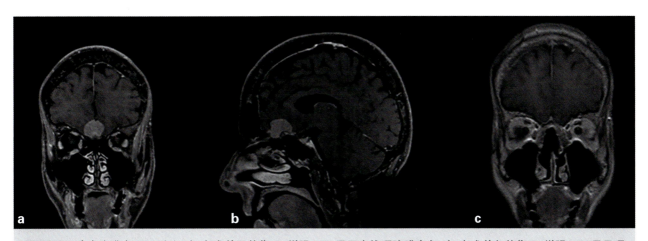

图 39.2 嗅沟脑膜瘤 MRI 对比。(a) 术前冠状位 T1 增强 MRI 显示中线硬脑膜病变。(b) 术前矢状位 T1 增强 MRI 显示硬脑膜病变从嗅沟延伸至平面。(c) 术后冠状位 T1 增强 MRI 显示中线病变完全切除

参考文献

[1] Allen KP, Isaacson B, Purcell P, Kutz JW, Jr, Roland PS. Lumbar subarachnoid drainage in cerebrospinal fluid leaks after lateral skull base surgery. Otol Neurotol. 2011; 32(9):1522–1524

[2] Bien AG, Bowdino B, Moore G, Leibrock L. Utilization of preoperative cerebrospinal fluid drain in skull base surgery. Skull Base. 2007; 17(2):133–139

[3] Laing RJ, Smielewski P, Czosnyka M, Quaranta N, Moffat DA. A study of perioperative lumbar cerebrospinal fluid pressure in patients undergoing acoustic neuroma surgery. Skull Base Surg. 2000; 10(4):179–185

[4] Moza K, McMenomey SO, Delashaw JB, Jr. Indications for cerebrospinal fluid drainage and avoidance of complications. Otolaryngol Clin North Am. 2005; 38(4):577–582

[5] Viswanathan A, Whitehead WE, Luerssen TG, Jea A. Use of lumbar drainage of cerebrospinal fluid for brain relaxation in occipital lobe approaches in children: technical note. Surg Neurol. 2009; 71(6):681–684, discussion 684

[6] Zanation AM, Carrau RL, Snyderman CH, et al. Nasoseptal flap reconstruction of high flow intraoperative cerebral spinal fluid leaks during endoscopic skull base surgery. Am J Rhinol Allergy. 2009; 23(5):518–521

[7] Governale LS, Fein N, Logsdon J, Black PM. Techniques and complications of external lumbar drainage for normal pressure hydrocephalus. Neurosurgery. 2008; 63(4) Suppl 2:379–384, discussion 384

[8] Ackerman PD, Spencer DA, Prabhu VC. The efficacy and safety of preoperative lumbar drain placement in anterior skull base surgery. J Neurol Surg Rep. 2013; 74(1):1–9

[9] Liang B, Shetty SR, Omay SB, et al. Predictors and incidence of orthostatic headache associated with lumbar drain placement following endoscopic endonasal skull base surgery. Acta Neurochir (Wien). 2017; 159(8):1379–1385

[10] Shapiro SA, Scully T. Closed continuous drainage of cerebrospinal fluid via a lumbar subarachnoid catheter for treatment or prevention of cranial/spinal cerebrospinal fluid fistula. Neurosurgery. 1992; 30(2):241–245

[11] Kitchel SH, Eismont FJ, Green BA. Closed subarachnoid drainage for management of cerebrospinal fluid leakage after an operation on the spine. J Bone Joint Surg Am. 1989; 71(7):984–987

[12] Scheithauer S, Burgel U, Bickenbach J, et al. External ventricular and lumbar drainage-associated meningoventriculitis: prospective analysis of timedependent infection rates and risk factor analysis. Infection. 2010; 38(3): 205–209

[13] al-Mefty O. Prolonged lumbar spinal drainage after the resection of tumors of the skull base: a cautionary note. Neurosurgery. 1992; 30(1):144

[14] Cain RB, Patel NP, Hoxworth JM, Lal D. Abducens palsy after lumbar drain placement: a rare complication in endoscopic skull base surgery. Laryngoscope. 2013; 123(11):2633–2638

[15] Francel PC, Persing JA, Cantrell RW, Levine PA, Newman SA. Neurological deterioration after lumbar cerebrospinal fluid drainage. J Craniofac Surg. 1992; 3(3):145–148

[16] Kim YS, Kim SH, Jung SH, Kim TS, Joo SP. Brain stem herniation secondary to cerebrospinal fluid drainage in ruptured aneurysm surgery: a case report. Springerplus. 2016; 5:247

[17] Manley GT, Dillon W. Acute posterior fossa syndrome following lumbar drainage for treatment of suboccipital pseudomeningocele. Report of three cases. J Neurosurg. 2000; 92(3):469–474

[18] Miglis MG, Levine DN. Intracranial venous thrombosis after placement of a lumbar drain. Neurocrit Care. 2010; 12(1):83–87

[19] Roland PS, Marple BF, Meyerhoff WL, Mickey B. Complications of lumbar spinal fluid drainage. Otolaryngol Head Neck Surg. 1992; 107(4):564–569

[20] Samadani U, Huang JH, Baranov D, Zager EL, Grady MS. Intracranial hypotension after intraoperative lumbar cerebrospinal fluid drainage. Neurosurgery. 2003; 52(1):148–151, discussion 151–152

[21] Borg A, Kirkman MA, Choi D. Endoscopic endonasal anterior skull base surgery: a systematic review of complications during the past 65 years. World Neurosurg. 2016; 95:383–391

[22] Dehdashti AR, Stofko D, Okun J, Obourn C, Kennedy T. Endoscopic endonasal reconstruction of skull base: repair protocol. J Neurol Surg B Skull Base. 2016; 77(3):271–278

[23] McCoul ED, Anand VK, Singh A, Nyquist GG, Schaberg MR, Schwartz TH. Long-term effectiveness of a reconstructive protocol using the nasoseptal flap after endoscopic skull base surgery.World Neurosurg. 2014; 81(1):136–143

[24] Thorp BD, Sreenath SB, Ebert CS, Zanation AM. Endoscopic skull base reconstruction: a review and clinical case series of 152 vascularized flaps used for surgical skull base defects in the setting of intraoperative cerebrospinal fluid leak. Neurosurg Focus. 2014; 37(4):E4

[25] Hadad G, Bassagasteguy L, Carrau RL, et al. A novel reconstructive technique after endoscopic expanded endonasal approaches: vascular pedicle nasoseptal flap. Laryngoscope. 2006; 116(10):1882–1886

[26] Moyer JS, Chepeha DB, Teknos TN. Contemporary skull base reconstruction. Curr Opin Otolaryngol Head Neck Surg. 2004; 12(4):294–299

[27] Nameki H, Kato T, Nameki I, Ajimi Y. Selective reconstructive options for the anterior skull base. Int J Clin Oncol. 2005; 10(4):223–228

[28] Horiguchi K, Murai H, Hasegawa Y, Hanazawa T, Yamakami I, Saeki N. Endoscopic endonasal skull base reconstruction using a nasal septal flap: surgical results and comparison with previous reconstructions. Neurosurg Rev. 2010; 33(2):235–241, discussion 241

[29] Eloy JA, Kuperan AB, Choudhry OJ, Harirchian S, Liu JK. Efficacy of the pedicled nasoseptal flap without cerebrospinal fluid (CSF) diversion for repair of skull base defects: incidence of postoperative CSF leaks. Int Forum Allergy Rhinol. 2012; 2(5):397–401

[30] Gardner PA, Kassam AB, Snyderman CH, et al. Outcomes following endoscopic, expanded endonasal resection of suprasellar craniopharyngiomas: a case series. J Neurosurg. 2008; 109(1):6–16

[31] Gardner PA, Kassam AB, Thomas A, et al. Endoscopic endonasal resection of anterior cranial base meningiomas. Neurosurgery. 2008; 63(1):36–52, discussion 52–54

[32] Stoker MA, Forbes JA, Hanif R, et al. Decreased rate of CSF leakage associated with complete reconstruction of suboccipital cranial defects. J Neurol Surg B Skull Base. 2012; 73(4):281–286

[33] Esposito F, Dusick JR, Fatemi N, Kelly DF. Graded repair of cranial base defects and cerebrospinal fluid leaks in transsphenoidal surgery. Neurosurgery. 2007; 60(4) Suppl 2:295–303, discussion 303–304

[34] Patel MR, Stadler ME, Snyderman CH, et al. How to choose? Endoscopic skull base reconstructive options and limitations. Skull Base. 2010; 20 (6):397–404

[35] Garcia-Navarro V, Anand VK, Schwartz TH. Gasket seal closure for extended endoscopic endonasal skull base surgery: efficacy in a large case series.World Neurosurg. 2013; 80(5):563–568

[36] Bakhsheshian J, Hwang MS, Friedman M. What is the evidence for postoperative lumbar drains in endoscopic repair of CSF leaks? Laryngoscope. 2015; 125(10):2245–2246

[37] Cohen S, Jones SH, Dhandapani S, Negm HM, Anand VK, Schwartz TH. Lumbar drains decrease the risk of postoperative cerebrospinal fluid leak following endonasal endoscopic surgery for suprasellar meningiomas in patients with high body mass index. Oper Neurosurg (Hagerstown). 2018; 14(1):66–71

[38] Stokken J, Recinos PF, Woodard T, Sindwani R. The utility of lumbar drains in modern endoscopic skull base surgery. Curr Opin Otolaryngol Head Neck Surg. 2015; 23(1):78–82

[39] D'Anza B, Tien D, Stokken JK, Recinos PF, Woodard TR, Sindwani R. Role of lumbar drains in contemporary endonasal skull base surgery: meta-analysis and systematic review. Am J Rhinol Allergy. 2016; 30(6):430–435

[40] Zwagerman NT, Shin SS, Wang EW, Fernandez Miranda JC, Snyderman C, Gardner P. Does lumbar drainage reduce postoperative cerebrospinal fluid leak after endoscopic endonasal skull base surgery? A prospective, randomized controlled trial. J Neurosurg. 2018; 1:1–7 [Epub ahead of print]

[41] Cohen S, Jones SH, Dhandapani S, Negm HM, Anand VK, Schwartz TH. Lumbar drains decrease the risk of postoperative cerebrospinal fluid leak following endonasal endoscopic surgery for suprasellar meningiomas in patients with high body mass index. Oper Neurosurg (Hagerstown). 2018; 14(1):66–71

第四十章　鼻内镜手术术后抗生素的作用

Erin K. Reilly, Marc R. Rosen, James J. Evans, Mindy R. Rabinowitz

摘要

在鼻内窥镜手术中，术后使用抗生素的作用仍存在争议。尽管目前常规预防性使用抗生素，但术后抗生素治疗尚无循证医学证据。支持使用抗生素的主要依据是术后使用抗生素可以清洁鼻腔和窦腔的污染。另一个支持因素是颅底手术中颅腔的无菌环境被破坏。此外，从理论上讲，清除开放性伤口中的细菌可以减少感染的风险，促进愈合，加快康复。反对术后常规使用抗生素治疗的原因是术后无感染并发症。此外，长期使用抗生素的副作用是恶性的，并会导致细菌耐药。目前的文献未能证明在鼻内镜术后常规使用抗生素的益处。

关键词：抗生素，鼻内窥镜鼻窦手术，颅底

40.1　引言

鼻内窥镜手术（EES）包括从打开窦腔到颅底切除的一系列操作。手术适应证从解剖畸形延伸到恶性肿瘤，从息肉到复发性感染。虽然每个手术的目的可能不同，但 EES 的基础原理是相同的。主要目的是在去除病变组织的同时保持鼻腔的自然功能。术后应用抗生素目的是减少黏膜炎症，促进纤毛功能的恢复，保持窦腔的通畅。

目前的文献未能证明 EES 术后常规抗生素使用有积极的影响。支持使用抗生素的主要原因是术后使用抗生素可以预防鼻腔和窦腔的污染。颅底手术中原本无菌颅腔被破坏是另一个支持因素。此外，从理论上讲，清除开放性伤口中的细菌可以减少感染的风险，促进愈合，加速康复。此外，长期使用抗生素的副作用是恶性的，并易引起细菌耐药。

40.2　文献回顾

从既往文献中看，抗生素的适应证是预防鼻腔填塞术的后遗症——感染性休克。有一些关于鼻中隔成形术后是否需要使用抗菌剂的研究，但这些研究未能证明不良事件的减少或预后的改善。这些结果已经被研究鼻出血背景下鼻腔填塞术的文章所证实。然而，关于鼻内镜手术鼻腔填塞后抗生素治疗的应用，尚无文献报道。

需要考虑的一个因素是手术部位的环境。相对污染的切口是进入呼吸道或消化道的伤口。它们通常被认为是受污染的，因为这些区域是正常菌群的定植区。这种分类适用于鼻腔和窦腔，因为它们与胃肠道和呼吸系统相连。理论上，减少手术伤口的微生物有助于减少术后感染的发生率。因此，已经在试图建立提供使用抗生素预防手术部位感染的准则。美国卫生系统药剂师协会（ASHP）的结论是："除扁桃体切除术或功能性内窥镜鼻窦手术外，对接受清洁污染的头颈部手术的患者首选抗菌预防"。需要注意的是，这些建议仅适用于手术时使用的抗生素，对于术后治疗没有这样的指导原则。

有数个文献提供的证据支持或反对鼻内镜手术后使用抗生素治疗。其中，有 3 个随机对照试验一直被引用来支持这个争论，他们都以慢性鼻窦炎患者为研究对象。Annys 等研究了 202 例患者，随机分为对照组和实验组，他们在术后 10 天内每天 2 次服用安慰剂（对照组）或头孢呋辛（实验组）。两组在感染、内镜检查或症状评分方面没有显著差异。Jiang 等分析了 71 例术后 3 周每天服用安慰剂或抗菌药的患者。结果证明，两组在症状和内镜评分上没有差异。另外，在治疗前和治疗后分别进行鼻腔分泌物细菌培养。虽然在阳性培养率上没有差异，但两组在术前和术后实际发现的细菌类型是不同的。手术后出现的细菌都是新生的。最后，Albu 和 Lucaciu 等对 75 例患者进行了评估，这些患者也接受了奥格门汀治疗，但与安慰剂相比，每天只接受两次治疗，持续两周。与之前的研究相比，治疗组仅在术后第 5 天和第 12 天的内镜评分有统计学差异。研究结果一直持续到第 21 天和第 30 天。但只在第 5 天，抗生素组的鼻塞和分泌物症状有所改善。其他症状包括面部疼痛、嗅觉丧失和头痛在整个研究期间均未见显著改善。因此，作者得出结论，抗生素可能只在早期结痂和快速愈合阶段有效。最近的一项荟萃分析汇总了这些研究，得出的结论是，这些数据"无法证明在统计学上显著降低感染、症状评分或内镜评分，以支持常规手术入路和技术"。

对于患有慢性鼻窦炎的患者来说，鼻内镜手术是非常成功的。然而，在引流充分的情况下，有些患者还是会出现反复感染。问题是，这些感染是新发的还是手术前就存在的。Bhattacharyya 等的一项研究分析了鼻内镜手术后 6 周内未受感染的患者与黏液脓性分泌物急性加重期患者细菌培养差异。他们发现在 36 个细菌分离物中，只有 9 个（25%）在基线时被识别。在生物上的差异具有统计学意义。作者得出结论，手术后发生的感染不是由于菌群的再生或过度生长，而是由于致病性和新生细菌。Jervis-Bardy 等的另一项研究评估了手术时培养的细菌是否可以预测术后感染。感染定义为脓液、黏液或异常结皮及阳性微生物培养等。在 48 例手术时发生急性感染的患者中，28 例（58.3%）在手术后 90 天内发生感染。手术时培养的金黄色葡萄球菌患者中，有 87.5% 在手术后发展为金黄色葡萄球菌感染。相比之下，那些在手术中培养出"其他"细菌的人中只有 31.6% 发生了术后感染。基于这些证据作者得出的结论是，术后感染是顽固性金黄色葡萄球菌感染的结果，而不是从新发感染。值得注意的

是，25% 的患者在术中时没有感染的迹象，而术后出现感染。

上述研究表明，很难根据术中的发现来预测术后恢复情况。即使在内窥镜鼻窦手术中清除了所有的脓性物质，残留的分泌物、血液和结痂、暂时性纤毛功能障碍和黏膜完整性丧失这些环境的改变也会导致感染。此外，在关键的愈合期间，手术部位暴露于在空气传播的病原体之下，也可能导致感染。所以建议局部使用抗生素而不是口服抗生素。局部治疗具有机械清创、直接给药、避免全身副作用等优点。不幸的是，没有足够的证据支持术后患者使用抗生素冲洗。

反对 EES 术后常规抗生素治疗的一个理由是术后无严重的感染并发症。日本的一项研究调查了 5 万多例标准经鼻内镜手术病例，发现最常见的并发症是眼眶损伤，其次是出血和脑脊液漏。感染性并发症包括脑膜炎和中毒性休克只占 0.90%。即使是内窥镜颅底手术，感染并发症的发生率也略高，但与其他问题相比仍然较低。对 800 例患者的回顾性研究发现，在 30 天内感染的发生率为 1.9%。虽然有些文献声称恶性肿瘤、术中脑脊液漏或腰大池引流者颅内感染的发生率较高，但预测不良预后的可能性很小。尽管如此，早期的并发症通常受手术本身的影响，而后期的并发症则是由潜在的疾病过程引起的。

Coughlan 等在 2015 年的一篇系统综述中总结了大部分早期的发现。他们讨论了术前预防的使用，术后口服抗生素，局部用药，鼻腔填塞抗菌剂的证据，以及并发症的意义。他们的结论是，关于围手术期抗生素的使用，目前的数据仍然没有定论。

内窥镜颅底手术，与鼻窦相比，有几个不同之处需要考虑。首先，颅内空间是无菌的，通过天然屏障隔离相对污染的鼻腔的。其次，往往需要重建和使用各种移植材料。硬脑膜的侵入如果不进行适当的修复将增加脑脊液漏的可能性。由于与大脑的持续连接，这会带来脑膜炎的风险。在内窥镜垂体或颅底手术后使用抗生素方面仍没

有达成共识。即使是开放式神经外科手术，也存在争议。然而，有令人信服的证据表明，在开颅手术中，围手术期抗生素预防对降低皮肤切口感染率有效，但对预防医源性脑膜炎无效。

不幸的是，目前还没有针对内窥镜颅底手术后抗生素使用的随机临床试验。Brown 等的一项研究前瞻性回顾了 90 例 2 年以上接受前颅底鼻内窥镜手术患者。所有患者均在 24~48h 内接受头孢唑林治疗（取决于何时取出鼻腔填塞物），如果过敏，则接受万古霉素或克林霉素治疗。即使是那些术中脑脊液漏或腰椎穿刺引流的病历，也没有脑膜炎病例的记录。值得注意的是，所有患者术后 2 周内都接受了鼻内庆大霉素冲洗，前 3 个月共有 38 例患者接受了额外的鼻窦炎抗生素治疗。

有 3 项专门针对经蝶窦手术的研究文献。Little 和 White 等回顾了 442 例患者，他们均接受了显微镜入路，术前 30min 接受头孢呋辛，术后 8h 接受头孢呋辛。没有患者在 30 天内未发生颅内感染。然而，3 例患者在术后 2~9 个月出现迟发性脑膜炎。3 例均有术中脑脊液漏。作者的结论是，围手术期使用抗生素预防围手术期脑膜炎的方法是在手术摘除病变的过程中，通过对鼻漏的脑脊液进行消毒。相比之下，迟发性脑膜炎与持续的脑脊液漏有关，并且在手术时不太可能受到抗生素剂量的影响。因此，抗生素的使用变得不那么重要，取而代之的是强调良好的手术技术和适当的修复。

Somma 等回顾性分析了 145 例经鼻内窥镜蝶窦手术前 30min 及术后 8h 给予头孢唑林或克拉霉素的患者。随访 1 年时间，其中有 16 例患者未发生脑膜炎。1 例术后第 7 天出现脑脊液漏，需静脉注射一周头孢唑林加万古霉素。有趣的是，他们排除了因延长手术、同时进行鼻窦手术和脑脊液漏手术而需要更长时间抗生素预防的高危患者、重度吸烟者，以及糖尿病或库欣综合征患者。Orlando 等的一篇类似文章回顾了 170 例使用头孢他啶、头孢他啶加阿米卡星或头孢曲松加阿米卡星的患者。共有 145 例患者接受了为期 3 天的预防，而 25 例高危患者（定义为有反复呼吸道感染病史的吸烟者）在术前 24~48h 开始预防。只有 1 例患者在术后第 4 天出现脑膜炎，并且在手术过程中修补了术中脑脊液漏。3 例蝶窦炎经内科治疗，其中 1 例有症状，另外 2 例经影像学诊断。4 例患者出现脑脊液漏，需要再次手术，但未出现感染并发症。本文中选择的抗生素是合理的，因为这些药物在脑脊液中达到足以抑制葡萄球菌和革兰阴性杆菌的水平。然而，作者确实评论了这种方案增加的成本，并建议只在高危患者中使用。每项研究都使用了一种不同类型的抗生素，但结果相似，这表明预防是没有意义的。此外，每项研究都缺少一个对照组，是否有必要使用抗生素需要进一步验证。

众所周知，抗生素不是良性药物。它们成本高昂，易产生耐药性，并有可能造成有害的副作用。虽然使用抗生素的目的是尽量减少并发症发生率，但它实际上最后的结果可能是相反的。最理想的抗菌剂是安全、便宜、副作用最小，并能覆盖常见的鼻腔病原体。此外，对于颅底手术，必须使用穿透血脑屏障的药物。然而，对于任何鼻内手术的抗生素的类型、剂量、疗程和给药途径还没有共识。头孢唑林是首选的预防药物，因为它具有良好的安全性、低成本、良好的作用时间、脑脊液穿透性和对革兰氏阳性菌的足够的细菌覆盖率。青霉素和头孢菌素类药物是可以门诊口服的药物。但是当患者过敏时会发生什么呢？哪些情况需要广谱覆盖？息肉病应该和鼻窦炎一样吗？所有这些问题都没有答案。表 40.1 显出本章引用相关研究，说明这些数据显然不足以就 EES 后的抗生素问题达成循证共识。

表40.1 重点研究及证据水平

文章标题	主要作者	研究类型	证据水平
抗生素治疗和鼻腔填塞在鼻中隔成形术中的作用	Gioacchini	系统综述	II
外科手术中抗菌预防的临床实践指南	Bratzler	系统综述	I
内窥镜鼻窦手术后抗生素的短期效应	Annys	临床随机对照实验	I
功能性疾病鼻内镜手术后的抗生素护理	Jiang	临床随机对照实验	I
鼻内镜手术后预防性使用抗生素：一个短期随访研究	Albu	临床随机对照实验	I
鼻内镜手术围手术期预防性抗生素的使用	Saleh	系统综述	I
鼻窦手术后应常规使用局部抗生素吗?	Al-Bar	系统综述	II
抗生素在鼻内镜手术中的作用	Coughlan	系统综述	II
内镜颅底手术围手术期抗生素的作用	Brown	病例系列（无对照组）	IV
经蝶窦手术中脑膜炎的短期单药抗生素预防	Little&White	病例系列（无对照组）	IV
超短单剂抗生素化疗预防在鼻内镜下经蝶窦入路手术患者中降低脑膜炎风险的效果	Somma	病例系列（无对照组）	IV
170例鼻内窥镜下经蝶窦入路手术患者的临床资料回顾性分析	Orlando	病例系列（无对照组）	III

参考文献

[1] Gioacchini FM, Alicandri-Ciufelli M, Kaleci S, Magliulo G, Re M. The role of antibiotic therapy and nasal packing in septoplasty. Eur Arch Otorhinolaryngol. 2014; 271(5):879–886

[2] BratzlerDW,Dellinger EP,OlsenKM, etal.American Society of Health-System Pharmacists, Infectious Disease Society of America, Surgical Infection Society, Society for Healthcare Epidemiology of America. Clinical practice guidelines for antimicrobial prophylaxis in surgery. Am J Health Syst Pharm. 2013; 70 (3):195–283

[3] AnnysE,JorissenM.Shortterm effects of antibiotics (Zinnat) after endoscopic sinus surgery. ActaOtorhinolaryngol Belg. 2000; 54(1):23–28

[4] JiangRS,LiangKL,YangKY,etal.Postoper ative antibioti ccare after functional endoscopic sinus surgery. Am J Rhinol. 2008; 22(6):608–612

[5] Albu S, Lucaciu R. Prophylactic antibiotics in endoscopic sinus surgery: a short follow-up study. Am J Rhinol Allergy.2010; 24(4):306–309

[6] Saleh AM, Torres KM, Murad MH, Erwin PJ, Driscoll CL. Prophylactic perioperative antibiotic use in endoscopic sinus surgery: a systematic review and meta-analysis. Otolaryngol Head Neck Surg. 2012; 146(4):533–538

[7] Bhattacharyya N, Gopal HV, Lee KH. Bacterial infection after endoscopic sinus surgery: a controlled prospective study. Laryngoscope. 2004; 114 (4):765–767

[8] Jervis-Bardy J, Foreman A, Field J, Wormald PJ. Impaired mucosal healing and infection associated with Staphylococcus aureus after endoscopic sinus surgery. Am JRhinol Allergy. 2009; 23(5):549–552

[9] Al-Bar MH, Kuperan A, Casiano RR. Should topical antibiotics be routinely used following sinussurgery? Laryngoscope. 2014; 124(12):2653–2654

[10] Suzuki S, Yasunaga H, Matsui H, Fushimi K, Kondo K, Yamasoba T. Complication rates after functional endoscopic sinus surgery: analysis of 50,734 Japanesepatients. Laryngoscope.2015; 125(8):1785–1791

[11] Kassam AB, Prevedello DM, Carrau RL, et al. Endoscopic endonasal skull base surgery: analysis of complications in the authors' initial 800 patients. J Neurosurgery. 2011; 114(6):1544–1568

[12] Coughlan CA, Bhandarkar ND, Bhandarkar N. The role of antibiotics in endoscopic sinus surgery. Curr Opin Otolaryngol Head Neck Surg. 2015; 23(1):47–52

[13] Korinek AM, Baugnon T, Golmard JL, van Effenterre R, Coriat P, Puybasset L. Risk factors for adult nosocomial meningitis after craniotomy: role of antibiotic prophylaxis. Neurosurgery. 2008; 62 Suppl 2:532–539

[14] Brown SM, Anand VK, Tabaee A, Schwartz TH. Role of perioperative antibiotics inendoscopic skull base surgery. Laryngoscope.2007; 117(9):1528–1532 [15] Little AS, White WL. Short-duration, single-agent antibiotic prophylaxis for meningitis intrans-sphenoidal surgery.Pituitary.2011; 14(4):335–339

[16] Somma T, Maraolo AE, Esposito F, et al. Efficacy of ultra-short single agent regimen antibiotic chemo-prophylaxis in reducing the risk of meningitis in patients undergoing endoscopic endonasal transsphenoidal surgery. Clin NeurolNeurosurg. 2015; 139:206–209

[17] Orlando R, Cappabianca P, Tosone G, Esposito F, Piazza M, de Divitiis E. Retrospective analysis of a new antibiotic chemoprophylaxis regimen in 170 patients undergoing endoscopic endonasal transsphenoidal surgery. Surg Neurol.2007; 68(2):145–148, discussion148

第四十一章　耳鼻喉科合作是否能改善鼻内窥镜颅底手术的疗效

Kyle VanKoevering, Ricardo L. Carrau, Daniel M. Prevedello, Bradley A. Otto

摘要

　　传统上经鼻内镜颅底外科手术是由神经外科医生和耳鼻咽喉科医生联合完成的。虽然联合手术病例有几个优点（比如扩大专业技术，多种观点，复杂手术需要更多人等。），日程安排及建立高级工作关系的需要往往是这一点变得有些困难。尽管有全面的文献综述，但是颅底外科手术结果与协作医生的经验相关性数据仍然非常缺乏。我们强调了有限的 IV 级和 V 级数据，以详细讨论潜在的限制和优势。虽然创建一种合作手术方法可能会有几个挑战，但作者坚信发展一支专门的多学科的颅底亚专业团队（耳鼻喉科、神经外科、眼科、内分泌学、放射肿瘤学和内科肿瘤学等）。建立更好无缝协调，改善手术和术后护理，并可能为患者带来更好的结果。

　　关键词：颅底团队，多学科，合作外科医生

41.1　引言

　　在过去的 20 年里，经鼻内镜颅底外科手术（ESB）已经呈增长趋势作为一种治疗具有挑战性的腹侧颅底疾病的方法。最初由垂体手术相关的疾病开始，耳鼻喉科医生和神经外科医生都促进了这一领域的发展，包括更好的通路、更好的可视性、肿瘤切除和颅底重建等。这些领域的进步的共同之处是依赖于团队的建立，该团队建立通常包括来自每个专业的医生。

　　虽然鼻内镜的历史超越了本章的范围，但重要的是要认识到鼻内镜在神经外科和耳鼻喉科的应用可以追溯到 20 世纪初。内镜设计迅速进步，特别是 1960 年的 Hopkins 透镜系统，使得神经内镜手术的范围扩大到脑室系统之外，并预示着新的微创神经外科方法和内镜辅助显微外科的发展。在耳鼻喉科方面，Messerklinger 和世界上其他先驱通过使用内镜推动了现代鼻科和内镜鼻窦手术的发展。最终，ESB 的发展与神经内镜检查和 ESS 的经验有关，并认识到鼻腔是颅底病变中发病率最低的通道。

　　虽然耳鼻喉科医生接受过多次专业的鼻科学和颅底手术训练，这似乎是一种直觉，不仅是对患者，而且对神经外科的同事来说都是一种财富，但是支持的上述证据很少。这有可能是研究问题本身存在的种种困难，尤其是在那些认为团队合作是必要的研究中心。

41.2　回顾

　　目前，还没有关于颅底肿瘤的鼻内镜协同治疗的益处（或缺乏）的客观数据。McLaughlin 等对颅底手术的团队合作进行了很好的回顾。正如他们在综述中所指出的，颅底病理学的复杂性使得有必要开展一项涉及医学和外科亚专科，特别是神经外科和耳鼻喉科的综合性、合作性研究。该综述证明了以团队为基础的方法是合理的，它注意到外科医生继续趋向于专科化，而这些提供者无法提供整体护理方案。还回顾了确定团队结构和流程以促进最佳协作的重要性。

41.3　优势

　　当考虑全面的疾病管理时，也许最明显的情况是耳鼻喉科医生的角色与晚期鼻肿瘤有关。几十年来，这些肿瘤需要神经外科医生和耳鼻喉科医生通过复杂的开放性切除进行联合手术治疗。

传统上，清除这些病变需要开放的经颅入路来处理颅底和颅内腔室，并结合经面部入路来清除鼻腔疾病。正是这种合作关系继续作为合作手术方法的基础，因为大多数项目已经过渡到主要的鼻内颅底团队。此外，经内窥镜检查可控制的晚期鼻窦恶性肿瘤也可能伴有颈部转移，这可能需要耳鼻喉科医生同时进行颈部解剖。术后，许多患者需要辅助放疗，最好由头颈外科医生进行监督，持续的监督对这些患者至关重要。内镜检查很容易在耳鼻喉科诊所进行，需要活检和清创来监测复发情况。

对于那些历来属于神经外科医生范围的疾病，耳鼻喉科医生的角色在颅底中心可能会有很大的不同。有了适当的培训和设备，神经外科医生利用鼻内来处理简单的颅底病变（常规的垂体大腺瘤）可能会更方便。然而，即使对于这些术前、术中、术后的"简单"鼻道内病变，耳鼻喉科医师仍具有重要的潜在价值。

41.4 术前

术前，耳鼻喉科医生可以评估鼻腔的适合度进行手术。有鼻道症状的患者可以被筛选为炎症或感染性疾病的客观证据。在微生物感染的情况下，耳鼻喉科医生可以通过使用适当的抗生素优化术前管理。这可能会在随后的治疗过程中防止不被注意或没有得到特别处理的感染。美国慢性鼻窦炎（CRS）的发病率为4.9%。Nyquist等最近报告了他们在合并CRS患者中实施ESBS的经验。在他们的研究中，在接受传统ESS并伴有ESBS的患者中没有发现急性或慢性感染并发症。与CRS不同，急性细菌性鼻窦炎有潜在的颅内风险，通常需要适当的抗菌治疗来解决感染和降低脑膜炎的风险。事实上，Nyquist等在他们的研究中采用了5种这样的方法。

此外，如真菌球这样的疾病，可选择ESS手术切除。如果在计划内进行ESBS时出现了未解决的细菌性鼻窦炎或真菌球，在第一阶段进行必

要的手术治疗鼻腔感染是明智的。在处理这些情况之前，适当的诊断（通过内镜和成像）和医疗管理可以避免分次手术或至少更好的预测可能性。耳鼻喉科医生在这种情况下的作用至关重要。

作为耳鼻喉科诊所的常规检查，鼻内镜检查也可以帮助识别术前其他潜在挑战。例如，鼻中隔穿孔、严重偏曲、既往鼻内窥镜或其他降低鼻窦黏膜完整性的疾病的存在，可能会妨碍鼻中隔瓣的使用，或者需要替代鼻腔入路，而这可能是单靠影像学无法识别的。

41.5 术中

创造一个适当的鼻腔通道以获得足够的空间探查颅底病变是必要的，同时尽量减少对邻近的神经血管结构损伤的风险。虽然避免损伤神经组织和主要血管是首要考虑的因素，但维持正常的鼻腔生理对术后生活质量和潜在的延迟性并发症也很重要。维持正常的鼻窦引流通路和避免嗅觉损伤只是通过解剖学和生理学的专业知识可以改善结果的两个例子。鉴于大多数耳鼻喉科专家ESS技术的熟悉，尤其是那些经常迅速掌握技能的执行ESBS通道。虽然没有关于这种在ESBS的联合医生经验的好处的数据，但神经外科和耳鼻咽喉科在听神经瘤方面的合作的好处已经被证明。与许多中心在进行ESBS时所使用的方法类似，外科医生在最熟悉病例的特定阶段的区域以最大限度地解剖学专业知识执行该方面的工作。

根据团队成员的技能，耳鼻喉科医生可能更适合在神经外科解剖期间提供动态内镜检查。动态内镜通过提供进入腔内的器械的尾侧可视化来辅助外科医生的空间定位，有助于神经外科医生发展一个更好的三维理解相关解剖的认识。这比不能持续、无缝优化的设备更有优势（图41.1）。

除了颅底文献外，还有一些数据表明，除了简单的效率措施外，外科医生合作的经验还能显著改善患者的预后。Mallory等证明，在双侧乳房切除手术中联合外科医生并不会减少手术时间。

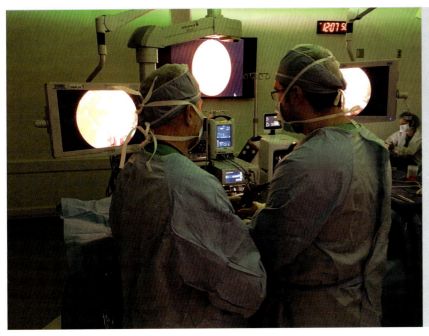

图 **41.1**　术中与耳鼻喉科合作外科医生的设置，提供动态内镜检查，以便对鼻窦恶性肿瘤进行双手神经外科操作。请注意，每个外科医生使用一个单独的高分辨率显示器，以最大限度地提高人体工程学的效率

然而，Haddock 等进一步证明，外科医生联合微血管乳房重建不仅可以降低手术时间，还可以明显减少了住院时间和伤口并发症。这表明，两名外科医生的联合不仅提高了效率，而且四眼两脑协同工作可能有助于减少潜在的错误，减轻疲劳，最大限度地管理术中意外事件，最终改善患者的预后。尽管存在争议，但与第二位神经外科医生相比，耳鼻喉科医生作为合作外科医生的观点可能会通过拓宽团队的视角来加强这种合作。

术后

在大多数 ESBS 病例中，术后并发症的主要来源是鼻腔损伤。因此，在 ESBS 术后的早期阶段，清创和术后旨在促进颅底和鼻窦腔愈合的方案对于提高生活质量是必不可少的。然而，鼻窦炎、粘连、嗅觉障碍、鼻出血、鼻塞和鼻中隔穿孔等并发症可能会发生。与其他人注意到的趋势相似，Little 等发现 ESBS 后鼻窦生活质量下降，在 2 周时达到最低点。然而，这在 3 个月时恢复到基线水平。长时间使用鼻夹板，使用可吸收鼻塞填充物，以及鼻窦炎的发展都与生活质量下降

相关，长期使用鼻夹板，使用可吸收鼻塞填充物，以及鼻窦炎的发展都与生活质量下降相关。如前所述，熟悉普通病房内清创技术，以及鼻窦炎的诊断和治疗，似乎是有利的（图 41.2）。然而，有趣的是，在这项研究中，耳鼻喉科医生的存在与生活质量结果并不相关。一种可能的解释与选择偏差有关，因为在一个中心，只有那些鼻道更复杂或术后后遗症较多的患者才会被转介到耳鼻喉科医生那里。

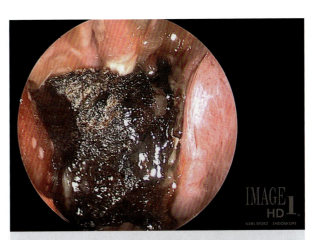

图 **41.2**　扩大鼻道入路术后 1 周内斜坡病变的结皮及碎片。这个患者需要广泛的清创，以减少鼻腔发病率

41.6 挑战

虽然协作外科治疗的优势对于许多颅底中心来说是显而易见的，但仍然存在一些挑战。根据手术实践和设施的不同，协调耳鼻喉科医生和神经外科医生之间的手术时间表可能是具有挑战性的，有时甚至会阻碍对患者的便捷护理。账单挑战可能会使合作外科医生的体验进一步复杂化。尽管最近鼻内颅底手术取得了进展，但仍然没有正式的手术编码。合作的外科医生修改现有的代码或未列出的代码修饰剂，通常会限制保险报销，并可能显著影响合作外科医生的关系。建立一个多学科团队还需要医院深思熟虑的支持和努力，将几个专业整合在一起，最大限度地进行沟通，并避免护理方面的差距。该团队需要一位手术领导和有效的承诺。这在合作手术病例中更加明显，在这种情况下，高度协作、无缝的关系需要共同决策，而且必须在耳鼻喉科医生和神经外科医生之间有意识地进行。

41.7 作者和机构偏好

在我们机构，我们的颅底手术中心是基于团队模式建立的。因此，我们最大限度地利用每一个合作的机会，即使在程序可以合理地单独执行的情况下也是如此。虽然我们的临床兴趣有很大的重叠，但我们的神经外科医生和耳鼻喉科医生拥有超出对方兴趣和能力的独特技能。我们的耳鼻喉科医生密切参与护理的各个阶段。他们在手术前评估患者并确定手术的适合性，每周召开1次多学科计划会议，实施颅底入路，协助重建，并根据需要对患者进行随访，以促进最佳结果，特别是在鼻窦功能方面。

41.8 结论

目前，还没有数据可以客观地确定耳鼻喉科医生对颅底团队进行 ESBS 检查的价值。出于实际和伦理的原因，这样的数据可能永远不会存在，而且很难进行适当的比较研究。我们的计划在很大程度上依赖于基于团队的方法，如前所述，耳鼻喉科医生所增加的价值对我们多学科团队的所有成员来说都是显而易见的。根据我们的经验，创建专门的颅底手术团队和多学科项目的初始投资需要共同努力，但随后限制了日程安排以及关系和账单挑战，同时可能使患者的结果最大化。然而，在选择是否包括耳鼻喉科医生时，每个团队都必须严格评估自己的技能、临床兴趣和目标。

参考文献

[1] Prevedello DM, Doglietto F, Jane JA, Jr, Jagannathan J, Han J, Laws ER, Jr. History of endoscopic skull base surgery: its evolution and current reality. J Neurosurg. 2007; 107(1):206–213

[2] Varshney R, Zawawi F, Tewfik MA, Frenkiel S. Endoscopy An Advancement in Sinus and Skull Base Surgery. In: Endoscopy. InTech; 2013:1–19. doi:10.5772/52749

[3] McLaughlin N, Carrau RL, Kelly DF, Prevedello DM, Kassam AB. Teamwork in skull base surgery: an avenue for improvement in patient care. Surg Neurol Int. 2013; 4(1):36–36

[4] Bhattacharyya N. Incremental health care utilization and expenditures for chronic rhinosinusitis in the United States. Ann Otol Rhinol Laryngol. 2011;120(7):423–427

[5] Nyquist GG, Friedel ME, Singhal S, et al. Surgical management of rhinosinusitis in endoscopic-endonasal skull-base surgery. Int Forum Allergy Rhinol.2015; 5(4):339–343

[6] Tonn J-C, Schlake H-P, Goldbrunner R, Milewski C, Helms J, Roosen K.Acoustic neuroma surgery as an interdisciplinary approach: a neurosurgical series of 508 patients. J Neurol Neurosurg Psychiatry. 2000; 69(2):161–166

[7] Mallory MA, Losk K, Camuso K, Caterson S, Nimbkar S, Golshan M. Does "two is better than one" apply to surgeons? Comparing single-surgeon versus co-surgeon bilateral mastectomies. Ann Surg Oncol. 2016; 23(4):1111–1116

[8] Haddock NT, Kayfan S, Pezeshk RA, Teotia SS. Co-surgeons in breast reconstructive microsurgery: what do they bring to the table? Microsurgery. 2017;242 Suppl I:172

[9] Little AS, Kelly D, Milligan J, et al. Prospective validation of a patient-reported nasal quality-of-life tool for endonasal skull base surgery: the anterior skull base nasal inventory-12. J Neurosurg. 2013; 119(4):1068–1074

[10] Pant H, Bhatki AM, Snyderman CH, et al. Quality of life following endonasal skull base surgery. Skull Base. 2010; 20(1):35–40

第四十二章　对于颅底外科手术结果的争议

Gill E. Sviri, Shuli Brammli-Greenberg, Ziv Gil

摘要

　　颅底手术中的疗效指标对于特定患者选用不同的治疗方式起着重要的指导作用。文献主要局限于通过非常普遍且设计不好的量表以回顾性方式描述外科医生的手术功能结果，包括病理学和解剖的结合。近年来，颅底手术中的患者自我报告结局测量（PROM）和健康相关生活质量（HRQOL）测量越来越受到关注，它们被认为是更准确的生活质量评估方法。然而，这一领域的研究显示对于研究设计、样本量、数据分析和单一方法偏差仍有很大的方法上的缺陷。尽管如此，疾病相关性的 HRQOL 测量量表正在出现，经过验证后的评估流程会为更好地评估颅底手术的结局提供帮助。

　　关键词：结果，颅底，生活质量，发病率，并发症发生率，测量，听神经瘤

42.1 引言

　　结果测量有时被称为绩效衡量，已经成为现代医学的标准，并且是定义护理质量和治疗效果的重要方法，这是临床试验的主要目标，也是现代循证医学和从经济角度以患者为中心的医学的关键指南，应对医疗系统效率低下的一种方法是使用结局测量作为医疗系统决策者手中的工具。导致效率低下的市场失灵在很大程度上源于系统中不同参与者之间的信息差距。一种处理现有信息差距的方法可通过测量系统的效能来增加信息，其目的是向卫生保健主管人员、决策者和政策制定者提供相关信息。这一举措将影响到医疗卫生人员的激励政策，最重要的是，促进其改善了所提供的服务和待遇。

　　在过去颅底手术中，肿瘤一直伴随着较高的死亡率。因此，以往手术的成功与否是根据死亡率来判断的。近年来，颅底肿瘤的外科治疗取得了重大进展，如手术显微镜的引进、多平面成像、神经麻醉的改进、跨学科的颅底入路、术后护理的改进等。结果是死亡率明显下降。然而，颅底手术的结局评价集中关注死亡率、并发症发生率和肿瘤切除的程度上，主要因为临床研究主要集中在手术入路和并发症。

42.1.1 结果和疗效衡量的历史和定义

　　测量标准对于建立一个高效的医疗保健系统至关重要。如果没有测量系统和透明度，临床医生、机构、患者和社会就不能简易地评估在医疗保健系统中实现的价值。测量与提供者使用循证策略和患者健康结果的重要改进有关。也许最重要的是，随着人们越来越接受临床实践可以被客观地评估和改进，这些措施已经改变了提供卫生保健的文化使之变得更好。

　　近年来，人们对完善患者照护水平的意识日益加强。为了提高护理质量和生产力，各部门和医院可以利用其运营和管理来发展和适应当前的状况。在经济合作与发展组织（OECD）中，新的计划和政策着重于制定新的对于结局、质量和认证的测量指标。

　　1998 年，联合委员会启动了 ORYX 计划，这是第一个国家级的医院质量评估计划，该计划最初仅要求报告绩效指标方面的非标准化数据。2002 年，经认证的医院被要求至少收集和报告 4 个核心指标（急性心肌梗死、心力衰竭、肺炎和妊娠）中的 2 个核心指标的绩效数据；这些数据已公开提供。但是，只有在医疗保险和医疗补助

中心（CMS）开始对提供未与 CMS 报告与联合委员会收集的绩效数据相同的医院进行财务处罚时，才会发生这种情况。当绩效衡量已成为美国乃至全球医院管理中的常规工作，CMS 在 2004—2005 年间开始公开自己的报告。绩效衡量旨在为临床医生、组织和规划师提供量化基础，为改善结果提供正确的工具。措施根据其总体目标进行划分：

1. 衡量特定的结果。

2. 评估过程。

3. 筛选或标记用于监控护理质量、临床服务或组织功能的功能。

医院为达到国家所指定的目标将疗效数据公之于众以做补偿，所有这些目的都是致力于提高整个医疗体系的护理质量。当国家级计划无法直接满足患者的需求时，可以在机构或部门级别启动此类计划。此外，大多数计划指标是临床指标，并且着重于治疗质量，而不是治疗活动的过程和基本卫生保健服务。

卫生保健措施的基本定义通常包括提供围绕3 个方面的服务主要包括：诊断、治疗和预后。在颅底外科中，治疗的结果是根据治疗的目标来定义的：治愈、预防疾病或缓解症状。对于每个患者，多学科医疗团队应该确定哪一才个是最合适的治疗方案［例如，放射治疗、手术或保守观察（OBS）］。在这一章中，我们将重点放在一般治疗上，即集中在需要护理的特定事件或事件上，目的是利用治疗效率作为工具来改善疾病结局。

医学院校附属医院提出了额外的目标，因为它们大部分资源都用于医学生培训计划、学术及研究任务，以及对患者照护。外科医生通常担任相同的职能，这些职能由以下 5 个目标并且按其重要性作如下排序：

1. 对患者个体化治疗。

2. 为患者提供最佳服务（以患者为中心）。

3. 培养新一代医生。

4. 促进科室临床领域的科学化。

5. 保持员工的高满意度。

42.1.2 以患者为中心的护理

"以患者为中心"被定义为"尊重和响应个人的患者意愿、需要和价值观，并确保患者的价值观指导所有的临床决策。"它被设计为卫生保健提供的中心原则，其理念是护理应围绕患者的需要、偏好、环境和福祉进行设计。

近年来，以患者为中心的护理受到几个经合组织成员国的高度重视。专业文献强调了以患者为中心的护理对卫生系统绩效的重要性。有证据表明，以患者为中心的护理可以提高质量指数、患者满意度、自我福利和心理健康。以患者为中心的护理也有助于组织层面的系统，它提高了医务人员的工作满意度，降低了成本，提高了卫生服务的使用效率，因为它减少了医疗服务的误用，提高了诊断的成功率。

皮克研究所的研究描绘了以患者为中心的护理的 8 个方面，包括：（1）尊重患者的价值观、意愿和表达的需求；（2）信息和教育；（3）获得护理的机会；（4）缓解恐惧和焦虑的情感支持；（5）家人和朋友的参与；（6）卫生保健环境之间的连续性和安全过渡；（7）身体舒适；（8）护理的协调等。

不幸的是，在院校附属医院传统的科室组织结构中，患者往往会因为零散的护理系统而被忽视。因此，正确的方法应该是制定优先考虑患者的措施。这强调了模式始终把患者放在首位。

英国卫生部（English Department of Health）在2013 年的报告中总结了这一想法，称医院应该朝着让医疗质量与治疗质量同等重要的方向发展。这意味着在任何卫生保健管理环境中都要把患者放在第一位。

42.2 评估结果的通用工具

42.2.1 颅底手术中的传统疗效指标

几种测量结果的评分，如修正的 Rankin 评分（MRS）、卡氏功能状态评分（KPS）、格拉斯哥结果评分（GOS），已被颅底外科医生常用来衡量结局。GOS 的范围为 1~5 分（其中 1 分为死亡，5 分为功能恢复良好）。它被引入并广泛应用于创伤性颅脑损伤和动脉瘤破裂结局的研究。GOS 是颅底手术中常用的结局测量工具，可单独使用或以其扩展形式使用。

KPS 是患者总体幸福感的指数，在普通肿瘤学中被用作衡量癌症患者能力的标准方法。它的分数为 0~100 分不等。分数越高，意味着患者的残疾程度越低，而分数越低，他就越依赖。KPS 用于确定患者的预后，衡量患者功能的变化，或决定是否将患者纳入临床试验。它已经成为颅底手术结局测量的标准工具。MRS 是一种常用的量表，用于测量中风或其他原因导致的神经功能缺失的人群在日常活动中的残疾程度或依赖程度。它已成为中风临床试验的临床结局测量标准。所有这些量表都被设计为颅脑损伤、蛛网膜下腔出血、中风和肿瘤学医疗决策的普遍测量工具。这些量表也仅以疾病参数为基础，并不一定涉及个人幸福感的多个方面的疾病。位于颅底的肿瘤会引起诸多问题，而这些粗略的、由医护者为主的对患者功能状态的评估并没有解决这些问题。这些量表不评估功能失衡、美容缺陷、鼻呼吸障碍、周围听力丧失、咀嚼功能障碍、吞咽功能障碍、颈部疼痛和头痛等问题。此外，许多报告是有偏见的，因为外科医生通常在回顾性图表回顾研究中审查他们的结果，对结果进行主观评估。这种类型的结果评估既不可靠也不准确。此外，这些量表已被证明受到较差的观察者间评估，这使得比较不同手术方法和放射治疗的有效性变得困难。

42.2.2 颅底手术患者的生活质量结果测量

颅底手术被推广以来，被报道与较差的生活质量（QOL）有关，而且现代传统治疗技术的新兴趋势使得能够在控制肿瘤进展的前提下对 QOL 影响最小，人们的注意力开始转向 QOL 和与健康相关的生活质量（HRQOL）结局测量。目前，对生活质量 QOL 的定义有很多种，但普遍认为它涉及患者对他或她治疗的结果的直观感受（患者自我报告结局测量，PROM）。世界卫生组织（WHO）对 QOL 的定义指出，这是在不同文化和价值体系中的个体对他们的目标、期望、标准及所关心的事情相关的生活状况的体验。QOL 不一定与健康、功能、损伤或残疾一致，尽管这些都可能影响一个人的 QOL。因此，对于每个患者来说被认为可接受的生活质量水平都可能大相径庭。因为一个可能有严重残疾或客观健康状况不佳的人，却可能享有很高的生活质量。生活质量的其中一个组成部分是 HRQOL，是指一个人生活质量与其健康状况息息相关的部分。大多数高质量生活质量量表衡量的是生活质量的以下 7 个基本维度：身体关注、行为能力、家庭幸福、情感健康、治疗满意度、性亲密（包括身体形象）和社会功能：

生活质量结果测量工具可分为普适量表和疾病专表。普适量表测量是对 HRQOL 的全面性评估，对于不同条件内和不同条件之间的比较很有用。在这些通用量表中，使用最广泛的是 SF-36，它是在 22 000 多例患者中开发和测试的 149 个健康状况问题组合的简化版本。11 个问题被挑选出来产生的一份问卷，可以在不到 10min 的时间内完成。SF-36 试图捕捉所有患者重要的健康方面。其中包括 8 个子量表，包括身体状况和社会功能、心理健康、疼痛和一般生命体征。目前已证明 SF-36 能有效、可靠地对不同情况下的健康变化做出准确评估。在神经外科的实践中，它已被用来量化复杂的颅内手术后的重大并发症发病率，并与动脉瘤性蛛网膜下腔出血和中风后的"良好结果"患者区分开来。通用的量表对患者不断变化的临床状况不敏感，也不一定侧重于特定疾病的具体结果，尽管它对功能状况的总体估计很有价值。疾病特异性量表对临床变化更敏感，更适合于评估特定治疗干预措施下的临床结局。

42.3 前、内侧颅底手术的疗效指标

近年来，有关颅底外科文献的 HRQOL 报告数量显著增加。这主要是由于鼻内镜外科医生和放

射治疗师推动的，随着扩大的鼻腔入路成为开颅手术的另一种选择，利用立体定向技术（SRT）进行显微手术（MS）成为治疗听神经瘤（AN）的替代方案。然而，很少有研究涉及侧颅底和前外侧颅底手术患者的生活质量问题。

在最近 Kirkman 等关于前颅底手术患者生活质量的系统文献综述中，通过研究 486 例前颅底手术患者资料，只有 29 项是高质量的研究。其中 59%（17/29）的病例包含高度多样性的颅底肿瘤，34% 的患者的肿瘤涉及两个或两个以上解剖区域（前、中、侧和/或后颅窝）。目前有多种颅底手术的方式正被使用，包括开颅手术和内镜手术。Kirkman 等通过研究发现功能状态评分标准 KPS 是最常用的结果测量工具（45%）。如前所述，KPS 提供的是功能状态的总体估计，不涉及可能影响 HRQOL 的主要方面，也不是 PROM。此外，使用 KPS 作为测量量表在研究对比不同的病理性质、解剖位置、手术入路和随访时间长短方面都有显著的多样性。许多研究没有具体说明具体所使用的手术入路，而一些研究仅在手术前或手术后评估了 KPS。这些结果清楚地表明了目前颅底结果研究的局限性。

颅底手术最显著的 HRQOL 结果测量工具是前颅底问卷（ASBQ）。ASBQ 已经被证实可以预测不同组接受颅底肿瘤手术的患者的术后生活质量。ASBQ 是一种患者报告结果评估单而不是临床医生报告的结果测量，这一重要特性在使用 ASBQ 的一项研究中得到了说明，该研究发现患者的自我评级和外科医生对该患者的 QOL 的评定之间的一致性很差。ASBQ 问卷是由 Gil 等在 2003 年引入的。问卷结构评估了各种因素对生活质量各方面及具体症状的影响。它总共包括 35 个项目，涉及以下不同的方面：社会角色、活力、身体功能、社会适应、对情绪的影响、疼痛和特定的症状。每个项目的分数为 1（差）~5 分（优秀），因此总分为 35~175 分（分数越高越好）。此外，ASBQ 有关于情绪、精力和疼痛等更普适的问题，这些问题是为了更清楚的比较与术前水平的变化。在

比较患者和外科医生对患者生活质量的评分时，ASBQ 得分在患者和他们的主治医生得出的报告的平均得分之间有很好的一致性。只有在某些特定的症状下，主治医生才明显高估了患者的得分。在单独的患者-医护人员配对中，患者和医护人员对生活质量的主观感知总体上有显著的一致性，除了情绪影响（相关性较小）和疼痛（没有相关性）之外的所有领域都有显著的一致性。

另一种被广泛应用于鼻内镜手术的患者的 HRQOL 量表是鼻腔鼻窦结局测试（SNOT）–22。这是一个由 22 个项目组成的自我评价问卷，最初是为评估与良性鼻腔疾病相关的术前术后生活质量而设计的。每一项都是一个特定的症状，患者根据每个症状困扰患者的程度（严重程度和频率）为 0（没有问题）~5（尽可能糟糕）进行评分。在这方面，它不是为接受颅底手术的患者量身定做的，因为它评估与耳朵相关的症状和打喷嚏，而不是评估与鼻腔颅底手术特别相关的嗅觉和味觉、鼻结皮和鼻哨等症状。然而，在 5 项颅底外科研究中，SNOT–22 的使用已经证实手术后鼻腔疾病发生率得到改善。

42.4 听神经瘤的结局评估

42.4.1 传统的结局评估

与前颅底不同的是，传统的结果测量方法是分级且清晰的。原因在于听神经瘤的病理改变会造成面神经功能损害和听力损害。通过在 AN 患者当中实施 3 种不同的治疗方式，即 SRT、MS 和 OBS。目前专家共识认为：大于 3cm 的症状性肿瘤应接受 MS 治疗；然而，小于 3cm 的肿瘤的处理可有不同的治疗方式，而且也存在争议。

MS 和 SRT 之间的结果没有显著差异。MS 对于肿瘤的局部控制率估计为 97%~98%（大体切除），70% 与 SRT 相似。听力保留率相关报道在 49%~51% 之间，70% 高度依赖于肿瘤的大小，而 SRT 在术后头几年表现稍好，在之后几年随访中出现恶化。在保留面神经功能方面也有类似的结

果，SRT 与 MS 之间的差异不显著。据估计，面神经功能良好（House-Brachmann Ⅰ~Ⅲ 级）的有效率为 95%~98%，SRS 后为 MS 后较小肿瘤（< 20mm）的有效率为 90%。尽管数百项临床研究已经评估了各种治疗方案的结果，但大多数结局研究的范围有限。有些是回顾性的，许多都有相对较短的随访时间，而且也有可靠的随机对照临床试验来汇编所有的治疗模式。

42.4.2 听神经瘤患者的生活质量结局测量

鉴于前瞻性研究的随机化治疗的困难，以及目前关于 AN 患者的结局研究存在的局限性，一些文献作者建议 QOL/HRQOL 测量在指导 AN 的治疗、决策和管理方案方面可能具有潜在的重要作用。

大多数 AN 的生活质量研究都使用了普适的通用结局研究简表（SF-36 量表）。眩晕评定量表、格拉斯哥平衡问卷（Glasgow Balance Inventory）、健康状况调查表和老年听力残疾量表也已被使用；然而，它们不是专用于 AN 的量表，也没有经过验证。宾夕法尼亚听神经瘤生活质量量表（PANQOL）是最近由 Shaffer 等和 Medina 等验证的疾病特异性生活质量量表。这项调查评估患者主观感受的以下方面的生活质量：听力、运动平衡、面部症状、焦虑、精力、疼痛和一般健康状况。通过各分项得分综合计算出生活质量评分。事实证明，该量表在检测听力相关生活质量变化方面比传统的普通量表更准确。

尽管面神经功能保护和听力保护结局会对患者的生活质量产生重大的生理和心理影响，仍然是目前面临的一个重要问题，但研究显示，传统的客观结局测量方法，如面神经功能、听力和肿瘤生长与 QOL 没有显著的相关性。然而，眩晕和不稳定与 QOL 的下降显著相关。相反，关于不同治疗方式对 QOL 的影响的研究结果没有达成共识。Robinett 等使用 PANQOL 量表进行了报告，并表示在 0~5 岁之间，OBS 组的生活质量并不明显高于 MS 组；尽管 OBS 组报告的听力、平衡和与面神

经相关的生活质量比 MS 组高，但 OBS 组的焦虑、精力和一般健康分值往往较低，这可能是造成这种差异的原因。相反，Medina 等发现，与 SRT 和 MS 相比，OBS 患者的 PANQOL 得分更高。使用通用量表，Breivik 等报告 OBS 患者的生活质量得分较低，而 Kelleher 等和 Sanhoam 等报告的 OBS 患者的生活质量比 Di Maio 和 Akagami 高。在 Gauden 等对 AN 中的生活质量研究进行的系统回顾中，作者得出结论，目前还没有证据支持生活质量测量是任何一种 AN 治疗方式的最爱。在最近一项使用 PANQOL 量表比较 MS、SRT 和 OBS 的国际多中心横断面研究中，HRQOL 结果的差异很小。研究发现，AN 的诊断本身，而不是治疗策略，对 QOL 有最显著的影响。这些喜忧参半的结果概述了结果衡量标准中的争议，并强调了进一步研究的必要性，以更好地评估这一主题。

42.5 结论

衡量手术效果与改善护理过程间接相关。然而，在颅底外科中，这一问题远远落后于其他医学领域。这在很大程度上是因为经常有的研究设计，重点放在新的手术技术和病例系列上的研究，以及通过死亡率、GOS、KPS 和 MRS 来衡量结果的高回溯性研究，其中外科医生审查他们的患者并主观地评估结果。QOL 和 HRQOL 已经在医学上被广泛接受用于结果评估，PROMS 被证实提供了不同的结果视角，更能指示患者的福祉。这些工具在颅底手术结果测量中的渗透性仍然是一个挑战。

参考文献

[1] Glick HA, Polsky D, Willke RJ, Schulman KA. A comparison of preference assessment instruments used in a clinical trial: responses to the visual analog scale from the EuroQol EQ-5D and the Health Utilities Index. Med Decis Making. 1999; 19(3):265–275

[2] Simpson KN, Hanson KA, Harding G, et al. Patient reported outcome instruments used in clinical trials of HIV-infected adults on NNRTI-based therapy: a 10-year review. Health Qual Life Outcomes. 2013; 11:164–179

[3] Wilson JT, Slieker FJ, Legrand V, Murray G, Stocchetti N,

Maas AI. Observer variation in the assessment of outcome in traumatic brain injury: experience from a multicenter, international randomized clinical trial. Neurosurgery. 2007; 61(1):123–128, discussion 128–129

[4] Epstein RM, Street RL, Jr. The values and value of patient-centered care. AnnFam Med. 2011; 9(2):100–103

[5] Tinetti ME, Naik AD, Dodson JA. Moving from disease-centered to patient goals-directed care for patients with multiple chronic conditions: Patient value-based care. JAMA Cardiol. 2016; 1(1):9–10

[6] van der Eijk M, Nijhuis FA, Faber MJ, Bloem BR. Moving from physician-centered care towards patient-centered care for Parkinson's disease patients.Parkinsonism Relat Disord. 2013; 19(11):923–927

[7] Konovalov AN, Kozlov AV, Cherekaev VA, et al. [Meningioma challenge: analysis of 80-year experience of Burdenko Neurosurgical Institute and future perspectives]. Vopr Neirokhir. 2013; 77(1):12–23

[8] Scheitzach J, Schebesch KM, Brawanski A, Proescholdt MA. Skull base meningiomas: neurological outcome after microsurgical resection. J Neurooncol. 2014; 116(2):381–386

[9] Almefty R, Dunn IF, Pravdenkova S, Abolfotoh M, Al-Mefty O. True petroclival meningiomas: results of surgical management. J Neurosurg. 2014; 120(1):40–51

[10] Nanda A, Javalkar V, Banerjee AD. Petroclival meningiomas: study on outcomes, complications and recurrence rates. J Neurosurg. 2011; 114(5):1268–1277

[11] Teasdale G, Jennett B. Assessment of coma and impaired consciousness. A practical scale. Lancet. 1974; 2(7872):81–84

[12] Berenson RA, Pronovost PJ, Krumholz HM. Achieving the Potential of Health-Care Performance Measures. Princeton, NJ: Robert Wood Johnson Foundation; 2013

[13] Chassin MR, Loeb JM, Schmaltz SP, Wachter RM. Accountability measures-using measurement to promote quality improvement. N Engl J Med. 2010; 363(7):683–688

[14] Institute of Medicine. Crossing the Quality Chasm: A New Health System for the 21st Century. Vol. 6. Washington, DC: National Academy Press; 2001

[15] Agency for Healthcare Research and Quality (AHRQ). Patient Centeredness:National Healthcare Disparities Report, 2010. Rockville MD; February 2011

[16] Bertakis KD, Azari R. Patient-centered care is associated with decreased health care utilization. J Am Board Fam Med. 2011; 24(3):229–239

[17] Coulter A, Ellins J. Effectiveness of strategies for informing, educating, and involving patients. BMJ. 2007; 335(7609):24–27

[18] Coelho T. A patient advocate's perspective on patient-centered comparative effectiveness research. Health Aff (Millwood). 2010; 29(10):1885–1890

[19] Epstein RM, Franks P, Shields CG, et al. Patient-centered communication and diagnostic testing. Ann Fam Med. 2005; 3(5):415–421

[20] Little P, Everitt H, Williamson I, et al. Observational study of effect of patient centeredness and positive approach on outcomes of general practice consultations. BMJ. 2011; 20:908–911

[21] Mead N, Bower P. Patient-centered consultations and outcomes in primary care: a review of the literature. Patient education and counseling. Patient Educ Couns. 2002; 48:51–61

[22] Meterko M, Wright S, Lin H, Lowy E, Cleary PD. Mortality among patients with acute myocardial infarction: the influences of patient-centered care and evidence-based medicine. Health Serv Res. 2010; 45(5, Pt 1):1188–1204

[23] Rathert C, Wyrwich MD, Boren SA. Patient-centered care and outcomes: a systematic review of the literature. Med Care Res Rev. 2013; 70(4):351–379

[24] Robinson JH, Callister LC, Berry JA, Dearing KA. Patient-centered care and adherence: definitions and applications to improve outcomes. J Am Acad Nurse Pract. 2008; 20(12):600–607

[25] Stewart M, Brown JB, Donner A, et al. The impact of patient-centered care on outcomes. J Fam Pract. 2000; 49(9):796–804

[26] Davis K, Schoenbaum SC, Audet A-M. A 2020 vision of patient-centered primary care. J Gen Intern Med. 2005; 20(10):953–957

[27] Department of Health. Patients First and Foremost: The Initial Government Response to the Report of the Mid Staffordshire NHS Foundation Trust Public Inquiry (Vol. 8576). The Stationery Office; 2013

[28] Rankin J. Cerebral vascular accidents in patients over the age of 60. II. Prognosis. Scott Med J. 1957; 2(5):200–215

[29] Karnofsky DA, Burchenal JH. The Clinical Evaluation of Chemotherapeutic Agents in Cancer. In: MacLeod CM, ed. Evaluation of Chemotherapeutic Agents. New York: Columbia University Press; 1949

[30] Jennett B, Bond M. Assessment of outcome after severe brain damage. Lancet.1975; 1(7905):480–484

[31] Kirkman MA, Borg A, Al-Mousa A, Haliasos N, Choi D. Quality-of-life after anterior skull base surgery: a systematic review. J Neurol Surg B Skull Base.2014; 75(2):73–89

[32] Wilson JT, Hareendran A, Grant M, et al. Improving the assessment of outcomes in stroke: use of a structured interview to assign grades on the modified Rankin Scale. Stroke. 2002; 33(9):2243–2246

[33] Fried TR, Tinetti ME, Iannone L, O'Leary JR, Towle V, Van Ness PH. Health outcome prioritization as a tool for decision making among older persons with multiple chronic conditions. Arch Intern Med. 2011; 171(20):1854–1856

[34] Martinez-Martin P, Rodriguez-Blazquez C, Kurtis MM, Chaudhuri KR, NMSS Validation Group. The impact of non-motor symptoms on health-related quality of life of patients with Parkinson's disease. Mov Disord. 2011; 26(3):399–406

[35] Howe J, Frymoyer JW. The effects of questionnaire design on the determination of end results in lumbar spinal surgery. Spine. 1985; 10(9):804–805

[36] Ghimire P, Hasegawa H, Kalyal N, Hurwitz V, Ashkan K. Patient-reported outcome measures in neurosurgery: a review of the current literature. Neurosurgery. 2018; 83(4):622–630

[37] Quinn TJ, Lees KR, Hardemark HG, Dawson J, Walters MR. Initial experience of a digital training resource for modified Rankin scale assessment in clinical trials. Stroke. 2007; 38(8):2257–2261

[38] Lang DA, Neil-Dwyer G, Garfield J. Outcome after complex neurosurgery: the caregiver's burden is forgotten. J Neurosurg. 1999; 91(3):359–363

[39] Yamashita J, Handa H, Iwaki K, Abe M. Recurrence of intracranial meningiomas, with special reference to radiotherapy. Surg Neurol. 1980; 14(1):33–40

[40] Kelleher MO, Fernandes MF, Sim DW, O'Sullivan MG. Health-related quality of life in patients with skull base tumours. Br J Neurosurg. 2002; 16(1):16–20

[41] de Almeida JR, Witterick IJ, Gullane PJ, et al. Quality of life instruments for skull base pathology: systematic review and methodologic appraisal. Head Neck. 2013; 35(9):1221–1231

[42] de Almeida JR, Witterick IJ, Vescan AD. Functional outcomes for endoscopicand open skull base surgery: an evidence-based review. Otolaryngol Clin North Am. 2011; 44(5):1185–1200

[43] Study protocol for the World Health Organization project to develop a Quality of Life assessment instrument (WHOQOL). Qual Life Res. 1993; 2(2):153–159

[44] Fuhrer MJ, Rintala DH, Hart KA, Clearman R, Young ME. Relationship of life satisfaction to impairment, disability, and handicap among persons with spinal cord injury living in the community. Arch Phys Med Rehabil. 1992; 73(6):552–557

[45] Albrecht GL, Devlieger PJ. The disability paradox: high quality of life against all odds. Soc Sci Med. 1999; 48(8):977–988

[46] Kaplan R, Bush J. Health-related quality of life measurement for evaluation research and policy analysis. Health Psychol. 1982; 1:61–80

[47] Ware JE, Jr, Sherbourne CD. The MOS 36-item short-form health survey (SF-36). I. Conceptual framework and item selection. Med Care. 1992; 30(6):473–483

[48] Garratt AM, Ruta DA, Abdalla MI, Buckingham JK, Russell IT. The SF36 health survey questionnaire: an outcome measure suitable for routine use within the NHS? BMJ. 1993; 306(6890):1440–1444

[49] Deane M, Pigott T, Dearing P. The value of the Short Form 36 score in the outcome assessment of subarachnoid haemorrhage. Br J Neurosurg. 1996; 10(2):187–191

[50] Atlas SJ, Deyo RA, Keller RB, et al. The Maine Lumbar Spine Study, Part II. 1 year outcomes of surgical and nonsurgical management of sciatica. Spine.1996; 21(15):1777–1786

[51] Anderson C, Laubscher S, Burns R. Validation of the Short Form 36 (SF-36) health survey questionnaire among stroke patients. Stroke. 1996; 27(10):1812–1816

[52] Gil Z, Abergel A, Spektor S, Shabtai E, Khafif A, Fliss DM. Development of a cancer-specific anterior skull base quality-of-life questionnaire. J Neurosurg.2004; 100(5):813–819

[53] Fliss DM, Abergel A, Cavel O, Margalit N, Gil Z. Combined subcranial approaches for excision of complex anterior skull base tumors. Arch Otolaryngol Head Neck Surg. 2007;

133(9):888–896

[54] Gil Z, Abergel A, Spektor S, Khafif A, Fliss DM. Patient, caregiver, and surgeon perceptions of quality of life following anterior skull base surgery. Arch Otolaryngol Head Neck Surg. 2004; 130(11):1276–1281

[55] Kadasheva AB, Cherekaev VA, Shifrin MA, et al. [Life quality of patients with benign tumors of the anterior and middle part of the skull base after surgery and during follow-up]. Vopr Neirokhir. 2015; 79(2):44–54

[56] Wangerid T, Bartek J, Jr, Svensson M, Förander P. Long-term quality of life and tumour control following gamma knife radiosurgery for vestibular schwannoma. Acta Neurochir (Wien). 2014; 156(2):389–396

[57] Berkowitz O, Han YY, Talbott EO, et al. Gamma Knife radiosurgery for vestibular schwannomas and quality of life evaluation. Stereotact Funct Neurosurg. 2017; 95(3):166–173

[58] Gil Z, Abergel A, Spektor S, et al. Quality of life following surgery for anterior skull base tumors. Arch Otolaryngol Head Neck Surg. 2003; 129(12):1303–1309

[59] Pant H, Bhatki AM, Snyderman CH, et al. Quality of life following endonasal skull base surgery. Skull Base. 2010; 20(1):35–40

[60] McCoul ED, Anand VK, Schwartz TH. Improvements in site-specific quality of life 6 months after endoscopic anterior skull base surgery: a prospective study. J Neurosurg. 2012; 117(3):498–506

[61] McCoul ED, Anand VK, Bedrosian JC, Schwartz TH. Endoscopic skull base surgery and its impact on sinonasal-related quality of life. Int Forum Allergy Rhinol. 2012; 2(2):174–181

[62] Abergel A, Cavel O, Margalit N, Fliss DM, Gil Z. Comparison of quality of life after transnasal endoscopic vs open skull base tumor resection. Arch Otolaryngol Head Neck Surg. 2012; 138(2):142–147

[63] Jones SH, Iannone AF, Patel KS, et al. The impact of age on long-term quality of life after endonasal endoscopic resection of skull base meningiomas. Neurosurgery. 2016; 79(5):736–745

[64] McCoul ED, Bedrosian JC, Akselrod O, Anand VK, Schwartz TH. Preservation of multidimensional quality of life after endoscopic pituitary adenoma resection. J Neurosurg. 2015; 123(3):813–820

[65] Ransom ER, Doghramji L, Palmer JN, Chiu AG. Global and disease-specific health-related quality of life after complete endoscopic resection of anterior skull base neoplasms. Am J Rhinol Allergy. 2012; 26(1):76–79

[66] Glicksman JT, Parasher AK, Brooks SG, et al. Sinonasal quality of life after endoscopic resection of malignant sinonasal and skull base tumors. Laryngoscope. 2018; 128(4):789–793

[67] Zimmer LA, Shah O, Theodosopoulos PV. Short-term quality-of-life changes after endoscopic pituitary surgery rated with SNOT-22. J Neurol Surg B Skull Base. 2014; 75(4):288–292

[68] Godefroy WP, Kaptein AA, Vogel JJ, van der Mey AG. Conservative treatment of vestibular schwannoma: a follow-up study on clinical and quality-of-life outcome. Otol Neurotol. 2009; 30(7):968–974

[69] Samii M, Gerganov V, Samii A. Improved preservation of hearing and facial nerve function in vestibular schwannoma surgery via the retrosigmoid approach in a series of 200 patients. J Neurosurg. 2006; 105(4):527–535

[70] Wallner KE, Sheline GE, Pitts LH, Wara WM, Davis RL, Boldrey EB. Efficacy of irradiation for incompletely excised acoustic neurilemomas. J Neurosurg. 1987; 67(6):858–863

[71] Persson O, Bartek J, Jr, Shalom NB, Wangerid T, Jakola AS, Förander P. Stereotactic radiosurgery vs. fractionated radiotherapy for tumor control in vestibu-lar schwannoma patients: a systematic review. Acta Neurochir (Wien). 2017;159(6):1013–1021

[72] Watanabe S, Yamamoto M, Kawabe T, et al. Stereotactic radiosurgery for vestibular schwannomas: average 10-year follow-up results focusing on longterm hearing preservation. J Neurosurg. 2016; 125 Suppl 1:64–72

[73] Samii M, Matthies C, Tatagiba M. Management of 1000 vestibular schwannomas (acoustic neuromas): the facial nerve–preservation and restitution of function. Neurosurgery. 1997; 40(4):684–694, discussion 694–695

[74] Pollock BE, Lunsford LD, Kondziolka D, et al. Outcome analysis of acoustic neuroma management: a comparison of microsurgery and stereotactic radio-surgery. Neurosurgery. 1995; 36(1):215–224, discussion 224–229

[75] Selch MT, Pedroso A, Lee SP, et al. Stereotactic radiotherapy for the treatment of acoustic neuromas. J Neurosurg. 2004; 101 Suppl 3:362–372

[76] Bloch O, Sughrue ME, Kaur R, et al. Factors associated with preservation of facial nerve function after surgical resection of vestibular schwannoma. J Neurooncol. 2011; 102(2):281–286

[77] Tschudi DC, Linder TE, Fisch U. Conservative management of unilateral acoustic neuromas. Am J Otol. 2000; 21(5):722–728

[78] Irving RM, Beynon GJ, Viani L, Hardy DG, Baguley DM, Moffat DA. The patient's perspective after vestibular schwannoma removal: quality of life and implications for management. Am J Otol. 1995; 16(3):331–337

[79] Di Maio S, Akagami R. Prospective comparison of quality of life before and after observation, radiation, or surgery for vestibular schwannomas. J Neurosurg. 2009; 111(4):855–862

[80] Sughrue ME, Yang I, Aranda D, et al. Beyond audiofacial morbidity after vestibular schwannoma surgery. J Neurosurg. 2011; 114(2):367–374

[81] Gauden A, Weir P, Hawthorne G, Kaye A. Systematic review of quality of life in the management of vestibular schwannoma. J Clin Neurosci. 2011; 18(12):1573–1584

[82] Robinett ZN, Walz PC, Miles-Markley B, Moberly AC, Welling DB. Comparison of long-term quality-of-life outcomes in vestibular schwannoma patients.Otolaryngol Head Neck Surg. 2014; 150(6):1024–1032

[83] Shaffer BT, Cohen MS, Bigelow DC, Ruckenstein MJ. Validation of a disease-specific quality-of-life instrument for acoustic neuroma: the Penn Acoustic Neuroma Quality-of-Life Scale. Laryngoscope. 2010; 120(8):1646–1654

[84] Medina MD, Carrillo A, Polo R, et al. Validation of the Penn Acoustic Neuroma Quality-of-Life Scale (PANQOL) for Spanish-speaking patients. Otolaryngol Head Neck Surg. 2017; 156(4):728–734

[85] Breivik CN, Varughese JK, Wentzel-Larsen T, Vassbotn F, Lund-Johansen M. Conservative management of vestibular schwannoma–a prospective cohort study: treatment, symptoms, and quality of life. Neurosurgery. 2012; 70(5):1072–1080, discussion 1080

[86] Martin HC, Sethi J, Lang D, Neil-Dwyer G, Lutman ME, Yardley L. Patient-assessed outcomes after excision of acoustic neuroma: postoperative symptoms and quality of life. J Neurosurg. 2001; 94(2):211–216

[87] Sandooram D, Hornigold R, Grunfeld B, et al. The effect of observation versus microsurgical excision on quality of life in unilateral vestibular schwannoma:a prospective study. Skull Base. 2010; 20(1):47–54

[88] Soulier G, van Leeuwen BM, Putter H, et al. Quality of life in 807 patients with vestibular schwannoma: comparing treatment modalities. Otolaryngol Head Neck Surg. 2017; 157(1):92–98

第四十三章　是否采用搭桥术？血管重建在颅底手术中的作用

Justin R. Mascitelli, Sirin Gandhi, Michael T. Lawton

摘要

在面对大量的颅底肿瘤血管介入治疗，是否采用搭桥术是一个必须回答的问题。计划肿瘤切除时可能会出现此问题，但在肿瘤切除过程中由于严重的血管损伤而在计划外也会出现此问题。肿瘤可能是恶性的或良性的，某些血管可能已经变窄到引起缺血的程度。在过去的20年里，由于广泛的恶性颅底肿瘤的预后极差以及良性颅底肿瘤越来越多地使用立体定向放射治疗等原因，在颅底肿瘤的治疗中很少使用搭桥手术。然而，仍有一些情况下搭桥是有用的，如血管功能不全和血管损伤。

关键词：吻合，旁路，移植，医源性损伤，局部缺血，假性动脉瘤，切除，血管重建，肿瘤，血管损伤

43.1 引言

虽然很少需要，脑血管重建在颅底肿瘤患者疾病可用于两个通用场景：计划内和计划外（表43.1）。第一种是在预期根治性颅底肿瘤切除和计划牺牲颅内或颅外大血管的情况下进行搭桥手术。肿瘤可能是良性的，伴有血管包被，也可能是广泛的，或者是复发的和恶性的。受累动脉通常是颈内动脉（ICA）或椎动脉（VA）。Willis环往往不能正常工作，这就排除了血管闭塞的可能性。在血管闭塞和肿瘤切除之前，搭桥手术是在一个可控的、计划好的环境中进行的。Yang等将搭桥术的适应证分为3种：（1）良性肿瘤包绕大动脉、静脉或静脉窦，不能游离切除而不损伤血管；（2）累及大动脉的恶性肿瘤，术前以完整切除肿瘤为基本治疗目标；（3）已经闭塞了大动脉的肿瘤（良性或恶性），使患者出现局部缺血症状（或术前脑血管储备明显降低的证据）。

第二种情况是由于肿瘤切除过程中意外发生的血管损伤。这种手术造成的损伤可能是开放性的也有可能是闭合性的。损伤的动脉可以位于Willis环内，也可以位于远端。偶尔，损伤的静脉也需要血管重建术。在任何一种情况下，搭桥术将是紧急的并且将很少有机会进行规划。在本章中，我们将讨论这两种类型的搭桥术、每种搭桥术的适应证，以及围绕这些计划和计划外搭桥的实施的争议。

43.2 主题回顾

43.2.1 重点研究和证据质量的讨论

颅底肿瘤患者行旁路手术的证据很少，仅限于病例系列、病例报告和专家意见。庆幸的是，大多数神经外科医生很少会遇到广泛的颅底肿瘤，即搭桥手术或肿瘤手术中出现的血管损伤。因此，没有大型多队列研究来比较不同的治疗方式，当然也没有前瞻性随机对照试验。最大的病例分析总结见表43.2和表43.3。从这些研究中可以得到许多深刻的见解。

在计划切除和血管损伤的情况下，几乎所有

表43.1　颅底肿瘤搭桥手术的适应证

计划或选择性	非计划或突发性
良性肿瘤产生血管包裹或浸润	肿瘤切除过程中造成的血管损伤
·颅底大动脉（ICA或VA）	鼻内手术中的损伤
·硬脑膜静脉窦	开放性手术损伤
恶性肿瘤累及颅底大动脉	
肿瘤相关动脉闭塞引起的血管功能不全	
缩写：ICA，颈内动脉；VA，椎动脉	

表 43.2 关键研究和证据水平：肿瘤切除或血管闭塞前计划进行搭桥

作者 （年份）	证据 水平	标题	患者数量	旁路类型	结果	注释
Lawton 和 Spetzler （1996）	IV	牺牲颈内动脉进而行颅底肿瘤切除术	n=10 例（300 例颅底肿瘤患者中） 9 例恶性 1 例良性（脑膜瘤）	10 例患者行肿瘤切除，牺牲 ICA，搭桥 4 例 ICA–SVG–MCA 1 例颈内动脉颈段 – 颈内动脉床突段 3 例颈内动脉岩骨段 – 颈内动脉床突段 2 例 Bonnet 搭桥术[a]	4 例患者 Postop GOS 评分下降； 术后并发症 3 例（2 例缺血，1 例脑脊液漏）	良性肿瘤患者首选保留 ICA，恶性肿瘤患者首选根治性肿瘤切除及牺牲 ICA 搭桥
Brisman 等 （1997）	IV	颅底颈动脉肿瘤的外科手术结果	n=17 例头颈恶性肿瘤患者	17 例患者行肿瘤切除（所有搭桥均为高流量）： 7 例保留 ICA 7 例牺牲 ICA 3 例不搭桥牺牲 ICA	65%（11/17）的患者总体预后良好； 2 例搭桥术患者出现术后缺血（1 例出现永久性神经病变；1 例死亡）	大部分需要牺牲 ICA 的患者有复发性疾病而保留 ICA 有最低的卒中风险，如果需要进行有意义的切除，牺牲 ICA 和旁路手术是晚期或复发性疾病患者的最佳选择；牺牲 ICA 不搭桥结果是最坏的
Chazono 等 （2003）	IV	用于脑缺血、动脉瘤和颅底肿瘤的血运重建	n=8 例患有头颈恶性肿瘤患者	3 例 ECA–RAG–M2 1 例 V3–RAG–M2 4 例 STA-to-M3，然后进行 ICA–M2 移植	4 例手术患者中 1 例围手术期发生梗死，导致永久性神经功能障碍（偏瘫），3 例患者无病生存期 > 4 年	两阶段的手术治疗对于防止缺血，根治性切除肿瘤或颈动脉切除可能是唯一有希望治愈的方法
Sekhar 等 （2008）	IV	用于脑缺血、动脉瘤和颅底肿瘤的血运重建	n=130 例 79 例脑膜瘤 7 例软骨肉瘤 7 例脊索瘤 5 例腺样囊性癌 32 例其他颅底肿瘤	101 例 SVG 搭桥 29 例 RAG 搭桥	总切除量 63%（82/130） 95.4%（124/130） 显示移植物即刻通畅 2 例延迟闭塞 1.5%（2/130）的死亡与手术有关 13.1% 的死亡与疾病进展或复发有关	该治疗中心先前发表的篇文献由于推测与本研究重叠而被省略
Kalani 等 （2013）	IV	颅内血运重建及颅底颈动脉切除治疗晚期头颈部恶性肿瘤	n=18 例颅底肿瘤患者 4 例肉瘤 14 例癌	7 例行同侧颅外 – 颅内大隐静脉搭桥术 1 例行同侧颅外 – 颅内桡动脉搭桥术 3 例 SVG Bonnet 搭桥术 7 例 RAG Bonnet 搭桥	11.1%（2/18）手术相关死亡率 16.7%（3/18）与搭桥相关的发病率 33.3%（6/18）患者肿瘤切除相关并发症平均发生率为 11.8 个月； 中位数 LOS，8 个月； 平均随访时间 137 个月 所有 18 例患者均死于癌或癌症相关原因	即使有最大的手术干预，发病率和死亡率都太高，不值得采用这种方法，但对于低级别恶性肿瘤患者可以考虑采用这种方法

表 43.2（续）

作者（年份）	证据水平	标题	患者数量	旁路类型	结果	注释
Yang 等（2014）	IV	颅底疑难肿瘤的脑血运重建：当代系列报道18例	n=18 例颅底肿瘤患者 6 例良性肿瘤合并包裹 ICA 或 VA 5 例恶性肿瘤累及 ICA 或 VA 4 例肿瘤造成血管狭窄引起的局部缺血 3 例为术中损伤	所有搭桥均为高流量	总切除量 72.2%（13/18） 无围手术期卒中或移植物闭塞 1 例延迟性移植物狭窄得到修复 83.3%（15/18）患者预后良好（mRS 评分 ≤ 2 分） 3 例死亡（1 例术后死亡，2 例与疾病相关）	对于某些颅底肿瘤，高流量搭桥手术是一个很好的选择
Chan 等（2016）	IV	颅外/颅内血管搭桥和颅面切除术：对于局部晚期复发性鼻咽癌患者的新希望	n=28 例颅底肿瘤患者 局部进展期(rT3-rT4)复发性鼻咽癌	第一个阶段：ECA-RAG-MCA 或 CCA-RAG-MCA，牺牲 ICA 第二个阶段：颅面肿瘤联合切除术	总切除量 46.4%（13/28） 中位随访时间 42.6 个月；17.8%（5/28）局部复发；52% 的患者总体生存期为 5 年；整体平均健康评分无变化，但身体功能评分下降；最常见的病状是说话和吞咽困难	该方法对局部进展期复发性鼻咽癌有较好的治疗效果，肿瘤控制、生存期良好，生活质量良好

缩写：CCA, 颈总动脉；CSF, 脑脊液；EC, 颅外；ECA, 颈外动脉；GOS, 格拉斯哥成果量表；GTR, 总切除量；IC, 颅内；ICA, 颈内动脉；LOS, 生存期；MCA, 大脑中动脉；mRS, 改良 Rankin 量表；NPC, 鼻咽癌；QOL, 生活质量；RAG, 桡动脉移植；STA, 颞浅动脉；SVG, 隐静脉移植；VA, 椎动脉
a Bonnet 搭桥术：使用 SVG 或 RAG 作为移植物的对侧 STA 到同侧 MCA 搭桥术

现有研究中的所有患者都接受了高流量的 ICA 搭桥手术［而非 STA-MCA（颞浅动脉 - 大脑中动脉）搭桥手术］。对于涉及血管包裹的良性疾病，随着时间的推移，已经从广泛的肿瘤切除术转向更为保守的切除术，随后进行了辅助放射治疗残留病灶，这减少了需要进行搭桥手术的患者数量。在单个治疗中心，随着时间的流逝，患者数量和对治疗方法的态度发生了变化正体现了这一转变。近年来，对于累及硬脑膜静脉窦的肿瘤进行积极切除，并尝试进行静脉重建也越来越少见。对于恶性疾病，这种方法在广泛的、复发的、高度恶性肿瘤患者中的效果较差，可能无法证明该方法的合理性。随着时间的推移，另一家机构态度的变化就是这种变化的例证。在某些罕见的情况下，如局部晚期复发性鼻咽癌，仍然需要积极地进行血管重建。总的来说，这种血管重建的方法在高度选择性特定类型的肿瘤患者人群中最为成功。

在医源性血管损伤的非计划搭桥手术中，证据更少。2014 年，Rangel-Castilla 等发表了一系列关于 8 名患者的系列文章，这些患者因血管损伤而成功完成了旁路手术（表 43.4）。关于这个主题的其他外科文献包括病例报告和专家意见，特别是关于静脉损伤的搭桥手术。随着时间的推移，血管内治疗肯定有所改善。因此，许多血管并发症，特别是那些发生在鼻内手术中的，可以用血管内技术来处理。然而，通常情况下，血管内治疗唯一的选择是主干血管闭塞（PVO），每个患者都应该评估是否进行搭桥手术以防止脑缺血。

43.2.2 作者和机构的偏见

尽管越来越多的肿瘤治疗趋向于更保守的肿瘤切除，术后放射线治疗残余瘤灶的方法也越来越多，但一些血管包被性肿瘤仍需要积极切除。对于这些病例，我们主张使用积极的方法来重建

血管，包括动脉和静脉。然而，对于颅底广泛、复发和恶性的肿瘤患者我们提倡使用更为谨慎的方法（图 43.1）。在后一类中，应在术前广泛评估患者，包括预期寿命以及获得总切除的可行性。即使这两个因素都是有利的，患者仍需要就高并发症发生率进行广泛咨询（估计发病率＞50%，估计生存时间＜1年）。

所有搭桥手术的患者都应该进行球囊闭塞试验，并接受低血压检查。如果患者通过了球囊闭塞试验，那么在根治性肿瘤切除之前可以进行血管牺牲。然而，如果患者未能通过球囊闭塞试验，但是，如果患者在低血压检查之前或期间未能通过球囊闭塞实验，则应在肿瘤切除和血管牺牲之前考虑进行搭桥手术。

前颅窝病变的搭桥手术可分为3类。第一个旁路选择是颈内动脉岩骨段到颈内动脉床突段的搭桥术［大隐静脉移植物（SVG）或桡动脉移植物（RAG）］用于隔离海绵窦段的病变。第二种旁路选择是颈部颈外动脉（ECA）到颈内动脉岩骨段搭桥，主要对高颈段和颞下病变进行。第三个旁路选择是颈部颈外动脉到颈内动脉床突段或大脑中动脉（M2段），用于涉及颈内动脉岩骨段和海绵窦段病变。

然而，涉及颈内动脉岩骨段的搭桥手术需要大量的钻孔，因此，如果通过从颈外动脉颈部搭桥至颅内循环可以达到相同的结果，则应避免使用。Bonnet搭桥术（对侧STA到同侧MCA并使用长距离移植物）是另一种选择，适用于没有合适的同侧供体动脉的患者。对于需要牺牲椎动脉（VA）的患者，可以用高流量搭桥代替椎基底循环，从颈外动脉（ECA）到大脑后动脉（PCA）或从大脑中动脉（MCA）到大脑后动脉（PCA）。

对于颅底肿瘤手术期间产生医源性血管损伤的患者，我们建议采取积极的方法（图43.2和图43.3），因为在患者遭受永久性缺血之前，损伤可能是可逆的。颅底肿瘤手术中主要血管损伤的发生率因病理改变而异。例如：垂体腺瘤经蝶窦入路手术中ICA损伤的发生率为0.2%~2%。然而，在蝶骨内侧脑膜瘤手术中血管损伤的发生率据报

表43.3 关键研究和证据水平：脑膜瘤手术期间静脉窦修复或搭桥手术

作者（年份）	证据水平	标题	患者人数	旁路类型	结果	注释
Sindou 和 Alvernia（2006）	IV	100例累及硬脑膜窦的脑膜瘤的尝试性根治性肿瘤切除和静脉修复的结果	n=100例累及硬脑膜静脉窦脑膜瘤切除 92例累及上矢状窦 5例累及横窦 3例累及窦汇	18个旁路（12个自体旁路和6个Gore-Tex）旁路移植物包括SVG，EJV和Gore-Tex管	大多数自体旁路是通畅的，所有的人工旁路尽管使用了肝素，但都是闭塞的	93%（93/100）的总切除率 4%（4/100）复发率 3%（3/100）死亡率（所有无静脉重建的病例） 8%（8/100）神经系统疾病（大多数涉及SSS中间1/3导致静脉闭塞的病例）术后无静脉重建与临床恶化相关（P=0.02）
Han 等（2016）	IV	颅内脑膜瘤合并大静脉窦的手术治疗总结	n=107例颅内脑膜瘤累及主要静脉窦 86% 矢状窦旁 10.3% 小脑幕 3.7% 眼周		87%（93/107）成功切除 Simpson I/II级的肿瘤 36%（39/107）的脑膜瘤患者的MVS被部分或完全闭塞（Sindou IV和V级） 12%（13/107）进展率 5年、7年、10年PFS发生率为89%（95/107）、86%（91/107）、80%（86/107）切除程度不影响病情进展（P=0.484） 21%（23/107）出现并发症并发症（以脑肿胀最常见）	完整切除肿瘤并重建静脉窦并不能显著预防肿瘤复发。考虑到该手术的并发症，应尽可能多地切除肿瘤，同时保留明显侵犯窦或引流静脉的部分

缩写：EJV，颈外静脉；GTR，总切除量；MVS，主要静脉窦；PFS，无进展生存期；SSS，上矢状窦；SVG，大隐静脉移植；TS，横窦

表 43.4 关键研究和证据水平：血管损伤出现后紧急搭桥

作者（年份）	证据水平	标题	患者人数	旁路类型	结果	注释
Rangel-Castilla 等（2014）	IV	医源性颅底颈内动脉损伤的急诊脑血运重建手术	n=8 例（253 例 EC-IC 中）因 ICA 损伤需要搭桥	3 例内窥镜下经蝶窦 1 例内窥镜下经上颌窦 1 例鼓膜切开术 1 例经海绵窦脑膜瘤切除术 1 例 PCoA 动脉瘤夹闭 1 例颈内动脉海绵窦段动脉瘤包裹	血管内治疗要么失败，要么被认为风险太高。所有患者均为高流量 EC-IC，19 个月后，所有患者 mRS 评分均为 0 分或 1 分，所有旁路通畅	医源性 ICA 损伤可能是致命的；许多损伤可以用血管内技术处理；在某些情况下需要搭桥
缩写：EC-IC，颅外 - 颅内；ICA，颈内动脉；mRS，改良的 Rankin 量表；PCoA，后交通动脉						

道高达 18%~20%。然而，当这些罕见事件发生时，神经外科医生必须随时提供帮助。

通常，在鼻内手术过程中造成的伤害会导致 ICA 或 Willis 环的其他血管的假性动脉瘤。首先考虑血管内入路是合理的，这种入路可能包括假性动脉瘤的包裹，有无支架植入或分流。由于血管内重建并不总是可行的，血管内 PVO 可能是唯一的选择。在这些情况下，应考虑搭桥手术作为 PVO 的替代方案。这种搭桥手术应该根据损伤情况进行调整。例如，假性动脉瘤的 ICA 损伤可能需要高流量的搭桥手术和 ICA 夹闭术。相反，大脑前动脉（ACA）或大脑后动脉（PCA）的损伤可以用远端左右原位旁路处理，如图所示图 43.2 和图 43.3。

然而，在开放手术中血管损伤的修复通常必须在相同的手术环境中进行。这种修复可以通过直接修复，切除受伤的部分，端 - 端吻合或通过远端原位并排吻合来实现，也可以通过无计划地进行介入移植来完成。可以从头皮下剥离颞浅动脉（STA），也可以暴露患者的胳膊或大腿，分别获取桡动脉或隐静脉。我们的方法的概述总结见表 43.5。

43.3 案例

43.3.1 病例 1：高流量搭桥手术治疗恶性海绵窦肿瘤

一名患者出现了海绵窦的右侧恶性肿瘤（图 43.1）。术前成像（磁共振成像和计算机断层扫描）

显示右海绵窦的肿块增大，并扩展进入眼眶。该患者被认为是根治性切除术的候选人。在切除肿瘤之前，进行了 SVG 移植的 ICA-MCA 搭桥。首先在 M1-M2 连接处进行远端吻合。使用 Split-Length 式胸管将 SVG 穿隧至颈部。静脉必须足够长才能弯曲而不会扭结。然后对 ICA 残端进行端 - 端吻合。术中血管造影证实了旁路通畅。然后切除患者的肿瘤，并使用带血管蒂的腹直肌游离皮瓣重建眼眶。这种情况以前已有报道。

43.3.2 病例 2：前颅窝脑膜瘤切除术中 A1 损伤后 A3-A3 搭桥手术

一名 61 岁左眼进行性视力减退的妇女在一家医院接受了选择性手术切除前颅窝脑膜瘤（图 43.2）。手术因 A1 节段损伤而复杂化，用填塞法治疗，需要终止手术。数字减影血管造影显示 A1 远端节段有假性动脉瘤和脉络膜前动脉瘤。在我们机构的后续手术中，我们采用了左眶颧入路和双额半球间联合入路到达动脉瘤，通过半球间裂缝暴露进行了 A3-A3 左右旁路。在使用 10-0 缝合线连续缝合完成后壁的吻合后再连续缝合前壁以完成旁路。将远端 A1 段假性动脉瘤夹闭，术后血管造影显示旁路通畅，ACA 远端血管均充盈。左侧 A1 段假性动脉瘤未见残余填充物。这个病例以前有过报道。

43.3.3 病例 3 垂体腺瘤经蝶窦切除 P 损伤后 PCA-SCA 搭桥手术

一名 27 岁视力丧失的妇女患有垂体大腺瘤

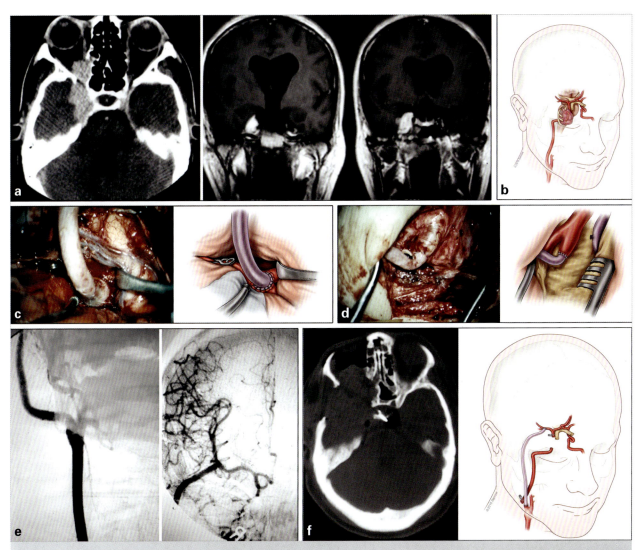

图 43.1 案例 1：高流量搭桥手术治疗恶性海绵窦肿瘤。术前：（a）患有右侧海绵窦恶性肿瘤的患者造影和轴向计算机断层扫描（CT）扫描（左）和冠状 T1 加权磁共振图像（MRI）（右），显示肿块增大并伴有眼眶扩张，和（b）一个巨大的蝶窦肿瘤包绕颈内动脉海绵窦段，并向外侧压迫颅神经。该患者被认为是合适的根治性切除的候选人，并接受了隐静脉移植颈内动脉 - 大脑中动脉（ICA-MCA）搭桥手术。（c）首先进行 M1-M2 连接的远端吻合术。然后用一根分裂长度的胸管将隐静脉移植物（SVG）引导至颈部。静脉必须足够长，易弯曲而不扭结。术中照片和带有 SVG 插管的颈部 ICA-MCA 吻合的相应图示。（d）术中对 ICA 残端端端吻合后的照片和相应的插图，显示 SVG 插管完成颈 ICA-MCA 吻合。然后患者接受肿瘤及 ICA 的根治性切除。（e）术后血管造影显示颈总动脉旁路通畅（左侧），颅内旁路通畅（右侧）。（f）术后 CT 图像（左）显示了切除和重建的范围，并显示了本例患者已完成的 ICA-SVG-MCA 搭桥手术的概况。Spetzler 等曾报道过此病例

（图 43.3）。在内窥镜下经蝶窦切除术中，右 PCA 的 P1 段损伤，患者持续蛛网膜下腔出血、脑室内出血和丘脑梗死。数字减影血管造影显示右侧 P1 段存在假性动脉瘤。血管内 PVO 被认为在 PCA 和穿支血管区域带来了很高的缺血风险。因此，决定行对侧 PCA-SCA 旁路，通过眶颧入路和颞前入路暴露 P2 和 S2 节段，并在腔内侧 - 侧吻合后

壁。然后用缝合线完成前壁吻合。术中使用吲哚菁绿的视频血管造影术显示了通畅的旁路。动脉瘤夹闭需要在传入的 P1 段上保留一个动脉瘤夹以保留穿支动脉，并在传入的 P1 段上保留两个动脉瘤夹（右）。使旁路回流充满了 P1 段。术后数字减影血管造影显示动脉瘤闭塞和明显的通畅旁路。Rodríguez-Hernández 等曾报道过此案例。

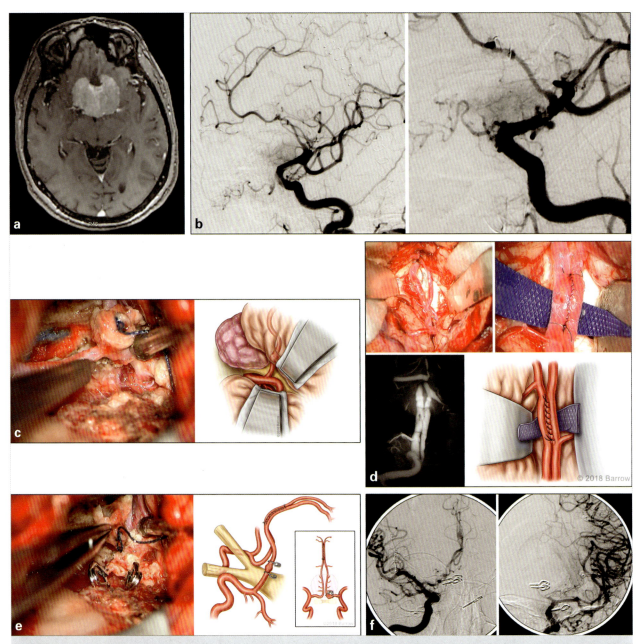

图 43.2 案例 2：前颅窝脑膜瘤手术中 A1 损伤行 A3-A3 旁路手术。（a）一名 61 岁女性患者的 T1 加权 MRI。患者因前颅窝脑膜瘤而导致左眼进行性视力下降。在外医进行选择性手术切除脑膜瘤，但在发生 A1 节段损伤后终止，用填塞治疗。（b）颈动脉注射的前斜位数字减影血管造影投射（左）和放大的同一血管造影显示 A1 远端假性动脉瘤并伴有脉络膜前动脉瘤（右）。（c）在作者所在机构的后续手术中，采用了左眶颧入路和双额半球间联合入路到达动脉瘤［术中照片（左）和相应的手绘图（右）］。（d）术中经大脑半球间裂暴露 A3-A3 侧搭桥术照片（左上）；采用 10-0 缝合线连续缝合完成吻合后壁（右上）；术中已完成 A3-A3 原位旁路移植术的吲哚菁绿血管造影（左下）；和艺术家对前壁最终视图的手绘图（右下角），这是连续缝完成的旁路。（e）术中照片（左）及艺术家手绘图（右），显示 A1 远端假性动脉瘤被夹闭。（f）术后血管造影显示旁路通畅，大脑前动脉远端血管前后（左）侧（右）均充盈。左侧 A1 段假性动脉瘤未见残余填充物。Abla 和 Lawton 此前曾报告过此病例

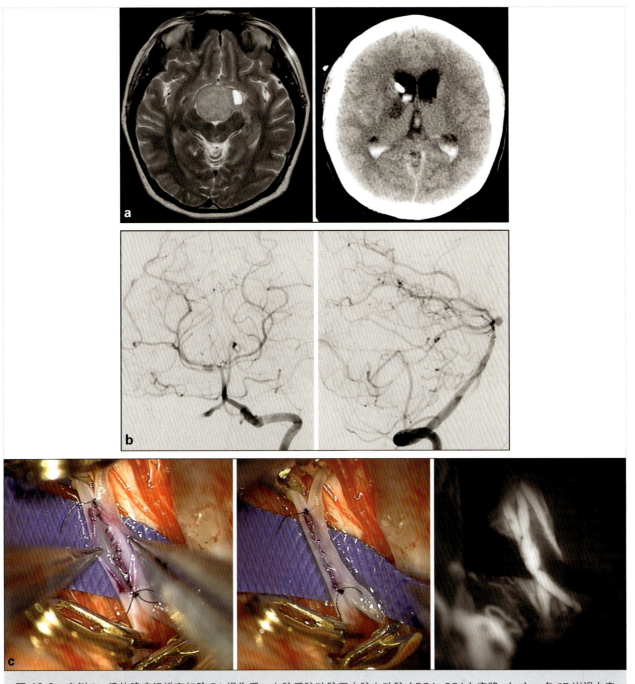

图 43.3　案例 3：垂体腺瘤经蝶窦切除 P1 损伤后，大脑后脑动脉至小脑上动脉（PCA-SCA）旁路。（a）一名 27 岁视力丧失妇女轴向 T2 加权磁共振成像（MRI）（左）显示垂体大腺瘤。术后轴向计算机断层扫描（CT）图像（右）显示蛛网膜下腔出血，脑室内出血和丘脑梗死，患者在内镜下经蝶窦切除术中右侧 PCA 的 P1 段损伤。（b）数字减影血管造影示右侧 P1 段正位（左侧）和侧位（右侧）假性动脉瘤。母血管闭塞（PVO）被认为在 PCA 和穿支区有过高的缺血风险。（c）因此，决定行对侧 PCA-SCA 旁路。通过眶颧入路和颞前入路暴露 P2 和 S2 节段，并在腔内侧 – 侧吻合后壁（左）。然后用缝合线完成前壁吻合（中）。术中使用吲哚菁绿的视频血管造影术（右）显示了通畅的旁路

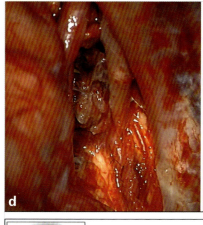
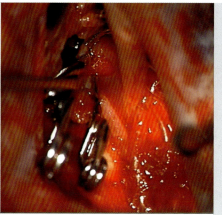
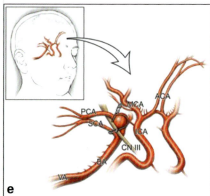
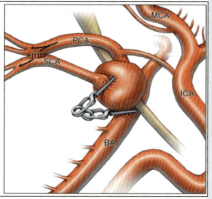
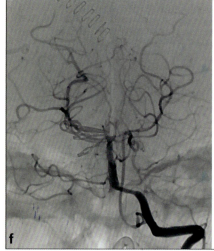
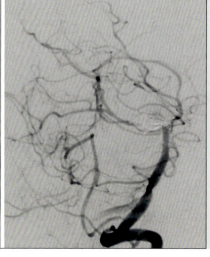

图 43.3（续）（d）术中照片显示完成的 PCA–SCA 原位旁路（左）。动脉瘤夹闭需要在传入的 P1 段上保留一个动脉瘤夹以保留穿支动脉，并在传入的 P1 段上保留两个动脉瘤夹（右）。使旁路回流充满了 P1 段。（e）显示复杂的 P1 段动脉瘤夹重建的插图。（f）术后数字减影血管造影在前后视图（左）和侧视图（右）显示动脉瘤闭塞和通畅旁路。Rodríguez-Hernández 等曾报道过此案例。缩写：ACA，大脑前动脉；BA，基底动脉；CN，颅神经；ICA，颈内动脉；MCA，大脑中动脉；PCA，大脑后动脉；SCA，小脑上动脉；VA，椎动脉

43.4 结论

　　虽然很少需要，但对于颅底肿瘤疾病的搭桥手术可能在某些情况下是可行的。我们赞成对血管功能不全或血管损伤的患者使用搭桥。我们对良性肿瘤包裹血管的患者更加谨慎，对他们来说，次全切除是一种非常合理的方法。对于恶性颅底病变、预后不佳、需要硬脑膜静脉窦修复的患者，我们建议谨慎使用搭桥手术，对于这些患者，首选全切术是可行的。尽管如此，总会有例外，因此保持思维活跃是很重要。

43.5 对未来研究的建议

　　永远不会有临床试验来评估在颅底肿瘤患者中使用旁路手术的情况。相反，多中心记录可能

表 43.5　颅底肿瘤的旁路手术总结

方法类型	基本原理	注释
侵袭性	血管功能不全继发于肿瘤的血管内病变可能与动脉闭塞有关	血管内入路可首先用于鼻内手术中的损伤
	肿瘤切除过程中的血管损伤	
适度的	颅底大动脉良性肿瘤包裹	可以先考虑辅助放疗的次全切除
保守的	广泛的、复发的、恶性肿瘤累及大动脉	即使可以全切除且有理想的预期寿命，但发病率和死亡率仍然很高
	良性肿瘤侵犯硬脑膜静脉窦	辅助放疗的次全切除应是首选的方法

会积累足够的案例，以便进行合理的分析，确定哪些因素对良好结果至关重要。随着恶性肿瘤的药物治疗的改善和预后的改善，我们可能会看到在这些患者中搭桥和根治性切除的再次使用。最后，随着血管内技术的不断发展，应将其与颅底肿瘤切除术中医源性血管损伤的治疗方法进行比较。

参考文献

[1] Yang T, Tariq F, Chabot J, Madhok R, Sekhar LN. Cerebral revascularization for difficult skull base tumors: a contemporary series of 18 patients. World Neurosurg. 2014; 82(5):660–671

[2] Lawton MT, Spetzler RF. Internal carotid artery sacrifice for radical resection of skull base tumors. Skull Base Surg. 1996; 6(2):119–123

[3] Brisman MH, Sen C, Catalano P. Results of surgery for head and neck tumors that involve the carotid artery at the skull base. J Neurosurg. 1997; 86(5):787–792

[4] Chazono H, Okamoto Y, Matsuzaki Z, et al. Extracranial-intracranial bypass for reconstruction of internal carotid artery in the management of head and neck cancer. Ann Vasc Surg. 2003; 17(3):260–265

[5] Sekhar LN, Bucur SD, Bank WO, Wright DC. Venous and arterial bypass grafts for difficult tumors, aneurysms, and occlusive vascular lesions: evolution of surgical treatment and improved graft results. Neurosurgery. 1999; 44(6):1207–1223, discussion 1223–1224

[6] Sekhar LN, Kalavakonda C. Cerebral revascularization for aneurysms and tumors. Neurosurgery. 2002; 50(2):321–331

[7] Sekhar LN, Natarajan SK, Ellenbogen RG, Ghodke B. Cerebral revascularization for ischemia, aneurysms, and cranial base tumors. Neurosurgery. 2008; 62(6) Suppl 3:1373–1408, discussion 1408–1410

[8] Kalani MY, Kalb S, Martirosyan NL, et al. Cerebral revascularization and carotid artery resection at the skull base for treatment of advanced head and neck malignancies. J Neurosurg. 2013; 118(3):637–642

[9] Chan JY, Wong ST, Chan RC, Wei WI. Extracranial/intracranial vascular bypass and craniofacial resection: new hope for patients with locally advanced recurrent nasopharyngeal carcinoma. Head Neck. 2016; 38 Suppl 1:E1404–E1412

[10] Sindou MP, Alvernia JE. Results of attempted radical tumor removal and venous repair in 100 consecutive meningiomas involving the major dural sinuses. J Neurosurg. 2006; 105(4):514–525

[11] Han MS, Kim YJ, Moon KS, et al. Lessons from surgical outcome for intracranial meningioma involving major venous sinus. Medicine (Baltimore). 2016;95(35):e4705

[12] Klinger DR, Flores BC, Lewis JJ, Barnett SL. The treatment of cavernous sinus meningiomas: evolution of a modern approach. Neurosurg Focus. 2013; 35(6):E8

[13] Sekhar LN, Tzortzidis FN, Bejjani GK, Schessel DA. Saphenous vein graft bypass of the sigmoid sinus and jugular bulb during the removal of glomus jugulare tumors. Report of two cases. J Neurosurg. 1997; 86(6):1036–1041

[14] Rangel-Castilla L, McDougall CG, Spetzler RF, Nakaji P. Urgent cerebral revascularization bypass surgery for iatrogenic skull base internal carotid artery injury. Neurosurgery. 2014; 10 Suppl 4:640–647, discussion 647–648

[15] Rodríguez-Hernández A, Huang C, Lawton MT. Superior cerebellar arteryposterior cerebral artery bypass: in situ bypass for posterior cerebral artery revascularization. J Neurosurg. 2013; 118(5):1053–1057

[16] Lee CH, Chen SM, Lui TN. Posterior cerebral artery pseudoaneurysm, a rare complication of pituitary tumor transsphenoidal surgery: case report and literature review. World Neurosurg. 2015; 84(5):1493.e1–1493.e3

[17] Tantongtip D, Fratianni A, Jenkner J, Arnold S, Spetzger U. Surgical treatment of inadvertent internal carotid artery lesion by extraintracranial high-flow bypass. a case report and review of the literature. J Neurol Surg Rep. 2015; 76 (1):e100–e104

[18] Cikla U, Li Y, Hernandez-Duran S, Kozan A, Baskaya MK. Treatment of supraclinoid internal carotid artery iatrogenic pseudoaneurym with extracranial-to-intracranial bypass and trapping: demonstration of technique with video presentation. Turk Neurosurg. 2015; 25(2):305–309

[19] Morita A, Sekhar LN. Reconstruction of the vein of Labbé by using a short saphenous vein bypass graft. Technical note. J Neurosurg. 1998; 89(4):671–675

[20] Sylvester PT, Moran CJ, Derdeyn CP, et al. Endovascular management of internal carotid artery injuries secondary to endonasal surgery: case series and review of the literature. J Neurosurg. 2016; 125(5):1256–1276

[21] Bulsara KR, Patel T, Fukushima T. Cerebral bypass surgery for skull base lesions: technical notes incorporating lessons learned over two decades. Neurosurg Focus. 2008; 24(2):E11

[22] McCracken DJ, Higginbotham RA, Boulter JH, et al. Degree of vascular encasement in sphenoid wing meningiomas predicts postoperative ischemic complications. Neurosurgery. 2017; 80(6):957–966

[23] Abla AA, Lawton MT. Anterior cerebral artery bypass for complex aneurysms:an experience with intracranial-intracranial reconstruction and review of bypass options. J Neurosurg. 2014; 120(6):1364–1377

[24] Spetzler RF, Rhoton ALJ, Nakaji P, Kawashima M. Color Atlas of Cerebral Revascularization. New York, NY: Thieme; 2013

第四十四章　经颅与内窥镜修复蝶窦外侧隐窝脑膨出的对比

Brian H. Song, Christopher H. Le, G. Michael Lemole Jr.

摘要

蝶窦外侧隐窝（LSR）脑膨出是少见的病例，而且由于暴露困难历来难以解决。除了基于良性颅内高压引起的颅骨骨质的慢性薄弱外，脑膨出在这个部位普遍继发于先天性蝶窦外侧隐窝气化（气腔形成称为气化），在病因学上一度被认为是先天性疾病。Bolger 在 1999 年介绍了一种新的内镜下经翼腭窝对 LSR 进行广泛的内镜暴露。此后，在多个病例组中，这种方法已使总体成功率达到 91%~100%。这种高水平的成功率和最小的发病率提高了内镜下经翼突入路是治疗 LSR 脑膨出的首选技术，同时也是治疗复杂病例的首选方法。本章将讨论 LSR 脑膨出的病因和治疗意义方面的争议，分析相关文献证明内镜下经翼突入路的优势和成功，并回顾使用开放式经颅入路的可能适应证。

关键词：蝶窦外侧隐窝，脑膨出，脑脊液漏

44.1　蝶窦外侧隐窝脑膨出

1926 年，Dandy 描述了第一例脑脊液（CSF）漏经前额开颅入路阔筋膜修补术。然而，开放性经颅入路在闭合率仅为 60% 的情况下，存在着严重的嗅觉缺失、癫痫发作、记忆障碍和颅内出血的发病风险。Dohlman 在 1948 年描述了第一例颅外入路，Hirsch 在 1952 年描述了第一例颅外鼻内入路。这些颅外入路提高至 80% 的成功率，同时也显著降低了与开放性经颅入路相关的并发症。很快，颅外入路成为常规脑脊液渗漏修补的首选技术。

内窥镜的发展和完善以及术中图像引导促进了经鼻脑脊液漏修复技术的进一步完善，并具有较高的成功率。1981 年 Wigand 第一个描述内镜经鼻入路治疗脑脊液漏的方法。自引进以来，这种方法已经发展成为一种标准的治疗方法，报告的初步成功率为 90%，总成功率为 97%，同时避免了开放式入路的并发症。然而，大多数的技术和文献都是处理位于相对中线位置的前颅底缺损，在处理蝶窦外侧隐窝（LSR）脑膨出时，这种位置不易进行转换。这导致与前颅底相比，蝶窦外侧隐窝（LSR）亚区处理的成功率明显降低，这导致一些人继续提倡开放性经颅入路治疗 LSR 病变。

为了更好地理解治疗 LSR 脑膨出的难度，需要了解相关的鼻腔解剖和鼻道。对于大多数人来说，蝶窦侧壁到圆孔内侧的气化，给经蝶或经筛鼻道提供了一条直达蝶颅底的通道。然而，16%~40% 的人可以形成 LSR，LSR 被定义为从圆孔和翼管以及进入翼突到蝶窦外侧更广泛的气化。这种解剖变异极大地减少了传统经蝶入路的蝶侧颅底的可视性和可及性，即使是有角度的内窥镜也是如此（图 44.1a）。上颌窦后、翼腭窝和翼突形成屏障，这需要外科医生清理其周围结构，常常导致在没有确定的颅底重建的情况下，盲目对侧隐窝进行闭塞术的不佳技术，导致更高的手术失败率和黏液囊肿形成的可能性。Bolger 于 1999 年引入内窥镜下经翼突入路，提供了一个直接的入路和更广泛的 LSR 暴露，提高了 LSR 内窥镜颅底修复的成功率，与前颅底文献中的其他亚区病变的成功率相同

44.2　主要的争议区域

44.2.1　蝶骨外侧隐窝脑膨出的病因

在胚胎发生过程中，蝶骨是由 5 个骨化中

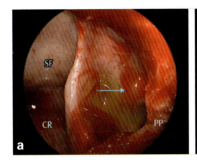 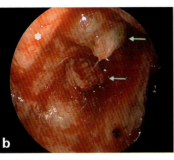

图44.1　（a）通过广泛的蝶窦切开术可以看到脑膨出的有限视野（箭头所示），蝶窦内侧位置标记也可以看到：翼突（PP）、鞍底（SF）和斜坡隐窝（CR）。（b）LSR和脑膨出（下箭头）的完全暴露是通过翼突入路实现的。一个额外的前外侧脑膨出（上箭头）是确定的，这不是通过成像或通过广泛的蝶窦切开术图像。圆孔（星号）旁的V2分支位于两个脑膨出的内侧

心融合骨化形成一块骨。Sternberg首先描述了侧颅咽管的一直存在，这是由于蝶骨大翼与软骨前体中心的不完全融合所致。这种先天性缺陷，也被称为"Sternberg管"，以前被认为是LSR脑膨出的潜在病因，在文献中一直存在。虽然在一些少见的病例中先天性缺陷可能导致LSR脑膨出，但Illing等的研究反驳了这一观点。尸体研究表明，在评估的1000块蝶骨中，只有1块被鉴定出Sternberg管的存在是相当罕见的。解剖上，这个管道位于眶上裂的内侧，在那里，根据定义，持续存在的Sternberg管将因此位于圆孔的内侧，不会导致LSR颅底缺损。在某种程度上，Illing等的多医院联合病例组发现，LSR脑膨出患者的人口学特征与良性颅内高压患者相似，主要由肥胖的中年妇女组成，有蛛网膜下腔、前颅窝颅底变薄、空蝶鞍和高开放压力的相关影像学征象。对LSR脑膨出文献的回顾发现，68%的患者是女性，在报告体重指数（BMI）的7项研究中，85%的患者超重（BMI ＞ 25）。然而，提示良性颅内高压的脑脊液开放压或影像学征象在这些综述中并不一致。

鉴于LSR脑膨出与良性颅内高压的关系，应考虑术前检查明确良性颅内高压和术后使用脑脊液转流治疗，增加在这个患者群中脑脊液漏修复的成功率［93%对82%；干预（乙酰唑胺或脑脊液分流系统）对无干预］。

44.2.2　开颅与经鼻内镜手术的对比

迄今为止，还没有研究直接比较开颅和内窥镜经翼突入路。关于最有效的入路的结论来自病例组和外科医生经验（Ⅳ ~ Ⅴ级证据）和前颅底文献（Ⅲ级证据）。自1999年Bolger引入内窥镜下经翼突入路以来，大多数文献以复制Bolger技术病例的总成功率91%~100%（表44.1）。Lai等报告了一个病例唯一的整体治疗失败，该病例之前已经有3次经蝶窦入路手术失败，他们报告说，由于手术是在Bolger发表之前进行的，因此没有使用真正的经翼突入路。本病例的最终治疗尚未报告。

报告开颅入路成功的研究仅限于病例报告（表44.2，Ⅴ级证据）。4个病例报告描述由于先前的内窥镜失败而进行开放性经颅入路。然而，4个内窥镜失败中有3个采用限制性中线经蝶入路。由于中线经蝶窦入路对先前讨论的LSR的局限性，这些失败不应作为内镜入路有局限性的例子。Samadian等确实报告了一个由作者自己进行的内窥镜经翼突入路失败的例子，原因是颅底缺损的显示受限，随后通过开放式经翼突开颅入路成功治疗。因为翼突的充分切除致使LSR的广泛暴露，首例的失败可能反映了作者对内窥镜下经翼突入路的经验不足，而不是技术本身的局限性。

内窥镜发生入路的微创性和开颅对比还具有较低的并发症率和较低的后期合并症。虽然由于文献有限，无法直接比较经颅和内镜入路的LSR的并发症发生率，但开放式经颅入路在前颅底文献中显示出较高的并发症发生率和严重并发症。Komotar等的系统回顾显示，开颅手术与脑膜炎、脓肿、脓毒症和围手术期死亡率显著升高相关。为获得充分暴露LSR，开放性入路有更容易形成皮肤瘢痕、记忆缺陷、出血、癫痫发作、脑水肿，经外切口继发骨髓炎、去骨瓣、颞叶回缩的潜在

表 44.1　内窥镜下经翼突修补 LSR 脑膨出的研究特点

作者	年	患者数	年龄（岁）	F	M	位置	入路	随访（月）	成功率	证据水平
Lai 等	2002	12	52.3 （19~73）	7	5	LSR（8） MSL（4）	TP	32 （12~69）	92%	IV
Al-Nashar 等	2004	7	33~80	5	2	LSR	TP	28 （12~79）	100%	IV
Pasquini 等	2004	4	61 （48~73）	3	1	LSR	TP（3） TS（1）	18 （10~26）	100%	IV
Bolger	2005	9	53.1	6	3	LSR	TP	14.5 （1~25）	100%	IV
Bachmann- Harildstad 等	2006	1	76	0	1	LSR	TP	12	100%	V
Tami	2006	6	NR	NR	NR	LSR	TP	1~44	100%	IV
Castelnuovo 等	2007	15	60.3 （34~75）	9	6	LSR	TP（9） TS（6）	37.6	100%	IV
Tomazic 和 Stammberger	2009	5	51.2 （44~62）	4	1	LSR	TP（3） TES（2）	6.5 （1~18）	最初60% 整体100%	IV
Forer 和 Sethi	2010	8	51 （40~64）	5	3	LSR	TP	1~84	最初90% 整体100%	IV
Hofstetter 等	2010	4	48~64	3	1	LSR	TP	30 （7~44）	最初75% 整体100%	IV
Muscatello 等	2010	2	54~67	1	1	LSR	TP（2）	10~19	最初50% 整体100%	V
Tabaee 等	2010	13	57.1 （36~78）	8	5	LSR	TP（3） TS（5） TES（5）	56.4 （8~144）	最初85% 整体100%	IV
Alexander 等	2012	11	56 （43~65）	8	3	LSR	TP	10.8 （2~29）	最初92% 整体100%	IV
Schmidt 等	2012	4	52~59	4	0	LSR	TP	6~42	100%	IV
Martínez Arias 等	2015	5	59 （37~72）	4	1	LSR	TP	81 （18~132）	最初80% 整体100%	IV
El Tarabishi 等	2016	7	40.1 （30~51）	5	2	LSR	TSR	41.5 （35~52）	100%	IV
Zoli 等	2016	23	52 （26~73）	16	7	LSR	TP	84 （4~167）	100%	IV

缩写：LSR，蝶窦外侧隐窝；MSL，蝶内侧线；NR，未报道；TES，经蝶筛入路；TP，经翼突入路；TS，经蝶入路；TSR，经蝶逆行入路

性。与内窥镜翼突入路相关的并发症仅限于翼腭窝内的结构，包括翼腭神经节、视神经、V2 和上颌动脉，从而导致面部感觉和（或）味觉减退、干眼症和（或）鼻出血的潜在危险和损伤。内窥镜下经翼突入路的脑膜炎发生率与 Komotar 等（表44.3）报告的其他内窥镜前颅底入路的脑膜炎发生率相似（分别为 2% 和 1.1%）。

内镜下经翼突入路是治疗 LSR 脑膨出的主要方法，手术成功率高，并发症少。然而，问题是开放性经颅入路是否仍然在治疗 LSR 脑膨出方面发挥作用，特别是针对以下情况：癫痫发作时的脑膨出、内镜下失败，特别是大的脑膨出。

44.2.3 癫痫

虽然内镜下经翼突入路已被证明是治疗 LSR 脑膨出的有效方法，但该入路在治疗伴有脑膨出的颞叶癫痫（TLE）中是否有作用仍存在争议。脑膨出在 TLE 发病中的作用尚未完全阐明。目前的

表 44.2 开放性经颅修补 LSR 脑膨出的研究特点 [a]

作者（年份）	年龄 / 性别	随访（月）	入路	缺损大小（mm）	封闭	腰椎引流	并发症
Vergoni 等（2001）	75M	12	经颞入路	NR	多层：PC+MF+D	NR	NR
Bikmaz 等（2005）	57M	24	经翼点入路	15	多层：DS+M	Yes	None
Gürkanlar 等（2007）	44F	42	经翼点入路	NR	多层：TF+TM	NR	NR
Sare 等（2009）	52F	24	经颞下入路	NR	多层：DS+AF	NR	None
Prabhu 等（2011）	50M，42M	6，6	经颞入路	15，10	多层：DPC+T+M+AF；DPC+FL+B+AF	Yes	NR
Samadian 等（2012）	23F	12	经翼点入路	3	多层：TF+B	NR	None
Keric 等（2013）	54F	60	经颞下入路	NR	多层：PC+M	Yes	None

缩写：AF，自体脂肪；B，骨；D，硬脑膜；DPC，硬脑膜一期闭合术；DS，硬脑膜替代物；FL，阔筋膜；M，肌肉；MF，肌肉筋膜；NR，未报告；PC，颅周；T，钛网；TF，颞肌筋膜；TM，颞肌

[a]：所有报告的研究都是病例报告，Ⅴ级证据

表 44.3 内窥镜下经翼突入路修补术及并发症

作者	年份	患者数	缺损大小（mm）	闭合	腰椎引流管	并发症
Lai 等	2002	12	1~9	多层：FL+NM	NR	NR
Al-Nashar 等	2004	7	NR	多层：DS+NM；DS+NM+AF	1/7	NR
Pasquini 等	2004	4	NR	多层：AF+NM；B+NM；DS+AF+NM	NR	无
Bolger	2005	9	NR	多层：B+FL+AF	NR	部分味觉缺失（1）
Bachmann-Harildstad 等	2006	1	4	多层：AF+FL+NM	1/1	无
Tami	2006	6	NR	NR	6/6	暂时性部分味觉感觉缺失（1）暂时性眼干（1）
Castelnuovo 等	2007	15	2~8	单层：AF；多层：DS+MT；DS+NC	0/15	无
Tomazic 和 Stammberger	2009	5	6~10	多层：AF+FL+AC；AF+FL；FL+NC；FL+AF	NR	部分味觉缺失（1）脑膜炎（1）脑脓肿（1）
Forer 和 Sethi	2010	8	NR	多层：AF+NC+NM+AF；AF+B+NM+AF	0/8	NR
Hofstetter 等	2010	4	NR	多层：AF+NC+FL	2/4	干眼 / 上颌麻木（1）
Muscatello 等	2010	2	NR	多层：DS+B+NM；DS+NM	0/2	无
Tabaee 等	2010	13	NR	多层：B+FL；FL+MT；B+AF；AC+TF；AF+DS	8/13	脑膜炎（1）面部感觉异常（1）
Alexander 等	2012	11	NR	多层：DS Multilayer；DS+B；DS+B+AF；DS+AF+NSF	5/11	NR
Schmidt 等	2012	4	NR	多层：DS 多层：DS+AF；DS+NM+AF；DS+NM	1/4（VP Shunt）	无
Martínez Arias 等	2015	5	NR	多层：FL+MT	0/5	无
El-Tarabishi 等	2016	7	6~10	多层：AF+FL+NC+AF+NM	7/7	无
Zoli 等	2016	23	NR	多层：B+AF+NM；C+AF+NM	1/23	术后癫痫发作（1）

缩写：AF，自体脂肪；AC，耳软骨；B，骨；C，软骨；DS，硬脑膜替代物；FL，阔筋膜；MT，中鼻甲黏膜；NC，鼻软骨；NM，鼻黏膜；NR，未报道；NSF，鼻中隔；TF，颞肌筋膜；VP Shunt，脑室－腹腔分流术

[a]：对于 6 例没有腰椎引流管的患者，5 例使用乙酰唑胺。未接受术后干预的 1 例患者颅内压正常

理论认为癫痫发作是由颞叶突出的实质牵引引起的，继发于炎症和胶质增生的局部效应。难治性癫痫也可归因于更大范围的脑实畸形。

包括脑异位、弥漫性皮质发育不良和裂脑症。难治性 TLE 合并脑膨出的最佳手术治疗尚未确定。一些数据表明，在没有大的实质畸形的情况下，脑膨出的单独复位已经成功地解决了 TLE。然而，其他作者主张开放性经颅入路颞前叶切除术，以更好地识别和切除潜在的癫痫发生区。Faulkner 等回顾了文献报道的伴有相关脑膨出的癫痫病例，包括蝶窦以外的亚区。结果发现，在伴有脑膨出的 TLE 患者中，67% 的患者行颞叶切除术，33% 的患者仅行脑膨出复位。两组在各自的随访中均 100% 无癫痫发作。这可能表明，在保留开放性经颅颞叶切除术治疗难治性病例的同时，最初尝试微创入路，如内镜下经翼突入路是合理的。由于文献中报道的病例有限，因此需要对这一课题进行更多的研究，以更好地阐明治疗脑膨出性抽搐的合适方法。

44.2.4 内镜入路失利

内窥镜经翼突入路的总成功率为 91%~100%，证明具有较高的疗效。如前所述，自从内窥镜经翼突入路被引入后，开放性经颅入路仅在 4 例内窥镜入路失败的情况下被报道。这些病例中只有一例是内镜下经翼突入路失败的结果。开放性经颅入路确实能直接显示颅底缺损，但由于 LSR 位于中颅窝深处，暴露仍有局限性。相比之下，内窥镜经翼突入路提供的暴露和可视化提供了一个广阔的放大视野，这可能为原发性和复发性病例提供了优势。广泛的曝光和放大的可视化可以精确定位脑膨出和最佳颅底缺损修复，有时无法通过影像或开放性入路发现（图 44.1b）。Castelnuovo、Forer 和 Sethi 以及 Alexander 等报告了 7 例经颅入路失败而转经镜下经翼突入路治疗成功的病例，进一步说明了即使在具有挑战性的复发病例中，经翼突入路的实用性。

44.2.5 大型脑膨出

在前颅底文献中，一些人可以考虑使用开颅方法来解决大型和（或）多灶性颅底缺损。这种方法提供了直接修复硬脑膜缺损、同时处理多个亚区以及治疗任何周围的病变的优势。大多数孤立性 LSR 脑膨出被认为是良性颅内高压所致，颅底缺损的大小通常是有限的。文献回顾显示，开放式与内窥镜入路颅底缺损的大小相似（表 44.2，表 44.3），因此特定入路没有明确规定。

44.3 案例

44.3.1 资料

一位 62 岁的妇女说，她连续 3 周头部间歇性疼痛，左侧明显的鼻漏，俯卧位加重（图 44.1）。在出现上述症状前 2 天，她有轻度钝性头部外伤的病史，没有意识丧失。在住院医院期间，经 β-2 转铁蛋白检测证实鼻腔分泌物为脑脊液。在外院进行了为期 1 周的卧床休息和腰椎穿刺引流，但没有好转。患者随后被转到我们医院进行最佳的治疗。在整个疗程中，她一直生命体征稳定，没有脑膜炎，血常规和电解质保持在正常范围内。

44.3.2 影像

CT 显示蝶窦双侧侧壁气化，左侧 LSR 颅底圆形孔外侧有 5mm 缺损。磁共振成像（MRI）显示一个相关的左侧 LSR 脑膨出，累及左侧颞下回内侧的皮质（图 44.2）。

44.3.3 手术入路

患者经口气管插管全麻，0.1% 荧光素钠鞘内缓慢滴，10mL/10min 以上。术中应用 0.05% 羟甲唑啉局部鼻填塞，术中图像引导。在中鼻甲腋和中鼻甲前端左侧用 1% 利多卡因和肾上腺素以 1:10 万比例进行鼻腔注射。

进行左侧上颌窦造口术、全筛窦切除术和广泛蝶窦切开术以进行初次暴露。通过经筛窦和经蝶窦鼻腔通道，脑膨出在 30° 内窥镜下部分可见，

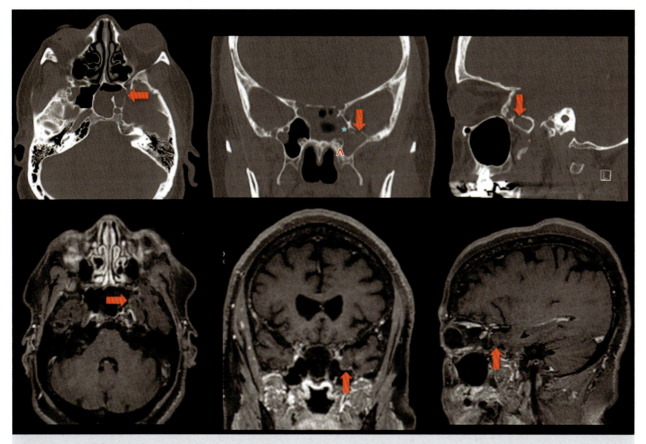

图 44.2　CT 和 MRI 轴向、冠状和矢状位的钆成像。脑膨出和相关的颅底缺损可见于左侧蝶窦外侧隐窝（箭头）。蝶窦外侧到圆孔（*）和翼管（^）的广泛气化在冠状位 CT 上是最好的表现

器械暴露有限（图 44.1a，视频 44.1）

　　然后注意腭骨在上颌窦后壁交界处的上升过程，从鼻底开始沿鼻侧壁进行，在中鼻甲后附着部前方 5mm 处，即筛窦嵴前方，取垂直的骨黏膜切口。向后提起骨膜，以暴露筛骨嵴和从蝶腭孔出来蝶腭神经血管束。用 2mm 咬骨钳（2mm 骨冲孔钳，Koros）从蝶腭孔开始切除上颌窦后壁，并由内至外侧进行。在解剖过程中非常小心避免破坏下方筋膜。翼腭窝被广泛暴露后，用海狸刀切开筋膜，直接剥离窝内脂肪，露出下方的神经血管结构。我们用上颌窦导引器获得了早期的血管控制并分离了上颌远末动脉。然后用双极电凝烧灼并结扎远端，并将其切开。

　　采用双极电凝去除翼腭脂肪至翼状突前方，用一个剥离子安全地分离出蝶腭神经节，V2 和视神经，使得翼突能进一步暴露。翼突上的骨膜被

锐利地切开并分离，露出翼状突的前面。翼突的前面可以有不同的厚度，在这里可以使用一个咬骨钳或钻头来取出这根骨头，以暴露 LSR。在这个特殊的病例中，我们用 2mm 咬骨钳（2mm Osteo Punch 咬骨钳，Koros）切除了翼突的很大一部分，并用 15° 槽钻（Diego 槽筒钻，Olympus）对较厚的骨下部进行处理，以充分暴露 LSR。

　　通过经翼突入路产生的广泛暴露，在 LSR 内发现了一个位于较前外侧位置的额外脑膨出，这在影像学或扩大蝶窦切除术中都没有发现（图 44.1b）。用双极电凝将脱垂的脑膨出缩小至颅底缺损程度。侧隐窝被剥离黏膜，暴露颅底缺损周围的底层骨。测量颅底缺损，并用细胞外基质移植物（生物设计硬脑膜，Cook Medical）进行颅外重建，其大小在颅底缺损周围有 1cm 的重叠。硬脑膜封闭剂（Adherus 硬脑膜封闭剂，Hyper Branch

医疗技术）用于固定移植体。然后用可吸收生物填料（Nasopore, Stryker）在蝶窦内支撑移植物。

患者术后住院 7 天。她没有出现任何术后并发症。腰椎引流管放置 6 天，患者卧床休息 7 天。在术后第 4 个月的门诊预约复查中，移植物显示是完全融合和黏膜化，没有脑脊液渗漏的迹象（图 44.3）。

44.4 结论

LSR 脑膨出在历史上一直很难解决。在多个病例组中，总的成功率为 91%~100% 使得内镜下经翼突入路彻底改变了 LSR 脑膨出的治疗方法。这种方法提供了一个直入路和广泛的 LSR 暴露，提供了良好的可视化，以便准确识别脑膨出和精确的颅底缺损修复，并且与更具侵袭性的开放式手术相比，发病率明显降低。

44.5 作者意见

作者在亚利桑那大学建立了一个强大的神经外科 – 耳鼻喉科 – 颅底研究团队，研究多种颅底病变。利用耳鼻喉科和神经外科医生在各自领域的专业知识和对各自解剖学的熟悉而且花时间发展团队活力。作者应用鼻内窥镜经鼻入路治疗多

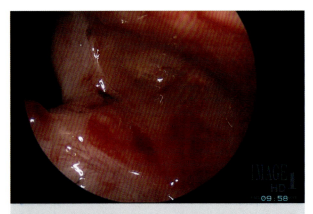

图 44.3 颅底修复术后 4 个月的视图。移植物显示是完全融合和黏膜化，没有脑脊液渗漏的迹象

种病变，包括鼻腔和颅底肿瘤、各种病因的脑脊液漏和垂体病变。

参考文献

[1] Dandy W. Pneumocephalus (intracranial pneumatocele or aerocele). Arch Surg. 1926; 12:949–982

[2] Oles K, Skladzien J, Leszczynska J. Transnasal endoscopic treatment of cerebrospinal fluid leaks: 10 years' experience. B-ENT. 2013; 9(3):201–206

[3] Castelnuovo P, Dallan I, Pistochini A, Battaglia P, Locatelli D, Bignami M. Endonasal endoscopic repair of Sternberg's canal cerebrospinal fluid leaks. Laryngoscope. 2007; 117(2):345–349

[4] Hirsch O. Successful closure of cerebrospinal fluid rhinorrhea by endonasal surgery. AMA Arch Otolaryngol. 1952; 56(1):1–12

[5] Dohlman G. Spontaneous cerebrospinal rhinorrhoea; case operated by rhinologic methods. Acta Otolaryngol Suppl. 1948; 67:20–23

[6] Sautter NB, Batra PS, Citardi MJ. Endoscopic management of sphenoid sinus cerebrospinal fluid leaks. Ann Otol Rhinol Laryngol. 2008; 117(1):32–39

[7] Hegazy HM, Carrau RL, Snyderman CH, Kassam A, Zweig J. Transnasal endoscopic repair of cerebrospinal fluid rhinorrhea: a meta-analysis. Laryngoscope. 2000; 110(7):1166–1172

[8] Komotar RJ, Starke RM, Raper DM, Anand VK, Schwartz TH. Endoscopic endonasal versus open repair of anterior skull base CSF leak, meningocele, and encephalocele: a systematic review of outcomes. J Neurol Surg A Cent Eur Neurosurg. 2013; 74(4):239–250

[9] Nyquist GG, Anand VK, Mehra S, Kacker A, Schwartz TH. Endoscopic endonasal repair of anterior skull base non-traumatic cerebrospinal fluid leaks, meningoceles, and encephaloceles. J Neurosurg. 2010; 113(5):961–966

[10] Landreneau FE, Mickey B, Coimbra C. Surgical treatment of cerebrospinal fluid fistulae involving lateral extension of the sphenoid sinus. Neurosurgery. 1998; 42(5):1101–1104, discussion 1104–1105

[11] Al-Nashar IS, Carrau RL, Herrera A, Snyderman CH. Endoscopic transnasal transpterygopalatine fossa approach to the lateral recess of the sphenoid sinus. Laryngoscope. 2004; 114(3):528–532

[12] Bolger WE. Endoscopic transpterygoid approach to the lateral sphenoid recess: surgical approach and clinical experience. Otolaryngol Head Neck Surg. 2005; 133(1):20–26

[13] Bolger W. Endoscopic transpterygoid approach to the lateral sphenoid recess. Ear Nose Throat J. 1999; 78:36–46

[14] Gonen L, Monteiro E, Klironomos G, et al. Endoscopic endonasal repair of spontaneous and traumatic cerebrospinal fluid rhinorrhea: a review and local experience. Neurosurg Clin N Am. 2015; 26(3):333–348

[15] Sternberg M. Ein bisher nicht beschriebener Kanal im Keilbein des Menschen. Anat Anz. 1888; 23:784–786

[16] El-Tarabishi MN, Fawaz SA, Sabri SM, El-Sharnobi MM, Sweed A. A modification of endoscopic endonasal approach for management of encephaloceles in sphenoid sinus lateral recess. Eur Arch Otorhinolaryngol. 2016; 273(12): 4305–4314

[17] Gaab MR. Meningoceles and meningo-encephaloceles of the sphenoidal sinus: neuroendoscopic perspectives. World Neurosurg. 2016; 89:705–707

[18] Melo NA, Borges BB, Magliarelli Filho PA, et al. Lateral sphenoid sinus recess cerebrospinal fluid leak: a case series. Eur Arch Otorhinolaryngol. 2014; 271 (9):2587–2594

[19] Pasquini E, Sciarretta V, Farneti G, Mazzatenta D, Modugno GC, Frank G. Endoscopic treatment of encephaloceles of the lateral wall of the sphenoid sinus. Minim Invasive Neurosurg. 2004; 47(4):209–213

[20] Prabhu K, Kumbhar KR, Chacko AG. Middle fossa extradural repair of sphenoidal encephaloceles. Br J Neurosurg. 2011; 25(1):124–126

[21] Samadian M, Moghaddasi H, Vazirnezami M, et al. Transcranial approach for spontaneous CSF rhinorrhea due to Sternberg's canal intrasphenoidal meningoencephalocele: case report and review of the literature. Turk Neurosurg. 2012; 22(2):242–245

[22] Tabaee A, Anand VK, Cappabianca P, Stamm A, Esposito

F, Schwartz TH. Endoscopic management of spontaneous meningoencephalocele of the lateral sphenoid sinus. J Neurosurg. 2010; 112(5):1070–1077

[23] Tomazic PV, Stammberger H. Spontaneous CSF-leaks and meningoencephaloceles in sphenoid sinus by persisting Sternberg's canal. Rhinology. 2009; 47 (4):369–374

[24] Zoli M, Farneti P, Ghirelli M, et al. Meningocele and meningoencephalocele of the lateral wall of sphenoidal sinus: the role of the endoscopic endonasal surgery. World Neurosurg. 2016; 87:91–97

[25] Illing E, Schlosser RJ, Palmer JN, Curé J, Fox N, Woodworth BA. Spontaneous sphenoid lateral recess cerebrospinal fluid leaks arise from intracranial hypertension, not Sternberg's canal. Int Forum Allergy Rhinol. 2014; 4(3): 246–250

[26] Teachey W, Grayson J, Cho DY, Riley KO, Woodworth BA. Intervention for elevated intracranial pressure improves success rate after repair of spontaneous cerebrospinal fluid leaks. Laryngoscope. 2017; 127(9):2011–2016

[27] Lai SY, Kennedy DW, Bolger WE. Sphenoid encephaloceles: disease management and identification of lesions within the lateral recess of the sphenoid sinus. Laryngoscope. 2002; 112(10):1800–1805

[28] Bachmann-Harildstad G, Kloster R, Bajic R. Transpterygoid trans-sphenoid approach to the lateral extension of the sphenoid sinus to repair a spontaneous CSF leak. Skull Base. 2006; 16(4):207–212

[29] Tami TA. Surgical management of lesions of the sphenoid lateral recess. Am J Rhinol. 2006; 20(4):412–416

[30] Forer B, Sethi DS. Endoscopic repair of cerebrospinal fluid leaks in the lateral sphenoid sinus recess. J Neurosurg. 2010; 112(2):444–448

[31] Hofstetter CP, Singh A, Anand VK, Kacker A, Schwartz TH. The endoscopic, endonasal, transmaxillary transpterygoid approach to the pterygopalatine fossa, infratemporal fossa, petrous apex, and the Meckel cave. J Neurosurg. 2010; 113(5):967–974

[32] Muscatello L, Lenzi R, Dallan I, Seccia V, Marchetti M, Sellari-Franceschini S. Endoscopic transnasal management of cerebrospinal fluid leaks of the sphenoid sinus. J Craniomaxillofac Surg. 2010; 38(5):396–402

[33] Alexander NS, Chaaban MR, Riley KO, Woodworth BA. Treatment strategies for lateral sphenoid sinus recess cerebrospinal fluid leaks. Arch Otolaryngol Head Neck Surg. 2012; 138(5):471–478

[34] Schmidt RF, Choudhry OJ, Raviv J, et al. Surgical nuances for the endoscopic endonasal transpterygoid approach to lateral sphenoid sinus encephaloceles. Neurosurg Focus. 2012; 32(6):E5

[35] Martínez Arias À, Bernal-Sprekelsen M, Rioja E, Enseñat J, Prats-Galino A, Alobid I. Endoscopic transpterygoid approach and skull base repair after sphenoid meningoencephalocele resection. Our experience. Acta Otorrinolaringol Esp. 2015; 66(1):1–7

[36] Gürkanlar D, Akyuz M, Acikbas C, Ermol C, Tuncer R. Difficulties in treatment of CSF leakage associated with a temporal meningocele. Acta Neurochir (Wien). 2007; 149(12):1239–1242

[37] Sare GM, Varma A, Green K, Herwadkar A, Gnanalingham KK. Pneumococcal meningitis secondary to intra-sphenoidal encephalocoele. Acta Neurochir (Wien). 2009; 151(1):103–104

[38] Vergoni G, Antonelli V, Veronesi V, Servadei F. Spontaneous cerebrospinal fluid rhinorrhoea in anteromedial temporal occult encephalocele. Br J Neurosurg. 2001; 15(2):156–158

[39] Bikmaz K, Cosar M, Iplikcioglu AC, Dinc C, Hatiboglu MA. Spontaneous cerebrospinal fluid rhinorrhoea due to temporosphenoidal encephalocele. J Clin Neurosci. 2005; 12(7):827–829

[40] Keric N, Burger R, Elolf E, Wrede A, Rohde V. Temporobasal, transsphenoidal meningoencephalocele becoming symptomatic with spontaneous cerebrospinal fluid rhinorrhea: diagnostic work-up and microsurgical strategy. J Neurol Surg A Cent Eur Neurosurg. 2013; 74 Suppl 1:e111– e115

[41] Scholsem M, Scholtes F, Collignon F, et al. Surgical management of anterior cranial base fractures with cerebrospinal fluid fistulae: a single-institution experience. Neurosurgery. 2008; 62(2):463–469, discussion 469–471

[42] Tosun F, Gonul E, Yetiser S, Gerek M. Analysis of different surgical approaches for the treatment of cerebrospinal fluid rhinorrhea. Minim Invasive Neurosurg. 2005; 48(6):355–360

[43] Yıldırım AE, Divanlıoglu D, Cetinalp NE, Belen AD. Endoscopic endonasal repair of spontaneous sphenoid sinus lateral wall meningocele presenting with cerebrospinal fluid leak. J Neurosci Rural Pract. 2014; 5(2):168–170

[44] Abou-Hamden A, Lau M, Fabinyi G, et al. Small temporal pole encephaloceles: a treatable cause of "lesion negative" temporal lobe epilepsy. Epilepsia. 2010; 51(10):2199–2202

[45] Faulkner HJ, Sandeman DR, Love S, Likeman MJ, Nunez DA, Lhatoo SD. Epilepsy surgery for refractory epilepsy due to encephalocele: a case report and review of the literature. Epileptic Disord. 2010; 12(2):160–166

第四十五章　颅骨成形技术

Salvatore Lettieri, Christine Oh

摘要

在颅骨成形术领域有 3 个主要的争议：手术时间、手术材料和植入位置。关于时间的讨论包括立即手术和延迟手术。颅骨成形材料的发展使得可用的同种异体骨材料有了显著的扩展，各种研究也评估了自体骨相对于同种异体骨材料的优越性。自体骨的利用及其时机也是一个讨论点。在针对患者的特殊植入物的开发方面有很大的前景。第三个有很大争议的话题是植入物位置。具体来说，是应该将颅骨置于解剖学位置还是非解剖学位置？本章将讨论所有这些要点，并回顾当前关于颅骨成形术的材料类型、时机和位置的文献。

关键词：颅骨成形术，去骨瓣减压术，颅面重建，自体骨，异体骨材料，环锯综合征

45.1 引言

颅骨成形术的目的是重建颅骨，并尽可能地纠正和预防与颅骨缺损相关的并发症，最常见的是在创伤、医学上难治性颅内高压或癌症切除的情况下进行的去骨瓣减压术。颅骨切除术后，由于缺乏保护性的颅骨，患者有进一步神经损伤的风险，并易出现脑积水、硬膜下血肿、出血、感染、脑脊液漏或癫痫发作。颅骨成形术可通过恢复颅内压动力学和增加活动来促进神经系统的恢复。关于颅骨成形术的争议包括手术时间、手术材料和植入位置。

45.2 颅骨成形术的时机

所有患者都需要考虑颅骨成形术的时机，这是一个持续争论的话题。立即进行颅骨成形术是理想的。但是，通常存在一些手术的情况，阻止立即放置颅骨成形材料。例如，接受去骨瓣减压术从而使大脑扩张的患者将不能立即接受颅骨成形术。另一个问题是患者由于各种原因生命体征不稳定，特别是在创伤之后的情况中。颅骨成形材料，如果是自体骨，则需要保存和储存以备日后使用。在许多情况下，可以立即进行颅骨成形术。例如，为颅面重建目的而进行全厚度颅盖骨移植的患者可以进行颅骨成形术，该颅骨成形术是为颅骨移植材料，开颅并形成适合立即覆盖的清洁缺损而可用的材料。这在儿童和成人的面部重建中非常常见。

然而，对于脑部接受过癌症切除手术或有慢性感染伤口的患者而言，立刻进行颅骨成形术是有点困难，尤其是在受放射治疗的地方。迟发性颅骨成形术的主要考虑因素是环锯综合征的理论考虑。这已经在轶事案例中描述过并存在的。然而，需要注意的是，并非所有患者都出现环锯综合征。实际上，它发生的比例相对较小。对此特殊症状关注的一些人认为，这是立即进行颅骨成形术重建考虑的主要问题。在所有考虑到环锯综合征的患者中进行这种颅骨成形术的问题时，它没有考虑到对于有创伤伤口的患者来说，立刻手术存在相对较多的相关风险。在某些情况下，患者以前曾做过颅骨成形术，其中材料被感染并随后移出，每一次这种手术都会增加患者未来再次手术的需求。有明显的感染、放射治疗或缺血性变化的临床病史的患者，在进行任何一种颅骨成形术前都需要进行标准的伤口护理。对这类患者来说，最好的治疗方法是清除所有的感染材料和异体材料，然后让软组织区域愈

合。此方法适用于任何慢性伤口。最好的处理方法是让伤口愈合并清除感染和污染，然后进行颅骨成形术和软组织重建以覆盖缺损。软组织覆盖的选择包括组织扩张或局部旋转头皮皮瓣或自由组织转移。图45.1描绘了接受分期颅骨成形术的患者，该手术采用镶嵌钛网和自由组织转移来覆盖软组织。立即放置各种类型的颅骨成形术材料可能导致感染或侵蚀，因此，治疗需要耐心。前面提到的干净、血管化良好的伤口区的想法，是考虑到环锯综合征的罕见性。例如，患者群体内的问题中，与继发于环锯综合征的神经功能下降发生率相比，伤口愈合问题和头部压碎的脱套伤或放射损伤在症状学和伤口愈合方面更为常见和可预测的。让伤口区愈合是一种安全的最佳做法。

在颅骨成形术中也必须考虑伤口愈合的阶段和时间。在头盖骨切除术后的前3个月内，仍有一个重塑阶段正在发生，如果在硬脑膜上解剖头皮皮瓣或软组织覆盖，无论是否进行硬脑膜重建，出血都可能增加。颅骨成形术前的安全等待期至少为3个月，以使皮瓣升高。一旦超过3个月的时间，皮瓣抬高，出血量就会减少，出现出血等并发症的风险也会降低，需要更显著的硬膜重建或修复。在重建时机方面，一个相对安全的做法是考虑伤口区的可行性以及潜在的病理学。如果有广泛的水肿或脑肿胀，颅骨成形材料将暂时不给予放置。如果有感染或头皮严重缺损，需要立即用头皮旋转皮瓣或游离组织移植进行自体软组织覆盖。伤口很可能会受到污染，因此，植入物感染的可能性增加，这也会进行延迟颅骨成形术。在干净的伤口和无脑水肿的情况下，立即进行颅骨成形术是一种安全的做法。

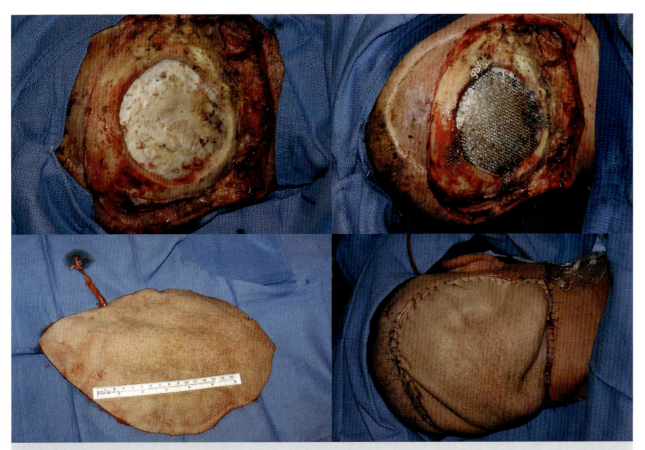

图45.1　接受去骨瓣减压术并延迟颅骨成形和软组织重建的患者出现了明显的软组织缺损。采用游离股前外侧皮瓣覆盖钛网进行颅骨成形术

45.3 颅骨成形术材料

在过去的 20 年里，可用于颅骨成形术的材料的选择发生了变化。传统上，最常用的材料是甲基丙烯酸甲酯或自体骨。从那时起，已经有许多其他的材料被使用。历史上，理想的材料是自体骨，因为它总是现成的。以延迟使用的方式的自体骨可以用两种方法存储。即植入腹部皮下脂肪或冷冻的方式储存。这两种方法各有利弊。在紧急情况下，骨头通常会被取出，放在冰箱里，并按照各种医院规定进行治疗。然而，使用这种骨头的方式是有时限的。随着储存时间的延长，骨干燥的风险增加（图 45.2）。另一个问题是，如果患者转医院，将骨头转移到另一个机构往往由于物流问题而不能可靠地用于颅骨成形术。另一种选择，如果时间允许，是将骨材料放入皮下腹部

组织。这样做有很多好处。一个明显的优势是骨头"永远不会丢失"。"患者可以去一个新的医疗机构，仍然有骨头。一个更重要的好处是自体骨通常会与软组织结合，对进一步的颅骨成形术有益。但是，有可能会使骨边缘脱钙或"软化"，从而增加并发症和再次手术的发生率。如果骨储存在皮下腹部脂肪中，则没有固定的放置时间，尽管 3 个月通常是冷冻库保存骨的颅骨成形术所用的时间范围。

所使用的其他材料已演变成针对患者的植入物。特定患者的植入物可以由多种材料制成，例如聚醚醚酮（PEEK），多孔聚乙烯或钛。历史上曾使用甲基丙烯酸甲酯定制植入物，但已被更新的材料所取代。在过去的几年里，人们对 PEEK 植入物的使用进行了大量的研究，因为这种材料的硬度至少与骨骼相同，并且可以从解剖学角度

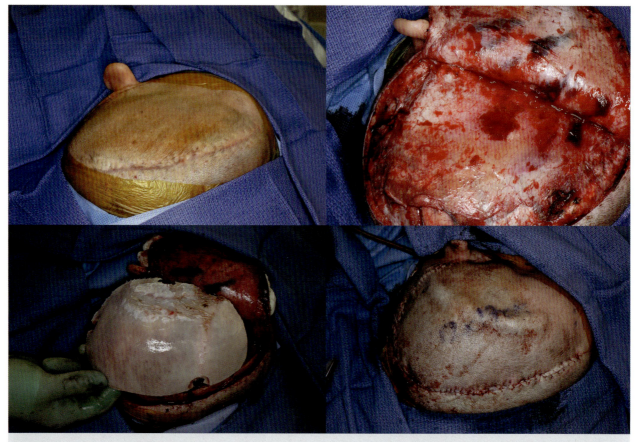

图 45.2 在机动车辆碰撞事故后的儿童患者接受去骨瓣减压术。将患者的骨瓣保存在冰箱中，术后 3 个月行自体骨颅骨成形术，患者同时接受硬脑膜修补术

创建骨骼的轮廓和形状。近年来，用于颅骨成形术的 PEEK 植入物的普及程度显著增加。

不管使用何种材料，患者专用的植入物现在似乎是颅骨成形术的未来。创建患者特定植入物的技术基于历史数据和计算机断层扫描（CT）数据库，此外还使用镜像图像。例如，如果患者的单侧缺陷延伸至顶骨或颞顶骨，则可以根据镜像 CT 扫描创建植入物。重建中线顶点或额叶缺损可能更困难。这两个区域都有美学上的考虑，患者特定植入物的创建将使用历史数据或病前 CT 扫描来创建植入物。这些植入物通常是符合形状的，需要最少的调整，甚至不需要调整（图 45.3）。PEEK 植入物的一个优点是，该材料可以用磨钻完美地勾勒出轮廓，而其他材料不适合采用这种简单的解决方案来改善美学轮廓。

45.4　植入物放置

颅骨成形材料的放置是另一个重要的考虑因素。显然，对于患者特定的植入物和自体骨，植入物将在解剖学位置上植入。然而，有一个选择，以非解剖学位置的方式植入。在某些情况下，非解剖学位置植入是必要的。如果大脑被大面积切除，将留下需要弥补的空间。非解剖学植入物将有助于消除无效腔。另一种选择是，如果患者进行了颅骨切除术并伴有肿瘤，同时接受了明显的放射治疗，那么大脑的肿胀将很小甚至没有，以填补植入物深处的无效腔。还需要考虑植入物材料的非解剖学结构。例如，由于头皮是新鲜可活的，或者存在自由的组织转移覆盖该区域，硬脑膜变厚，大脑无法可靠地扩张，因此对患者立即进行颅骨成形术，这将留下相当大的无效腔。另一个问题是，从内表的深层来看，会有"尖锐的边缘"（图 45.1）。在这种情况下可以利用材料的非解剖学嵌体放置。与此相反，材料的解剖学定位将有助于修复头皮的挛缩。例如，如果切口或

头皮瓣靠近骨性"突出物"，那么如果瘢痕"脱落"在突出物上，瘢痕有扩大的倾向。植入物的解剖学定位将有助于此（图 45.3）。为了美观的目的，植入物应该始终放置在解剖学位置的观点需要重新考虑。除了颅骨覆盖外，应优先考虑大脑的生理学基础和硬脑膜或硬脑膜重建。例如，为覆盖该区域而进行的自由组织移植可能体积庞大，移植物可能会以这样一种方式向下推向大脑，从而引起生理功能上的影响。然而，以解剖学方式放置的植入物可能会将这个区域推得太远，不允许大脑扩张，或有可能破坏皮瓣，最终导致皮瓣坏死和失败，使患者接受额外的手术。在进行颅骨成形术时必须仔细考虑，以便在成功覆盖缺损的同时，使大脑和硬脑膜的正常生理机能得以恢复。

45.5　结论

近年来，在理想的颅骨成形材料的选择上发生了转变，从历史上的自体骨移植到患者专用的解剖学型异体骨移植材料。这并没有贬低自体骨作为一种常用材料的价值，但是同种异体颅骨成形术发展中的技术进步使颅骨成形术的发展前景广阔，尤其是随着 PEEK 植入物的问世。尽管取得了这样的进步，外科医生仍必须了解已有的临床资料，并且必须保持最佳操作，尤其是在感染、慢性伤口和重建失败的情况下，以确保预期的伤口处理和考虑伤口区的情况，以便成功进行颅骨成形术。

未来的研究可以着眼于提高可用于颅骨成形术时机选择的证据水平。关于颅骨成形术材料放置（解剖学位置与非解剖学位置）的结果和并发症也缺乏文献参考，因此可能是一个正在进行的研究领域。有关研究类型的证据级别的细目，请参见表 45.1，这个表格将有助于总结可用的研究类型。

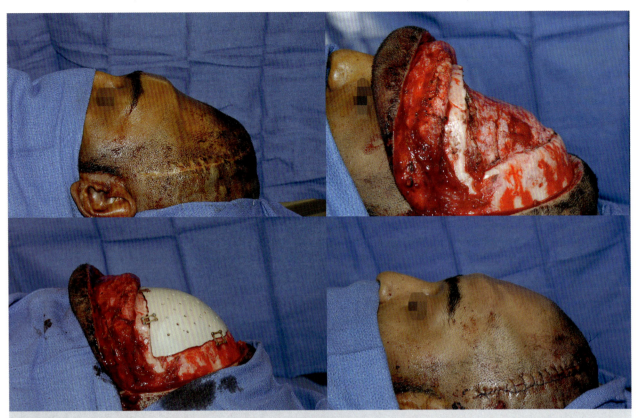

图45.3 患者在外伤后接受去骨瓣减压术，并使用患者专用的聚醚醚酮（PEEK）植入物进行延迟颅骨成形术。PEEK植入物无须调整即可获得出色的轮廓和美观效果

表45.1 研究证据水平的综述

作者（年份）	研究设计	证据水平	样本大小	使用的材料	结果
Quah 等（2016）	前瞻性多国实验	Ⅱ	70例患者（25例早期手术，45例推迟手术）	自体骨，钛、丙烯酸、聚醚醚酮（PEEK）	在未感染的伤口区上进行早期颅骨成形术是安全的
Malcolm 等（2016）	系统综述	Ⅲ	3126例患者（包含321个研究）	自体骨，同种异体材料	在创伤人群中行早期颅骨成形术（早期手术时间定义为 < 90天）的患者脑水肿的发生率更高
Paredes 等（2015）	前瞻性研究	Ⅱ	55例患者	自体骨，聚醚醚酮（PEEK），甲基丙烯酸甲酯	早期手术定义为 < 85天和较大的骨缺损的患者行颅骨成形术可改善临床功能
Halani 等（2017）	系统综述	Ⅲ	205例患者（去骨瓣减压缺损）	没有分类	早期颅骨成形术可能通过改善脑血流量来改善神经系统预后
Reddy 等（2014）	回顾性综述	Ⅲ	195例患者	自体骨，同种异体材料	术前放疗是颅骨成形术后并发症的一个强有力的预测因素，在术前感染的情况下，硬件暴露的风险会增加
Iaccarino 等（2015）	前瞻性研究	Ⅱ	96例患者	自体骨，聚醚醚酮，聚甲基丙烯酸甲酯，羟基磷灰石	同种异体材料颅骨成形术的总体并发症发生率较低
Fu 等（2016）	回顾性综述	Ⅲ	41例患者	自体骨，聚甲基丙烯酸甲酯，聚醚醚酮（PEEK），未指定的同种异体，钛	在儿童人群中，颅骨成形术不会增加颅内压，并且同种异体材料是安全的
Piitulainen 等（2015）	回顾性综述	Ⅲ	100例患者	自体骨，生物活性纤维，羟基磷灰石，聚醚醚酮（PEEK）	由于感染或颅骨的再吸收而导致的颅骨移除，使得使用自体骨颅骨成形术有40%的失败率

参考文献

[1] Halani SH, Chu JK, Malcolm JG, et al. Effects of cranioplasty on cerebral blood flow following decompressive craniectomy: a systematic review of the literature. Neurosurgery. 2017; 81(2):204–216

[2] Malcolm JG, Rindler RS, Chu JK, Grossberg JA, Pradilla G, Ahmad FU. Complications following cranioplasty and relationship to timing: a systematic review and meta-analysis. J Clin Neurosci. 2016; 33:39–51

[3] Quah BL, Low HL, Wilson MH, et al. Is there an optimal time for performing cranioplasties? Results from a prospective multinational study. World Neurosurg. 2016; 94:13–17

[4] Xu H, Niu C, Fu X, et al. Early cranioplasty vs. late cranioplasty for the treatment of cranial defect: a systematic review. Clin Neurol Neurosurg. 2015; 136:33–40

[5] Abdou A, Liu J, Carroll M, Vivaldi G, Rizzo JR, Im B. Motor and neurocognitive recovery in the syndrome of the trephined: a case report. Ann Phys Rehabil Med. 2015; 58(3):183–185

[6] Annan M, De Toffol B, Hommet C, Mondon K. Sinking skin flap syndrome (or syndrome of the trephined): a review. Br J Neurosurg. 2015; 29(3):314–318

[7] Ashayeri K, M Jackson E, Huang J, Brem H, R Gordon C. Syndrome of the trephined: a systematic review. Neurosurgery. 2016; 79(4):525–534

[8] Jeyaraj P. Importance of early cranioplasty in reversing the "syndrome of the trephine/motor trephine syndrome/ sinking skin flap syndrome". J Maxillofac Oral Surg. 2015; 14(3):666–673

[9] Kim YH, Youn SK, Kim JT, Kim SW, Yi HJ, Kim CY. Treatment of the severely infected frontal sinus with latissimus dorsi myocutaneous free flaps. J Craniofac Surg. 2011; 22(3):962–966

[10] Lee JC, Kleiber GM, Pelletier AT, Reid RR, Gottlieb LJ. Autologous immediate cranioplasty with vascularized bone in high-risk composite cranial defects. Plast Reconstr Surg. 2013; 132(4):967–975

[11] Paredes I, Castaño-León AM, Munarriz PM, et al. Cranioplasty after decompressive craniectomy. A prospective series analyzing complications and clinical improvement. Neurocirugia (Astur). 2015; 26(3):115–125

[12] Kumar AR, Tantawi D, Armonda R, Valerio I. Advanced cranial reconstruction using intracranial free flaps and cranial bone grafts: an algorithmic approach developed from the modern battlefield. Plast Reconstr Surg. 2012; 130(5): 1101–1109

[13] Al-Tamimi YZ, Sinha P, Trivedi M, et al. Comparison of acrylic and titanium cranioplasty. Br J Neurosurg. 2012; 26(4):510–513

[14] Brandicourt P, Delanoé F, Roux FE, Jalbert F, Brauge D, Lauwers F. Reconstruction of cranial vault defect with polyetheretherketone implants. World Neurosurg. 2017; 105:783–789

[15] Fearon JA, Griner D, Ditthakasem K, Herbert M. Autogenous bone reconstruction of large secondary skull defects. Plast Reconstr Surg. 2017; 139(2):427–438

[16] Fu KJ, Barr RM, Kerr ML, et al. An outcomes comparison between autologous and alloplastic cranioplasty in the pediatric population. J Craniofac Surg. 2016; 27(3):593–597

[17] Jonkergouw J, van de Vijfeijken SE, Nout E, et al. Outcome in patient-specific PEEK cranioplasty: a two-center cohort study of 40 implants. J Craniomaxillofac Surg. 2016; 44(9):1266–1272

[18] Lindner D, Schlothofer-Schumann K, Kern BC, Marx O, Müns A, Meixensberger J. Cranioplasty using custom-made hydroxyapatite versus titanium: a randomized clinical trial. J Neurosurg. 2017; 126(1):175–183

[19] O'Reilly EB, Barnett S, Madden C, Welch B, Mickey B, Rozen S. Computedtomography modeled polyether ether ketone (PEEK) implants in revision cranioplasty. J Plast Reconstr Aesthet Surg. 2015; 68(3):329–338

[20] Piitulainen JM, Kauko T, Aitasalo KM, Vuorinen V, Vallittu PK, Posti JP. Outcomes of cranioplasty with synthetic materials and autologous bone grafts. World Neurosurg. 2015; 83(5):708–714

[21] Plum AW, Tatum SA. A comparison between autograft alone, bone cement, and demineralized bone matrix in cranioplasty. Laryngoscope. 2015; 125(6): 1322–1327

[22] Punchak M, Chung LK, Lagman C, et al. Outcomes following polyetheretherketone (PEEK) cranioplasty: systematic review and meta-analysis. J Clin Neurosci. 2017; 41:30–35

[23] Reddy S, Khalifian S, Flores JM, et al. Clinical outcomes in cranioplasty: risk factors and choice of reconstructive material. Plast Reconstr Surg. 2014; 133 (4):864–873

[24] Corliss B, Gooldy T, Vaziri S, Kubilis P, Murad G, Fargen K. Complications after in vivo and ex vivo autologous bone flap storage for cranioplasty: a comparative analysis of the literature. World Neurosurg. 2016; 96:510–515

[25] Fan MC, Wang QL, Sun P, et al. Cryopreservation of autologous cranial bone flaps for cranioplasty: a large sample retrospective study. World Neurosurg. 2018; 109:e853–e859

[26] Nout E, Mommaerts MY. Considerations in computer-aided design in inlay cranioplasty: technical note. Oral Maxillofac Surg. 2018; 22(1):65–69

[27] Honeybul S, Janzen C, Kruger K, Ho KM. The impact of cranioplasty on neurological function. Br J Neurosurg. 2013; 27(5):636–641

[28] Kumar AR, Bradley JP, Harshbarger R, et al. Warfare-related craniectomy defect reconstruction: early success using custom alloplast implants. Plast Reconstr Surg. 2011; 127(3):1279–1287

[29] Iaccarino C, Viaroli E, Fricia M, Serchi E, Poli T, Servadei F. Preliminary results of a prospective study on methods of cranial reconstruction. J Oral Maxillofac Surg. 2015; 73(12):2375–2378

第四十六章 机器人在颅底手术中的未来

S. Harrison Farber, James J. Zhou, Arnau Benet, Andrew S. Little, Michael A. Mooney

摘要

颅底手术机器人的未来将建立在内窥镜鼻腔入路。尽管鼻内窥镜入路比传统显微蝶窦入路有许多优点，但这些入路也有一些局限性，包括人体工程学在小型手术间隙中双手难以操作。机器人系统正在颅底领域进行手术测试，以解决这些局限性。在尸体可行性研究和一些小型患者试验中，对达·芬奇手术系统（Intuitive Surgical，Inc.，Sunnyvale，CA）和 Flex 机器人系统（Medrobotics Corp., Raynham，MA）进行了测试。这些方法包括经口，经鼻–经鼻和经鼻–经口的方法，以达到不同的颅底区域，包括颞下窝、蝶鞍、锁骨和腹旁区域以及颅颈交界处。这些研究表明，还需要进一步开发几个领域，以增强在颅底手术中机器人的使用。包括需要额外的仪器（例如，高速钻），直径较小的工具，神经导航功能的结合以及对神经元的触觉反馈。为解决这些需求多个新的机器人原型也正在开发中。随着研究和技术的进步，机器人技术将在颅底手术领域发挥越来越重要的作用。

关键词：内窥镜，鼻咽，颅底，经鼻，经口，经口机器人手术

46.1 引言

在过去的几年中，机器人技术在外科手术中的应用已迅速扩展。在普通外科、泌尿科和妇科领域的进步最快。随着射波刀系统（Accuray, Inc., Sunnyvale, CA）的出现，机器人技术首次应用于神经外科，立体定向放射外科手术不是由外科医生直接对患者进行操作，而是通过远程操作机器人系统。神经外科领域很适合使用机器人系统发展，其原因有很多，其中包括立体定向外科技术丰富的发展历史，该领域的创新，以及通过微创方法进行显微外科手术的内在需求。颅底外科手术的专业是为外科机器人技术的应用而准备的。历史趋势已趋向于使用微创技术来发现和治疗颅底的病变。值得注意的是，内窥镜鼻腔入路（EEA）在颅骨前部和中央部病变的治疗中越来越受欢迎，其应用范围也在不断扩大。这些技术已被用来探查鼻窦道和蝶鞍内的病变以及鞍上、岩斜和颞下病变。机器人技术的使用预示着颅底外科医师在这些领域治疗的诸多优势。但是，机器人技术在该专业中的确切作用还待定义，并且存在一些争议。在本章中，我们讨论了颅底外科手术中机器人技术的现状，并定义了尚待解决的问题。

46.2 回顾

46.2.1 现有的机器人系统

大多数外科手术机器人系统仍处于早期原型及开发阶段。美国食品药品监督管理局（FDA）批准了两种外科手术机器人系统，它们可以在鼻窦腔内进行可视化和仪器安装。它们是达·芬奇手术系统（Intuitive Surgical，Inc.，Sunnyvale，CA）和 Flex 机器人系统（Medrobotics Corp.，Raynham，MA；图 46.1）。

达·芬奇机器人手术系统于 2000 年获得批准，是美国使用最广泛的机器人系统。它已在头颈部手术中使用了 10 多年。2014 年发布的新技术 da Vinci Xi 进行了多项改进，例如三维（3D）视觉和增强的人体工程学。第二个 FDA 批准的机器人系统 Flex 机器人系统于 2015 年被批准用于耳鼻喉科手术。这种灵活的内窥镜系统具有提高操作

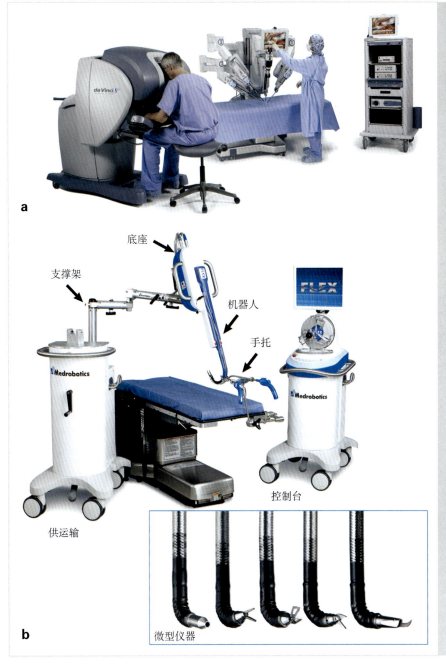

图 **46.1** 两个批准的机器人系统：（a）达·芬奇手术系统（Intuitive Surgical, Inc., Sunnyvale, CA）、（b）Flex 机器人系统（Medrobotics Corp., Raynham, MA）

底座

支撑架

机器人

手托

控制台

Medrobotics

Medrobotics

供运输

微型仪器

能力以显示解剖标志的优势。

46.2.2 现有的机器人到颅底的途径

　　机器人系统在颅底疾病治疗中的应用仍处于起步阶段。大多数研究已经证明了尸体和其他头骨基础模型（例如 3D 打印模型）的可行性。很少有用于颅底治疗的机器人系统达到人类受试者临床测试的阶段。已经描述了多种颅骨基座的方法以提供对机器人系统的访问（表 46.1）。

经鼻 – 经窦入路

　　Hanna 等 2007 年报道了经达·芬奇手术系统的颅底联合经鼻和经窦入路的尸体解剖研究，其中 4 例在尸体上进行了手术，手术通路是通过双侧颌下颌骨下切口前颌下颌骨切除和中口鼻窦造口（双侧 Caldwell–Luc 入路）。然后进行后鼻中隔切除术，允许双侧入路。相机端口插入右鼻孔，右、左手术臂端口均通过前、中窦口置入。Hanna 等因此证明，在达·芬奇手术系统中，前、后筛

表 46.1　机器人颅底手术的现有机器人系统研究

方式（年份）	途径	研究类型	证据水平
经鼻和经鼻联合			
Hanna 等（2007）	鞍，前颅窝	尸体可行性	IV
经口			
O'Malley 和 Weinstein（2007）	咽旁间隙，颞下窝	尸体，活狗，临床（1例）	IV
Lee 等（2010）	蝶骨斜坡，鞍，颞下窝	尸体可行性	IV
McCool 等（2010）	颞下窝（舌骨上口）	尸体可行性	IV
Kim 和 Zanation（2012）	咽旁间隙、颞下窝、咽后淋巴结	临床（4例）	IV
Chauvet 等（2014）	鞍	尸体可行性	IV
Schuler 等（2015）	鼻咽	尸体可行性	IV
Chauvet 等（2017）	鞍	临床（4例）	IV
经鼻和经口联合			
Yin Tsang 等（2012）	鼻咽	临床（1例）	IV
Dallan 等（2012）	鼻咽（经口）	尸体可行性	IV
Carrau 等（2013）	颞下窝、鼻咽、后颅底、颅脑交界处	尸体可行性，临床（2例）	IV
Sreenath 等（2014）	咽旁间隙，鼻咽	临床（3例）	IV

[a]：使用 Flex 机器人系统的研究（Medrobotics Corp., Raynham, MA）。所有其他研究使用的是达·芬奇手术系统（Intuitive Surgical, Inc., Sunnyvale, CA）

骨切除术和上、中鼻甲切除术是可能的。他们还做了一个广泛的蝶窦切开术来暴露蝶骨、蝶鞍和鞍旁区域。最后，他们切除筛板，切开前颅窝硬脑膜，露出硬脑膜内间隙。这些作者指出这种方法的明显优势，包括双通道内窥镜提供的三维可视化，以及双手操作和无震颤的能力。这种技术的一个缺点是需要双侧唇下切口来容纳较大的端口：达·芬奇相机的直径为 8.8mm，而典型的鼻内窥镜的直径为 4mm。

经口入路

多个小组也一直致力于开发和研究一种利用达·芬奇手术系统达到颅底病理学的经口途径。这些方法已被用于靶向鞍区和鞍旁区、咽旁间隙、斜坡和颞下窝。2007 年，O'Malley 和 Weinstein 报告了他们使用经口机器人手术（TOR）到达颅底。他们在两具尸体和一只活狗身上进行了这一手术，每一例都到达咽旁间隙和颞下窝。然后他们将他们的技术应用于同一区域良性囊性肿瘤的治疗。他们完全切除了肿瘤，没有并发症。2010 年，Lee 等使用 TORS 入路进入 7 具尸体的中、下斜坡、鞍

区和颞下窝。这组患者使用牵引器和橡胶导管来抬高软腭，而外科医生在咽后黏膜上做了一个中线切口。由于机器人系统尚未配备钻孔设备，因此要求外科手术助理在床边执行所有钻孔。

McCool 等在对 4 具尸体的研究中证明了颞下窝的另一种方法，他们在研究中描述了一种新的中线舌骨上口的位置。其中一个机械臂通过舌骨上口到达 Vallecula，而第二个机械臂和摄像机则是经口放置的。McCool 等表明，这种经口舌骨上联合入路可用于解剖中央和外侧颅底，对神经血管结构的风险最小。

2012 年，Kim 和 Zanation 报告了他们在临床上使用 TORS 切除 4 例患者的颅底肿瘤。这些患者的肿瘤位于咽旁间隙、颞下窝和咽后淋巴结。肿瘤（多形性腺瘤 3 例，甲状腺乳头状癌 1 例）经腭入路或咽侧部切除。4 例均获得良好切除，无严重并发症。作者能够在不需要单独的端口（舌骨上或颈部）的情况下实现接入。

在尸体可行性研究和临床研究中也描述了一种仅经口进入蝶鞍的方法。2014 年，Chauvet 等报告了他们在 4 具尸体上执行 TORS 到达鞍区的

结果。所有 3 个机械臂，包括 1 个内窥镜和 2 个工作器械臂，都被插入口腔。再次，所有的骨钻孔都是在内镜引导下由一名外科助理在床边完成的。作者在 4 个尸体手术中都能成功地到达鞍区。2017 年，该小组公布了他们随后在 4 名鞍区肿瘤患者中使用该方法的临床结果。所有 4 个患者都有垂体腺瘤导致视交叉压迫。所有 4 例患者均无须再次手术进入鞍区，其中 3 例获得完全切除。TOR 的特异性副作用包括轻微的咽喉痛、短暂的高鼻音和 1 例迟发性中耳炎。这一小系列的肿瘤几乎都是囊性的，作者指出他们计划在将来对鞍区的实体瘤进行这一手术。在这两项研究中，Chuuet 等讨论了鞍下入路的潜在益处，特别是对于鞍上延伸显著的肿瘤，因为工作通道比传统的经鼻 – 蝶窦入路更接近肿瘤。

最后，使用 Flex 机器人系统对 TORS 的性能进行了研究。该系统已被证明能够进入口咽和喉部的病理学。在 2016 年的尸体研究中，Schuler 等证明了使用 Flex 机器人系统在 8 具尸体中获得经口进入鼻咽的可行性。截至本文撰写时，该系统在颅底手术中的具体临床应用尚未完成。

经鼻 – 经口入路

几项研究检查了使用达·芬奇手术系统对鼻咽和颅底进行经鼻和经口联合手术的方法。2012 年，Yin Tsang 等报道了 1 例鼻咽顶部复发的鼻咽癌患者使用这种联合治疗方法。肿瘤下缘经口切除，上缘经鼻内镜下切除。切除肿瘤，边缘清晰，无并发症。2012 年，Dallan 等用 2 具尸体对这一联合入路在鼻咽部切除术中的应用与单纯经口入路在鼻咽部切除术中的应用进行了比较。虽然两种入路的工作时间是可比的，但作者发现联合入路可以避免经口入路所需的腭部分裂。联合入路也为他们提供了更好的手术视野和方便的解剖定位。值得注意的是，在这项研究和其他研究中，采用了经颈横切口途径经口入路。下颌旁小切口靠近下颌骨的角度，通过这个角度插入套管针。通过骨膜下解剖到达口腔底部，打开黏膜进入口腔。

2013 年，Carrau 和 Collegues 报告了他们在 EEA 和 TORS 联合应用方面的初步经验，首先在 2 具尸体中，然后在两名患者中。他们的工作支持了将这两种方法结合起来对颞下窝、鼻咽、后颅底和颅椎交界处进行充分解剖的可行性。他们能够利用这些方法在延伸到颞下窝和颅颈交界处的区域切除两个复杂的病变。最后，在 2014 年，Sreenath 等介绍了他们对 3 例患者的经验，这些患者接受了鼻内 – 经口联合入路治疗鼻咽和颅底病变。这 3 例患者在咽旁间隙和鼻咽有明显的病变。3 例接受 EEA–TORS 联合技术治疗的患者均能很好地耐受手术，且临床效果良好。

46.2.3　机器人系统的优势

如前所述，在过去 10 年中，使用机器人系统治疗颅底肿瘤学的研究数量有所增加。大部分的研究都是以可行性研究的形式，利用尸体来展示新的技术。然而，这些方法正在患者身上进行测试，一些小的病例系列和关于这些技术的报告就证明了这一点。这些初步报告确定了关于这些办法所提供的相对优势的几个共同主题。一个关键的优势是通过机器人通道为外科医生提供符合人体工程学的通道。同样地，用机械臂对组织进行无震颤操作也是有利的，并且在多个研究中都有记录。与增加的操作角度相结合，无震颤的操作使得硬脑膜的打开和闭合成为可能，这是现有的内镜技术的限制。而且在正常的内窥镜方法中，只有当助手或机械保持器被用于保持相机时，双手手术才是可能的。两位外科医生必须相互配合，将器械放在鼻腔提供的小间隙里。机器人系统配备了 3 个或 4 个可用的手臂，可以在手术中由 1 名外科医生在控制台上使用，从而在很大程度上解决了人体工程学和改进组织操作的问题。

随着欧洲经济区等方法的日益普及，最终使用微创机器人技术的趋势得到了发展。这种方法允许直接进入前颅底和中央颅底，同时不需要广泛的开放手术入路。随着机器人入路的进一步改进，这种微创特征可能适用于机器人入路。

46.2.4 剩余需求领域

尽管它们具有许多理论优势，现有的机器人系统有几个显著的局限性。第一个限制是可用于颅底手术的器械。最值得注意的是缺少钻头或打孔器，这是神经外科医生经常使用的颅底手术器械。如前所述，所有的钻孔与现有的机器人系统必须由一个共同的外科医生在床边完成。

第二个限制是，现有的机器人工具并没有发展到像鼻腔那么小的间隙里。达·芬奇系统可用的最小工具直径为5mm，机器人内窥镜直径为8.8mm。因此，两者都比传统EEA中使用的工具大得多。为了将机器人手术继续应用于颅底肿瘤学，必须开发直径较小的工具。

第三个限制是机器人手术缺乏触觉反馈。术语"触觉"指的是触觉，这在机器人外科系统中是缺乏的。机器人工程学与外科手术相关的一个目标是复制外科医生在器械与骨和组织接触时所经历的真实触觉交互。在现有的机器人手术系统不能提供触觉反馈的情况下，外科医生不得不单独依靠视觉。这一领域要解决的问题包括如何适当地合并正在发生的力的传感器，以及如何设计一个接口来将这一信息传递给操作者。这一研究领域已在其他地方进行了审查。

现有机器人系统的第四个限制是它们不能纳入立体定向导航。这项技术的发展将提高外科技术。

最后，第五限制是现有机器人手术系统的高成本。由于这项技术的成本在百万美元范围内，超过了广泛使用的内窥镜系统的成本，预算限制可能会减缓其实施。因此，神经外科医生和机构采用机器人技术的情况可能会逐步出现。

46.2.5 未来原型

为了克服现有的机器人系统的缺点，如前所述，多个小组正在致力于开发新的系统以改进现有技术。Vanderbilt大学正在开发的机器人原型采用同心圆管技术。这些柔性管直径在0.2~4mm之间，彼此嵌套在一起。这些管子能够经受"触手般的运动"，因为它们可以弯曲和拉长成复杂的形状。现有的内窥镜颅底手术器械可以安装在管子的顶端，同时可以插入多达4个器械并通过一个鼻孔操纵。此外，这个原型包含了图像引导。这个小组已经证明他们的系统能够有效地使用刮匙从模型头骨中移除幻影垂体瘤。一个"一个自由度"的手腕也被合并到机械臂的顶端，以允许仪器旋转。测试这项技术的实验正在进行中。

2017年，Bolzoni Villaret等报告了他们的混合机器人原型Brescia内窥镜辅助机器人支架用于内窥镜颅底手术的情况。该系统由一个由外科医生控制的机器人内窥镜支架组成。外科医生戴着一副眼镜移动摄像机，眼镜上有一个固定的定位点。该设备还配备了一个源传感器，可以限制支点（鼻孔）周围的自由度，以防止任何损坏。

这组研究人员还对手术文献进行了系统的回顾，对机器人经鼻内窥镜颅底手术的原型进行了分类。他们总共确定了11个用于内窥镜颅底手术的机器人原型，并指出了几个共同的改进领域，这些领域正是这些原型的目标。这些潜在改进领域包括外科医生和机器之间接口的改进，机器向外科医生产生力反馈的能力，以及各种阈值和安全特性。这些作者还记录了此类系统的持续局限性，包括缺乏使用这些系统处理医疗紧急情况的能力。

46.3 结论

颅底外科的发展趋势越来越趋向于微创手术，如鼻内窥镜技术。机器人外科系统有潜力建立在这些微创方法的基础上，同时提高外科医生的技术技能和提高外科人体工程学。许多研究人员已经证明了机器人手术系统在治疗颅底病变患者中的潜在应用。此外，正在开发新的原型来克服现有系统的缺点。机器人手术治疗颅底病变的前景是光明的，但这将在很大程度上取决于改进的颅底专用仪器的发展和操作者触觉反馈的改进。随着这些需求越来越多地被额外的技术进步所满足，机器人手术将扩大其在这一领域的足迹。

参考文献

[1]	Trastulli S, Farinella E, Cirocchi R, et al. Robotic resection compared with laparoscopic rectal resection for cancer: systematic review and meta-analysis of short-term outcome. Colorectal Dis. 2012; 14(4):e134–e156

[2]	Sammon J, Trinh QD, Menon M. Robotic radical prostatectomy: a critical analysis of surgical quality. Curr Opin Urol. 2011; 21(3):195–199

[3]	Lowery WJ, Leath CA, III, Robinson RD. Robotic surgery applications in the management of gynecologic malignancies. J Surg Oncol. 2012; 105(5):481–487

[4]	Adler JR, Jr. Surgical guidance now and in the future: the next generation of instrumentation. Clin Neurosurg. 2002; 49:105–114

[5]	Wang MY, Goto T, Tessitore E, Veeravagu A. Introduction. Robotics in neurosurgery. Neurosurg Focus. 2017; 42(5):E1

[6]	Attenello FJ, Lee B, Yu C, Liu CY, Apuzzo ML. Supplementing the neurosurgical virtuoso: evolution of automation from mythology to operating room adjunct. World Neurosurg. 2014; 81(5–6):719–729

[7]	Kupferman ME, Hanna E. Robotic surgery of the skull base. Otolaryngol Clin North Am. 2014; 47(3):415–423

[8]	Rangarajan S, Hachem RA, Ozer E, Beer-Furlan A, Prevedello D, Carrau RL.Robotics in sinus and skull base surgery. Otolaryngol Clin North Am. 2017; 50(3):633–641

[9]	McLeod IK, Melder PC. Da Vinci robot-assisted excision of a vallecular cyst: a case report. Ear Nose Throat J. 2005; 84(3):170–172

[10]	Hanna EY, Holsinger C, DeMonte F, Kupferman M. Robotic endoscopic surgery of the skull base: a novel surgical approach. Arch Otolaryngol Head Neck Surg. 2007; 133(12):1209–1214

[11]	O'Malley BW, Jr, Weinstein GS. Robotic skull base surgery: preclinical investigations to human clinical application. Arch Otolaryngol Head Neck Surg.2007; 133(12):1215–1219

[12]	Lee JY, O'Malley BW, Jr, Newman JG, et al. Transoral robotic surgery of the skull base: a cadaver and feasibility study. ORL J Otorhinolaryngol Relat Spec.2010; 72(4):181–187

[13]	McCool RR, Warren FM, Wiggins RH, III, Hunt JP. Robotic surgery of the infratemporal fossa utilizing novel suprahyoid port. Laryngoscope. 2010; 120(9):1738–1743

[14]	Kim GG, Zanation AM. Transoral robotic surgery to resect skull base tumors via transpalatal and lateral pharyngeal approaches. Laryngoscope. 2012; 122(7):1575–1578

[15]	Chauvet D, Missistrano A, Hivelin M, Carpentier A, Cornu P, Hans S. Transoral robotic-assisted skull base surgery to approach the sella turcica: cadaveric study. Neurosurg Rev. 2014; 37(4):609–617

[16]	Schuler PJ, Hoffmann TK, Duvvuri U, Rotter N, Greve J, Scheithauer MO. Demonstration of nasopharyngeal surgery with a single port operator-controlled flexible endoscope system. Head Neck. 2016; 38(3):370–374

[17]	Chauvet D, Hans S, Missistrano A, Rebours C, Bakkouri WE, Lot G. Transoral robotic surgery for sellar tumors: first clinical study. J Neurosurg. 2017; 127(4):941–948

[18]	Yin Tsang RK, Ho WK, Wei WI. Combined transnasal endoscopic and transoral robotic resection of recurrent nasopharyngeal carcinoma. Head Neck. 2012; 34(8):1190–1193

[19]	Dallan I, Castelnuovo P, Montevecchi F, et al. Combined transoral transnasal robotic-assisted nasopharyngectomy: a cadaveric feasibility study. Eur Arch Otorhinolaryngol. 2012; 269(1):235–239

[20]	Carrau RL, Prevedello DM, de Lara D, Durmus K, Ozer E. Combined transoral robotic surgery and endoscopic endonasal approach for the resection of extensive malignancies of the skull base. Head Neck. 2013; 35(11):E351–E358

[21]	Sreenath SB, Rawal RB, Zanation AM. The combined endonasal and transoral approach for the management of skull base and nasopharyngeal pathology: a case series. Neurosurg Focus. 2014; 37(4):E2

[22]	Mandapathil M, Duvvuri U, Güldner C, Teymoortash A, Lawson G, Werner JA.Transoral surgery for oropharyngeal tumors using the Medrobotics® Flex® System - a case report. Int J Surg Case Rep. 2015; 10:173–175

[23]	Remacle M, M N Prasad V, Lawson G, Plisson L, Bachy V, Van der Vorst S.Transoral robotic surgery (TORS) with the Medrobotics Flex™ System: firstsurgical application on humans. Eur Arch Otorhinolaryngol. 2015; 272(6):1451–1455

[24]	Dallan I, Castelnuovo P, Seccia V, et al. Combined transnasal transcervical robotic dissection of posterior skull base: feasibility in a cadaveric model. Rhinology. 2012; 50(2):165–170

[25]	Ozer E, Durmus K, Carrau RL, et al. Applications of transoral, transcervical,transnasal, and transpalatal corridors for robotic surgery of the skull base.Laryngoscope. 2013; 123(9):2176–2179

[26]	Schneider JS, Burgner J, Webster RJ, III, Russell PT, III. Robotic surgery for the sinuses and skull base: what are the possibilities and what are the obstacles?Curr Opin Otolaryngol Head Neck Surg. 2013; 21(1):11–16

[27]	L'Orsa R, Macnab CJ, Tavakoli M. Introduction to haptics for neurosurgeons.Neurosurgery. 2013; 72 Suppl 1:139–153

[28]	Dallan I, Castelnuovo P, Vicini C, Tschabitscher M. The natural evolution of endoscopic approaches in skull base surgery: robotic-assisted surgery? Acta Otorhinolaryngol Ital. 2011; 31(6):390–394

[29]	Swaney PJ, Gilbert HB, Webster RJ, III, Russell PT, III, Weaver KD. Endonasal skull base tumor removal using concentric tube continuum robots: a phantom study. J Neurol Surg B Skull Base. 2015; 76(2):145–149

[30]	Gilbert H, Hendrick R, Remirez A, Webster R, III. A robot for transnasal surgery featuring needle-sized tentacle-like arms. Expert Rev Med Devices.2014; 11(1):5–7

[31]	Bolzoni Villaret A, Doglietto F, Carobbio A, et al. Robotic transnasal endoscopic skull base surgery: systematic review of the literature and report of a novel prototype for a hybrid system (Brescia Endoscope Assistant Robotic Holder). World Neurosurg. 2017; 105:875–883

索引

注：**加粗**或*斜体*的页码分别表示标题或图，以英文拼写首字母排序。